KB148157

고려침경 - 영추

고려침경_영추

1판 1쇄 | 2014년 7월 28일

주 해 | 정진명
고 문 | 김학민
펴낸이 | 양기원
펴낸곳 | 학민사

등록번호 | 제10-142호
등록일자 | 1978년 3월 22일

주소 | 서울시 마포구 독막로 10 성지빌딩 715호(121-897)
전화 | 02-3143-3326~7
팩스 | 02-3143-3328

홈페이지 | http://www.hakminsa.co.kr
이메일 | hakminsa@hakminsa.co.kr

ISBN 978-89-7193-219-3 (93510), Printed in Korea

이 도서의 국립중앙도서관 출판시도서목록(CIP)은 e-CIP홈페이지(http://www.no.go.kr/ecip)와
국가자료공동목록시스템(http://nl.go.kr/kolisnet)에서 이용하실 수 있습니다.
(CIP제어번호 : CIP2014020493)

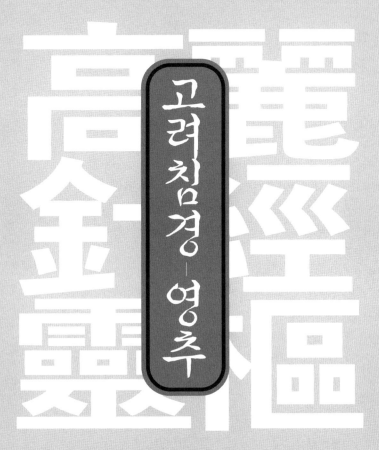

고려침경 – 영추

高麗金經靈樞

註解 · 정진명

학민사
Hakmin Publishers

일러두기

- 이 책을 쓰는 데 주로 참고한 책은 다음과 같다.

  배병철, 『금석 황제내경 영추』, 성보사, 1995
  이경우, 『역해편주 황제내경 영추』, 여강출판사, 개정판, 2000.

- 표점은 이경우의 것을 기준으로 하되, 배병철의 것과 비교하여 문맥이 내 생각과 다른 곳은 고쳤다.
- 다른 판본과 비교하여 오류가 분명한 한자는 주를 달지 않고 바로잡았다. 『소문』과 달리 『영추』는 사소한 오류가 너무 많아서 일일이 각주를 달다가는 읽는 속도에 부담을 주기 때문이다.
- 한문은 생략이 많은 글이다. 내용을 쉽게 읽도록 보탠 부분은 손톱괄호로 묶었다. 괄호 안의 내용을 빼고 읽으면 원문의 짜임과 같다.
- 풀이가 주석자마다 달라서 여럿인 구절은 내 경험에 비추어 가장 적절하다고 생각되는 것으로 골랐다.
- 한자 하나에 우리말 하나를 대응시키는 방식을 원칙으로 했으나, 문맥에 따라 그렇게 할 수 없을 경우에는 유연하게 풀었다.
- 문장의 형태는 원문에 충실하게 따르는 것을 원칙으로 했다.
- 편과 장의 순서는 내가 임의로 정하여 재배치했다. 원문의 편과 장마다 번호가 붙어 있으므로 원문의 순서를 이해하는 데는 지장이 없다.
- 제목을 '고려침경'으로 한 것은, '영추'의 본래 이름이 그랬기 때문이다.(이 책 11~33쪽 해설 참조)

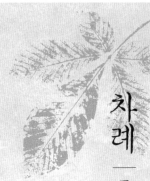

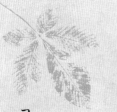

제 II 부 사람

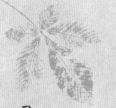

제 Ⅲ 부 침술

제8장 _ 침의 종류, 원리, 방법

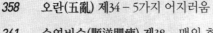

제 **Ⅳ** 부 잡병

제 9 장 _ 세상의 모든 탈

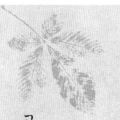

『고려침경_영추』
해설

1 _ 『침경』의 유래

중국인들은 자신의 땅에서 일어난 역사를 모두 25개 왕조로 규정하고 그것을 정리하여 『25사』라고 이름 붙였다. 그 책을 읽다 보면 다음과 같은 얘기가 나온다.

원우 8년 봄 정월 경자일에 고려에서 바친 『황제 침경』을 천하에 반포하라는 조서를 내렸다.[1]

원우는 송나라 철종의 연호이고, 원우 8년은 서기로 환산하면 1094년이다. 이 사실이 한의학계에 알려진 것은 불과 몇 년 전이다. 그것도 우리의 눈으로 찾아낸 것이 아니고 중국의 학자가 찾아서 발표하는 바람에 알게 된 것이다. 무려 1천년 동안, 고려에서 진상된 『침경』이 버젓이 『황제내경』으로 둔갑하여 중국의 유산으로 내려온 것이다. 그렇다면 어찌 된 일일까? 『황제내경』으로 둔갑한 『영추』의 서문을 보면 전후 사정을 헤아려볼 수 있다.

아주 오래 전에 황제께서 『내경』 18권을 지었는데, 『영추』 9권과 『소문』 9권을 합하면 그 수가 되며, 세상에 유전되어 오는 것은 오직 『소문』 9권뿐이다.

---

1) 　　　동양학연구소, 『이십오사초』 중, 한중일관계자료집Ⅰ, 단국대학교출판부, 1977, 392쪽. 宋史 (元祐八年春正月)庚子, 詔頒高麗所獻黃帝針經於天下.

…… 지금 여러 서적을 참고하고 대조하고 다시 가장본(家藏本)인 구본 『영추』9 권을 교정함에 모두 81편이 되는데 음과 해석을 덧붙여 매 권 말미에 붙였으니, 20권으로 묶었다. …… 이미 정상을 갖추어 소속된 상부기관에서 펴서 밝힌 것 외에 사부의 비준을 거쳐 조례에 밝힌 내용에 의거 전운사를 지휘하여, …… 비서성 국자감에 보내어 책을 편찬해주기를 바라노라. 지금 숭(崧)은 오로지 명의 를 찾아 요청하였으니, 더욱 참작하여 상세하게 밝혀주기를 요구하며 이익이 무 궁하고 공로가 실로 저절로 있을 것이다. …… 송 고종 소흥 을해년 금관성에 사 는 사숭(史崧)이 제하노라.[2]

여기서 말한 상부기관이란 송나라의 교정의서국을 말한다. 그 전부터 내려 오던 의서를 정리하여 판본을 확정한 일을 맡은 부서이다. 이 부서의 공과는 많 은 학자들이 언급하였고, 이미 많이 정리되어서 여기서 따로 논의할 필요까지 는 없으리라고 본다.

그러나 이 『영추』 소동에서 우리가 생각해보아야 할 것은 몇 가지가 있다. 첫째 한국 한의학계의 역사 일반에 대한 지식이 너무 얇다는 것이다. 한의학계 는 의학과 관련된 부분만 들여다볼 뿐, 그 주변의 역사를 전혀 공부하고 있지 않다는 것이 드러났고, 정통 역사학 쪽에서도 이런 좋은 정보를 한의학계 쪽으 로 제공해주지 않을 만큼 두 분야의 교류가 없다는 것이 확인된 셈이다. 이미 쪼개진 분야에서 서로 통할 어떤 교류 방법을 지니지 못한 것이 생각지도 못할 만큼 큰 문제를 일으킬 수 있다는 것을 이런 사례를 통해 알 수 있다.

또 이미 『영추』가 『고려침경』임이 드러났는데도 그것이 원래의 판본과 송나 라로 넘어간 후의 편집된 판본과 어떻게 다를 것인가 하는 것에 대한 논의가 전

---

2)　　『편역 주해 황제내경 영추』 1(이경우 번역), 여강출판사, 2000. 12~13쪽.

혀 나타나지 않고 있다는 것이다. 물론 자료가 없기 때문에 그럴 것이라는 추측은 할 수 있다. 그렇다고 해도 『영추』 내부의 논리구조를 들여다보면 원래의 질서를 찾아내는 일이 불가능한 것도 아니다.

위의 글을 보면 사승이 자신의 집에 내려오던 것이라고 말했는데, 그렇게 말한 시점(1155)과 『영추』가 중국에 진상된 시점(1094)은 불과 61년밖에 차이가 안 난다. 2세대만에 고려에서 진상된 사실은 까맣게 잊히고 중국 사람 자신의 집안 대대로 전해온 것으로 둔갑한 것이다. 게다가 이 책이 교정의서국에서 발행된 것이고 보면 그 일에 관여한 모든 사람들이 이 사실을 몰랐을 리도 없다. 그런데도 지금까지 이런 사실을 드러낸 적이 없는 것을 보면 중국이나 한국 양쪽 모두 어지간히 공부를 안 하거나 무덤덤한 사람들인 셈이다. 이런 비난은 중국보다는 한국 쪽이 더 받을 내용이다. 중국은 아닌 보살로 눈감은 척하고 있으면 그만이지만, 한국은 제 것도 못 챙기는 등신이라는 낙인을 면할 길이 없기 때문이다. 『영추』 소동에서 마치 오늘날의 독도 사태를 1천년 전에 보는 듯하다.

2_ 조작된 『침경』

『황제내경 소문』이 중국의 진한대 의학을 보여주는 책임은 분명하다. 그리고 처방보다는 사람과 탈을 바라보는 당시의 세계관과 철학을 드러내는 책이라는 점에서 더 없이 소중한 자료이기도 하다. 그리고 그것이 81편으로 이루어졌다는 것도 존중할 만하다. 81이 수의 끝자리인 9를 2번 곱하여 이루어진 숫자라는 주역 해석식의 논리를 관철시켜도 더 나아지는 것은 없지만, 어쨌거나 중국인들이 자신의 현실에서 부닥친 문제를 냉정하게 논리화하여 생활철학의 토대를 쌓은 점은 두고두고 칭찬 받아 마땅한 일이다.

그러나 『영추』까지 그런 구조로 만들어서 『소문』과 짝을 만들고 그것이 마치 황제 시대부터 이어져온 것임을 드러내려는 방식은 좀 우스꽝스럽다. 우선 내용을 들여다보면 『소문』과 『영추』는 어깨를 나란히 할 수 없는 책이다. 『영추』보다 『소문』이 훨씬 더 철학에 가깝기 때문이다. 『영추』가 『소문』의 부족한 부분을 채워줄 수는 있지만, 반대로 『소문』이 『영추』의 부족한 부분을 채울 수는 없다. 책의 성격이 서로 다르기 때문이다. 『소문』은 철학책에 가깝지만, 『영추』는 처방집에 가깝다. 침놓는 방법이 주를 이루고 거기에 따른 증상별 처방이 또 다른 한 축을 이룬다. 『소문』과 『영추』는 도저히 같은 자리에 놓을 수가 없는 책이다.

그러나 『소문』을 보면 『소문』은 철학책에 가깝기 때문에 철학책이 지닌 한계를 저절로 드러낸다. 가장 중요한 책이면서도 정작 한의사들이 가장 읽지 않는 책으로 전락한 이유도 바로 그 때문이다. 처방이 없는 의학책이란 분명한 한계를 지닌 법인데, 바로 『소문』이 그런 경우에 해당한다. 그런 허전한 부분을 일거에 메꿔줄 수 있는 책이 바로 『영추』인 셈이다.

그렇다고 하여 고려에서 진상한 그것을 재편집하여, 있지도 않던 『황제내경』의 일부라고 주장하는 것은 더 어이없는 일이다. 게다가 『소문』의 구조와 맞도록 81편으로 짜맞추려다보니 편과 장을 가를 때 무리를 할 수밖에 없는 일이 벌어진다. 제45 외췌편과 그 다음편인 제46 금복편이 원래는 같이 붙었어야 하는 것을 숫자를 맞추려고 따로 뗀 것임은, 그 내용을 보면 쉽게 알 수 있다. 나눠야 할 것을 붙이고, 붙여야 할 것을 나눈 흔적이 책을 읽다 보면 곳곳에서 나타난다. 단언컨대 '인영 촌구맥'에 관한 것이나 '9궁8풍론' 같은 것들도 원래의 『침경』에 있던 것이 아니라 『소문』과 내용을 일치시키기 위해 후대에 끼워 넣은 것이 분명하다.

이 책이 원래 81장일 수도 없거니와 그럴 필요도 없는 것인데, 교정의서국 사람들이 앞뒤 꿰맞추기를 하는 것으로 논리의 일관성을 유지하려고 하다 보니 이런 우를 범한 것이다. 그리고 그런 우를 범하는 데는 그럴 수밖에 없는 사정이 있기 마련이고, 이 경우 그럴 수밖에 없는 사정이란 거짓말을 해야 하는 상황을 말한다. 원래의 『황제내경』이 아닌 것을 『황제내경』이라고 주장하려고 하다 보니 무리를 하게 된 것이다. 눈물겨운 일이지만, 오히려 사실을 왜곡함으로 해서 후학들을 더욱 곤란에 빠뜨리게 된다는 사실을, 절박한 위기에 몰린 그들은 미처 생각지 못한 것 같다.

『소문』과 『영추』가 정말로 황제 시절에 생긴 책이라면, 굳이 2책으로 만들 필요가 없다. 같은 내용을 둘로 나누어 따로따로 만들 이유가 없지 않은가? 결국 『영추』는 『소문』과는 달리 황제와는 관련이 없고, 고려에 전해오던 침에 관한 책임을 알 수 있다. 물론 이 두 책이 서로 주고받은 영향에 대해서는 많은 학자들의 연구가 있었고, 앞으로도 계속 연구해야 할 주제겠지만, 일단 고려에서 진상된 책이라는 사실을 전제로 하지 않으면 시대 고증에서부터 계속 오류를 반복하게 될 것이다. 이 점을 무시하면 주로 의학이론의 발생 시기에서 계속하여 오류가 나타날 것이다. 그리고 실제로 '9궁8풍론'이 정말 원래 거기에 있던 것이라면 고려에서 진상된 것임을 모르고 진한대의 이론으로 역산하여 주장하는 적잖은 글들은 모두 모래 위에다 집을 짓는 꼴이다. 이런 오류를 범하지 않으려면 이 글을 냉정하게 보아야 한다. 학문에서 가장 냉정한 것은, 서지 사항부터 올바로 확인하는 것이다.

3 _ 『침경』의 원래 구조

    소우주란 동양 사람들의 생각을 오랜 세월 나타낸 소박한 말이다. 사람을 작은 우주로 본다는 것은 크게 2가지 뜻을 지닌다. 먼저 외부 세계와는 독립된 자기 자체로 완성된 내부의 질서를 지닌다는 것과, 그럼에도 그 작은 우주는 큰 우주를 꼭 닮았다는 것이다. 동양의학의 장점과 한계는 바로 이 소우주라는 말에 다 들어있다. 그러므로 사람을 논하는 동양의학에서는 이 2가지를 모두 말하는 틀을 지니게 된다. 소우주인 사람의 비밀을 말하려면 그 소우주가 닮은 원래의 큰 우주를 말해야 하고, 그 공통성의 기반 위에서 사람의 안에서 일어날 갖가지 현상과 탈을 설명해야 한다. 그렇다면 논의의 순서도 자명해진다. 먼저 큰 우주의 틀을 말하고 그것과 소통하는 방식, 그리고 소통의 주체인 사람에 대해 말한 다음, 사람에게서 나타나는 갖가지 탈에 대해 말하게 될 것이다. 만약 『침경』이 수많은 의원들의 경험을 모아놓은 책이 아니고 한가지 관점을 지닌 일관된 서술이라면 바로 이런 방식이 관철되어야 한다.

    그러나 우리가 보는 『황제내경』으로서 나타난 『영추』는 무질서하기 짝이 없다. 정말 의술에 대한 잡동사니를 모아놓은 것 같다. 원래의 구조가 어찌되었는지도 알 수 없는 상태에서 송나라의 교정의서국에서 편집해놓은 판본을 가지고 원래의 상태를 역추적하자면 이 책이 원래 한 사람의 일관된 생각에서 나온 것이라는 전제를 지녀야 한다. 그렇지 않다면 어떤 재구성도 할 수 없다. 그래서 이 책에서는 이 관점을 유지하고 『영추』를 재구성하는 방법을 택했다.

    그렇게 하여 『영추』 전체를 4분야로 나누었다. 가장 먼저 소우주에 나타나는 큰 우주의 법칙을 맨 앞으로 모았다. 그리고 사람의 몸속에 나타나는 우주의 질서를, 그 다음으로는 그런 질서가 깨질 때 그것을 다스리는 방법인 침술을, 마지막으로 여러 가지 탈에 대한 처방을 모았다. 그 체제를 정리해보면 다음과 같다.

제 I 부 우주
제 II 부 사람
제 III 부 침술
제 IV 부 잡병

이렇게 모아놓고 보니 의도하지 않았는데도 각 4부의 분량이 비슷하게 정리되었다. 참 묘한 일이다. 이와 같은 편성을 조금 더 살펴보면 다음과 같다.

소우주는 큰 우주 속에 살기 때문에 숨 쉬는 것 하나까지도 큰 우주의 영향을 받는다. 그래서 큰 우주에 관한 논의가 맨 앞에 나왔다. 큰 우주의 구조란 태양계의 운동을 뜻하고, 그것을 옛 사람들은 천문이라고 했다. 별자리의 변화에 따라 1년이 변하는 것이고, 별자리의 변화는 곧 지구의 운동이며, 지구에 올라탄 사람은 그 영향을 받는 것이다. 그리고 큰 우주가 소우주에 끼치는 영향은 지구의 공전으로 인한 네 철의 변화로 나타난다. 그래서 제일 먼저 별자리의 움직임과 네 철이 어떻게 변화하는가 하는 것을 다루었다.

그리고 이런 변화는 사람에게서는 맥과 기운의 변화로 나타난다. 네 철에 뒤이어 맥을 살펴보고, 기를 살펴보았다. 특히 기는 큰 우주와 소우주가 소통하는 방식이다. 서양의학에서는 있지도 않은, 그래서 미친놈 잠꼬대하는 것으로 비치는 내용이다. 그러나 동양의학에서는 다른 그 어떤 것보다도 중요한 내용이다. I 부의 마지막으로는 음양5행을 배치했다. 음양5행이라고는 했지만, 사실 5장6부론이 거의 전부이다. 이것이 『소문』과 다른 점이기도 하다. 『소문』은 의학을 세우기 위한 철학책이기 때문에 음양5행론에 대한 설명이 많다. 그러나 『영추』에는 음양5행론이 거의 없다. 아주 간단한 내용만 들어있다. 그렇지만 5장6부는 기의 원천이다. 그 기가 움직이는 논리를 뒷받침하는 존재이다. 그래서 제Ⅰ부의 마지막에 배치했다.

제Ⅱ부는 소우주인 사람의 몸에 관한 생각을 모았다. 침과 의학에서 보는 사람의 몸이란 기운이 돌아다니는 통로다. 기운이 돌아다니는 길이 막히는 것을 탈이라고 한다. 그러므로 기의 흐름이 멈추면 생명의 작용도 멈춘다는 것이 동양의학의 전제이다. 그런 점에서 서양의학과 가장 다른 것이 바로 이 부분이다. 동양의학에서 가장 중시하는 것이 큰 우주와 소우주가 소통하는 방식인 '기'이다. 그러므로 사람의 몸이 지닌 비밀은, 큰 우주의 기운이 소우주의 몸에 흐를 수 있는 소우주 안의 질서와 방식이다. 이것이 바로 경락이다. 그래서 맨 앞에서 경락을 다루었다. 그리고 난 뒤에 몸 자체의 모양을 다루었다. 겉으로 드러난 몸의 모양과 특징을 정리했다. 마지막으로 사람은 정신을 지닌 존재이다. 사람이란 무엇인가를 묻는 것이 소우주를 다루는 항목에서는 가장 중요하다. 그래서 맨 끝에 그 질문에 대한 답을 두었다.

그리고 침술 편과 잡병 편에서는 편장을 따로 구별하지 않았다. 내용이 서로 맞물려있고, 뒤섞여 있어서 따로 정리하자면 편과 장으로 나눌 것이 아니라 내용에 따라 문단별로 나누어야 하겠기 때문이다. 그리고 그렇게 한들 내용이 크게 달라질 것 같지도 않아서 이쯤에서 멈추었다. 이렇게 하여 총정리한 구조가 '차례'에 나타난 내용이다.

4 _ 번역의 문제

이 책을 번역하면서 번역에 대해 다시 한 번 깊이 생각하게 되었다. 번역이란 남의 말을 우리 말로 옮기거나 그 반대되는 행동을 말한다. 서로 다른 언어의 벽을 넘어서게 하는 것이 옮기는 이의 일이다. 그러자면 3가지가 꼭 필요하다.

① 원문을 정확히 이해한다.
② 그 원문이 전하고자 하는 임상경험이 있다.
③ ①과 ②에 해당하는 우리말을 찾는다.

이전에 번역된 여러 자료를 찾아보니 ①에 대해서는 별 의문이 없어보였다. 『영추』에 대해서는 몇 가지 판본이 나왔고, 번역본이 나온 데다가 옛날의 주석가들이 자료를 많이 남겼기 때문이다. 지금의 번역자들은 역대 주석가들의 의견 중에서 자신의 의견에 가장 가까운 것을 골라 번역하면 된다. 그리고 원문이 지닌 애매모호함이나 분명하지 않은 부분은 일본어 번역본이나 현대 중국어 번역본을 참고하면 된다. 요컨대, 원문을 이해하는 데는 아무런 어려움이 없고 누구나 할 수 있는 일이라는 뜻이다.

그러나 ②에 오면 문제가 좀 복잡해진다. 교정의서국에서 확립한 문장부터 엉터리라는 연구자들의 시각이 많지만, 설령 의서국의 판본을 옳은 것이라고 쳐도 역대 주석가들의 의견이 분분한 것은, 원본의 옳고 그름과는 상관없이 자신의 임상경험이 달라서 문장을 보는 이해도가 다르기 때문에 생긴 현상이다.

그리고 역대 주석가들이 맞닥뜨린 이런 문제점은 오늘날의 의원들에게도 똑같이 해당된다. 이것은 일본의 번역서나 현대 중국의 번역서라고 해도 비켜갈 수 있는 것이 아니다. 임상 부분에서는 특히나 현대 의학의 영향을 받아서 엉뚱하게 해석할 가능성이 많다. 이런 점에서 오히려 오늘날의 의학지식이 옛 정보를 잘못 읽어 들이는데 크게 기여하는 바가 있어서 번역할 때 더욱 조심스럽다.

그렇지만 가장 심각한 것은 ③이다. 이번에 번역된 여러 자료를 읽다보니 정말 번역자들이 우리말을 이해하는 수준이란 절망스러울 정도였다. 번역된 문장을 통해 내용을 잘 파악해보면 틀림없이 번역자들도 내용을 이해하고 있는 것이 분명했다. 그러나 번역된 그 문장으로는 자신들이 이해한 대로 독자들에게 내용이 잘 전달되지 않는다는 것이 문제다. 이런 문제점은 『영추』에만 국한되는 일이 아니었다. 『소문』도 마찬가지로 많은 번역서가 나왔지만, 그 번역 글들이 『소문』의 원 저자들이 전하고자 하는 내용을 독자들에게 제대로 전달할 수 있지는 자신할 수 없다. 오히려 그렇지 않다는 것이 내 생각이다. 차라리 원문을 읽는 것이 의미 파악에는 더 편할 때가 많다. 이런 점에서 ①과 ②는 장담할 수 없으나 ③만은, 지금까지 나온 모든 번역서보다 더 나을 수 있다는 자신감이 내가 이 책을 내는 이유라고 할 수 있다.

어떻게 들릴지 모르겠지만, 나는 한의학계에서 한문을 몰아내야 한다고 생각한다. 결국은 우리말로 생각하고, 우리 눈으로 우리 몸을 바라보고, 우리말로 그것을 드러내야만, 진정한 의미의 한의학이 이루어질 것이라고 생각한다. 그렇지만 번역서나 다른 한의학 관련 글들을 읽어보면 이렇게 생각하는 사람은 아무도 없는 것 같다. 정작 중요한 한문 용어들을 번역하지 못하고 원문 그대로 낯설게 갖다 써놓았다. 그런 것은 번역이라고 할 수도 없다.

그러나 의학이란 사람을 이해하는 것이고, 사람의 몸을 고치기 위한 것이다. 그것을 일부 계층이 독점해서는 영원히 풀리지 않는다. 그 분야의 말이 어려워지는 것은, 내용이 어려워져서가 아니라 그 정보를 독점하려는 세력들이 말을 어렵게 만들어서 보통 사람들의 접근을 차단하려는 까닭이다. 모든 정보가 손쉬운 말로 정리되어서 공개되고 그래서 온 백성이 탈의 근심으로부터 벗어날 수 있는 것이 의학의 목표일 것이다. 그 지고지순한 목표를 이루는 데 말보다 더 중요한 수단이 있을 수 없다. 그러다보니 이 책을 번역하는 데 자연스럽게 원칙이 생겼다.

　① 원문의 뜻을 중시한다.
　② 원문의 문장구조를 될수록 바꾸지 않는다.
　③ 내 생각을 멋대로 집어넣지 않는다.
　④ 순 우리말을 쓴다. 순 우리말이 없는 경우에 한해서 원문이나 한문을 쓴다.
　⑤ 1대 1 대응을 원칙으로 한다.

　①은 어찌 보면 당연한 것 같지만, 내가 읽어본 기존의 번역서들은 전혀 그렇지 않았다. 『영추』나 『소문』은 1천년, 2천년 전의 책이지만, 그 책을 보는 사람들은 그 후에 발전된 의학지식으로 그 책의 원문을 본다. 그러다보니 번역자들도 원문의 글쓴이들은 생각지도 않았을 제 생각을 덧보태서 해석하는 경우가 많다. 예컨대 소생병과 시동병이 그런 경우이다. 소생병과 시동병은 『영추』에 나오는 내용으로 병이 발생하여 점차 발전해 가는 과정을 소박하게 표현한 것이다. 그러나 이것이 금나라와 원나라 때 이르면 무슨 대단한 이론인 듯이 등장해서 한판 논쟁을 벌인다. 그리고 지금은 여러 가지 이론으로 정리된 상태이다. 그렇지만 정작 『영추』를 읽어보면 그 거대한 논쟁의 실마리치고는 너무 어이없는 발상이라는 생각에 미친다. 그냥 병이 조금 발전해나가는 양상을 나타낸 말인 것이고, 그것을 후대에 너무 확대하여 자신의 의학이론을 뻥튀기하는 데 이용된 것이다. 물론 이런 작은 글들이 실마리가 되어 후대에 새로운 의학의 물꼬를 트는

계기가 되기도 하지만, 그냥 주장으로만 끝날 경우에는 사문난적에 불과하다.

또 한 가지 심각하게 생각해보아야 할 것은, 경맥과 장부의 연결 문제이다. 모든 번역서가 경맥과 장부를 함께 연결하여 번역했다. 즉 원문에 '수태음'이라고 쓰인 것을 우리말로는 '수태음 폐경'이라고 옮겨, '폐경'을 쓸데없이 덧붙이는 방식이다. 이런 발상은 후대의 것이어서, 과연 『영추』의 글쓴이들도 그렇게 생각했을까 하는 것을 한 번 심각하게 물어야 한다. 경맥과 장부가 서로 연관이 있다는 것은 분명하지만, 그것이 당연히 같은 것이리라는 발상은 『영추』와 『소문』에서 한참 더 지나온 뒷날의 얘기다. 『영추』나 『소문』에서는 경맥과 장부가 연결되는 과정에 있는 상황이었지 그것이 완전히 결합한 것이 아니었다. 그래서 심포경의 이름조차도 '수심주'라는 말로 나온다. 이것은 심포경이 심포라는 장기와 아직 연결되지 않았음을 반증하는 것이다. 「마왕퇴 백서」에서 수양명 대장경을 치맥이라고 이름 붙인 것과 비슷한 상황이다. 이런 상태에서 후대에 확립된 장부–경맥 관계를 『영추』나 『소문』에도 그대로 적용시켜 번역하는 것은 그 시대를 산 의원들의 생각을 무시하는 결과를 낳는다. 수태음이 폐까지 연결되는 데는 시기상으로 조금 더 기다려야 한다. 그 당시만 해도 경맥론과 장부론이 치열한 싸움을 하던 중이었다. 그리고 장부론자들보다 경맥론자들이 자신의 주장을 입증하는 데 여러 모로 유리한 위치에 있었다. 그러므로 경맥을 장부에 귀속시키려는 발상의 번역 태도는 의학 발전 과정상 시대의 선후 문제와 맞물려 크게 문제가 될 수 있다. 그래서 경전은 원래의 문장대로 이해하고 원래의 문장대로 옮기는 것이 중요하다.

②도 당연한 것이지만, 내가 읽은 번역서들은 한결같이 원문의 문장구조를 무시했다. 수동태 문장을 능동태로 번역하는가 하면, 사동형을 피동형으로 옮기기도 하고, 심지어는 본 문장과는 전혀 상관이 없는 말로 옮기는 일까지도 많았다. 그 심정은 이해가 간다. 그 문장이 그 뜻일 거라는 확신이 있기 때문에

문장의 형식이나 형태는 문제가 되지 않는다고 생각하는 것이다. 그러나 옮김이란, 옛 사람들의 생각을 있는 그대로 이해하여 옮기는 것이고, 그것은 그들의 사고방식을 이해하자는 것이다. 그들이 한 말뜻만을 이해하자는 것이 아니다. 그들의 사고방식이 이해되어야만 그것을 읽는 사람의 머릿속에서 그 말의 참뜻이 저절로 선다. 내가 이해한 내용으로 옮기면 원문의 지은이는 생각하지도 않았던 뜻이 엉뚱하게 발생하는 경우가 부지기수다.

예컨대 『논어』를 번역하는데 공자의 말을, 송대의 이기철학을 동원하여 이가 어쩌고 기가 어쩌고 번역하면 되겠는가? 공자는 이니 기니 하는 철학용어를 몰랐던 사람이다. 그건 송나라 사람들이 세운 성리학 개념이다. 그런데 그것을 공자의 말인 양 번역에 쓴다면 뜻은 전달되겠지만, 공자의 생각은 어디론가 사라져버린다. 이것이 번역자들의 잘못이다. 바로 이런 잘못이 모든 번역서에 수없이 나타났다. 그런 점에서 원문의 구조를 존중하는 것은, 저절로 ③의 문제도 해결하게 된다.

나는 평생을 우리말 공부로 살아온 사람이지만, 이번에 『소문』과 『영추』를 번역하면서 우리말이 얼마나 훌륭한 말인가 다시 한 번 절감했다. ⑤에서 1대 1 대응을 원칙으로 한다고 했지만, 정말 한문 문장에 해당하는 모든 것이 우리말에 있었다. 이 글을 번역하기 전까지만 해도 이 점은 미처 생각지 못했던 점이었다. 우리말의 부족한 부분을 한자가 채웠지 않았겠나, 하는 막연한 생각을 해오던 차였다. 그렇지만 한자로 이루어진 모든 말에 해당하는 우리말이 있다는 사실을 하나씩 확인하면 온몸에 소름이 돋을 정도로 감격스러웠다. 우리말은 정말 세계 최고의 언어였다. 오히려 한문이야말로 답답하기 그지없는 언어였다. 예컨대 '-함만 같지 못하다'와 '-와 같지 않다'가 구별되지 않는 말이다. 둘 다 '不如'라고 표현하고서 문맥의 상황을 보아서 뜻을 판단한다. 그렇게 쓰면서도 불편한 줄을 모르는 것이 그 말의 주인들이다. 그렇지만 모든 언어는 제 언어가 지닌 단점을 극복하는 방법을 나름대로 찾기 마련이다. 한문은 뜻글자이기 때문에 관계를 나타나는 말이나 접속어가 현저히 부족하다. 그래서 문장의 앞뒤 순서를 결정할 수 없어서 의미전달의 가장 큰 맹점으로 작용한다.

이 문제를 극복하기 위해서 중국인들은 나름대로 방법을 창안했다. 그를 대표할 만한 방법이 비유와 대비, 대구 같은 표현 방법이다. 언어 자체의 한계를 표현 방법으로 대신하여 극복하려는 것이다. 그래서 한문 문장은 마치 시를 연상하게 할 만큼 짝을 이루도록 쓰는 경우가 많다. 최치원이 활동하던 수·당시대에 사륙병려체(四六騈儷體)가 유행한 것도 바로 이런 단점을 극복하려는 방법이었고, 이후 중국 문학의 가장 중요한 뼈대로 자리 잡는다. 이것은 중국인들이 시를 좋아해서 그런 것이 아니라 그들의 언어가 지닌 한계를 극복하려는 몸부림인 것이다. 그들의 처절하고도 비참한 몸부림을, 시처럼 아름답다며 부러워하는 것이, 세상에서 가장 아름답고 훌륭한 훈민정음을 쓰는 우리의 현실이다.

또 문자 하나에 한 뜻만을 지니게 되는 문자의 특성상 무한정 뻗어가는 낱말을 다 감당할 수 없어 한 말에 의미를 세분화키는 작업을 하게 된다. 그것이 한 낱말에 새로운 의미를 부여하는 작업이다. 즉 단순히 집이라는 뜻의 '宇'와 '宙'에 시간과 공간이라는 의미를 추가하여 쓰는 방식이다. 정말 많은 말들이 이런 식으로 분화되면서 중국말을 정교화하는 데 큰 기여를 했고, 오늘날 가장 많은 인구가 사용하는 말이 되었다. 그렇지만 이 옹색한 방법을 바라보는 바깥 사람들의 시각은 어떨까? 어이없게도 부러워한다. 한문을 배우는 우리나라 사람치고 한문의 이러한 구조를 '철학적'이라며 부러워하지 않는 자가 없다. 한자는 철학하기에 좋은 말이라는 것이다. 과연 그럴까?

세상의 언어 중에서 철학하기 좋은 언어란 없다. 모든 언어가 어떤 방향으로 발전해왔는가 하는 것이 문제이다. 독일어는 철학하기 좋은가? 그렇다. 오늘날 독일철학이 이룬 현대 철학의 산물은 그들의 언어가 그렇기 때문에 그랬다. 그러나 독일어가 처음부터 그랬을까? 그렇지 않다. 독일어는 철학하기에 불편한 언어였다. 그러나 근대에 니체를 비롯해서 훗설과 하이덱거에 이르기까지 이루어져온 과정을 살펴보면 다른 언어에는 없는 그들만의 독특한 결합방식에 따라 자신들의 철학용어를 개척해온 까닭에 오늘날의 독일철학이 가능했다. 특히 하이덱거는 기존의 언어에 자신이 생각한 개념이 없자 아예 용어를 하나씩 만들어 썼다. 세계내존재(In-der-Welt-sein) 같은 것이 그런 경우이다. 그 결과 하이덱거의 철학을 이해하려면 독일어의 특성을 이해하지 않으면 안 되는 상황에 이르렀다. 마르크스의『자본론』이나 하이덱거의『존재와 시간』을 읽다 보면, 이건 처음부터 다른 언어로 번역하기가 불가능한 책이라는 생각이 든다. 자신들이 자신의 언어에 만들어놓은 자신들만의 표현방식과 구조 때문이다. 그 표현방식은 독일어 속에서 생겨나서 다른 언어에는 찾아보기 힘든 것이다. 그렇지만 독일어에도 그것이 처음부터 있었던 것은 아니다. 처음부터 철학하기 좋은 언어란 없다. 그 언어의 주인이 그렇게 만들 뿐이다.

그런데도 한문에서 우리가 어떤 부러움을 느끼는 것은 한문이 오랜 세월 동양 사회에서 사유의 틀을 짜는 데 활용되었고, 그 과정의 중요 개념을 드러내는 방법으로 자리 잡았기 때문이다. 굳이 오랜 세월 그렇게 작용해온 것을 부인하거나 할 필요는 없을 것이다. 그렇다고 하여 처음부터 한문이 철학하기에 적합한 언어라는 발상은 우리말이 그런 부분에서 부족하다는 식의 발상으로 연결되기 때문에 용납하기 힘든 것이다.

사대주의보다 더 나쁜 것이 사문주의(事文主義)이다. 우리말은 우리말대로 정말 풍부한 언어와 절묘한 구조가 있어서 의미의 혼돈을 최소한으로 하여 정확하게 뜻을 전하는 말임을 말하려는 것이다. 우리말의 우수성은 여러 곳에서 입증된다. 그것을 모르는 것은 남의 말에 익숙한 것을 자랑으로 여기는 우리 자신뿐이다. 그런 점에서 이번 번역은 나에게도 큰 모험이었고 즐거움이었다.

5_ 제목은 『고려침경』

우리가 『영추』라고 알고 있는 이 책의 원래 이름은 『침경』이었다. 그것이 교정의서국을 거쳐서 세상에 나타날 때는 『황제침경』이 되었다. 따라서 우리가 가장 믿을 수 있는 것은 『침경』이라는 사실이다. 『침경』이라는 제목 앞에 고려라는 말이 붙는 것은 그 책이 나온 곳을 가리키는 말이다. 고려에서조차 『침경』 앞에 고려라는 말을 붙이지는 않았을 것이다. 왜냐하면 자신들이 늘 하는 것에 대해 자신들의 이름을 붙이는 일은 좀처럼 없기 때문이다. 남의 시각일 때에 그들을 가리키는 말이 붙기 마련이다. 심지어 자신의 부족 이름이 무엇인지도 모르고 평생을 사는 원시 부족이 많다. 마찬가지로 『침경』이란 이름으로 돌아다니던 책을 중국에서 보고 거기에 자신들의 조상인 황제를 덧붙였을 것이다. 그러니 황제라는 말만 빼면 이 책 원래의 이름이 되는 셈이다. 여기에다가 '고려'라는 이름을 덧붙이는 것은, 그것의 유래를 밝히는 의미가 있다. 이미 그 유래가 중국의 것이라고 왜곡되었기 때문에 그 왜곡을 바로잡을 방법은 올바른 이름을 붙이는 것이다. 따라서 책의 제목은 여지없이 『고려침경』이라고 해야 한다.

그리고 『고려침경』에서 『황제내경』으로 바뀌는 과정에서 나타난 것이 바로 『소문』과 같은 묻고 답하기 형식이 끼어든 것이다. 원문을 잘 살펴보면 대화의 형식보다는 서술형 문장이 훨씬 자연스럽다. 이것은 원래 단순한 서술형 문장이었던 것을 대화체로 바꾼 것이라는 뜻이다. 그것은 『소문』과 『영추』의 형식을 일치시키기 위해서 교정의서국에서 쓴 방법이다. 게다가 그 대화의 주체를 황제가 묻고 다른 여러 스승들이 답하는 형식으로 꾸며서, 마치 이 내용을 위해 중국의 역대 명인들이 다 동원된 듯한 느낌을 준다. 이 과장된 포장도 결국은 『영추』가 중국 자신의 것이 아니라 고려에서 온 것임을 감추기 위한 꼼수라고 할 수밖에 없다.

그래서 이 글에서는 어디까지가 문답형 문장이고 서술형 문장임을 알 수 없지만, 황제와 그의 주변 인물들 이름만큼은 빼야겠다는 판단이 들었다. 뇌공만 그대로 두었는데, 뇌공은 황제에게 배우는 사람이다. 그래서 기백이나 백고, 소유 같은, 황제에게 가르침을 주는 수준의 인물이 아니어서 그대로 두었다. 황제를 임금으로 바꾸고, 다른 사람들을 모두 스승으로 바꾸어 번역했다. 『소문』은 황제의 몫이겠지만, 『영추』는 고려의 몫임을 분명히 한 것이다. 어느 모로 보나 사실을 있는 그대로 받아들이는 것이 모든 분야의 발전을 이루는 바탕이 된다. 명작을 감상하는 것은 모자라는 곳에다가 개칠을 하는 것이 아니라 모자라는 그것까지도 작품의 한 부분으로 감상하는 것이다. 그러니 애초에 황제의 이름으로 『침경』을 개칠할 필요가 없었다는 뜻에서 황제와 중국인들의 이름을 모두 뺐다.

이 책의 제목을 『고려침경』이라고 바꾼 데는 분명한 목적이 또 있다. 원래의 『영추』가 아니라 내용이 재편성되었기 때문이다. 그 재편성의 결과는 이 책의 차례에 나타나 있다. 그러므로 원래의 『침경』이 어떤 모습인지 알 수는 없으나, 일단 『침경』을 한 사람의 일관된 사고 안에서 나온 책으로 보고 그것을 중심으로 재구성한 것이다. 그것이 실제의 원래 『침경』이 아니었다고 해도 지금으로서는 어쩔 수 없다. 앞서 밝혔듯이 사람을 소우주로 보는 것은 동양 사회의 오랜 관습이었다. 그 관점을 중심으로 뼈대를 세우고 살을 붙이는 것이 이 책에 나타난 방법이라고 보면 된다. 그러니 나와는 다른 방식으로 이 책을 재구성하는 것도 앞으로 『영추』 연구를 위해서는 중요한 일이라고 본다. 그런 작업이 많이 나와야 동양의학도 한 걸음 더 발전할 것이다.

또 한 가지는 『소문』이다. 원래는 『소문』을 먼저 번역했고, 이 『침경』은 그 후속작업이었다. 그렇지만 『소문』은 여러 가지 검토해야 할 내용이 많아서 조금 지체되었다. 나와 함께 침뜸 공부하는 친구들이 현재 번역된 『소문』을 검토 중이다. 그 검토가 끝나는 대로 곧 번역 글이 소개될 것이다.

6_『영추』와 『소문』의 차이

앞서도 잠깐 말했지만, 『영추』와 『소문』은 같은 『황제내경』으로 엮였지만, 사실 전혀 다른 책이다. 『소문』은 그야말로 진한대의 의학을 집대성한 책이다. 그리고 그 시대를 대표할 만한 충분한 가치가 있는 책이다. 그러나 『영추』는 그렇지 않다. 제목부터 『침경』이고, 침에 대해 국한된 내용으로 이루어졌다. 물론 침을 놓기 위한 일반 의학 이론도 있지만, 그것은 『소문』이 지닌 내용과 견주면 정말 보잘것없는 하찮은 양이다. 이것은 『영추』와 『소문』이 도저히 같은 시대에 나올 수가 없는 책이라는 뜻이다. 어떤 이유를 갖다 붙이고 동일성을 엮으려해도 이 점만큼은 어찌할 수 없을 만큼 큰 차이가 있다.

『영추』와 『소문』이 가장 다른 점은, 『영추』가 침에 관한 글이기 때문에 기에 대한 이야기가 유달리 많다는 것이다. 『소문』에도 기에 관한 이야기는 굉장히 많지만, 『영추』는 책 전체가 기에 관한 이야기라고 할 만큼 의원들의 기 체험이 중요하다. 특히 영기와 위기는 『영추』의 전체를 지탱하는 중요한 개념이다. 물론 이 영기와 위기가 『소문』에도 나온다. 그렇지만 『영추』에 견주면 그 분량이 많지 않을 뿐더러 『소문』에서는 영기가 아니라 영혈이라는 개념으로 많이 응용된다. 그렇지만 『영추』에 오면 영혈이라는 개념보다는 혈을 끌고 가는 어떤 기운이라는 뜻의 영기라는 말로 확립되어 쓰인다. 이 용어의 차이도 앞으로 연구해야 할 과제이다.

영기와 위기는, 『소문』에서 3양3음으로 분류된 경락 체계와 견주면 음과 양의 개념에 가깝다. 따라서 3양과 3음으로 분리되기 전 좀 더 오래 묵은 시절의 이야기이다. 그러므로 『영추』에 나오는 영위의 개념은 음과 양의 개념으로, 『소문』보다 오히려 더 오래 된 개념들이어서 중국에서 3음3양으로 논리가 진화하기 전에 영위라는 음과 양의 개념을 좀 더 분명히 보여주는 것이 아닌가 하는 추측을 해볼 수 있다. 이런 점에서 책은 고려에서 진상되었지만, 거기에 서린 개념은 오히려 『소문』보다 더 오래 묵은 것들이라는 생각도 든다.

용어도 주의해볼 필요가 있다. 수족이라고 붙은 각 경맥의 이름에 익숙해진 오늘날의 사람들에게는 이상하게 보이는 것이 비양명(臂陽明)이니 하는 말들이다. 이런 말들은 경맥이 수족으로 정리되기 전의 상태를 보여주는 것이라는 점에서 『침경』이 정말 오래 된 글들임을 알 수 있다. 또 교정의서국에서 정리된 상태의 글이 이럴진대, 교정하기 전의 상태는 어땠을까 하는 궁금증이 일기도 한다. 그 흔적들은 아마도 「마왕퇴 백서」에서 엿볼 수 있지 않을까 한다. 또 '수심주' 같은 말도 용어의 시대별 정리에 많은 암시를 주는 말들이다.

『영추』와 『소문』이 가장 다른 점은, 『소문』이 의학 일반론에 관하는 것이라면, 『영추』는 침책이라는 점이다. 물론 『소문』에도 침에 관한 것이 나오지만, 그것은 의료 체계 전체를 구성하는 한 부분으로서 등장한다. 그러나 『영추』는 처음부터 침뜸을 염두에 두고 편성되고 쓰인 책이다. 그런 점에서는 침뜸의 종주국이 고려라는 자부심을 재확인하는 데 아무런 부족함이 없다. 이 후에도 침에 관해서는 『침구대성』이나 『침구경험방』 같은 좋은 책들이 나오지만, 그것들은 아무리 좋아도 『영추』에 대한 각주에 불과하다. 그만큼 『영추』는 침을 공부하는 사람에게는 훌륭하고 위대한 책이다. 『소문』의 일반 의학지식을 바탕으로 침 쪽으로 깊어질 수 있는 가장 훌륭한 자료와 경험을 담은 책이 『영추』이다. 일반 의학은 『소문』을 바탕으로 계속 발전하여 금·원 4대가에 이르러 완성을 이루지만, 침에 관한 한 『영추』가 수준 높은 한 세계를 완성하여 그 이후에도 이보다 발전할 수 없을 만큼 완벽한 세계를 이루었다. 번역하면서 느낀 『영추』와 『소문』의 간단한 차이를 이렇게 정리해본다.

참고로 『영추』 원래의 차례는 다음과 같다.(*숫자는 차례를 새로 구성한 이 책의 쪽수이다)

2012년 겨울과 2013년 여름은, 춥고 더웠지만, 행복했다. 『소문』과 『영추』 번역에 빠져들어 추위와 더위를 잊었기 때문이다. 보이지 않는 요소들로 삶을 가득 채우는 이런 날들은 결코 많지 않다는 것을 알기에 그 때를 돌이켜보는 지금도 그 행복은 여전하다. 읽는 분들도 그러기를 바란다.

이번에도 어려운 환경과 여건에서 출판을 맡아준 학민사의 김학민, 양기원 두 분께 깊이 감사드린다.

2014년 봄에 청주 용박골에서.

정진명 삼가 씀

제 I 부

우 주

제 1 장

우주론

구궁팔풍(九宮[1] 八風) 제77

- 9별자리와 그에 따른 8가지 바람

77-1

太一常以冬至之日, 居葉蟄之宮四十六日, 明日居天留四十六日, 明日

---

1)　북방의 葉蟄, 동북방의 天留, 동방의 倉門, 동남방의 陰洛, 남방의 上天, 서남방의 玄委, 서방의 倉果·서북방의 新洛·중앙의 招搖를 통칭하여 9궁이라 한다. 의부전록(醫部全錄)·영추경에서 아중옥(倪仲玉)은 이런 이름에 대해 다음과 같이 설명했다. 葉蟄은 겨울잠을 자는 동물들이 막 잠에서 깨려는 시기이므로 葉蟄이라 한다. 天留는 艮은 산에 해당하여 머물러 움직이지 않는 까닭에 붙여진 이름이다. 倉門의 '倉'은 저장하다는 뜻으로서 천지만물의 기운을 거두어서 봄이 되면 이를 발산하므로 倉門이라 한다. 陰洛은 낙서에서 사와 이는 어깨 부위인 좌우에 속하고 巽宮은 동남방에 위치하여 사월을 주관하는 까닭에 붙여진 이름이다. 天宮은 해와 달이 하늘에서 빛나는 것으로서 離(火)의 밝음이 위에 있는 상이므로 붙여진 이름이다. 玄委는 땅이고 현은 아득한 것이며 위는 순리에 따르는 것이므로 땅의 이치가 아득하고 유순한 것에 근거하여 명명한 것이다. 倉果의 과는 열매인데, 만물이 가을에 거두어져 열매를 맺는 것에 근거하여 명명한 것이다. 新洛의 신은 시작을 의미하는데 낙서는 구를 이고 일을 밟고 있으니 일은 건의 시작이다.

居倉門四十六日, 明日居陰洛四十五日, 明日居上天四十六日, 明日居
玄委四十六日, 明日居倉果四十六日, 明日居新洛四十五日, 明日復居
葉蟄之宮, 日冬至矣.

(북극성) 태일은 늘 동짓날부터 (북쪽의 감궁인) 엽칩에서 46일 동안 머물(며 동
지 · 대한 · 소한을 주관하)고, 다음날부터는 (동북쪽의 간궁인) 천류에 46일 동안 머
물(며, 입춘 · 우수 · 경칩을 주관하)고, 다음날부터는 (동쪽의 진궁인) 창문에 46일 동
안 머물(며, 춘분 · 청명 · 곡우를 주관하)고, 다음날부터는 (동남방의 손궁인) 음락에
45일 동안 머물(며, 입하 · 소만 · 망종을 주관하)고, 다음날부터는 (남쪽의 이궁인) 상
천에 46일 동안 머물(며, 하지 · 소서 · 대서를 주관하)고, 다음날부터는 (서남쪽의 곤
궁인) 현위에 46일 동안 머물(며, 입추 · 처서 · 백로를 주관하)고, 다음날부터는 (서쪽
의 태궁인) 창과에 46일 동안 머물(며, 추분 · 한로 · 상강을 주관하)고, 다음날부터는
(서북쪽의 건궁인) 신락에 45일 동안 머물(며, 입춘 · 소설 · 대설을 주관하)고, 다음날
부터는 다시 엽칩에서 머무는데, (이때가 바로) 동짓날입니다.

77-2

太一日游, 以冬至之日, 居葉蟄之宮, 數所在, 日徙一處, 至九日, 復
反於一, 常如是無已, 終而復始.

태일은 날마다 떠도는데, 동짓날에 엽칩궁에 머무는 것에서 (비롯하여) 있었
던 날을 헤아리면 날마다 한 자리를 옮겨서 9일에 이르러 다시 첫 번째 자리로
돌아오는데, 늘 이와 같아서 그침이 없고, 마치면 다시 비롯합니다.

77-3

太一移日, 天必應之以風雨, 以其日風雨則吉, 歲美民安少病矣. 先之
則多雨, 後之則多旱.

태일이 다른 궁으로 옮기는 날에는 하늘이 반드시 이에 호응하여 바람 불고 비 내립니다. 그 날 바람 불고 비 내리면 좋(은 조짐이)고 풍년이 들고 백성들이 편안하고 탈이 적습니다. 이 (날짜)를 앞서면 비가 많이 내리고, 이 (날짜)를 뒤지면 가뭄이 많습니다.

77-4

太一在冬至日有變, 占在君; 太一在春分之日有變, 占有相; 太一在中宮之日有變, 占在吏; 太一在秋分之日有變, 占在將; 太一在夏至之日有變, 占在百姓. 所謂有變者, 太一居五宮之日, 疾風折樹木, 揚沙石. 各以其所主占貴賤.

태일이 동짓날에 있는데, 갑작스런 날씨(變)는 (그 원인을) 점쳐보는 것이 임금에게 있습니다. 태일이 춘분에 있는데, 갑작스런 날씨는 (그 원인을) 점쳐보는 것이 재상에게 있습니다. 태일이 (복판인) 중궁에 있는데, 갑작스런 날씨는 (그 원인을) 점쳐보는 것이 벼슬아치에게 있습니다. 태일이 추분에 있는데, 갑작스런 날씨(變)는 (그 원인을) 점쳐보는 것이 장군에게 있습니다. 태일이 하짓날에 있는데, 갑작스런 날씨는 (그 원인을) 점쳐보는 것이 백성에게 있습니다. 이른바 갑작스런 날씨란 태일이 5궁에 있을 때를 말하는데, 세찬 바람이 나무를 꺾고, 모래와 돌을 날리니, 각기 태일이 주관하는 바로써 (환자의 신분이) 귀하고 천함을 점칠 수 있습니다.[2]

77-5

因視風所從來而占之. 從其所居之鄉來爲實風, 主生長養萬物. 從其衝

---

2)   이런 발상은 신분제 사회에서나 볼 수 있는 것이다.

後來爲虛風, 傷人者也, 主殺主害者. 謹候虛風而避之, 故聖人曰避虛
邪之道, 如避矢石然, 邪弗能害, 此之謂也.

바람이 불어오는 방향을 보고서 이를 점칠 수 있습니다. (태일이) 머무는 곳
으로부터 불어오는 것을 실한 바람이라고 하는데, 낳고 자람을 주관하고 만물
을 기릅니다. 그 (철과) 부딪히는 쪽에서 나중에 불어오는 것을 허한 바람이라고
하는데, 사람을 다치는 것입니다. 죽이고 해치는 것을 주관하는 것입니다. 삼가
허한 바람을 살펴서 이를 피해야 합니다. 그러므로 성인이 말하기를, 허한 바람
을 피하는 이치는 마치 화살이나 돌을 피하는 것과 같아서 몹쓸 기운이 해를 끼
칠 수 없도록 한다는 것이 이를 이르는 것입니다.

77-6

是故太一入徙立於中宮, 乃朝八風, 以占吉凶也.

이러므로 태일이 중궁으로 들어가서 (바로) 서야 이에 8바람을 거느릴 수 있
고, 그럼으로써 (그 철의) 좋음과 흉함을 점칠 수 있습니다.

77-7

風從南方來, 名曰大弱風. 其傷人也, 內舍於心, 外在於脈, 其氣主爲熱.

바람이 남쪽에서 불어오는 것을 일러 크게 약한 바람(大弱風)이라 합니다. 그
것이 사람을 다치게 함은, 안으로 염통에 둥지 틀고 밖으로 혈맥에 머무는데,
그 (몹쓸) 기운은 주로 열이 됩니다.

77-8

風從西南方來, 名曰謀風. 其傷人也, 內舍於脾, 外在於肌, 其氣主爲弱.

바람이 서남쪽에서 불어오는 것을 일러 꾀 바람(謀風)이라 합니다. 그것이

사람을 다침은, 안으로는 비장에 둥지 틀고, 밖으로는 살에 머무는데, 그 몹쓸
기운은 주로 약해집니다.

77-9

風從西方來, 名曰剛風. 其傷人也, 內舍於肺, 外在於皮膚, 其氣主
爲燥.

바람이 서쪽에서 불어오는 것을 일러 굳센 바람(剛風)이라 합니다. 그것이
사람을 다치게 함은, 안으로 허파에 둥지 틀고 밖으로 살갗에 머무는데, 그 (몹
쓸) 기운은 주로 메마름이 됩니다.

77-10

風從西北方來, 名曰折風. 其傷人也, 內舍於小腸, 外在於手太陽脈,
脈絕則溢, 脈閉則結不通, 善暴死.

바람이 서북쪽에서 불어오는 것을 일러 꺾인 바람(折風)이라 합니다. 그것이
사람을 다치게 함은, 안으로 작은창자에 둥지 틀고 밖으로 수태양(경)맥에 머무
는데, 맥이 끊어지면 (몹쓸 기운이) 넘치고, 맥이 닫히면 (기운이) 맺혀서 뚫리지
않는데, 갑자기 죽는 일이 잦습니다.

77-11

風從北方來, 名曰大剛風. 其傷人也, 內舍於腎, 外在骨與肩背之膂筋,
其氣主爲寒也.

바람이 북쪽에서 불어오는 것을 일러 크게 굳센 바람(大剛風)이라 합니다. 그
것이 사람을 다치게 함은, 안으로 콩팥에 둥지 틀고 밖으로 뼈와 어깨 등의 힘
줄에 머무는데, 그 (몹쓸) 기운은 주로 추위가 됩니다.

風從東北方來, 名曰凶風. 其傷人也, 內舍於大腸, 外在於兩脇腋骨下及肢節.

바람이 동북쪽에서 불어오는 것을 일러 흉한 바람(凶風)이라 합니다. 그것이 사람을 다치게 함은, 안으로 큰창자에 둥지 틀고 밖으로 양 옆구리와 겨드랑이 뼈 아래 및 팔다리 뼈마디에 있습니다.

風從東方來, 名曰嬰兒風. 其傷人也, 內舍於肝, 外在於筋紐, 其氣主爲濕.

바람이 동쪽에서 불어오는 것을 일러 갓난 바람(嬰兒風)이라 합니다. 그것이 사람을 다치게 함은, 안으로 간에 둥지 틀고 밖으로 힘줄이 묶이는 곳에 머무는데, 그 (몹쓸) 기운은 주로 축축함이 됩니다.

風從東南方來, 名曰弱風. 其傷人也, 內舍於胃, 外在肌肉, 其氣主體重.

바람이 동남쪽에서 불어오는 것을 일러 약한 바람(弱風)이라 합니다. 그것이 사람을 다치게 함은, 안으로 밥통에 둥지 틀고 밖으로 살에 머무는데, 그 (몹쓸) 기운은 주로 몸이 무겁습니다.

此八風皆從其虛之鄕來, 乃能病人. 三虛相搏, 則爲暴病卒死. 兩實一虛, 病則爲淋露寒熱. 犯其雨濕之地, 則爲痿. 故聖人避風, 如避矢石焉. 其有三虛而偏中於邪風, 則爲擊仆偏枯矣.

이들 8바람은 모두 그 (철과 반대되는) 허한 곳에서 불어오는 것인데, 사람을 탈나게 합니다. (그 해도 허하고, 그 달도 허하고, 그 철도 허한) 3허가 서로 치받으면 갑자기 탈나거나 문득 죽습니다. 둘은 실하나 하나가 허하여 탈나면 (끝없이) 피곤하거나 추위와 열이 오락가락합니다. 비가 많이 와서 축축한 땅(의 몹쓸 기운을) 받으면 오그라드는 탈이 됩니다. 그러므로 성인은 바람을 피함이 마치 화살과 돌을 피하듯 하였습니다. 만약(其) 3허가 있고, 몹쓸 바람을 쏠려 맞으면 갑자기 엎어지거나 (반신불수인) 편고가 됩니다.

세로론(歲露論) 제79
- 그 해의 운기와 탈 이야기

79-1

黃帝問於岐伯曰 : 經言夏日傷暑, 秋病瘧, 瘧之發以時, 其故何也? 岐伯對曰 : 邪客於風府, 病循膂而下, 衛氣一日一夜, 常大會於風府, 其明日, 日下一節, 故其作也晏, 此其先客於脊背也. 故每至於風府則腠理開, 腠理開則邪氣入, 邪氣入則病作, 此所以日作常晏也. 其出於風府, 日下一節, 二十一日, 下至尾底, 二十二日, 入脊內, 注於伏衝之脈, 其行九日, 出於缺盆之中, 其氣上行, 故其病稍益早. 其內薄於五臟, 橫連募原, 其道遠, 其氣深, 其行遲, 不能日作, 故間日乃稸積而作焉.

임금이 스승에게 물었다. 경전에 말하기를, 여름철에 더위에 다치면 가을에 학질을 앓는데, 학질의 발작에는 (일정한) 때가 있다고 하였습니다. 그 까닭은 어떻습니까?

　스승이 대답했다. 몹쓸 기운이 풍부에 깃들면 탈이 등골뼈를 따라 아래로 내려갑니다. 위기는 하루 낮 하루 밤에 풍부에서 크게 만나는데, 그 다음날부터 날마다 1마디씩 내려갑니다. 그러므로 그 발작도 (나날이) 늦어집니다. 이것은 그것이 등에 먼저 깃든 것입니다. 그러므로 매번 (위기가) 풍부에 이르면 살결이 열리고, 살결이 열리면 몹쓸 기운이 들어오고, 몹쓸 기운이 들어오면 탈이 발작합니다. 이것이 날마다 발작시간이 늘 늦어지는 까닭입니다. 그것이 풍부에서 나오면 날마다 1마디씩 내려가 21일만에 꽁무니뼈에 이르고, 22일만에 등뼈 속으로 들어가 태충(인 복충의) 맥으로 흘러듭니다. 그 흐름이 9일이면 결분의 가운데로 나와서, 그 기운이 날마다 올라갑니다. 그러므로 그 탈이 조금씩 더욱 앞당겨집니다. 그것이 안으로 5장에 들이치고 모원(인 가슴과 격막)에 가로 이어지면 그 길이 멀고 그 기운이 깊어져서 그 흐름이 더디어지므로 날마다 발작할 수 없습니다. 그러므로 날을 사이 두고 (몹쓸 기운이) 쌓여서 발작합니다.

79-2

　黃帝曰 : 衛氣每至於風府, 腠理乃發, 發則邪入焉. 其衛氣日下一節, 則不當風府, 奈何? 岐伯曰 : 風府無常, 衛氣之所應, 必開其腠理, 氣之所舍, 則其府也.

　임금이 말했다. 위기가 매번 풍부에 이르면 살결이 열리고, 살결이 열리면 몹쓸 기운이 들어옵니다. 만약(其) 위기가 날마다 한 마디씩 아래로 내려간다면 풍부에 딱 맞지 않는데, 어떻습니까?

　스승이 말했다. 바람이 드는 곳은 일정함이 없(이 아무 데나 들어오)는데, 위기의 호응하는 바는 반드시 그 살결을 엽니다. 기운이 둥지 틀면 그것이 (발작하는) 자리(府)입니다.

黃帝曰 : 善. 夫風之與瘧也, 相與同類, 而風常在, 而?特以時休, 何也?

岐伯曰 : 風氣留其處, 瘧氣隨經絡沉以內搏, 故衛氣應乃作也. 帝曰 : 善.

임금이 말했다. 좋습니다. 무릇 바람과 학질은 서로 같은 갈래입니다. 바람은 늘 있으나 학질은 유달리 때때로 (발작을) 멈추는데 어찌된 것입니까?

스승이 말했다. 바람의 기운은 늘 그 자리에 머무르나, 학질의 기운은 경락을 따라서 깊숙이 들어가 안으로 들이칩니다. 그러므로 위기가 호응하면 이에 발작합니다.

임금이 말했다. 좋습니다.

黃帝問於少師曰 : 余聞四時八風之中人也, 因有寒暑, 寒則皮膚急而腠理閉, 暑則皮膚緩而腠理開. 賊風邪氣因得以入乎? 將必須八正虛邪, 乃能傷人乎? 少師答曰 : 不然. 賊風邪氣之中人也, 不得以時, 然必因其開也. 其入深, 其內極病, 其病人也, 卒暴; 因其閉也, 其入淺以留, 其病也, 徐以遲.

임금이 스승에게 물었다. 내가 듣기에 네 철에 8바람이 사람을 맞힘은, 원인이 추위와 더위에 있어서, 추우면 살갗이 다급해져 살결이 닫히고, 더우면 살갗이 느슨하여 살결이 열린다고 하였습니다. 도적 같은 바람과 몹쓸 기운은 이런 원인으로 들어옵니까? 아니면(將) 반드시 8바람과 허한 기운이 사람을 다칠 수 있는 것입니까?

스승이 말했다. 그렇지 않습니다. 도적 같은 바람과 몹쓸 기운이 사람을 맞힘은, 때를 맞추지 않습니다. 그러나 반드시 (살결이) 열린 틈을 탑니다. 그것이 깊이 들어오면 그것은 속의 끝까지 탈을 일으키므로 그 아픈 사람은 갑작스럽게 (당

합)니다. (살결이) 닫혔으면 얕게 들어와서 머물므로, 그 탈은 느리고 더딥니다.

79-5

黃帝：有寒溫和適, 腠理不開, 然有卒病者, 其故何也? 少師答曰：帝
弗知邪入乎? 雖平居, 其腠理開閉緩急, 其故常有時也. 黃帝曰：可得
聞乎? 少師曰：人與天地相參也, 與日月相應也. 故月滿則海水西盛,
人血氣精, 肌肉充, 皮膚致, 毛髮堅, 腠理郄, 烟垢著, 當是之時, 雖遇
賊風, 其入淺不深. 至其月郭, 則海水東盛, 人氣血虛, 其衛氣去, 形
獨居, 肌肉減, 皮膚縱, 腠理開, 毛髮殘, 膲理薄, 烟垢落, 當是之時,
遇賊風則其入深, 其病人也卒暴.

임금이 말했다. 어떤 사람은 추위와 따스함에 고르게 적응하고, 살결이 열
리지 않습니다. 그러나 갑자기 탈나는 사람은 무슨 까닭입니까?

스승이 말했다. 임금께서는 몹쓸 기운이 들어오는 것을 알지 못하십니까?
비록 평온하게 지내도 그 살결이 열리고 닫힘, 느슨하고 팽팽함에는 본래(故)
정해진 시간이 있습니다.

임금이 말했다. (그 이치에 대해) 들을 수 있습니까?

스승이 말했다. 사람은 하늘땅과 더불어 서로 참여합니다. 해달과 더불어
서로 호응합니다. 그러므로 달이 차면 바닷물이 서쪽으로 차오르고, 사람의 피
와 기운도 불거름[3](이 든든해져), 살이 차고, 살갗이 촘촘해지고, 털이 단단해지

---

3)   불거름은 精의 순 우리말이다. 精神의 神은 생명력이 기화되어 위에서 일어나는 현상이고,
精은 그렇게 하는 땔감에 해당하는데, 양생술에서는 보통 하단전에 있다고 생각한다. 이것을
가리키는 순우리말이 불거름이다. 활터에서는 옛날부터 써온 말이다. 사람에게 불은 생명력
을 뜻한다. 불씨, 불알, 불장난 같은 우리말에서 불이 성과 관련이 있음을 알 수 있다. 따라
서 비록 낯설기는 하지만, 精神을 그냥 '정신'으로 옮기면 마음의 작용만으로 전달되어, 원
문에서 나타내는 중요한 뜻이 사라진다. 그래서 불거름으로 옮김.

고, 살결이 닫히고, 기름때가 낍니다. 이 때는 비록 도적 같은 바람을 만나도 그 것이 얕은 곳에 들어와도 깊어지지 못합니다. 달이 이지러짐에 이르면 바닷물 이 동쪽으로 차오르고 사람의 기운과 피도 허해져, 그 위기가 줄고 꼴만 홀로 남아, 살이 줄고, 살갗이 늘어지고, 살결이 열리고, 털이 시들고, 살의 무늿결이 얇아지고, 때가 벗겨집니다. 이때에 도적 같은 바람을 만나면 깊이 들어와서, 그 사람을 탈나게 하는 것이 갑작스럽습니다.

79-6

黃帝曰 : 其有卒然暴死暴病者, 何也? 少師答曰 : 得三虛者, 其死暴 疾也; 得三實者, 邪不能傷人也. 黃帝曰 : 願聞三虛. 少師曰 : 乘年之 衰, 逢月之空, 失時之和, 因爲賊風所傷, 是謂三虛. 故論不知三虛, 工反爲粗. 帝曰 : 願聞三實. 少師曰 : 逢年之盛, 遇月之滿, 得時之 和, 雖有賊風邪氣, 不能危之也, 命曰三實. 黃帝曰 : 善乎哉論! 明乎 哉道! 請藏之金匱. 然此一夫之論也.

임금이 말했다. 갑자기 죽거나 갑자기 탈나는 사람은 어찌 된 것입니까?

스승이 대답했다. (그 해와 그 달과 그 철이 모두 허한) 3허를 얻은 사람은 그 죽 음이 갑작스럽고 빠릅니다. 3실을 얻은 사람은 몹쓸 기운이 사람을 다칠 수 없 습니다.

임금이 말했다. 바라건대 3허에 대해 듣고 싶습니다.

스승이 말했다. 그 해의 기운이 (평균치에) 못 미치는 승년지쇠(乘年之衰), 달 빛이 이지러지는 때인 봉월지공(逢月之空), 네 철이 조화를 잃은 실시지화(失時之 和)인데, (이로) 인해 도적 같은 바람에게 다치는 것, 이를 일러 3허라고 합니다. 그러므로 3허를 알지 못하면 (의원의) 재주가 단지(反) 어설플 뿐입니다.

임금이 말했다. 바라건대 3실에 대해서 듣고 싶습니다.

스승이 말했다. 그 해의 기운이 드센 봉년지성(逢年之盛), 달이 찰 때를 만나는 우월지만(遇月之滿), 네 철이 조화로운 득시지화(得時之和)인데, 비록 도적 같은 바람과 몹쓸 기운도 이를 위태롭게 할 수 없습니다. 이를 일러 3실이라고 합니다.

임금이 말했다. 말씀이 참 좋습니다. 이치가 또렷합니다! 청컨대 이를 금궤짝에 감추겠습니다. 그러나 이것은 한 사람에 대한 말씀입니다.

79-7

黃帝曰：願聞歲之所以皆同病者, 何因而然? 少師曰：此八正之候也.
黃帝曰：候之奈何? 少師曰：候此者, 常以冬至之日. 風雨從南方來者, 爲虛風, 賊傷人者也. 其以夜半至者, 萬民皆臥而弗犯也, 故其歲民少病. 其以畫至者, 萬民懈惰而皆中於虛風, 故萬民多病. 虛邪入客於骨而不發於外, 至其立春, 陽氣大發, 腠理開, 因立春之日, 風從西方來, 萬民又皆中於虛風, 此兩邪相搏, 經氣結代者矣. 故諸逢其風而遇其雨者, 命曰遇歲露焉. 因歲之和, 而少賊風者, 民少病而少死; 歲多賊風邪氣, 寒溫不和, 則民多病而死矣.

임금이 말했다. 바라건대 그 해에 모두 똑같이 탈나는 것이 있는데 어떤 원인으로 그렇게 되는지 듣고 싶습니다.

스승이 말했다. 이는 8방향의 날씨를 살핍니다.

임금이 말했다. 이를 살피는 것은 어떻게 합니까?

스승이 말했다. 이를 살피는 것은 늘 동짓날을 기준으로 삼습니다. 비바람이 남쪽에서 불어오는 것은 허한 바람이라고 하고, 도적 같이 사람을 다칩니다. 그것이 밤에 이르는 것은 만백성이 모두 누워 자서 (사람을) 다치지 못합니다. 그러므로 그 해에는 백성들이 탈나는 일도 적습니다. 그것이 한낮에 이르는 것은 만백성이 (마음이) 풀려서 모두 허한 바람에 맞습니다. 그러므로 만백성에게 탈이 많습니다. 허한 몹쓸 기운이 뼈에 깃들어 밖으로 피어나지 않고 입춘에 이르면 양의 기운이 크게 피고 살결이 열리는데, 입춘 날에 바람이 서쪽으로부터 불어오면 만백성이 또 모두 허한 바람에 맞습니다. 이 두 몹쓸 기운이 서로 치면 경맥의 기운이 묶여서 번갈아 탈납니다. 그러므로 모든 바람을 만나거나 비를 맞닥뜨리는 것을 일러 세로를 만났다(遇歲露)고 합니다. 그 해의 날씨가 고름으로 인해 도적 같은 바람이 적은 것은, 백성들에게 탈이 적고 죽음도 적습니다. 그 해에 도적 같은 바람과 몹쓸 기운이 많고 추위와 따스함이 고르지 않으면 백성들에게 탈이 많고 죽음도 많습니다.

79-8

黃帝曰 : 虛邪之風, 其所傷貴賤何如? 候之奈何? 少師答曰 : 正月朔日, 太一居天留之宮, 其日西北風, 不雨, 人多死矣. 正月朔日, 平旦北風, 春, 民多死. 正月朔日, 日中北風, 夏, 民多死. 正月朔日, 夕時北風, 秋, 民多死. 終日北風, 大病死者十有六. 正月朔日, 風從南方來, 命曰旱鄕, 從西方來, 命曰白骨, 將國有殃, 人多死亡. 正月朔日, 風從東方來, 發屋, 揚沙石, 國有大災也. 正月朔日, 風從東南方行, 春有死亡. 正月朔日, 天和溫不風, 糶賊, 民不病; 天寒而風, 糶貴, 民多病. 此所謂候歲之風, 血戔傷人者也. 二月丑不風, 民多心腹病. 三月戌不溫, 民多寒熱. 四月巳不暑, 民多癉病. 十月申不寒, 民多暴死. 諸所謂風者, 皆發屋, 折樹木, 揚沙石, 起毫毛, 發腠理者也.

임금이 말했다. 허한 몹쓸 바람이 다치게 하는 바 정도는 어떻습니까? 이를 살피는 것은 어떻게 합니까?

스승이 대답했다. 정월 초하룻날에 (북극성인) 태일이 (동북쪽의) 천류궁에 머물고, 그날에 서북풍이 불고 비가 내리지 않으면 많은 사람들이 죽습니다. 정월 초하룻날 새벽에 북풍이 불면 그해 봄에 많은 사람들이 죽습니다. 정월 초하룻날 정오에 북풍이 불면 그해 여름에 많은 사람들이 죽습니다. 정월 초하룻날 저녁에 북풍이 불면 그해 가을에 많은 사람들이 죽습니다. 하루 종일 북풍이 불면 크게 탈나서 10에 6은 죽습니다. 정월 초하룻날에 바람이 남쪽으로부터 불어오는데 이를 일러 한향(旱鄕)이라 하고, 서쪽으로부터 불어오는 바람을 백골(白骨)이라 하는데, 이는 장차 나라에 재앙이 있어 사람들이 많이 죽을 조짐입니다. 정월 초하룻날에 동쪽으로부터 바람이 불어오면 집이 흔들리고 모래와 돌이 날리는 등 나라에 큰 재앙이 발생합니다. 정월 초하룻날에 바람이 동남쪽으로부터 불어오면 그해 봄에 죽는 사람이 많습니다. 정월 초하룻날 날씨가 고르고 따스하고 바람이 불지 않으면 (풍년으로) 쌀값이 싸고 백성도 탈나지 않습니다. 날씨가 춥고 바람이 불면 (흉년으로) 쌀값이 비싸고 백성들이 많이 탈납니다. 이는 이른바 그 해의 바람을 살핀다는 것으로, 사람을 다칩니다. 2월 축일에 바람이 불지 않으면 백성들이 가슴과 배가 아픈 사람이 많습니다. 3월 술일에 날씨가 따뜻하지 않으면 백성들이 추위와 열이 오락가락하는 탈을 앓는 사람이 많습니다. 4월 사일에 날씨가 덥지 않으면 백성들이 황달을 앓는 사람이 많습니다. 10월 신일에 날씨가 춥지 않으면 백성들이 갑자기 죽는 사람이 많습니다. (앞서 말한) 이른바 바람은, 모두 집을 뽑고, 나무를 꺾고, 모래와 돌을 날리고, 솜털을 곤두세우고, 살결이 피도록 합니다.

위기행(衛氣行) 제76
- 위기의 흐름

黃帝問於岐伯曰 : 願聞衛氣之行, 出入之合, 何如? 岐伯曰 : 歲有十二月, 日有十二辰, 子午爲經, 卯酉爲緯. 天周二十八宿, 而一面七星[4], 四七二八星. 房昴爲緯, 虛張爲經. 是故房至畢爲陽, 昴至心爲陰, 陽主晝, 陰主夜. 故衛氣之行, 一日一夜五十周於身, 晝日行於陽二十五周, 夜行於陰二十五周, 周於五臟.

임금이 스승에게 물었다. 바라건대 위기의 흐름이 (경맥으로) 드나들며 만나는 것은 어떤지 듣고 싶습니다.

스승이 말했다. 해에는 12달이 있고, 날에는 12(시)진이 있는데, 자와 오는 (베틀로 치면) 씨줄(經)이 되고, 묘와 유는 날줄(緯)이 됩니다. 하늘은 18수(宿)를 도는데, (넷으로 나눈) 한 쪽(面)에 7별이 있어 7을 4차례 하므로 28별입니다. 방(이라는 별)과 묘(라는 별)은 날줄이 되고, 허와 장은 씨줄이 됩니다. 이런 까닭에 (동쪽의) 방은 (남쪽을 거쳐 서쪽의) 필에 이르는데, 양이 됩니다. (서쪽의) 묘는 (북쪽을 거쳐 동쪽의) 심에 이르는데, 음이 됩니다. 양은 낮을 주관하고 음은 밤을 주관합니다. 무릇(故) 위기의 흐름은 하루 낮과 하루 밤에 온몸을 50바퀴 도는데, 낮에는 양의 자리에서 25바퀴 가고 밤에는 음의 자리에서 25바퀴 가서, 5장을 돕니다.

---

4) 하늘을 네 구역으로 나누어 별자리를 각기 7개씩 배당했다. 각항저방심미기는 동방7수이고, 두우여허위실벽은 북방7수, 규루위묘필자삼은 서방7수, 정귀류성장익진은 남방7수이다.

是故平旦陰盡, 陽氣出於目, 目張則氣上行于頭, 循項下足太陽, 循背
下至小指之端. 其散者, 別於目銳眥, 下手太陽, 下至手小指之端外
側. 其散者, 別於目銳眥, 下足少陽, 注小指次指之間. 其散者, 循手
少陽之分, 下至小指次指之間. 別者以上至耳前, 合於頷脈, 注足陽
明, 以下行至跗上, 入五指之間. 其散者, 從耳下下手陽明, 入大指之
間, 入掌中. 其至於足也, 入足心, 出內踝下, 行陰分, 復合於目, 故爲
一周.

이런 까닭에 새벽녘엔 음이 다하고, 양의 기운이 눈(인 정명)으로 나오는데,
눈을 뜨면(張) 기운이 위로 올라가서 머리로 흐르고, 목을 따라서 족태양으로
내려가고, 등을 따라서 새끼발가락 끝에 이릅니다. 그 흩어진 것은 눈 안쪽 모
서리에서 갈라져, 수태양을 따라 내려가 새끼손가락 끝 바깥(인 소택)에 이릅니
다. 그 흩어진 것은 눈 안쪽 모서리에서 갈라져 족소양을 따라 내려가 새끼발가
락과 그 다음 발가락의 사이(인 규음)으로 흘러갑니다. 갈라진 것은 올라가서 귀
앞쪽에 이르고, (승읍과 협거 사이) 턱의 맥에서 만나 족양명으로 흘러가고, 아래
로 내려가서 발등 위에 이르고, 가운뎃발가락의 사이(인 여태)로 들어갑니다. 그
흩어진 것은 귀밑으로부터 수양명으로 내려가 엄지손가락 사이(인 상양)으로 들
어가고, 손바닥으로 들어갑니다. 위기가 다리에 이르면 발바닥 복판으로 들어
가 안쪽 복사뼈 아래로 나오고, 음의 자리로 흘러서 다시 눈에서 만납니다. 그
러므로 1바퀴라고 합니다.

是故日行一舍, 人氣行於身一周與十分身之八; 日行二舍, 人氣行於身
三周與十分身之六; 日行三舍, 人氣行於身五周與十分身之四; 日行四

舍, 人氣行於身七周與十分之二; 日行五舍, 人氣行於身九周; 日行六舍, 人氣行於身十周與十分身之八; 日行七舍, 人氣行於身十二周與十分身之六; 日行十四舍, 人氣二十五周於身有奇分與十分身之二, 陽盡而陰受氣矣. 其始入於陰, 常從足少陰注於腎, 腎注於心, 心注於肺, 肺注於肝, 肝注於脾, 脾復注於腎爲周. 是故夜行一舍, 人氣行於陰臟一周與十分臟之八, 亦如陽行之二十五周, 而復合於目. 陰陽一日一夜, 合有奇分十分身之二, 與十分臟之二. 是故人之所以臥起之時, 有早晏者, 奇分不盡故也.

이런 까닭에 해가 1별자리(舍)를 가면, 사람의 기운은 몸에서 1.8바퀴 가고, 해가 2별자리를 가면 사람의 기운은 몸에서 3.6바퀴 가고, 해가 3별자리를 가면 사람의 기운은 몸에서 5.4바퀴 가고, 해가 4별자리를 가면 사람의 기운은 몸에서 7.2바퀴 가고, 해가 5별자리를 가면 사람의 기운은 몸에서 9바퀴 가고, 해가 6별자리를 가면 사람의 기운은 몸에서 10.8바퀴 가고, 해가 7별자리를 가면 사람의 기운은 몸에서 12.6바퀴 가고, 해가 1별자리를 가면 사람의 기운은 몸에서 25.2바퀴 가는데, 양이 (제 노릇을) 다하면 음이 기운을 받습니다.

그것이 음에 처음 듦에는 늘 족소음부터 콩팥으로 흘러들고, 콩팥에서 염통으로 흘러들고, 염통에서 허파로 흘러들고, 허파에서 간으로 흘러들고, 간에서 비장으로 흘러들고, 비장에서 다시 콩팥으로 흘러들어서 (1)바퀴가 됩니다. 이런 까닭에 밤에 (위기가) 1별자리를 가면 사람의 기운은 음의 장에서 1.8바퀴 가는데, 또한 양이 25바퀴를 가서 눈에서 다시 만나는 것과 같습니다. (위기는) 음과 양(의 자리)를 1밤 1낮에 걸쳐 도는데, (1별자리마다 1.8바퀴 도는 것으로 셈하여) 그 나머지가 양에서 0.2바퀴, 음에서 0.2바퀴입니다. 이런 까닭에 사람이 눕고 일어나는 때에 이르고 늦음이 있는 것은 나머지가 다하지 않은 까닭입니다.

黃帝曰 : 衛氣之在於身也, 上下往來不以期, 候氣而刺之奈何? 伯高
曰 : 分有多少, 至有長短, 春秋冬夏, 各有分理, 然後常以平旦爲紀,
以夜盡爲始. 是故一日一夜, 水下百刻, 二十五刻者, 半日之度也, 常
如是毌已, 日入而止, 隨日之長短, 各以爲紀而刺之. 謹候其時, 病可
與期, 失時反候者, 百病不治. 故曰 : 刺實者, 刺其來也 ; 刺虛者, 刺
其去也. 此言氣存亡之時, 以候虛實而刺之. 是故謹候氣之所在而刺
之, 是謂逢時. 病在於三陽, 必候其氣在於陽而刺之 ; 病在於三陰, 必
候其氣在陰分而刺之.

임금이 말했다. 위기가 몸에 있어 위아래로 오고 가는데 일정하지 않으니,
기운(이 이르는 것)을 살펴서 이를 찌르는 것은 어떻게 합니까?

스승이 말했다. (춘분과 추분인 2)분에는 (낮 길이의) 많고 적음이 있고, (하지와
동지인 2)지에는 (낮의) 길고 짧음이 있고, 봄여름가을겨울에는 각기 나뉘는 결
(理)인 (4립, 즉 입춘 입하 입추 입동)이 있으니, (이를 안) 뒤에 아침을 (밤과 낮이 바뀌
는) 벼리(인 기준)으로 삼고, 밤이 다하는 것을 (위기의) 처음으로 삼습니다. 이런
까닭에 하루 밤 하루 낮에 (물시계의) 물이 100각 떨어지면 25각이란 반나절의
길이입니다. (위기는) 이와 같이 그치지 않고, 해가 저물어서야 그칩니다. 해의
길고 짧음을 따라서 각기 벼리(인 기준)을 세워서 이를 찌릅니다. 삼가 그 (기운이
이르는) 때를 살피면 탈이 (낫는) 시기와 더불어 할 수 있고, 때를 놓치고 (기운이
오는) 조짐과 어긋나는 사람은 모든 탈을 다스릴 수 없습니다. 그러므로 말하기
를, 실한 것을 찌르는 것은 그 오는 것을 찌르고, 허한 것을 찌르는 것은 그 가
는 것을 찌른다는 것입니다. 이는 기운이 있고 없는 때에 (맞춰서) 허와 실을 살
피고 찔러야 한다는 말입니다. 이런 까닭에 삼가 기운이 있는 곳을 살피고 이를
찌르는데, 이를 일러 때를 맞춘다(逢時)고 합니다. 탈이 3양경에 있으면 반드시

그 기운이 양(의 자리)에 있음을 살피고 이를 찌릅니다. 탈이 3음경에 있으면 반드시 기운이 음(의 자리)에 있음을 살피고 이를 찌릅니다.

水下一刻, 人氣在太陽; 水下二刻, 人氣在少陽; 水下三刻, 人氣在陽明; 水下四刻, 人氣在陰分. 水下五刻, 人氣在太陽, 水下六刻, 人氣在少陽; 水下七刻, 人氣在陽明; 水下八刻, 人氣在陰分. 水下九刻, 人氣在太陽; 水下十刻, 人氣在少陽; 水下十一刻, 人氣在陽明; 水下十二刻, 人氣在陰分. 水下十三刻, 人氣在太陽; 水下十四刻, 人氣在少陽; 水下十五刻, 人氣在陽明; 水下十六刻, 人氣在陰分. 水下十七刻, 人氣在太陽; 水下十八刻, 人氣在少陽; 水下十九刻, 人氣在陽明; 水下二十刻, 人氣在陰分. 水下二十一刻, 人氣在太陽; 水下二十二刻, 人氣在少陽; 水下二十三刻, 人氣在陽明; 水下二十四刻, 人氣在陰分. 水下二十五刻, 人氣在太陽; 此半日之度也.

(물시계의) 물이 1각을 떨어지면 사람의 기운은 태양에 있습니다. 물이 2각을 떨어지면 사람의 기운은 소양에 있습니다. 물이 3각을 떨어지면 몸의 기운은 양명에 있습니다. 물이 4각을 떨어지면 몸의 기운은 음의 자리(인 족소음)에 있습니다. 물이 5각을 떨어지면 몸의 기운은 태양에 있습니다. 물이 6각을 떨어지면 몸의 기운은 소양에 있습니다. 물이 7각을 떨어지면 몸의 기운은 양명에 있습니다. 물이 8각을 떨어지면 몸의 기운은 음의 자리에 있습니다. 물이 9각을 떨어지면 몸의 기운은 태양에 있습니다. 물이 10각을 떨어지면 몸의 기운은 소양에 있습니다. 물이 11각을 떨어지면 몸의 기운은 양명에 있습니다. 물이 12각을 떨어지면 몸의 기운은 음의 자리(分)에 있습니다. 물이 13각을 떨어지면 몸의 기운은 태양에 있습니다. 물이 14각을 떨어지면 몸의 기운은 소양에 있습니

다. 물이 14각을 떨어지면 몸의 기운은 양명에 있습니다. 물이 16각을 떨어지면 몸의 기운은 음의 자리에 있습니다. 물이 17각을 떨어지면 몸의 기운은 태양에 있습니다. 물이 18각을 떨어지면 몸의 기운은 소양에 있습니다. 물이 19각을 떨어지면 몸의 기운은 양명에 있습니다. 물이 20각을 떨어지면 몸의 기운은 음의 자리에 있습니다. 물이 21각을 떨어지면 몸의 기운은 태양에 있습니다. 물이 22각을 떨어지면 몸의 기운은 소양에 있습니다. 물이 23각을 떨어지면 몸의 기운은 양명에 있습니다. 물이 24각을 떨어지면 몸의 기운은 음의 자리에 있습니다. 물이 25각을 떨어지면 몸의 기운은 태양에 있습니다. 이것은 하루의 반을 (도는) 기준입니다.

從房至畢一十四舍, 水下五十刻, 半日之度也; 從昴至心, 亦十四舍, 水下五十刻, 終日之度也. 日行一舍, 水下三刻與七分刻之四.《大要》日常以日之加於宿上也, 人氣在太陽. 是故日行一舍, 人氣行三陽行與陰分, 常如是無已, 與天地同紀, 紛紛白分白分, 終而復始, 一日一夜, 水下百刻而盡矣.

(해가) 방(房)부터 필(畢)에 이르기까지는 14별자리(舍)인데, 물시계 50각이고, 하루의 반입니다. (해가) 묘(昴)부터 심(心)에 이르기까지 또한 14별자리인데, 물시계 50각이고, (하루의 반인데, 이 둘을 모으면) 해가 하루를 마치는 기준입니다. 해가 1별자리를 가는데, (100각÷28수이므로) 물이 떨어지는 것은 3각과 4/7입니다. 『대요』에 이르길, '늘 해가 별자리 위에 더해지면 사람의 기운은 태양(경)에 있다'고 하였습니다. 이런 까닭에 해가 1별자리를 가는데, 사람의 기운은 3양을 가고 더불어 음의 자리를 갑니다. (우주 변화의) 일정함이 이와 같이 그침이 없고, 하늘땅과 그 벼리(인 법칙을) 함께 하니, 어지러이 흩날리되 가지런하여, (한 바퀴) 마치고 다시 비롯하며, 하루 밤 하루 낮 물이 100각을 떨어

지며 (흐름을) 다합니다.[5]

구침론(九針論) 제78
- 9가지 침 이야기

78-1

黃帝曰 : 余聞九針於夫子, 衆多博大矣! 余猶不能寤, 敢問九針焉生? 何因而有名?

임금이 말했다. 나는 스승께 9침에 대해 들었는데, 많고도 넓고 컸습니다. (그러나) 나는 오히려 (이를) 깨칠 수 없었습니다. 감히 묻건대 9침이 어떻게 생겼으며, 어쩐 이유로 이름이 (각기) 있습니까?

78-2

岐伯曰 : 九針者, 天地之大數也, 始於一而終於九. 故曰 : 一以法天, 二以法地, 三以法人, 四以法四時, 五以法五音, 六以法六律, 七以法七星, 八以法八風, 九以法九野.

스승이 말했다. 9침은 하늘땅의 큰 법규(數)입니다. (그러므로) 1에서 비롯하여 9에서 끝납니다. 그러므로 1은 하늘을 본뜬 것이고, 2는 땅을 본뜬 것이고, 3은 사람을 본뜬 것이고, 4는 네 철을 본뜬 것이고, 5는 5소리를 본뜬 것이고, 6

---

5)   이곳의 내용은 어수선하여 모순이 많다. 하늘의 운행과 위기의 흐름을 물시계로 환산하는 과정에서 착오가 생긴 듯하다.

은 6율을 본뜬 것이고, 7은 별을 본뜬 것이고, 8은 8바람을 본뜬 것이고, 9는 9들을 본뜬 것입니다.

78-3

黃帝曰 ∶ 以針應九之數奈何? 岐伯曰 ∶ 夫聖人之起天地之數也, 一而九之, 故以立九野, 九而九之, 九九八十一, 以起黃鐘數焉, 以針應數也.

임금이 말했다. 침이 9의 수와 호응하는 것은 어떻습니까?

스승이 말했다. 무릇 성인이 하늘과 땅의 수리를 일으킴은, 이를 1로 (처음을) 삼고 9를 (마무리로) 삼았습니다. 그러므로 이것에 근거하여 9들을 세웠고, 9가 9를 하여 99는 81입니다. (이렇게 음의 기본인) 황종의 수를 일으켰고, 침에 그 수를 호응시켰습니다.

78-4

一者, 天也. 天者, 陽也, 五臟之應天者肺也. 肺者, 五臟六腑之蓋也. 皮者肺之合也, 人之陽也. 故爲之治針, 必大其頭而銳其末, 令無得深入而陽氣出.

1은 하늘입니다. 하늘은 양입니다. 5장 중에서 하늘과 호응하는 것은 허파입니다. 허파란 5장6부의 덮개입니다. 살갗이란 허파와 짝합니다. 사람의 (겉인) 양입니다. 그러므로 이를 침으로 다스림은 반드시 그 대가리를 크게 하고 끝을 날카롭게 하는데, 깊이 들이지 말아서 양의 기운이 나오도록 합니다.

78-5

二者, 地也. 地者, 土也. 人之所以應土者肉也. 故爲之治針, 必筩其身而員其末, 令無得傷肉分, 傷則氣竭.

2는 땅입니다. 땅은 토입니다. 사람에게 토와 호응하는 것은 살입니다. 그러므로 이를 침으로 다스림은 반드시 그 몸을 곧고 끝을 둥글게 하는데, 살이 다치지 않도록 합니다. 다치면 기운이 바닥납니다.

78-6

三者, 人也. 人之所以成生者, 血脈也. 故爲之治針, 必大其身而員其末, 令可以按脈勿陷, 以致其氣, 令邪氣獨出.

3은 사람입니다. 사람이 삶을 이루는 것은 혈맥입니다. 그러므로 이를 침으로 다스림은 반드시 몸을 크고 끝을 둥글게 하는데, 경맥을 더듬어서 (침이 너무) 깊이 들어가지 않도록 하고 그 기운이 이르게 함으로써 몹쓸 기운만 홀로 빠져나오도록 합니다.

78-7

四者, 時也. 時者, 四時八風之客於經絡之中, 爲痼病者也. 故爲之治針, 必筩其身而鋒其末, 令可以瀉熱出血, 而痼病竭.

4는 (네) 철입니다. 네 철이란 8바람이 경락의 속에 깃들어서 고치기 힘든 탈이 된 것입니다. 그러므로 이를 침으로 다스림은 반드시 몸을 곧고 끝을 날카롭게 하는데, 열을 덜어내고 피를 나오게 하여 고치기 힘든 탈이 바닥나게 합니다.

78-8

五者, 音也. 音者, 冬夏之分, 分於子午, 陰與陽別. 寒與熱爭, 兩氣相搏, 合爲癰膿者也. 故爲之治針, 必令其末如劍鋒, 可以取大膿.

5는 소리입니다. (5)소리란 (5가 숫자의 가운데이므로) 동지와 하지가 나뉘고, 자와 오에서 나뉘며, 음이 양과 더불어 갈라집니다. 추위와 열이 싸우고 양쪽 기운이 서로 치받아서 만나면 악창이 되고 고름이 되는 것입니다. 그러므로 이를 침으로 다스림은 반드시 끝이 칼날과 같도록 하여야 큰 고름을 고를 수 있습니다.

78-9

六者, 律也. 律者, 調陰陽四時而合十二經脈. 虛邪客於經絡而爲暴痺者也. 故爲之治針, 必令尖如氂, 且員且銳, 中身微大, 以取暴氣.

6은 율입니다. 율은 음과 양, 네 철을 조절하여 12경맥과 짝하도록 합니다. 허한 기운이 경맥에 깃들면 갑자기 저린 것입니다. 그러므로 이를 침으로 다스림은 반드시 끝으로 하여금 털 오라기와 같이 하고 둥글고도 날카로우며, 가운데 몸이 조금 크게 하여 갑자기 생긴 기운을 고릅니다.

78-10

七者, 星也. 星者, 人之七竅. 邪之所客於經, 舍於絡, 而爲痛痺者也. 故爲之治針, 令尖如蚊虻喙, 靜以徐往, 微以久留, 正氣因之, 眞邪俱往, 出針而養者也.

7은 (북두칠)성입니다. (북두칠)성은 몸의 7구멍입니다. 몹쓸 기운이 경맥에 깃들었다가 낙맥에 둥지 틀면 아프고 저린 것이 됩니다. 그러므로 이를 침으로 다스림은 끝이 모기 주둥이와 같게 하되 (기운이) 고요하게 이르길 기다려서 천천히 놓되 오랫동안 머물러 두지 않도록(微) 하여, 바른 기운이 이를 따라오고, 참 기운과 몹쓸 기운이 함께 가면 침을 뽑아서 (기운을) 기르는 것입니다.

78-11

八者, 風也. 風者, 人之股肱八節也. 八正之虛風, 傷人, 內舍于骨解脊

節腠理之間, 爲深痹也. 故爲之治針, 必薄其身, 鋒其末, 可以取深部
遠痹.

8은 바람입니다. 바람이란 사람의 손발 8마디입니다. 8방향의 허한 바람이
사람을 다치면 안으로 뼈마디와 등뼈 마디와 살결의 사이에 둥지 틀어 (뼛속) 깊
이 저린 비증이 됩니다. 그러므로 이를 침으로 다스림은 반드시 그 몸을 얇고
그 끝을 날카롭게 하여 깊고 오래 저린 것을 고를 수 있습니다.

78-12

九者, 野也. 野者, 人之節解皮膚之間也. 淫邪流溢於身, 如風水之狀,
而溜不能過於機關大節者也. 故爲之治針, 令尖如挺, 其鋒微員, 以取
大氣之不能過於關節者也.

9는 들입니다. 들은 몸의 뼈마디와 살갗의 사이입니다. 몹쓸 기운이 지나쳐
온몸에 넘침이 마치 풍수병의 증상과 같아서, 물기가 큰 뼈마디를 지나칠 수 없
습니다. 그러므로 이를 침으로 다스림은 끝을 부러진 대나무와 같고, 그 날을
조금 둥글게 하여, 큰 기운이 뼈마디를 지날 수 없는 것을 고릅니다.

78-13

黃帝曰 : 針之長短有數乎? 岐伯曰 : 一曰鑱針者, 取法於巾針, 去末
半寸, 卒銳之, 長一寸六分, 主熱在頭身也.

임금이 말했다. 침의 길고 짧음에 (그것을 나타내는) 수치가 있습니까?

스승이 말했다. 1번째 참침이라는 것은, 옷을 깁는 바늘에서 본을 떴습니다.
끝에서 0.5촌 떨어진 곳에서 이를 날카롭게 했고, 길이는 1.6촌입니다. 열이 머
리와 몸에 있는 것을 주관합니다.

二曰員針, 取法於絮針, 筩其身而卵其鋒, 長一寸六分, 主治分肉間氣.

2번째는 원침이라고 하는데, 솜옷을 깁는 바늘을 본떴습니다. 그 몸을 곧고 끝을 알처럼 둥글게 했는데, 길이는 1.6촌입니다. 주로 나뉜 살(分肉) 사이의 (몹쓸) 기운을 다스립니다.

三曰鍉針, 取法於黍粟之銳, 長三寸半, 主按脈取氣, 令邪出.

3번째는 시침이라 하는데, 기장과 조의 날카로움을 본떴습니다. 길이는 3.5촌입니다. 주로 (경)맥을 매만지고 기운을 골라서 몹쓸 기운이 빠져나오게 합니다.

四曰鋒針, 取法於絮針, 筩其身, 鋒其末, 長一寸六分, 主瀉熱出血.

4번째는 봉침이라 하는데, 솜을 깁는 바늘을 본떴습니다. 그 몸을 곧고 끝을 날카롭게 하는데, 길이는 1.6촌입니다. 주로 열을 덜어내고 피를 냅니다.

五曰鈹針, 取法於劍鋒, 廣二分半, 長四寸, 主大癰膿, 兩熱爭者也.

5번째는 피침이라고 하는데, 칼날을 본떴습니다. 너비가 2.5푼이고, 길이는 4촌입니다. 주로 큰 악창과 고름, 두 열이 다투는 것을 다스립니다.

六曰員利針, 取法於氂, 微大其末, 反小其身, 令可深內也, 長一寸六分, 主取癰痹者也.

6번째는 원리침이라고 하는데, 털 가닥을 본떴습니다. 끝을 조금 크고 그 몸은 도리어 작게 해서 깊이 들일 수 있도록 하는데, 길이는 1.6촌입니다. 주로 악창과 저린 것을 고릅니다.

七日毫針, 取法於毫毛, 長一寸六分, 主寒痛痺在絡者也.

7번째는 호침이라고 하는데, 솜털을 본떴습니다. 길이는 1.6촌입니다. 주로 추위로 인해서 아프고 저린 것이 낙맥에 있는 것을 다스립니다.

八日長針, 取法於綦針, 長七寸, 主取深邪遠痺者也.

8번째는 장침이라고 합니다. 재봉용 장침을 본떴습니다. 길이는 7촌입니다. 주로 깊이 자리한 몹쓸 기운이나 오래 저린 것을 고릅니다.

九日大針, 取法於挺, 其鋒微員, 長四寸, 主取大氣不出關節者也. 針形畢矣. 此九針大小長短之法也.

9번째는 대침이라고 합니다. 꺾어진 대나무를 본떴습니다. 날이 조금 둥글고, 길이는 4촌입니다. 주로 큰 기운이 뼈마디를 나오지 못하는 것을 고릅니다. (이렇게 하여) 침의 꼴(에 대한 설명을) 마쳤습니다. 이것은 9가지 침의 크고 작음과 길고 짧음을 구별한 것입니다.

黃帝曰 : 願聞身形應九野奈何? 岐伯曰 : 請言身形之應九野也. 左足

應立春, 其日戊寅己丑; 左脇應春分, 其日乙卯; 左手應立夏, 其日戊辰己巳; 膺喉首頭應夏至, 其日丙午; 右手應立秋, 其日戊申己未; 右脇應秋分, 其日辛酉; 右足應立冬, 其日戊戌己亥; 腰尻下竅應冬至, 其日壬子. 六腑及膈下三臟應中州, 其大禁太一所在之日, 及諸戊己. 凡此九者, 善候八正所在之處, 所主左右上下. 身體有癰腫者, 欲治之, 無以其所直之日潰治之, 是謂天忌日也.

임금이 말했다. 바라건대 사람의 꼴이 9들과 호응하는 것은 어떤지 듣고 싶습니다.

스승이 말했다. 청컨대 사람의 꼴이 9들과 호응하는 것에 대해 말씀드리겠습니다. 왼발은 (동북쪽으로) 입춘과 호응하고, 그 날짜는 무인과 기축입니다. 왼쪽 옆구리는 (동쪽으로) 춘분과 호응하고, 그 날짜는 을묘입니다. 왼손은 (동남쪽으로) 입하와 호응하고, 그 날짜는 무진과 기사입니다. 가슴·목구멍·머리는 (남쪽으로) 하지와 호응하고, 그 날짜는 병오입니다. 오른손은 (서남쪽으로) 입추와 호응하고, 그 날짜는 무신·기미입니다. 오른쪽 옆구리는 (서쪽으로) 추분과 호응하고, 그 날짜는 신유입니다. 오른발은 (서북쪽으로) 입동과 호응하고, 그 날짜는 무술과 기해입니다. 허리·꽁무니·앞뒤 2구멍(陰)은 (북쪽으로) 동지와 호응하고, 그 날짜는 임자입니다. 6부와 격막 아래의 3장(인 간·비장·콩팥)은 모두 중궁과 호응하는데, (침을) 크게 꺼리는 날은 (북극성인) 태일이 각 궁으로 옮겨가는 날(곧 네 철의 절기가 바뀌는 날)과 각 무일·기일입니다. 무릇 이 9란, 8(방향과 절기인) 정이 있는 곳과 (그것이) 주관하는 상하좌우를 잘 살필 수 있습니다. 몸에 옹기와 붓기가 있는 사람은 이를 다스리고자 하면 그것(절기가 바뀌는 날 혹은 무일·기일)을 만나면(直) 이를 짜내서 다스리지 말아야 합니다. 이를 일러 하늘이 꺼리는 날(天忌日)이라고 합니다.

形樂志苦, 病生於脈, 治之以灸刺. 形苦志樂, 病生於筋, 治之以熨引. 形樂志樂, 病生於肉, 治之以針石. 形苦志苦, 病生於咽嗌, 治之以甘藥. 形數驚恐, 筋脈不通, 病生於不仁, 治之以按摩醪藥. 是謂五形志也.

몸은 즐거우나 마음이 고달프면 탈이 경맥에서 생기는데, 이를 다스림은 뜸과 침으로 합니다. 몸은 고달프나 마음이 즐거우면 탈이 힘줄에서 생기는데, 이를 다스림은 찜질이나 도인법으로 합니다. 몸이 즐겁고 마음도 즐거우면 탈이 살에서 생기는데, 이를 다스림은 침과 돌조각으로 합니다. 몸이 고달프고 마음도 고달프면 탈이 목구멍에서 생기는데, 이를 다스림은 단 약으로 합니다. 몸이 자주 놀라고 두려워하면 힘줄과 맥이 뚫리지 않으므로 탈은 마비에서 오는데, 이를 다스림은 안마와 술약으로 합니다. 이를 일러, 5가지 몸과 마음(의 탈)이라고 합니다.

五臟氣 : 心主噫, 肺主咳, 肝主語, 脾主吞, 腎主欠.

5장의 기운(은 다음과 같습니다). 염통은 트림을 주관하고, 허파는 기침을 주관하고, 간은 말을 주관하고, 비장은 삼킴을 주관하고, 콩팥은 하품을 주관합니다.

六腑氣 : 膽爲怒, 胃爲氣逆爲噦, 大腸小腸爲泄, 膀胱不約爲遺溺, 下焦溢爲水

6부(의 기운은 다음과 같습니다). 쓸개는 노여움이 되고, 밥통은 기운이 거슬러서 딸꾹질이 되고, 큰창자와 작은창자는 설사가 되고, 오줌보는 묶이지 못하면 오줌을 지리고, 하초가 넘치면 수종이 됩니다.

　五味所入：酸入肝, 辛入肺, 苦入心, 甘入脾, 鹹入腎, 是謂五入.

　5가지 맛이 들어가는 바. 신맛은 간으로 들어가고, 매운맛은 허파로 들어가
며, 쓴맛은 염통으로 들어가고, 단맛은 비장으로 들어가고, 짠맛은 콩팥으로 들
어가는데, 이를 일러 5가지 듦(入)이라고 합니다.

　五并：精氣并於肝則憂, 并於心則喜, 并於肺則悲, 并於腎則恐, 并於
　脾則饑, 是謂精氣并於臟也.

　5가지 몰림. 불거름의 기운이 간으로 몰리면 근심하고, 염통으로 몰리면 기
뻐하고, 허파로 몰리면 슬퍼하고, 콩팥으로 몰리면 두려워하고, 비장으로 몰리
면 주립니다. 이를 일러 불거름의 기운이 (5)장으로 몰린다고 합니다.

　五惡：肝惡風, 心惡熱, 肺惡寒, 腎惡燥, 脾惡濕, 此五臟氣所惡也.

　5가지 꺼림. 간은 바람을 꺼리고, 염통은 열을 꺼리고, 허파는 추위를 꺼리
고, 콩팥은 메마른 것을 꺼리고, 비장은 눅눅한 것을 꺼립니다. 이것은 5장의
기운이 꺼리는 바입니다.

　五液：心主汗, 肝主泣, 肺主涕, 腎主唾, 脾主涎, 此五液所出也.

　5가지 액. 염통은 땀을 주관하고, 간은 눈물을 주관하고, 허파는 콧물을 주
관하고, 콩팥은 침을 주관하고, 비장은 침을 주관합니다. 이것이 5가지 액이 나
오는 바입니다.

五勞 : 久視傷血, 久臥傷氣, 久坐傷肉, 久立傷骨, 久行傷筋, 此五久勞所病也.

5가지 과로. 오래 보면 피를 다치고, 오래 누우면 기운을 다치고, 오래 앉으면 살을 다치고, 오래 서면 뼈를 다치고, 오래 걸으면 힘줄을 다칩니다. 이것이 5가지 오래 과로하면 탈나는 바입니다.

五走 : 酸走筋, 辛走氣, 苦走血, 鹹走骨, 甘走肉, 是謂五走也.

5가지 달려감. 신맛은 힘줄로 달려가고, 매운맛은 기운으로 달려가고 쓴맛은 피로 달려가고, 짠맛은 뼈로 달려가고, 단맛은 살로 달려갑니다. 이를 일러 5가지 달려감이라고 합니다.

五裁 : 病在筋, 無食酸; 病在氣, 無食辛; 病在骨, 無食鹹; 病在血, 無食苦; 病在肉, 無食甘. 口嗜而欲食之, 不可多也, 必自裁之, 命曰五裁.

5가지 끊음(裁). 탈이 힘줄에 있으면 신맛을 먹지 말아야 하고, 탈이 기운에 있으면 매운맛을 먹지 말아야 하고, 탈이 뼈에 있으면 짠맛을 먹지 말아야 하고, 탈이 피에 있으면 쓴맛을 먹지 말아야 하고, 탈이 살에 있으면 단맛을 먹지 말아야 합니다. 입이 당겨서 먹고자 하더라도 많이 먹을 수 없습니다. 반드시 스스로 이를 끊어야 하는데, 이를 일러 5가지 끊음이라고 합니다.

五發 : 陰病發於骨, 陽病發於血, 陰病發於肉, 陽病發於冬, 陰病發
於夏.

5가지 (탈) 남. 음의 탈은 뼈에서 나고, 양의 탈은 피에서 나고, 음의 탈은 살
에서 나고, 양의 탈은 겨울에 나고, 음의 탈은 여름에 납니다.

五邪 : 邪入於陽, 則爲狂; 邪入於陰, 則爲血痹; 邪入於陽, 搏則爲癲
疾; 邪入於陰, 搏則爲瘖 陽入於陰, 病靜; 陰出之於陽, 病喜怒.

5가지 몹쓸 기운. 몹쓸 기운이 양에 들면 미치고, 몹쓸 기운이 음에 들면 (피
가 엉기는) 혈비가 됩니다. 몹쓸 기운이 양에 들어서 치받으면 지랄병이 되고, 몹
쓸 기운이 음에 들어 치받으면 벙어리가 됩니다. 양이 음에 들면 탈이 고요해집
니다. 음이 양으로 나오면 탈이 자주 노여워합니다.

五藏 : 心藏神, 肺藏魄, 肝藏魂, 脾藏意, 腎藏精志也.

5장. 염통은 얼을 갈무리하고, 허파는 백을 갈무리하고, 간은 혼을 갈무리하
고, 비장은 생각을 갈무리하고, 콩팥은 불거름과 뜻(志)을 갈무리합니다.

五主 : 心主脈, 肺主皮, 肝主筋, 脾主肌, 腎主骨.

5가지 주관. 염통은 혈맥을 주관하고, 허파는 살갗을 주관하고, 간은 힘줄을
주관하고, 비장은 살을 주관하고, 콩팥은 뼈를 주관합니다.

陽明多血多氣, 太陽多血少氣, 少陽多氣少血, 太陰多血少氣, 厥陰多
血少氣, 少陰多氣少血. 故曰刺陽明出血氣, 刺太陽出血惡氣, 刺少陽
出氣惡血, 刺太陰出血惡氣, 刺厥陰出血惡氣, 刺少陰出氣惡血也.

양명은 피가 많고 기운도 많습니다. 태양은 피가 많고 기운이 적습니다. 소
양은 기운이 많고 피가 적습니다. 태음은 피가 많고 기운이 적습니다. 궐음은
피가 많고 기운이 적습니다. 소음은 기운이 많고 피가 적습니다. 그러므로 말하
기를, 양명을 찌를 때는 피와 기운을 (모두) 덜어냅니다. 태양을 찌를 때는 피를
덜어내나 기운은 덜지 말아야 합니다. 소양을 찌를 때는 기운을 덜어내나 피를
덜어내지 말아야 합니다. 태음을 찌를 때는 피를 덜어내나 기운을 덜어내지 말
아야 합니다. 궐음을 찌를 때는 피를 덜어내나 기운을 덜어내지 말아야 합니다.
소음을 찌를 때는 기운을 덜어내나 피를 덜어내지 말아야 합니다.[6]

足陽明與太陰爲表裏, 少陽與厥陰爲表裏, 太陽與少陰爲表裏, 是謂足
之陰陽也. 手陽明與太陰爲表裏, 少陽與心主爲表裏, 太陽與少陰爲表
裏, 是謂手之陰陽也.

족양명과 태음은 겉과 속이 됩니다. 족소양과 궐음은 겉과 속이 됩니다. 족
태양과 소음은 겉과 속이 됩니다. 이를 일러 발의 음과 양이라고 합니다. 수양
명과 태음은 겉과 속이 됩니다. 수소양과 심주는 겉과 속이 됩니다. 수태양과
소음은 겉과 속이 됩니다. 이를 일러 손의 음과 양이라고 합니다.

---

6)　　이 책 160쪽 제65-6 참조.

음양계일월(陰陽繫日月) 제41

– 음과 양은 해와 달이다

41-1

黃帝曰 : 余聞天爲陽, 地爲陰, 日爲陽, 月爲陰, 其合之於人, 奈何?

岐伯曰 : 腰以上爲天, 腰以下爲地, 故天爲陽, 地爲陰. 足之十二經脈, 以應十二月, 月生於水, 故在下者爲陰. 手之十指, 以應十日, 日生於火, 故在上者爲陽.

임금이 말했다. 내가 듣기에 하늘은 양이고 땅은 음이며, 해는 양이고 달은 음이라고 했는데, 그것이 사람과 짝하는 것은 어떻습니까?

스승이 말했다. 허리 위쪽은 하늘이 되고 허리 아래쪽은 땅이 됩니다. 그러므로 하늘이 양이 되고 땅이 음이 됩니다. 발의 12경맥은 12달과 호응하는데, 달은 (음인) 수에서 생깁니다. 그러므로 아래에 있는 것이 음이 됩니다. 손의 10 손가락은 10일과 호응하는데, 날은 (양인) 화에서 생깁니다. 그러므로 위에 있는 것이 양이 됩니다.

41-2

黃帝曰 : 合之於脈奈何? 岐伯曰 : 寅者, 正月之生陽也, 主左足之少陽; 未者, 六月, 主右足之少陽. 卯者, 二月, 主左足之太陽; 午者, 五月, 主右足之太陽. 辰者, 三月, 主左足之陽明; 巳者, 四月, 主右足之陽明, 此兩陽合明, 故日陽明. 申者, 七月之生陰也, 主右足之少陰; 丑者, 十二月, 主左足之少陰. 酉者, 八月, 主右足之太陰; 子者, 十一

月, 主左足之太陰. 戌者, 九月, 主右足之厥陰; 亥者, 十月, 主左足之
厥陰. 此兩陰交盡, 故曰厥陰.

임금이 말했다. (이들이) 경맥과 짝하는 것은 어떻습니까?

스승이 말했다. 인(寅)은 정월에 양(의 기운)이 생기는 것입니다. 왼발의 소양
을 주관합니다. 미(未)는 6월입니다. 오른발의 소양을 주관합니다. 묘(卯)는 2월
입니다. 왼발의 태양을 주관합니다. 오(午)는 5월입니다. 오른발의 태양을 주관
합니다. 진(辰)은 3월입니다. 왼발의 양명을 주관합니다. 사(巳)는 4월입니다. 오
른발의 양명을 주관합니다. 이 두 양이 만나서 밝아진 까닭에 양명이라 합니다.
신(申)은 7월에 음(의 기운)이 생기는 것입니다. 오른발의 소음을 주관합니다. 축
(丑)은 12월입니다. 왼발의 소음을 주관합니다. 유(酉)는 8월입니다. 오른발의 태
음을 주관합니다. 자(子)는 11월입니다. 왼발의 태음을 주관합니다. 술(戌)은 9월
입니다. 오른발의 궐음을 주관합니다. 해(亥)는 10월입니다. 왼발의 궐음을 주
관합니다. 이 두 음은 맞물려 다하는 까닭에 궐음이라 합니다.[7]

41-3

甲主左手之少陽, 己主右手之少陽. 乙主左手之太陽, 戊主右手之太
陽. 丙主左手之陽明, 丁主右手之陽明. 此兩火并合, 故爲陽明. 庚主
右手之少陰, 癸主左手之少陰. 辛主右手之太陰, 壬主左手之太陰.

(10천간에서) 갑은 왼손의 소양을 주관하고, 기는 오른손의 소양을 주관합니
다. 을은 왼손의 태양을 주관하고, 무는 오른손의 태양을 주관합니다. 병은 왼

---

7) 1년의 전반기는 양이고, 후반기는 음이다. 그래서 각기 양인 손과 음인 발에 경락을 배당한
    것이다. 상반기를 다시 나누면 1·2·3월은 양에 해당하고 4·5·6월은 음에 해당한다. 그래
    서 좌양우음의 원칙에 따라 왼쪽과 오른쪽으로 배당한 것이다. 하반기도 마찬가지 이치로 발
    에 배당한 것이다.

손의 양명을 주관하고, 정은 오른손의 양명을 주관합니다. 이 병과 정은 2화가
한데 아우른 것입니다. 그러므로 양명이라고 합니다. 경은 왼손의 소음을 주관
하고, 계는 왼손의 소음을 주관합니다. 신은 오른손의 태음을 주관하고, 임은
왼손의 태음을 주관합니다.

41-4

故足之陽者, 陰中之少陽也; 足之陰者, 陰中之太陰也. 手之陽者, 陽
中之太陽也; 手之陰者, 陽中之少陰也. 腰以上者爲陽, 腰以下者爲陰.

그러므로 (두) 발의 양(경맥)은 음 중의 소양이고, 발의 음(경맥)은 음 중의 태
음입니다. (두) 손의 양(경맥)은 양 중의 태양이고, 손의 음(경맥)은 양 중의 소음
입니다. 허리 위쪽은 양이 되고, 허리 아래쪽은 음이 됩니다.

41-5

其於五臟也, 心爲陽中之太陽, 肺爲陽中之少陰, 肝爲陰中之少陽, 脾
爲陰中之至陰, 腎爲陰中之太陰.

그것이 5장에서는, 염통은 양 중의 큰 양이고, 허파는 양 중의 어린 음이며,
간은 음중의 어린 양이고 비장은 음 중의 지극한 음이며, 콩팥은 음 중의 큰 음
입니다.

41-6

黃帝曰 : 以治之奈何? 岐伯曰 : 正月・二月・三月, 人氣在左, 無刺
左足之陽; 四月・五月・六月, 人氣在右, 無刺右足之陽; 七月・八
月・九月, 人氣在右, 無刺右足之陰; 十月・十一月・十二月, 人氣在
左, 無刺左足之陰.

임금이 말했다. 이를 다스리는 것은 어떻게 합니까?

스승이 말했다. 정월·2월·3월에는 사람의 기운이 왼쪽에 있습니다. 왼발의 (3)양(경맥)을 찌르지 않습니다. 4월·5월·6월에는 사람의 기운이 오른쪽에 있습니다. 오른발의 (3)양(경맥)을 찌르지 않습니다. 7월·8월·9월에는 사람의 기운이 오른쪽에 있습니다. 오른발의 (3)음(경맥)을 찌르지 않습니다. 10월·11월·12월에는 사람의 기운이 왼쪽에 있습니다. 왼발의 (3)음(경맥)을 찌르지 않습니다.

41-7

黃帝曰：五行以東方爲甲乙木主春. 春者, 蒼色, 主肝. 肝者, 足厥陰也. 今乃以甲爲左手之少陽, 不合於數, 何也? 岐伯曰：此天地之陰陽也, 非四時五行之以次行也. 且夫陰陽者, 有名而無形, 故數之可十, 離之可百, 散之可千, 推之可萬, 此之謂也.

임금이 말했다. 5행에서, 동쪽은 갑과 을이 되고, 목으로써 봄을 주관합니다. 봄이란 푸른 색이고 간을 주관합니다. 간은 족궐음입니다. 이제 갑을 왼손의 소양으로 삼은 것은 (5행의) 규칙(數)과 딱 들어맞지 않는데, 어찌 된 것입니까?

스승이 말했다. 이것은 하늘과 땅의 음과 양입니다. 네 철과 5행의 순서에 따른 것이 아닙니다. 무릇 음과 양은 이름은 있으나 꼴이 없습니다. 그러므로 이를 셈하면 10이 될 수 있고, 이를 나누면(離) 100이 될 수 있으며, 이를 흩으면 1,000이 될 수 있고, 이를 미루어보면 10,000이 될 수 있으니, 바로 이를 말함입니다.

제 2 장 네 철의 탈과 맥

백병시생(百病始生) 제66
– 온갖 탈이 생길 무렵

66-1

黃帝問於岐伯曰：夫百病之始生也, 皆生於風雨寒暑, 淸濕喜怒. 喜怒
不節則傷臟, 風雨則傷上, 淸濕則傷下. 三部之氣, 所傷異類, 願聞其
會. 岐伯曰：三部之氣各不同, 或起於陰, 或起於陽, 請言其方. 喜怒
不節, 則病起於陰也；淸濕襲虛, 則病起於下；風雨襲虛, 則病起於上,
是謂三部. 至於其淫泆, 不可勝數.

임금이 스승에게 물었다. 무릇 온갖 탈이 처음 생기는 것은 모두 바람 비 추
위 더위, 서늘함과 축축함, 기쁨과 노여움에서 생깁니다. 기쁨과 노여움이 절제
되지 않으면 (5)장을 다치고, (양사인) 비바람을 맞으면 (몸의) 위쪽을 다치고, (음
사인) 서늘함이나 축축함을 받으면 (몸의) 아래쪽을 다칩니다. (상중하) 3부의 기
운은 다치는 바가 다릅니다. 바라건대 그 (몹쓸 기운이) 모이는 (곳에 대해) 듣고

싶습니다.

스승이 말했다. 3부의 기운은 각기 같지 않아서, 음(의 자리)에서 일어나거나 양(의 자리)에서 일어납니다. 청컨대 그 이치(方)를 말씀드리겠습니다. 기쁨이나 노여움이 절제되지 않으면 탈이 음(의 자리)에서 일어납니다. 서늘함과 축축함이 허한 (틈을) 타고 들어오면 탈이 (몸의) 아래에서 일어납니다. 비바람이 허한 (틈을) 타고 들어오면 (몸의) 위에서 일어납니다. 이를 일러 (상 중 하) 3부라고 합니다. (몹쓸 기운이) 마구 흘러넘침에 이르러서는 헤아릴 수 없습니다.

66-2

黃帝曰 : 余固不能數, 故問於天師, 願卒聞其道. 岐伯曰 : 風雨寒熱, 不得虛, 邪不能獨傷人. 卒然逢疾風暴雨而不病者, 蓋無虛, 故邪不能 獨傷人. 此必因虛邪之風, 與其身形, 兩虛相得, 乃客其形, 兩實相逢, 衆人肉堅. 其中於虛邪也, 因於天時, 與其身形, 參以虛實, 大病乃成. 氣有定舍, 因處爲名, 上下中外, 分爲三員.

임금이 말했다. 제가 (생각이) 굳어서(固) (몹쓸 기운의 변화를) 헤아릴 수 없습니다. 그러므로 스승께 여쭈니, 바라건대 그 이치를 다 듣고 싶습니다.

스승이 말했다. 바람 비 추위 열은 (몸의) 허함을 얻지 않고서는 몹쓸 기운이 홀로 사람을 다치게 할 수 없습니다. 갑자기 거센 바람이나 세찬 비를 만나도 (사람이) 탈나지 않는 것은 모두 허함이 없어서 그런 것입니다. 그러므로 몹쓸 기운이 홀로 사람을 다칠 수 없는 것입니다. 이는 반드시 몹쓸 바람과 몸뚱이의 허함으로 인한 것으로, (날씨와 몸) 양쪽의 허함이 서로를 얻어서 이에 그 꼴에 깃든 것입니다. 양쪽이 충실하면 서로 만나도 사람들의 살이 단단하여 (탈나지 않습)니다. 만약(其) 허한 몹쓸 기운에 맞은 것은, 날씨(天時)와 몸의 꼴로 인한 것인데, (몸꼴의) 허함과 (몹쓸 기운의) 실함이 만난 것이므로 큰 탈이 납니다. (몸쓸) 기운은 깃드는 곳이 정해져서 자리(處)에 따라(因) 상·중·하 외에도 셋(인 겉·속·사이)로 나뉩니다.

是故虛邪之中人也, 始於皮膚, 皮膚緩則腠理開, 開則邪從毛髮入, 入
則抵深, 深則毛髮立, 毛髮立則淅然, 皮膚痛. 留而不去, 則傳舍於絡
脈, 在絡之時, 痛於肌肉, 其病時痛時息, 大經乃代. 留而不去, 傳舍
於經, 在經之時, 洒淅喜驚. 留而不去, 傳舍於輸, 在輸之時, 六經不
通, 四肢則痛, 腰脊乃強. 留而不去, 傳舍於伏衝之脈, 在伏衝之脈時,
體重身痛. 留而不去, 傳舍於腸胃, 在腸胃之時, 賁響腹脹, 多寒則腸
鳴飱泄, 食不化, 多熱則溏出麋. 留而不去, 傳舍於腸胃之外, 募原之
間, 留著於脈, 稽留而不去, 息而成積. 或著孫脈, 或著絡脈, 或著經
脈, 或著輸脈, 或著於伏衝之脈, 或著於膂筋, 或著於腸胃之募原, 上
連於緩筋, 邪氣淫泆, 不可勝論.

이러므로 허한 기운이 사람을 맞힘은 살갗에서 비롯하는데, 살갗이 느슨해
지면 살결이 열리고, 열리면 몹쓸 기운이 털로부터 들어오고, 들어오면 깊이 이
르고, 깊어지면 솜털이 곤두서고, 솜털이 곤두서면 오싹해집니다. 그러므로 살
갗이 아픕니다. (몹쓸 기운이) 머물러서 물러가지 않으면 낙맥에 깃드는데(傳舍),
낙(맥)에 있을 때 살이 아픕니다. 그 탈이 때로 아팠다 멎었다 하면 큰 경맥이
(낙맥을) 대신하여 (몹쓸 기운을 받은) 것입니다. (몹쓸 기운이) 머물러서 물러가지
않으면 경맥으로 깃드는데, 경맥에 머물 때는 으슬으슬 떨리고 잘 놀랍니다.
(몹쓸 기운이) 머물러서 물러가지 않으면 (경락인) 수(輸)맥에 깃드는데, (몹쓸 기운
이) 수맥에 있을 때는 6경맥이 뚫리지 않아서 팔다리가 아프고 허리와 등이 뻣
뻣해집니다. (몹쓸 기운이) 머물러서 물러가지 않으면 (등뼈 안쪽 깊은 곳에) 숨은
(伏) 충맥에 깃드는데, (몹쓸 기운이) 충맥에 있을 때는 몸이 무겁고 아픕니다. (몹

쓸 기운이) 머물러서 물러가지 않으면 창자와 밥통에 깃드는데, (몹쓸 기운이) 창자와 밥통에 있을 때는 뱃속이 꾸르륵거리고 배가 붓습니다. 추위가 심하면 꾸르륵거리고, 설사하고, 소화가 안 됩니다. 열이 심하면 묽은 똥이 죽처럼 나옵니다. (몹쓸 기운이) 머물러서 물러가지 않으면 창자와 밥통 바깥인 막원(인 모원)의 사이에 깃들어서 낙맥에 달라붙어 머무르는데, (몹쓸 기운이) 머물러서 물러가지 않으면 쉬엄쉬엄(息) 자라서 적 덩어리를 이룹니다. (이렇게) 손맥에 붙고, 혹은 낙맥에 붙고, 혹은 경맥에 붙고, 혹은 수맥에 붙고, 혹은 충맥에 붙고, 혹은 등골뼈의 힘줄에 붙고, 혹은 창자와 밥통 바깥의 막원에 붙고, 혹은 위로 (족양명의 힘줄인) 완근에 붙고 하여, 몹쓸 기운이 흘러넘치는 것은 이루 다 말할 수 없습니다.

66-3

黃帝曰 : 願盡聞其所由然. 岐伯曰 : 其著孫絡之脈而成積者, 其積往來上下, 擘乎孫絡之居也, 浮而緩, 不能句積而止之, 故往來移行腸胃之間, 水湊滲注灌, 濯濯有音, 有寒則 滿雷引, 故時切痛. 其著於陽明之經, 則挾臍而居, 飽食則益大, 饑則益小. 其著於緩筋也, 似陽明之積, 飽食則痛, 饑則安. 其著於腸胃之募原也, 痛而外連於緩筋, 飽食則安, 饑則痛. 其著於伏衝之脈者, 揣揣應手而動, 發手則熱氣下於兩股, 如湯沃之狀. 其著於脊臀在腸後者, 饑則積見, 飽則積不見, 按之不得. 其著於輸脈者, 閉塞不通, 津液不下, 而孔竅乾. 此邪氣之從外入內, 從上下也.

임금이 말했다. 바라건대 그렇게 된 까닭에 대해 다 듣고 싶습니다.

스승이 말했다. (몹쓸 기운이) 손락의 맥에 들러붙어 적 덩어리를 이룬 것은, 그 적이 위아래로 오가는데, 손락이 있는 자리에 (적이) 모이면, 손락은 (살갗 위로) 떠있고 느슨해서 적을 잡아두거나 멈추게 할 수 없습니다. 그러므로 창자와 밥통의 사이로 오고가거나 움직입니다. 물기가 있으면 흘러들어 물이 흐르는 듯한 소리가 나고, 추위가 있으면 배가 붓고 꾸르륵거리는 소리가 나면서 벼락치듯이 당기고, 또(故) 때로 (칼로) 자르는 듯이 아픕니다. (몹쓸 기운이) 양명의 경맥에 들러붙으면 배꼽을 끼고서 둥지 트는데, 많이 먹으면 더욱 커지고 주리면 더욱 작아집니다. 그것이 늘어진 힘줄(인 족양명근)에 달라붙으면 마치 양명의 적과 같아, 많이 먹으면 아프고 주리면 편안합니다. 그것이 창자와 밥통의 모원에 달라붙으면 아픈데 밖으로 늘어진 힘줄(인 족양명근)까지 이어지고, 많이 먹으면 편안하나 주리면 아픕니다. 그것이 충맥에 달라붙은 사람은 손을 대면 (맥이) 빨리 뛰고, 손을 떼면 뜨거운 기운이 넓적다리로 내려가는데 마치 끓는 물을 붓는 모양과 같습니다. 그것이 등골뼈에 달라붙은 사람은 주리면 적이 나타나고 많이 먹으면 적이 나타나지 않습니다. 그것이 수맥에 달라붙은 사람은 (경맥이) 막히고 닫혀서 뚫리지 않고, 진액이 내려가지 않아서 구멍이 메마릅니다. 이것은 몹쓸 기운이 밖으로부터 안으로 들어와서 위아래로 움직인 것입니다.

66-4

黃帝曰：積之始生, 至其已成奈何？ 岐伯曰：積之始生, 得寒乃生, 厥上乃成積也. 黃帝曰 ：其成積奈何？ 岐伯曰 ：厥氣生足悗, 足悗生脛寒, 脛寒則血脈凝澁, 血脈凝澁則寒氣上入於腸胃, 入於腸胃則 脹, 脹則腸外之汁沫迫聚不得散, 日以成積. 卒然多飮食, 則腸滿, 起居不節, 用力過度, 則絡脈傷. 陽絡傷則血外溢, 血外溢則衄血；陰絡傷則血內溢, 血內溢則後血；腸胃之絡傷, 則血溢於腸外, 腸外有寒, 汁沫與血相搏, 則并合凝聚不得散而積成矣. 卒然外中於寒, 若內傷於憂怒, 則氣上逆, 氣上逆則六輸不通, 溫氣不行, 凝血蘊裏而不散, 津液澁滲, 著而不去, 而積皆成矣.

임금이 말했다. 적이 처음 생겨서, 그것이 벌써 이루어지기에 이르기까지는 어떻습니까?

스승이 말했다. 적이 처음 생기는 것은 추위를 얻어서 생기는데, 위로 치밀어 오르면 이에 적이 이루어집니다.

임금이 말했다. 그것이 적을 이루는 것은 어떻습니까?

스승이 말했다. 기운이 갑자기 치밀면 다리가 무지근하고 아파서 잘못 걷고, 다리가 아프면 정강이가 서늘해지고, 정강이가 서늘해지면 혈맥이 엉기어 껄끄럽고, 혈맥이 엉기어 껄끄러우면 찬 기운이 올라와서 창자와 밥통으로 들어갑니다. 찬 기운이 창자와 밥통에 들면 배가 붓고, 배가 부으면 창자 밖의 물기가 모여들어서 흩어지지 못하여 날이 좀 지나면 적을 이룹니다. 갑자기 많이 먹고 마시면 창자가 가득하고, 움직임이 절제하지 못하거나 힘을 지나치게 쓰면 낙맥이 다칩니다. 양(이어서 위로 가는) 낙맥이 다치면 피가 밖으로 넘치는데, 피가 밖으로 넘치면 코피가 납니다. 음(이어서 아래로 가는) 낙맥이 다치면 피가 안으로 넘치는데, 피가 안으로 넘치면 피똥을 눕니다. 창자와 밥통의 낙맥이 다치면 피가 창자의 바깥으로 넘치는데, 창자 바깥에 추위가 있어 물기(汁沫)와 피가 서로 치받으면 (둘이) 아울러 뒤엉켜서 흩어지지 못하고 적을 이룹니다. 갑자기 밖에서 추위를 맞거나, 또는(若) 근심이나 노여움으로 안이 다치면 기운이 위로 거슬러 오릅니다. 기운이 거슬러 오르면, 6경맥이 뚫리지 않고 따스한 기운이 흐르지 않아, 엉긴 피가 속에 쌓이고 흩어지지 않으며, 진액이 걸쭉하게 됩니다. (한 곳에) 들러붙었는데 없애지 않으면, 적이 다 이루어집니다.

66-5

黃帝曰：其生於陰者奈何？岐伯曰：憂思傷心；重寒傷肺；忿怒傷肝；醉以入房，汗出當風傷脾；用力過度，若入房汗出浴，則傷腎. 此內外

三部之所生病者也. 黃帝曰：善. 治之奈何? 岐伯答曰：察其所痛, 以
知其應, 有餘不足, 當補則補, 當瀉則瀉, 毋逆天時, 是謂至治.

임금이 말했다. 그것이 음(인 5장)에서 생기는 것은 어찌 된 것입니까?

스승이 말했다. 근심이나 생각이 염통을 다칩니다. (추운데 찬 걸 먹어서) 거듭
추우면 허파를 다칩니다. 노여움은 간을 다칩니다. 술 취하여 (계집의) 방에 들
어가고, 땀 흘리고 바람 쐬면 비장을 다칩니다. 힘쓰는 것이 지나치거나 혹은
(계집의) 방에 들어 땀을 흘리고 목욕하면 콩팥을 다칩니다. 이것이 안팎의 3곳
에서 생기는 탈입니다.

임금이 말했다. 좋습니다. 이를 다스리는 것은 어떻게 합니까?

스승이 말했다. 그 아픈 곳을 살피고, 그 반응이 남거나 모자라는 것을 알아
서, 보태야 할 것이면 보태고 덜어내야 할 것이면 덜어내고 날씨를 거스르지 말
아야 합니다. 이를 일러 지극한 다스림이라고 합니다.

적풍(賊風) 제58
- 도적 같은 바람

58-1

黃帝曰：夫子言賊風邪氣之傷人也, 令人病焉. 今有其不離屛蔽, 不出
室穴之中, 卒然病者, 非必離賊風邪氣, 其故何也? 岐伯曰：此皆嘗有
所傷於濕氣, 藏於血脈之中, 分肉之間, 久留而不去；若有所墮墜, 惡
血在內而不去. 卒然喜怒不節, 飮食不適, 寒溫不時, 腠理閉而不通.

其開而遇風寒, 則血氣凝結, 與故邪相襲, 則爲寒痹. 其有熱則汗出,
汗出則受風, 雖不遇賊風邪氣, 必有因加而發焉.

임금이 말했다. 스승께서는 철 아닌 바람과 몹쓸 기운이 사람을 다치고 사
람으로 하여금 탈나게 한다고 말했습니다. 지금 어떤 (사람이) 병풍이 쳐진 곳에
서 떠나지 않고, 집안을 나서지도 않았는데 갑자기 탈난 사람은, 꼭(必) 철 아닌
바람과 몹쓸 기운을 맞은(離) 것도 아닙니다. 그 까닭은 어떻습니까?

스승이 말했다. 이는 모두 일찍이 축축한 기운에 다친 적이 있어서, 피와 맥
의 속이나 나뉜 살(分肉) 사이에 잠겼다가 오랫동안 없어지지 않은 것입니다. 또
는(若) (높은 곳에서) 떨어진 적이 있어 나쁜 피가 (몸) 안에 있어서 없어지지 않은
것입니다. 갑자기 기뻐하고 성내는 것이 조절되지 않거나, 먹고 마시는 것이 적
절하지 않거나, 추위와 따스함이 맞지 않아서 살결이 닫히고 뚫리지 않는 것입
니다. 또는(其) (살결이) 열릴 때 바람이나 추위를 만나면 피와 기운이 엉기고 맺
혀서 앞서(故) (받은) 몹쓸 기운(인 축축함)과 뒤엉기면 (추위로 인해 저린 탈인) 한비
가 됩니다. 또는 열이 있으면 땀이 나고, 땀이 나면 바람을 받아들이는데, (이럴
때는) 비록 철 아닌 바람이나 몹쓸 기운을 만나지 않아도 반드시 이러한 원인이
더해져 (탈이) 생깁니다.

58-2

黃帝曰 : 今夫子之所言者, 皆病人之所自知也. 其毋所遇邪氣, 又毋怵
惕之所志, 卒然而病者, 其故何也? 唯有因鬼神之事乎? 岐伯曰 : 此亦有
故邪留而未發, 因而志有所惡, 及有所慕, 血氣內亂, 兩氣相搏. 其所從
來者微, 視之不見, 聽而不聞, 故似鬼神. 黃帝曰 : 其祝而已者, 其故何
也? 岐伯曰 : 先巫者, 因知百病之勝, 先知其病之所從生者, 可祝而已也.

임금이 말했다. 지금 스승께서 말한 것은 모두 탈난 사람들이 저절로 아는

바입니다. 몹쓸 기운을 만난 적이 없고, 또 놀랄 만한 마음(志)도 없는데, 갑자기 탈나는 사람은 무슨 까닭입니까? 이(惟)는 귀신의 장난으로 인한 것입니까?

스승이 말했다. 이 또한 묵은(故) 몹쓸 기운이 머물러서 아직 나타나지 않다가, 마음(志)에 꺼리는 바가 있거나 그리워하는 바가 있음으로 인해, 피와 기운이 안에서 어지러워지고 (묵은 것과 새 것) 두 기운이 서로 치받은 것입니다. 그러한 것에서 오는 것은 아주 작아서, 보아도 보이지 않고, 들어도 들리지 않습니다. 그러므로 귀신같습니다.

임금이 말했다. 그것이 푸닥거리(祝) 해도 그치는 것은 무슨 까닭입니까?

스승이 말했다. 옛 무당이란 온갖 탈을 이기는 방법을 아는 까닭에, 먼저 그 탈이 생긴 바를 아는 사람이므로, 푸닥거리를 해도 (마음의 걱정거리가 풀려 탈이) 그칠 수 있습니다.

순기일일분위사시(順氣一日分爲四時) 제44
- 하루와 네 철의 닮음

44-1

黃帝曰 : 夫百病之所始生者, 必起於燥濕 · 寒署 · 風雨 · 陰陽 · 喜怒 · 飮食 · 居處. 氣合而有形, 得臟而有名, 余知其然也. 夫百病者, 多以旦慧 · 晝安 · 夕加 · 夜甚, 何也?

岐伯曰 : 四時之氣使然.

임금이 말했다. 무릇 온갖 탈이 처음 생기는 것은 반드시 메마름과 축축함,

추위와 더위, 바람과 비, 음양(인 계집질), 기쁨과 노여움, 먹을 것과 마실 것, 사는 곳에서 일어납니다. (몹쓸 기운과 바른 기운) 두 기운이 뒤엉키면 (탈의) 꼴이 나타나고, (이 싸움이) (5)장에 미치면 이름이 붙습니다. 나는 그것이 그러함을 압니다. 무릇 온갖 탈은 거의(多) 아침에는 가뿐하고(慧) 낮에는 안정되고 저녁에는 더해지고 밤에는 심해지는데, 어째서 그렇습니까?

스승이 말했다. 네 철의 기운이 그렇게 만듭니다.

44-2

黄帝曰 : 願聞四時之氣. 岐伯曰 : 春生 · 夏長 · 秋收 · 冬藏, 是氣之常也, 人亦應之. 以一日分爲四時, 朝則爲春, 日中爲夏, 日入爲秋, 夜半爲冬. 朝則人氣始生, 病氣衰, 故旦慧; 日中人氣長, 長則勝邪, 故安; 夕則人氣始衰, 邪氣始生, 故加; 夜半人氣入臟, 邪氣獨居於身, 故甚也.

임금이 말했다. 바라건대 네 철의 기운에 대하여 듣고 싶습니다.

스승이 말했다. 봄에는 생겨나고, 여름에는 자라고, 가을에는 거두고, 겨울에는 갈무리합니다. 이것이 (네 철) 기운의 규칙입니다. 사람 또한 이에 호응합니다. 하루를 나누어서 네 때로 하면 아침은 봄이 되고, 낮은 여름이 되고, 저녁은 가을이 되고, 밤은 겨울이 됩니다. 아침이면 사람의 기운은 생기기 시작하고 탈난 기운은 수그러듭니다. 그러므로 아침에는 가뿐합니다. 낮에는 몸의 기운이 자랍니다. 자라면 몹쓸 기운을 이깁니다. 그러므로 안정됩니다. 저녁이면 사람의 기운은 수그러들기 시작하고, 몹쓸 기운은 생기기 시작합니다. 그러므로 더합니다. 밤에는 사람의 기운이 (5)장으로 들어가고 몹쓸 기운이 홀로 몸에 둥지 틉니다. 그러므로 심해집니다.

黃帝曰 : 其時有反者, 何也? 岐伯曰 : 是不應四時之氣, 臟獨主其病者, 是必以臟氣之所不勝時者甚, 以其所勝時者起也. 黃帝曰 : 治之奈何? 岐伯曰 : 順天之時, 而病可與期. 順者爲工, 逆者爲粗.

임금이 말했다. 그 철이 (앞서 말한 것과) 반대인 것은 어찌 된 것입니까?

스승이 말했다. 이는 네 철의 기운에 적응하지 못한 것입니다. 어느 한 장기가 홀로 그 탈을 주관하는 것, 이것은 반드시 장기의 기운이 (5행의 상극관계에서) 이기지 못하는 바의 때인 것이면 심해지고, 그 이기는 바의 때인 것이면 (탈을 이기고) 일어납니다.

임금이 말했다. 이를 다스리는 것은 어떻게 합니까?

스승이 말했다. 하늘의 철을 따르면 탈(의 움직임)은 내다볼 수 있습니다. (하늘을) 따르는 사람은 재주꾼(工)이 되고, 거스르는 사람은 돌팔이(粗)가 됩니다.

黃帝曰 : 善. 余聞刺有五變, 以主五臟, 願聞其數. 岐伯曰 : 人有五臟, 五臟有五變, 五變有五輸, 故五五二十五臟, 以應五時. 黃帝曰 : 願聞五變. 岐伯曰 : 肝爲牡臟[8], 其色靑, 其時春, 其日甲乙, 其音角, 其味酸. 心爲牡臟, 其色赤, 其時夏, 其日丙丁, 其音徵, 其味苦. 脾爲牝臟, 其色黃, 其時長夏, 其日戊己, 其音宮, 其味甘. 肺爲牡臟, 其色白, 其時秋, 其日庚辛, 其音商, 其味辛. 腎爲牡臟, 其色黑, 其時冬,

---

8)   牡臟(모장) : 수컷의 성질을 가진 것을 '모(牡)'라고 하고, 암컷의 성질을 가진 것을 '빈(牝)' 이라 한다. 5장에서 간과 심은 모장이고, 비·폐·신은 빈장이다. 5장을 5행에 배당하면 목· 화는 양이고, 토·금·수는 음이다. 마시(馬蒔)는 주에서 "간은 음 중의 양이고 심은 양 중의 양이므로 모두 모장이라 부르며, 비는 음 중의 지음이고 폐는 양 중의 음이며, 신은 음 중의 음이므로 자(雌)장이라 부른다"고 하였다.

其日壬癸, 其音羽, 其味鹹. 是爲五變.

임금이 말했다. 좋습니다. 내가 듣기에 찌르기에는 5가지 변화가 있어서 5수(혈)을 주관한다고 했습니다. 바라건대 그 이치(數)에 대해 듣고 싶습니다.

스승이 말했다. 봄에는 5장이 있고, 5장에는 5변화가 있고, 5변화에는 (그것에 대응하는) 5수(혈)이 있습니다. 그러므로 5에다 5를 곱하면 25의 수(혈)이 되어 5철과 호응합니다.

임금이 말했다. 바라건대 5변화에 대해 듣고 싶습니다.

스승이 말했다. 간은 수컷 장기(牡)가 됩니다. 그 빛깔은 파랑이고, 그 철은 봄이고, 그 날은 갑과 을이고, 그 소리는 각이고, 그 맛은 신맛입니다. 염통은 수컷 장기가 됩니다. 그 빛깔은 빨강이고, 그 철은 여름이고, 그 날은 병과 정이고, 그 소리는 징이고, 그 맛은 쓴맛입니다. 비장은 암컷 장기(牝臟)가 됩니다. 그 빛깔은 노랑이고, 그 철은 장마철이고, 그 날은 무와 기이고, 그 소리는 궁이고, 그 맛은 단맛입니다. 허파는 암컷 장기가 됩니다. 그 빛깔은 하양이고 그 철은 가을이고, 그 날은 경과 신이고, 그 소리는 상이고, 그 맛은 매운맛입니다. 콩팥은 암컷 장기가 됩니다. 그 빛깔은 검정이고, 그 철은 겨울이고, 그 날은 임과 계이고, 그 소리는 우이고, 그 맛은 짠맛입니다. 이것이 5변화입니다.

44-5

黃帝曰 :以主五輸奈何? 岐伯曰 : 藏主冬, 冬刺井; 色主春, 春刺滎; 時主夏, 夏刺輸; 音主長夏, 長夏刺經; 味主秋, 秋刺合. 是爲五變以主五輸.

임금이 말했다. (5변화가) 5수(혈)을 주관하는 것은 어떻게 합니까?

스승이 말했다. (5)장은 겨울을 주관하므로 겨울에는 정(혈)을 찌르고, 빛깔은 봄을 주관하므로 봄에는 형(혈)을 찌르고, 철은 여름을 주관하므로 여름에는 수(혈)을 찌르고, 소리는 장마철을 주관하므로 장마철에는 경(혈)을 찌르고, 맛은 가을을 주관하므로 가을에는 합(혈)을 찌릅니다. 이것이 5변화가 5수(혈)을 주관하는 것입니다.

44-6

黃帝曰：諸原安合, 以致六輸? 岐伯曰：原獨不應五時, 以經合之, 以應其數, 故六六三十六輸.

임금이 말했다. 여러 원(혈)은 어떻게 (이들과) 맞물려서 6수(혈)에 이릅니까?

스승이 말했다. 원(혈)은 홀로 5철과 호응하지 않습니다. 경맥에 이를 넣음으로써 그 숫자에 호응하게 하였습니다. 그러므로 6양경마다 6수혈이 있어 36수(혈)이 됩니다.

44-7

黃帝曰：何謂藏主冬, 時主夏, 音主長夏, 味主秋, 色主春? 願聞其故.
岐伯曰：病在臟者, 取之井; 病變於色者, 取之滎; 病時間時甚者, 取之輸; 病變於音者, 取之經; 經滿而血者, 病在胃及以飮食不節得病者, 取之合, 故命日味主合. 是謂五變也.

임금이 말했다. 어찌하여 (5)장이 겨울을 주관하고, 철이 여름을 주관하고, 소리가 장마철을 주관하고, 맛이 가을을 주관하고, 빛깔이 봄을 주관한다고 합니까? 바라건대 그 까닭을 듣고 싶습니다.

스승이 말했다. 탈이 (5)장에 있는 사람은 정(혈)을 고릅니다. 탈이 빛깔에서 바뀌는 사람은 형(혈)을 고릅니다. 탈이 때에 따라 뜸해졌다 심해졌다 하는 사람은 수(혈)을 고릅니다. 탈이 소리에서 바뀌는 사람은 경(혈)을 고릅니다. 경맥이 가득하거나 피(인 어혈)이 있는 사람은 탈이 밥통에 있거나 먹고 마시는 것이 절도가 없어서 탈을 얻은 사람은 합(혈)을 고릅니다. 그러므로 맛이 합(혈)을 주관한다고 한 것입니다. 이를 일러 5변화라고 합니다.

사기장부병형(邪氣臟腑病形) 제4
- 몹쓸 기운이 5장6부에서 일으키는 탈의 여러 꼴

4-1

黃帝問于岐伯 : 邪氣之中人也奈何? 岐伯對曰 : 邪氣之中人高也. 黃帝曰 : 高下有度乎? 岐伯曰 : 身半已上者, 邪中之也; 身半已下者, 濕中之也. 故曰邪之中人也, 無有(恒)常, 中于陰則溜于腑, 中于陽則溜于經.

임금이 스승에게 물었다. 몹쓸 기운이 사람을 맞히는 것은 어떻습니까?

스승이 대답했다. 몹쓸 기운은 사람의 높은 곳을 맞힙니다.

임금이 말했다. 높고 낮음에 기준이 있습니까?

스승이 말했다. 몸의 절반 이상(에서 탈난) 사람은, (바람이나 추위 같은) 몹쓸 기운에 맞은 것입니다. 몸의 절반 이하(에서 탈난) 사람은, 축축함에 맞은 것입니다. 그러므로 몹쓸 기운이 사람을 맞히는 데는 일정함이 없습니다. (몹쓸 기운이) 음에 맞으면 (6)부로 흘러가고, 양에 맞으면 경맥으로 흘러간다고 한 것입니다.

4-2

黃帝曰 : 陰之與陽也, 異名同類, 上下相會, 經絡之相貫, 如環無端.

邪之中人, 或中于陰, 或中于陽, 上下左右, 無有恒常, 其故何也? 岐
伯曰：諸陽之會, 皆在于面. 中人也, 方乘虛時, 及新用力, 若飮食汗
出腠理開, 而中于邪. 中于面則下陽明, 中于項則下太陽, 中于頰則下
少陽, 其中于膺背兩脇亦中其經.

임금이 말했다. 음(경맥)과 양(경맥)은 이름은 다르나 하는 일(類)은 같아서,
위와 아래에서 서로 만나고, 경락이 서로 꿰임은 마치 고리처럼 끝이 없습니다.
몹쓸 기운이 사람을 맞히면, 어떤 사람은 음에 맞고 어떤 사람은 양에 맞아서,
위아래와 왼쪽 오른쪽에 일정함이 없으니 그 까닭은 무엇입니까?

스승이 말했다. 여러 양(경맥)이 모이는 곳은 모두 얼굴에 있습니다. (몹쓸 기
운이) 사람을 맞히는 것은, 바야흐로 허한 때를 탑니다. 방금(新) 힘을 쓰거나 혹
은(若) 밥을 먹느라 땀 흘려서 살결이 열리면 몹쓸 기운에 얻어맞습니다. (몹쓸
기운이) 얼굴에 맞으면 양명(경)으로 내려가고, 목덜미를 맞으면 태양(경)으로 내
려가고, 뺨을 맞으면 소양(경)으로 내려갑니다. 그 (몹쓸 기운이) 가슴·등·옆구
리를 맞히면 또한 그(곳을 지나는) 경맥(인 양명경·태양경·소양경)을 맞힙니다.

4-3

黃帝曰：其中于陰奈何? 岐伯答曰：中于陰者, 常從臂胻始. 夫臂與
胻其陰, 皮薄, 其肉淖澤, 故俱受于風, 獨傷其陰. 黃帝曰：此故傷其
臟乎? 岐伯答曰：身之中于風也, 不必動臟. 故邪入于陰經, 其臟氣
實, 邪氣入而不能客, 故還之于腑. 故中陽則溜于經, 中陰則溜于腑.

임금이 말했다. (몹쓸 기운이) 음(경)에 맞으면 어떻습니까?

스승이 말했다. 음(경)을 맞히면 보통 팔과 정강이(의 안쪽)을 따라서 (탈이) 납
니다. 무릇 팔과 정강이의 안쪽(陰)은 살갗이 얇고 살이 말랑말랑합니다. 그러
므로 똑같이 바람을 받아도 유독 그 안쪽을 다칩니다.

임금이 말했다. 이들이 또한(故) 그 (5)장도 다칩니까?

스승이 말했다. 몸이 바람에 맞으면 꼭 (5)장을 움직이지는 않습니다. 어쩌다(故) 몹쓸 기운이 음경(맥)에 들어와도 그 장의 기운이 충실하면 몹쓸 기운이 들어와서 깃들 수 없는 까닭에 (5장의 짝인) 6부로 되돌아갑니다. 그러므로 (몹쓸 기운이) 양을 맞히면 (그) 경맥으로 흘러들고, 음을 맞히면 6부로 흘러듭니다.

4-4

黃帝 : 邪之中人臟, 奈何? 岐伯曰 : 愁憂恐懼則傷心. 形寒寒飮則傷肺, 以其兩寒相感, 中外皆傷, 故氣逆而上行. 有所墮墜, 惡血留內; 若有所大怒, 氣上而不下, 積于脇下, 則傷肝. 有所擊仆, 若醉入房, 汗出當風, 則傷脾. 有所用力擧重, 若入房過度, 汗出浴水, 則傷腎. 黃帝曰 : 五臟之中風, 奈何? 岐伯曰: 陰陽俱感, 邪乃得住. 黃帝曰 : 善哉.

임금이 말했다. 몹쓸 기운이 사람의 (5)장을 맞히는 것은 어떻습니까?

스승이 말했다. 걱정근심하거나 두려워하면 염통을 다칩니다. 몸을 차게 하거나 찬 것을 마시면 허파가 다칩니다. 그 두 추위가 서로 잇닿으면 안팎이 모두 다치므로 기운이 거슬러서 위로 올라갑니다. 어쩌다(有) 높은 곳에서 떨어져 몹쓸 피가 안에 머물렀거나, 또는(若) 크게 성내서 기운이 올라가 내려오지 않고 옆구리 밑에 쌓이면 간이 다칩니다. 어쩌다 넘어지거나, 취한 채로 계집의 방에 들거나, 땀을 흘린 뒤 바람을 맞으면 비장을 다칩니다. 어쩌다 지나치게 무거운 것을 들거나, 또는 계집과 어울림이 지나치거나, 혹은 땀을 흘린 뒤 목욕을 하면 콩팥을 다칩니다.

임금이 말했다. 5장이 바람을 맞는 것은 어떻습니까?

스승이 말했다. 음(경)과 양(경)이 같이 닿으면 몹쓸 기운이 이에 (몸속에) 머물 수 있습니다.

임금이 말했다. 좋습니다.

4-5

黃帝問于岐伯曰 : 首面與身形也, 屬骨連筋, 同血合氣耳. 天寒則裂地
凌氷, 其卒寒或手足懈惰, 然而其面不衣, 何也.

임금이 스승에게 물었다. 머리 얼굴과 몸통은 뼈로 잇닿고 힘줄로 이어졌는
데, 피와 기운도 이와 같습니다. 날이 추우면 땅이 얼어 갈라지고 얼음이 쌓이
는데, 갑자기 추워지면 손발은 늘어집니다. 그러나 얼굴은 옷을 입지 않(아도 괜
찮)으니 무슨 까닭입니까?

4-6

岐伯答曰 : 十二經脈, 三百六十五絡, 其血氣皆上于面而走空竅. 其精
陽氣上走于目而爲睛, 其別氣走于耳而爲聽, 其宗氣上出于鼻而爲臭,
其濁氣出于胃, 走脣舌而爲味. 其氣之津液皆上薰于面, 而皮又厚, 其
肉堅, 故天氣甚寒, 不能勝之也.

스승이 답했다. 12경맥과 365낙(맥)에 흐르는 기운과 피는 모두 얼굴로 올라
가서 (이목구비의) 구멍으로 들어갑니다. 잘 갈무리된 양의 기운은 눈으로 가서
볼 수 있도록 하고, 그 곁을 흐르는 기운은 귀로 가서 소리를 들을 수 있도록 하
고, 그 종기는[9] 코로 나와서 냄새를 맡을 수 있도록 하고, 흐린 기운(인 물과 곡
식)은 밥통에서 나와 입술과 혀로 가서 맛을 느끼도록 합니다. 그 기운에서 생

---

9)   가슴에 있는 기운이다. 신체활동을 주관하는 기운이다. 아랫배에서 처음 생긴 것은 원기, 그
      것이 가슴으로 올라오면 종기, 그것이 경락을 따라가면 경기가 된다. 같은 기운이지만, 그것
      이 맡은 노릇에 따라 이름이 달리 붙는다.

긴 진액이 모두 얼굴로 올라가 (수증기처럼) 찌는 데다, 또한 살갗이 두껍고 살이 단단합니다. 그러므로 날씨가 몹시 추워도 이를 이길 수 없습니다.

4-7

黃帝曰：邪之中人, 其病形何如? 岐伯曰：虛邪之中身也, 灑淅動形. 正邪之中人也微, 先見于色, 不知于身, 若有若無, 若亡若存, 有形無形, 莫知其情. 黃帝曰：善哉.

임금이 말했다. 몹쓸 기운이 사람을 맞히면, 그 탈(이 나타나는) 꼴은 어떻습니까?

스승이 말했다. 허한 기운이 몸을 맞히면 오싹오싹 몸을 떱니다. (네 철의 변화에 따라 6기가 일으키는) 몹쓸 기운(正邪)이 사람을 맞히는 것은 (아주) 작아서 먼저 낯빛에서 나타나는데, 몸에서는 (탈이 난 것을) 알지 못하여 마치 있는 듯 없는 듯하고, 죽을 듯도 하고 살 듯도 하여, (탈난) 꼴이 있어도 꼴이 없어도 그 정황을 (제대로) 알지 못합니다.

임금이 말했다. 좋습니다.

4-8

黃帝問于岐伯曰：余聞之, 見其色, 知其病, 命曰明; 按其脈, 知其病, 命曰神; 問其病, 知其處, 命曰工. 余願聞見而知之, 按而得之, 問而極之, 爲之奈何? 岐伯答曰：夫色脈與尺之相應也, 如桴鼓影響之相應也, 不得相失也. 此亦本末根葉之出候也, 根死則葉枯矣. 色脈形肉不得相失也, 故知一則爲工, 知二則爲神, 知三則神且明矣.

임금이 스승에게 물었다. 내가 듣건대, 낯빛을 보고 그 탈을 아는 것을 일러 밝다(明)고 하고, 맥을 짚어서 그 탈을 아는 것을 신비하다(神)고 하고, (환자에게)

탈을 묻고 아픈 곳을 물어서 아는 것을 뛰어나다(工)고 합니다. 바라건대 보고
서 알고, 짚어서 알고, 물어서 끝까지(極) 아는 것은 어떻게 해야 합니까?

스승이 대답했다. 무릇 낯빛·맥은 척과 더불어 호응하는데, 마치 북채로
북을 치면 그 소리가 호응하듯이 서로 어긋나지 않습니다. 이는 또한 바탕과
끝, 뿌리와 잎이 (함께) 조짐을 나타내는 것과 같아서 뿌리가 죽으면 잎사귀도
마릅니다. 낯빛, 맥, (척의) 살갗은 서로 어긋나면 안 됩니다. 하나만을 아는 사
람을 뛰어나다고 하고, 그 둘만 아는 사람을 신비하다고 하고, 그 셋을 아는 사
람을 신비하고도 밝다고 합니다.

4-9

黃帝曰 : 願卒聞之. 岐伯答曰 : 色靑者, 其脈弦也; 赤者, 其脈鉤也;
黃者, 其脈代也; 白者, 其脈毛; 黑者, 其脈石. 見其色而不得其脈, 反
得其相勝之脈, 則死矣; 得其相生之脈, 則病已矣.

임금이 말했다. 바라건대 다 듣고 싶습니다.

스승이 답했다. 낯빛이 푸른 것은 그 맥이 활시위 같습니다. 낯빛이 붉은 것
은 그 맥이 갈고리 같습니다. 낯빛이 누런 것은 그 맥이 (끊어질 듯 말 듯한) 대맥
입니다. 낯빛이 흰 것은 그 맥이 깃털 같습니다. 낯빛이 검은 것은 그 맥이 돌
같습니다. 낯빛이 나타났는데, 그(에 걸맞은) 맥이 나타나지 않고, 도리어 (5행상)
그 서로 이기는(相剋) 맥이 나타나면 죽습니다. 그 서로 낳아주는(相生) 맥이 나
타나면 탈이 그칩니다.

4-10

黃帝問于岐伯曰 : 五臟之所生, 變化之病形何如? 岐伯答曰 : 先定其
五色五脈之應, 其病乃可別也. 黃帝曰 : 色脈已定, 別之奈何? 岐伯曰

: 調其脈之緩急小大滑澁, 而病變定矣.

임금이 스승에게 물었다. 5장이 낳는 바와, (그것이) 탈바꿈하는 탈의 꼴은 어떻습니까?

스승이 대답했다. 먼저 5가지 낯빛과 5가지 맥의 호응을 정해야, 그 탈을 갈라(볼) 수 있습니다.

임금이 말했다. 낯빛이 벌써 정해졌다면 이를 갈라(보는) 것은 어떻게 합니까?

스승이 말했다. 그 맥의 느긋하고 급함, 크고 작음, 매끄럽고 껄끄러움을 가늠하면(調) 탈의 바뀜이 정해집니다.

4-11

黃帝曰 : 調之奈何? 岐伯答曰 : 脈急者, 尺之皮膚亦急; 脈緩者, 尺之皮膚亦緩; 脈小者, 尺之皮膚亦減而少氣; 脈大者, 尺之皮膚亦賁而起; 脈滑者, 尺之皮膚亦滑; 脈澁者 尺之皮膚亦澁. 凡此變者, 有微有甚. 故善調尺者, 不待于寸, 善調脈者, 不待于色. 能參合而行之者, 可以爲上工, 上工十全九; 行二者, 爲中工, 中工十全七; 行一者, 爲下工, 下工十全六.

임금이 말했다. 이를 가늠하는 것은 어떻게 합니까?

스승이 말했다. 맥이 급하면 척의 살갗도 팽팽합니다. 맥이 느긋하면 척의 살 갗도 느슨합니다. 맥이 작으면 척의 살갗도 작으면서 기운이 거의 없습니다. 맥이 크면 척의 살갗도 커서(賁) 일어납니다. 맥이 매끄러우면 척의 살갗도 매끄럽습니다. 맥이 껄끄러우면 척의 살갗도 거칩니다. 무릇 이러한 변화들은 작아서(거의 나타나지 않을) 때도 있고 심할 때도 있습니다. 그러므로 척을 잘 가늠하는 사람은 촌구(의 맥상)에 얽매이지 않고, 맥을 잘 가늠하는 사람은 낯빛에 얽매이지(待) 않습니다. 이 3가지를 모두 쓰는 사람을 웃치(上工)라고 하는데, 이들은 10에

9명은 고칩니다. 2가지를 쓰는 사람을 중간치라고 하는데, 이들은 10에 7을 고칩니다. 1가지만 쓰는 사람을 아랫치라고 하는데, 이들은 10에 6을 고칩니다.

4-12

黃帝曰 : 請問脈之緩急小大滑澁之病形何如? 岐伯曰 : 臣請言五臟之病變也. 心脈急甚者爲瘛瘲; 微急爲心痛引背, 食不下. 緩甚爲狂笑; 微緩爲伏梁, 在心下, 上下行, 時唾血. 大甚爲喉吤; 微大爲心痺引背, 善淚出. 小甚爲善噦, 微小爲消癉. 滑甚爲善渴; 微滑爲心疝引臍, 少腹鳴. 澁甚爲瘖; 微澁爲血溢, 維厥, 耳鳴, 巔疾.

임금이 말했다. 청하여 묻건대 맥의 느긋하고 급함, 크고 작음, 매끄럽고 껄끄러움(에 따라 나타나는) 탈의 꼴은 어떻습니까?

스승이 말했다. 신이 청컨대 5장의 탈이 바뀌는 것에 대해서 말씀드리겠습니다. (먼저) 염통의 맥(입니다.) 매우 급한 것은 (손발의) 경련(瘛瘲)[10]이고, 약간 급하면 가슴이 아프고 등까지 당기고 먹어도 내려가지 않습니다. 매우 느린 것은 미친 듯이 웃고, 조금 느린 것은 복량(伏梁)인데 명치 아래에 있고 (기운이) 오르락내리락하며 때로 침에 피가 섞여 나옵니다. 매우 크면 심화가 치밀어서 목구멍에 가시가 걸린 것 같은 탈(喉吤)이고, 조금 크면 가슴이 아픈 비증(心痺)인데 등까지 당기고 (심경의 가지는 눈으로 이어지므로) 자주(善) 눈물 흘립니다. 매우 작으면 자주 딸꾹질이 나고, 조금 작으면 (먹어도 바짝 마르는 소갈병인) 소단(消癉)[11]입니다. 매우 매끄러우면 자주 목마르고, 조금 매끄러우면 산증(疝)인데 배

---

10) 瘛瘲(계종)은 손발의 경련을 말한다. '瘛'는 근맥이 땅기며 수축되는 것이고, '瘲'은 근맥이 이완되어 늘어지는 것이다.
11) 消癉(소단)은 '熱癉'이라고도 하며, 소갈병을 말한다. '消'는 진액이 소모되어 야윈 것을 뜻하고, '癉'은 속의 열을 뜻한다.

꼽이 당기고 아랫배에서 꼬르륵 소리가 납니다. 매우 껄끄러우면 목이 잠겨 말을 못하고, 조금 껄끄러우면 (코나 입으로) 피가 넘치고, 팔다리(四維)에서 (기운이 갑자기 쏠려 싸늘해지는) 궐증이 생기고, 귀울이와 지랄병이 생깁니다.

4-13

肺脈急甚爲癲疾; 微急爲肺寒熱, 怠惰, 咳唾血, 引腰背胸, 若鼻息肉
不通. 緩甚爲多汗; 微緩爲痿瘻偏風, 頭以下汗出不止. 大甚爲脛腫;
微大爲肺痹, 引胸背, 起惡日光. 小甚爲泄, 微小爲消癉. 滑甚爲息賁
上氣, 微滑爲上下出血. 澁甚爲嘔血; 微澁爲鼠瘻, 在頸支腋之間, 下
不勝其上, 其應善痠矣.

허파의 맥(입니다.) 매우 급하면 지랄병이 되고, 조금 급하면 허파에 추위와 열이 오락가락하는데, 게을러지고 늘어지고 기침할 때 피를 토하고, 허리 · 등 · 가슴까지 당기고, 콧속에 군살이 생겨 막힙니다. 매우 느리면 땀을 많이 흘리고, 조금 느리면 (오그라드는) 위증 · (반신불수인) 편풍이 되고, 머리 아래에 땀이 그치지 않습니다. 매우 크면 정강이 부위가 붓고, 조금 크면 폐비가 되는데, 가슴과 등이 당기고 (잠자리에서) 일어날 때 햇빛이 비치는 것을 싫어합니다. 매우 작으면 설사가 되고, 조금 작으면 (소갈인) 소단입니다. 매우 매끄러우면 (오른쪽 옆구리에 술잔을 엎어놓은 듯한) 식분이 되어 기운이 거슬러 오르고, 조금 매끄러우면 위(인 코와 입) 아래(인 똥구멍과 오줌구멍)에서 피가 나옵니다. 매우 껄끄러우면 피를 게우고, 조금 껄끄러우면 쥐부스럼이[12] 목과 겨드랑이 사이에서 생

---

12) 鼠瘻 : '瘰癧'이라고도 하는데, 결핵성 경부 임파선염을 말한다. 주로 목과 귀 뒤쪽에 발생하는데, 그 모양이 염주처럼 줄지어 나서 붙여진 이름이다. 처음에 콩알만한 덩어리가 생긴 뒤 점차 늘어나 심하면 수십 개가 연속된다. 누르면 딱딱하고 밀면 움직이며 아프지도 않는데 오래되면 조금 아파진다. 고름이 되면 살빛이 붉어지고 덩어리가 말랑말랑해지는데, 짓물러 터지면 고름이 나온다.

기고, 아랫다리가 연약하여 윗몸을 제대로 버티지 못하는데, 그에 호응하여 (다리가 힘이 없고) 자주 시큰거립니다.

肝脈急甚者爲惡言; 微急爲肥氣, 在脇下如覆杯. 緩甚爲善嘔, 微緩爲水瘕痹也. 大甚爲內癰, 善嘔衄; 微大爲肝痹, 陰縮, 咳引小腹. 小甚爲多飮; 微小爲消癉. 滑甚爲 疝; 微滑爲遺溺. 澁甚爲溢飮; 微澁爲瘈攣筋痹.

간의 맥(입니다.) 매우 급하면 말을 함부로 하고, 조금 급하면 (5적의 하나인) 비기가 되는데, 옆구리 아래에 술잔을 엎어놓은 것 같습니다. 매우 느리면 자주 게우고, 조금 느리면 뱃속에 적이 쌓이고 저립니다. 매우 크면 속에 악창이 있는 것인데, 자주 구역질을 하고 코피가 납니다. (맥이) 조금 크면 간으로 인한 비증으로 불두덩이 오그라들고 기침을 하고 아랫배가 당깁니다. 매우 작으면 물을 많이 마시고, 조금 작게 뛰면 소단입니다. 매우 매끄러우면 불두덩이 붓는 퇴산이고, 조금 매끄러우면 오줌이 샙니다. 매우 껄끄러우면 물이 넘쳐서 몸이 붓고 무겁고, 조금 껄끄러우면 힘줄과 맥이 당기면서 경련이 납니다.

脾脈急甚爲瘈瘲; 微急爲膈中, 飮食入而還出, 後沃沫. 緩甚爲痿厥; 微緩爲風痿, 四肢不用, 心慧然若無病. 大甚爲擊仆; 微大爲疝氣, 腹裏大膿血, 在腸胃之外. 小甚爲寒熱; 微小爲消癉. 滑甚爲㿉癃; 微滑爲蟲毒蛕蝎腹熱. 澁甚爲腸 ; 微澁爲內潰, 多下膿血.

비장의 맥(입니다.) 매우 급하면 (손발의) 경련이고, 조금 급하면 격중이 되는데, 음식을 먹으면 게우며 똥에 거품이 섞여 나옵니다. 매우 느리면 (비장의 기운이 모자라서) 팔다리가 힘 빠지고(痿) 싸늘해지며(厥), 조금 느리면 바람 든 위증인데, 팔다리를 못 쓰되 정신(心)은 맑아 마치 탈이 없는 것 같습니다. 매우 크면 갑자기 쓰러지고, 조금 크면 비기인데, 뱃속과 창자와 밥통 바깥에 많은 피고름이 있습니다. 매우 작으면 추위와 열이 오락가락하는 것이고, 작으면 소갈(인 당뇨)입니다. 매우 매끄러우면 불알이 붓고(㿉) 오줌이 막히고(癃), 조금 매끄러우면 벌레가 있어서 배가 따뜻한 것입니다. 매우 껄끄러우면 탈장이고, 조금 껄끄러우면 창자 속이 짓물러 피고름을 많이 쏟습니다.

4-16

腎脈急甚爲骨癲疾; 微急爲沈厥奔豚, 足不收, 不得前後. 緩甚爲折脊; 微緩爲洞, 洞者, 食不化, 下嗌還出. 大甚爲陰痿; 微大爲石水, 起臍已下至小腹垂垂然, 上至胃脘, 死不治. 小甚爲洞泄, 微小爲消癉. 滑甚爲癃; 微滑爲骨痿, 坐下能起, 起則目無所見. 澁甚爲大癰, 微澁爲不月沈痔.

콩팥의 맥(입니다.) 매우 급하면 (바람과 추위가 뼛속까지 파고든) 골전질이고, 조금 급하면 다리가 무겁고 차가우며 날뛰는 돼지(奔豚)처럼 (아랫배에서 가슴까지) 기운이 치밀다가 사라지는데, 다리를 거두지 못하고 앞뒤 (구멍이) 막혀 (똥오줌 누기가) 어렵습니다. 매우 느리면 허리가 꺾이고, 조금 느리면 (뻥 뚫렸다는 뜻의) 통(洞)인데 음식을 소화하지 못하고 삼키는 즉시 게우는 것입니다. 매우 크면 (자지가 안 서는) 음위이고, 조금 크면 (물이 안 빠져서 몸이 붓는) 석수인데, 배꼽 아래에서 아랫배까지 솟다가, 위완까지 이르면 죽지 다스리지 못합니다. 매우 작으면 설사가 되고, 조금 작으면 소단(인 당뇨)입니다. 매우 매끄러우면 오줌이 막히고 불알이 붓고, 조금 매끄러우면 골위인데 (이것은) 앉으면 잘못 일어나고 일어나면 눈앞이 깜깜하여 아무 것도 보이지 않습니다. 매우 껄끄러우면 큰 악창(瘡)이 생기고, 조금 껄끄러우면 달거리가 멎거나 암치질(沈痔)입니다.

4-17

黃帝曰 : 病之六變者, 刺之奈何? 岐伯答曰 : 諸急者多寒; 緩者多熱; 大者多氣少血; 小者血氣皆少; 滑者陽氣盛, 微有熱; 澁者少血少氣, 微有寒. 是故刺急者, 深內而久留之. 刺緩者, 淺內而疾發針, 以去其熱. 刺大者, 微瀉其氣, 無出其血. 刺滑者, 疾發針而淺內之, 以寫其陽氣而去其熱. 刺澁者, 必中其脈, 隨其逆順而久留之, 必先按而循之, 已發針, 疾按其痏, 無令其血出, 以和其脈. 諸小者, 陰陽形氣俱不足, 勿取以針, 而調以甘藥也.

임금이 말했다. 탈의 6가지 변화를 찌르는 것은 어떻습니까?

스승이 답했다. 무릇(諸) (맥이) 급한 것은 추위가 많은 것이고, 느린 것은 열이 많은 것입니다. 큰 것은 기운이 많고 피가 모자라는 것이며, 작은 것은 기운과 피가 모두 모자라는 것입니다. 매끄러운 것은 양의 기운이 드세고 열이 조금 있는 것이고, 껄끄러운 것은 피와 기운이 모두 모자라서 추운 것입니다. 이러므로 맥이 급한 사람을 찌름은 깊이 찔러 오래 두고, 맥이 느린 사람을 찌름은 얕게 찔러 빨리 뽑아서 열을 없애야 합니다. 맥이 큰 사람을 찌름은 그 기운을 조금 덜어내되 피를 내면 안 됩니다. 맥이 매끄러운 사람을 찌름은 얕게 놓고 침을 빨리 뽑아서, 양의 기운을 덜어냄으로써 그 열을 없애야 합니다. 맥이 껄끄러운 사람을 찌름은 반드시 (경)맥에 맞히되 거스름과 따름을 따라서 오래 두고, 반드시 (살을) 문질러서 (기운이) 돌게 해야 하고, 침을 뽑은 후에는 재빨리 침구멍(痏)을 눌러 피가 나오지 않게 하여서 그 경맥(의 기운과 피가) 조화를 이루어야 합니다. 무릇 맥이 작은 것은 음과 양, 기운과 피가 모두 모자란 것이므로 침을 놓아서는 안 되고, 단맛이 나는 약으로 다스려야 합니다.

黃帝曰 : 余聞五臟六腑之氣, 滎輸所入爲合, 令何道從入, 入安連過, 願聞其故. 岐伯答曰 : 此陽脈之別入于內, 屬于腑者也. 黃帝曰 : 滎輸與合, 各有名乎? 岐伯答曰 : 滎輸治外經, 合治內腑. 黃帝曰 : 治內腑奈何? 岐伯曰 : 取之于合. 黃帝曰 : 合各有名乎? 岐伯答曰 : 胃合于三里, 大腸合入于巨虛上廉, 小腸合入于巨虛下廉, 三焦合入于委陽, 膀胱合入于委中, 膽合入于陽陵泉. 黃帝曰 : 取之奈何? 岐伯對曰 : 取之三里者, 低跗取之; 巨虛者, 擧足取之; 委陽者, 屈伸而索之; 委中者, 屈而取之; 陽陵泉者, 正竪膝予之齊, 下至委陽之陽取之; 取諸外經者, 揄申而從之.

임금이 말했다. 내가 듣건대 5장6부의 기운은 영수에서 합(혈)로 들어가는 바인데, 어떤 길로 따라 들어가며, 들어가서 어떻게 이어져 가는지, 바라건대 그 까닭(故)에 대해 듣고 싶습니다.

스승이 답했다. 이들 양경맥의 갈라진 가지는 안으로 들어가서, (6)부에 이어집니다(屬).

임금이 말했다. 형·수(혈)과 합(혈)은 각기 구별되는(名) 것이 있습니까?

스승이 말했다. 형·수(혈)은 바깥 경맥을 다스리고, 합(혈)은 안의 장기를 다스립니다.

임금이 말했다. 안의 (6)부를 다스리는 것은 어떻게 합니까?

스승이 말했다. 합(혈)을 고릅니다.

임금이 말했다. 합(혈)에는 각기 이름이 있습니까?

스승이 말했다. 밥통(의 경맥)은 삼리에서 모이고, 큰창자는 상거허에서 모이고, 작은창자는 하거허에서 모이고, 삼초는 위양에서 모이고, 오줌보는 위중에서 모이고, 쓸개는 양릉천에서 모입니다.

임금이 말했다. 이를 고르는 것은 어떻게 합니까?

스승이 대답했다. 삼리를 고르는 것은 발등을 펴서 이를 고르고, 거허는 발을 들고 고르고, 위양은 (무릎을) 구부리고 펴면서 고르고, 위중은 (무릎을) 구부리고 고르고, 양릉천은 (다리를) 올바로 세워 나란히(子)하고 무릎을 가지런히 하여 위양의 바깥(陽) 쪽에서 고릅니다. 모든 바깥 경맥을 고를 때는 (팔다리를) 흔들거나 쭉 펴서 잡아야 합니다.

4-19

黃帝曰：願聞六腑之病. 岐伯答曰：面熱者, 足陽明病; 魚絡血者, 手陽明病; 兩跗之上脈堅陷者, 足陽明病, 此胃脈也.

임금이 말했다. 바라건대 6부의 탈에 대해 듣고 싶습니다.

스승이 말했다. 얼굴이 열나는 것은 족양명의 탈이고, 어제의 낙혈에 피가 서린 것은 수양명의 탈이고, 양 발등 위의 맥 뛰는 곳(인 충양)이 단단하거나 오목한 것 같은 것은 족양명의 탈인데, 이는 밥통의 맥입니다.

4-20

大腸病者, 腸中切痛而鳴濯濯, 冬日重感于寒卽泄, 當臍而痛, 不能久立. 與胃同候, 取巨虛上廉. 胃病者, 腹䐜脹,

큰창자의 탈은, 창자가 끊어지는 듯이 아프고 물이 흐르는 듯이 꾸르륵거리는데, 겨울철에 거듭 추위에 닿으면 설사가 나고 배꼽이 아파서 오래 설 수 없습니다. (큰창자는) 밥통과 같은 조짐을 나타내므로 (족양명의) 상거허를 고릅니다.

4-21

胃脘當心而痛, 上支兩脇, 膈咽不通, 飲食不下. 取之三里也.

밥통의 탈은, 배가 붓고 위완이 치밀 듯이 아프고, 양 옆구리가 위로 버티듯이 아프고, 격막과 목구멍이 막혀서 먹어도 내려가지 않습니다. 삼리를 (치료혈로) 고릅니다.

4-22

小腸病者, 少腹痛, 腰脊控睾而痛, 時窘之後, 當耳前熱, 若寒甚, 若獨肩上熱甚, 及手小指次指之間熱, 若脈陷者, 此其候也. 手太陽病也, 取之巨虛下廉.

작은창자의 탈은, 아랫배가 아프고 허리뼈가 불알을 당기며 아프고, 때로 뒤 보기가 곤란하고, (소장경락이 지나가는) 귀 앞부분이 열 나거나 혹은 매우 차고, 혹은 유달리 어깨만 열이 심하거나, 혹은 새끼손가락과 무명지 사이에서 열 나거나 낙맥이 오목해지는 것 모두 그런 조짐입니다. 수태양의 탈은, 하거허를 고릅니다.

4-23

三焦病者, 腹氣滿, 小腹尤堅, 不得小便, 窘急, 溢則水, 留卽爲脹. 候在足太陽之外大絡, 大絡在太陽少陽之間, 赤見于脈, 取委陽.

삼초의 탈은, 배가 붓고 가득한데 아랫배가 더욱 단단하고 오줌을 누지 못하여 막혀서 급하다가 넘치면 물 (쏟아지는 듯하고, 이것이 빠져나가지 않고 몸속에) 머물면 붓습니다. (그) 조짐은 족태양의 바깥 큰 낙맥에서 있는데, 큰 낙맥은 태양과 소양의 사이에 있어서 (낙)맥에 붉은빛이 나타납니다. 위양을 고릅니다.

4-24

膀胱病者, 小腹偏腫而痛, 以手按之, 卽欲小便而不得, 肩上熱, 若脈陷, 及足小指外廉及脛踝後皆熱, 取委中.

오줌보의 탈은, 아랫배만 치우쳐 붓고 아픈데, 손으로 이를 누르면 오줌이 마려우나 잘 나오지 않고, (방광경이 지나가는) 어깨 위에 열이 나거나, 혹은 경맥이 꺼지거나, 새끼발가락 바깥쪽 및 정강뼈와 복사뼈 뒤쪽이 모두 열 납니다. 위중을 고릅니다.

4-25

膽病者, 善太息, 口苦, 嘔宿汁, 心下澹澹, 恐人將捕之, 嗌中吤吤然, 數唾. 在足少陽之本末, 亦視其脈之陷下者, 灸之, 其寒熱者, 取陽陵泉.

쓸개의 탈은, 자주 한숨을 쉬고, 입이 쓰고, 신물을 게우고, 명치가 두근거리는 것이 마치 사람이 잡으러 오는 듯하고, 목구멍에 무엇이 끼인 듯 자주 침 뱉습니다. (조짐은) 족소양의 시작과 끝에 있는데, 그 경맥의 움푹 꺼진 사람을 보면 뜸 뜹니다. 추위와 열이 오락가락하는 사람은 양릉천을 고릅니다.

4-26

黃帝曰 : 刺之有道乎? 岐伯答曰 : 刺此者, 必中氣穴, 無中肉節. 中氣穴則針染于巷, 中肉節卽皮膚痛, 補瀉反則病益篤. 中筋則筋緩, 邪氣不出, 與其眞相搏, 亂而不去, 反還內著. 用針不審, 以順爲逆也.

임금이 말했다. 이를 찌르는 것에 (어떤) 이치가 있습니까?

스승이 답했다. 이를 찌르는 것은 반드시 기운이 흐르는 혈을 맞혀야지 살이나 뼈마디를 맞히면 안 됩니다. 기운이 도는 혈을 맞히면 침이 (기운이 도는) 길목에 닿(아서 찌릿 하)고(染), 살과 뼈마디를 맞히면 살갗이 아픕니다. 보태는 것과 덜어내는 것이 뒤집히면 탈이 더욱 심해집니다. 힘줄을 맞히면 힘줄이 늘어지고, 몹쓸 기운이 나오지 않고 참 (기운)과 더불어 서로 치받아서 (오히려) 어

지러워져 (몹쓸 기운은) 물러가지 않고 도리어 안으로 달라붙습니다. 침을 쓰는
데 잘 따지지 않아서 따름을 거스름으로 여긴 것입니다.

음사발몽(淫邪發夢) 제43
- 몹쓸 기운과 꿈

43-1

黃帝日 : 願聞淫邪泮衍奈何. 岐伯日 : 正邪從外襲內, 而未有定舍,
反淫於臟, 不得定處, 與營衛俱行, 而與魂魄飛揚, 使人臥不得安而喜
夢. 氣淫於腑, 則有餘於外, 不足於內 ; 氣淫於臟, 則有餘於內, 不足
於外.

임금이 말했다. 바라건대, 몹쓸 기운이 퍼져 스미는 것은 어떻게 하는지 듣
고 싶습니다.

스승이 말했다. (철로 인한 것이 아니라 생활 방식으로 인해 생긴) 제대로(正) 된 몹
쓸 (기운)이 밖으로부터 안으로 들어와서, 아직 (일정한 곳에) 깃들지 않았는데 도
리어 (5)장으로 넘쳐 들고서도 자리를 잡지 못하고 영기·위기와 함께 흐르거나
혼백과 함께 떠돌므로, 사람으로 하여금 (잠자려고) 누워도 편안하지 않고 자주
꿈을 꾸게 합니다. 만약 (몹쓸) 기운이 (6)부로 넘치면 밖에서는 (기운이) 남고 안
에서는 모자라게 됩니다. 몹쓸 기운이 (5)장에서 넘치면 안에서는 (기운이) 남아
돌고 밖에서는 모자라게 됩니다.

黃帝曰 : 有餘不足, 有形乎? 岐伯曰 : 陰氣盛, 則夢涉大水而恐懼;
陽氣盛, 則夢大火而燔焫; 陰陽俱盛, 則夢相殺. 上盛則夢飛, 下盛則
夢墮; 甚饑則夢取, 甚飽則夢予; 肝氣盛, 則夢怒; 肺氣盛, 則夢恐
懼·哭泣; 心氣盛, 則夢善笑; 脾氣盛, 則夢歌樂, 身體重不舉; 腎氣
盛, 則夢腰脊兩解不屬. 凡此十二盛者, 至而瀉之, 立已.

임금이 말했다. 남음이나 모자람(에 따라 생기는 증상)에는 어떤 (일정한) 꼴이
있습니까?

스승이 말했다. 음의 기운이 드세면 큰물을 건너느라 두려워하는 꿈을 꿈니
다. 양의 기운이 드세면 불이 활활 타오르는 꿈을 꿈니다. 음과 양이 모두 드세
면 서로 죽이는 꿈을 꿈니다. 위쪽이 드세면 날아오르는 꿈을 꾸고, 아래쪽이
드세면 떨어지는 꿈을 꿈니다. 심하게 굶주리면 얻고자 하는 꿈을 꾸고, 배가
많이 부르면 나눠주는 꿈을 꿈니다. 간의 기운이 드세면 화내는 꿈을 꾸고, 허
파의 기운이 드세면 무서워하거나 우는 꿈을 꿈니다. 염통의 기운이 드세면 자
주 웃는 꿈을 꿈니다. 비장의 기운이 드세면 노래를 부르면서 좋아하거나 몸이
무거워 팔다리를 잘 움직이지 못하는 꿈을 꿈니다. 콩팥의 기운이 드세면 허리
와 등이 나뉘어 이어지지 않는 꿈을 꿈니다. 무릇 이 12가지 드센 것은, (드센 것
이) 이르면 그것을 덜어냅니다. 바로 낫습니다.

邪氣客於心, 則夢見丘山烟火; 客於肺, 則夢飛揚, 見金鐵之奇物; 客
於肝, 則夢見山林樹木; 客於脾, 則夢見丘陵大澤, 壞屋風雨; 客於腎,
則夢臨淵, 沒去水中; 客於膀胱, 則夢游行; 客於胃, 則夢飲食; 客於
大腸, 則夢田野; 客於小腸, 則夢聚邑衝衢; 客於膽, 則夢鬪訟自刳;

客於陰器, 則夢接內; 客於項, 則夢斬首; 客於脛, 則夢行走而不能前, 及居深地窌苑中; 客於股肱, 則夢禮節拜起; 客於胞, 則夢溲便. 凡此十五不足者, 至而補之, 立已也.

몹쓸 기운이 염통에 깃들면 언덕이나 산기슭에 불나는 꿈을 꿉니다. 허파에 깃들면 날아오르거나 쇠로 만든 기이한 물건이 나타납니다. 간에 깃들면 산의 숲이나 나무가 보이는 꿈을 꿉니다. 간에 깃들면 큰 언덕이나 큰 연못이 보이거나 비바람에 집이 무너지는 꿈을 꿉니다. 콩팥에 깃들면 깊은 연못에 다다르거나 물에 빠져죽는 꿈을 꿉니다. 오줌보에 깃들면 여기저기 떠도는 꿈을 꿉니다. 밥통에 깃들면 먹을 것을 꿈꿉니다. 큰창자에 깃들면 밭이나 들판을 꿈꿉니다. 작은창자에 깃들면 사람들이 모이는 교통의 요충지를 꿈꿉니다. 쓸개에 깃들면 다른 사람과 재판을 벌이거나 스스로 배를 가르는 꿈을 꿉니다. 생식기에 깃들면 성교하는 꿈을 꿉니다. 목에 깃들면 목을 베이는 꿈을 꿉니다. 정강이에 깃들면 걷거나(行) 달리려고(走) 해도 앞으로 나가지 않거나 깊은 땅굴에서 사는 꿈을 꿉니다. 허벅지에 깃들면 예절을 차려 절하는 꿈을 꿉니다. 요도와 직장에 깃들면 오줌이나 똥을 꿈꿉니다. 무릇 이 15가지 (기운이) 모자라서 (생긴) 것은 (모자란 것이) 이르면 그것을 보탭니다. 바로 낫습니다.

외췌(外揣) 제45

- 안팎을 헤아림

45-1

黃帝曰 : 余聞九針九篇, 余親受其調, 頗得其意. 夫九針者, 始於一而終於九, 然未得其要道也. 夫九針者, 小之則無內, 大之則無外, 深不可爲下, 高不可爲蓋, 恍惚無窮, 流溢無極, 余知其合於天道人事四時之變也, 然余願雜之毫毛, 渾束爲一, 可乎?

임금이 말했다. 나는 9침 9편에 대해 들었습니다. 나는 몸소 그 말씀(調)을 가까이하여, 자못(頗) 그 뜻(意)을 깨달았습니다. 9침은 1에서 비롯하여 9에서 끝납니다. 그러나 그 중요한 이치를 아직 깨닫지 못하였습니다. 무릇 9침이란 작게 하면 (너무 작아서) 그 속이 (찾아도) 없고 크게 하면 (너무 커서) 바깥이 (끝이) 없습니다. 깊이는 (너무 깊어서 바닥까지) 내려갈 수 없고, 높이는 (너무 높아서 뚜껑을) 덮을 수 없습니다. 황홀함이 다함이 없고 (그 쓰임이 물처럼) 넘쳐 끝이 없습니다. 나는 그것이 자연의 이치와 사람의 일과 네 철의 바뀜과 꼭 맞물림을 압니다. 그러나 나는 바라건대 솜털처럼 많은 (이치)들을 몽땅 묶어서 하나로 하려는데 할 수 있겠습니까?

岐伯曰 : 明乎哉問也, 非獨針道焉, 夫治國亦然. 黃帝曰 : 余願聞針道, 非國事也. 岐伯曰 : 夫治國者, 夫惟道焉, 非道, 何可小大深淺, 雜合而爲一乎?

스승이 말했다. 물음이 참 또렷합니다! (9)침의 이치뿐만 아닙니다. 무릇 나라를 다스리는 것 또한 그렇습니다.

임금이 말했다. 내가 듣고 싶은 것은 (9)침의 이치이지, 나랏일이 아닙니다.

스승이 말했다. 무릇 나라를 다스리는 것은 바로 이치 때문입니다. 만약 이치가 아니라면 어떻게 크거나 작거나 깊거나 얕은 것을 잡도리하여 하나로 할 수 있겠습니까?

黃帝曰：願卒聞之. 岐伯曰：日與月焉, 水與鏡焉, 鼓與響焉. 夫日月之明, 不失其影; 水鏡之察, 不失其形; 鼓響之應, 不後其聲. 動搖則應和, 盡得其情.

임금이 말했다. 바라건대 이를 다 듣고 싶습니다.

스승이 말했다. 해가 달과 함께 합니다. 물이 거울과 함께 합니다. 북이 울림과 함께 합니다. 무릇 해와 달의 밝음은 그림자를 놓치지 않습니다. 물과 거울의 되비침은 꼴을 놓치지 않습니다. 북과 울림의 호응은 그 소리가 뒤쳐지지 않습니다. 움직이면 (즉각) 호응합니다. (이를 깨우치면 침의) 모든 것(情)을 다 얻습니다.

黃帝曰 : 窘乎哉! 昭昭之明不可蔽. 其不可蔽, 不失陰陽也. 合而察之, 切而驗之, 見而得之, 若淸水明鏡之不失其形也. 五音不彰, 五色不明, 五臟波蕩, 若是則內外相襲, 若鼓之應枹, 響之應聲, 影之似形. 故遠者司外揣內, 近者司內揣外, 是謂陰陽之極, 天地之蓋, 請藏之靈蘭之室, 弗敢使泄也.

임금이 말했다. (생각이) 꽉 막힙니다. 밝고 (또) 밝게 빛나는 것은 가릴 수 없습니다. 그것이 가려질 수 없는 것은 음과 양(의 이치)를 잃지 않기 때문입니다. (앞서 말한 모든 이치를) 모아서 살피고, (직접) 손대서 겪고, (눈으로) 보아서 (결과를) 얻으면, 마치 맑은 물이나 밝은 거울처럼 (거기 비친) 꼴을 놓치지 않습니다. 5소리가 뚜렷하지 않고, 5낯빛이 또렷하지 않음은, 5장이 뒤흔들린 것입니다. 만약 이와 같으면, 안과 밖이 서로 잇닿은 것이, 마치 북이 북채에 호응하고, 메아리가 소리에 호응하고, 그림자가 꼴과 같은 것과 같습니다. 그러므로 먼 것은 밖을 살펴서 안을 헤아리고, 가까운 것은 안을 살펴서 밖을 헤아립니다. 이를 일러 음과 양의 끝이요, 하늘땅의 덮개라 하니, 청컨대 이를 신령스런 난초의 향이 나는 방에 감추어서 함부로 새나가지 않도록 하겠습니다.

금복(禁服) 제48
- 함부로 전해선 안 될 비결인 맥법

48-1

雷公問於黃帝曰：細子得受業, 通於九針六十篇, 旦暮勤服之, 近者編絕, 久者簡垢, 然尙諷誦弗置, 未盡解於意矣.《外揣》言渾束爲一, 未知所謂也. 夫大則無外, 小則無內, 大小無極, 高下無度, 束之奈何? 士之才力, 或有厚薄, 智慮褊淺, 不能博大深奧, 自强於學若細子, 細子恐其散於後世, 絕於子孫, 敢問約之奈何? 黃帝曰：善乎哉問也! 此先師之所禁, 坐私傳之也, 割臂歃血之盟也. 子若欲得之, 何不齋乎! 雷公再拜而起曰：請聞命也. 於是乃齋宿三日而請曰：敢問今日正陽, 細子願以受盟. 黃帝乃與俱入齋室, 割臂歃血. 黃帝親祝曰：今日正陽, 歃血傳方, 有敢背此言者, 必受其殃. 雷公再拜曰：細子受之. 黃帝乃左握其手, 右授之書, 曰：愼之愼之, 吾爲子言之.

뇌공이 임금에게 물었다. 저는 (의원의) 학문을 받고 9침(61편)에 (생각이) 뚫렸는데, 아침저녁으로 이를 부지런히 익혀서(服), (죽간이) 오래된 것은 끈이 끊어지고, 새 것은 죽간에 손때가 묻었습니다. 그러나 읽고 외기를 좋아하여 (곁에서) 떼어놓지 않아도 아직 그 뜻을 다 풀지 못했습니다. 앞의 「외췌」편에서 '뭉뚱그려서 하나로 엮는다'고 하였는데, 아직 그 말하는 바를 모르겠습니다. 무릇 (침의 이치는) 크면 밖이 없고 작으면 안이 없어, 그 크고 작음에 끝이 없고 높고 낮음을 헤아릴 수가 없다는데, 이를 (하나로) 엮는다는 것은 어떻게 합니까? 선비의 재주와 힘에는 두텁고 얇음이 있으니, (어떤 사람은) 슬기와 생각이 좁아서 넓고도 크고 심오할 수 없습니다. 배움에 스스로 힘쓰는데도 아직 저와 같(이 어둡)습니다. 저는 그것이 훗날에 흩어져서 자손에게는 끊어질 것을 두려워합니다. 감히 여쭙건대 이를 요약하려면 어떻게 합니까?

임금이 말했다. 물음이 정말 좋습니다! 이것은 앞선 스승들께서 금한 바로, 이를 사사로이 전하지 못하도록(坐) 하였습니다. (이를 받으려면) 팔을 베어 피를 마시는 맹세를 해야 합니다. 그대가 만약 이를 얻고자 한다면 어찌 재계하지 않습니까?

뇌공이 2번 절하고 일어나서 말했다. 바라건대 명령을 듣겠습니다.

이에 뇌공이 3일을 재계하며 자고 청하여 말했다. 감히 여쭙건대 오늘 한낮에 제가 바라오니, 맹세(의 의식)을 받고 싶습니다.

임금은 이에 (뇌공과 더불어) 재실에 들어가 팔을 베어 피를 마셨다.

임금이 (신에게) 친히 고했다. 오늘 한낮에 피를 마시고 (9침의) 이치(方)를 전합니다. 감히 이 말을 등지는 사람은 반드시 재앙을 받을 것입니다.

뇌공이 2번 절하고 말했다. 제가 이를 받겠습니다.

임금이 이에 왼손으로 그의 손을 잡고 오른손으로 책을 건네주면서 말했다. 삼가고 또 삼가십시오. 나는 그대를 위해 말합니다.

48-2

凡刺之理, 經脈爲始, 營其所行, 知其度量; 內次五臟, 外別六腑, 審察衛氣, 爲百病母; 調其虛實, 乃止, 瀉其血絡, 血盡不殆矣. 雷公曰：
此皆細子之所以通, 未知其所約也. 黃帝曰：夫約方者, 猶約囊也, 囊
滿而弗約, 則輸泄; 方成弗約, 則神與弗俱. 雷公曰：願爲下材者, 勿
滿而約之. 黃帝曰：未滿而知約之, 以爲工, 不可以爲天下師.

무릇 찌르기의 이치는 경맥이 첫걸음입니다. (경맥이) 흐르는 바를 잘 알고
(營), 경맥의 길이와 크기를 알아야 합니다. 안으로 5장을 차례 지우고, 밖으로
6부를 가르고, (몸의 안팎을 도는) 위기를 살펴서, 온갖 탈의 어머니로 여깁니다.
그 허와 실을 조절하면 이에 (탈이) 그치고 그 혈락을 덜어내어 피가 다하면 위
태롭지 않습니다.

뇌공이 말했다. 이것은 모두 제가 아는(通) 바이나, 아직 그것을 (하나로) 묶는
바를 모르겠습니다.

임금이 말했다. 무릇 이치를 (하나로) 엮는다는 것은 자루를 묶는 것과 같습
니다. 자루가 가득한데 묶지 못하면 쏟아집니다. 이치가 이루어졌으나 엮지 못
하면 얼과 함께 하지 못합니다.

뇌공이 말했다. 바라건대 낮은 재주꾼이 되고자 바라는 사람은 (앎이) 차지
못했는데도 이를 엮습니다.

임금이 말했다. 아직 만족하지 않은데 이를 엮을 줄 아는 사람은, 평범한 의
원이 될지언정 세상이 본받을 스승이 될 수 없습니다.

48-3

雷公曰：願聞爲工. 黃帝曰：寸口主中, 人迎主外, 兩者相應, 俱往俱
來, 若引繩大小齊等. 春夏人迎微大, 秋冬寸口微大, 如是者, 名曰平人.

뇌공이 말했다. 바라건대 평범한 의원이 되는 것에 대해 듣고 싶습니다.

임금이 말했다. 촌구(맥)은 (5장인) 속을 주관하고, 인영(맥)은 (6부인) 바깥을

주관합니다. 양자가 서로 호응하여 함께 오고 함께 가는 것이, 마치 밧줄을 (양쪽에서) 당기는 듯 크고 작음이 가지런해야 합니다. 봄여름에는 인영(맥)이 조금 크고, 가을 겨울에는 촌구(맥)이 조금 큽니다. 이와 같은 사람을 (고른 사람이라는 뜻의) 평인(平人)이라 합니다.

48-4

人迎大一倍於寸口, 病在足少陽, 一倍而躁, 在手少陽. 人迎二倍, 病在足太陽, 二倍而躁, 病在手太陽. 人迎三倍, 病在足陽明, 三倍而躁, 病在手陽明. 盛則爲熱, 虛則爲寒, 緊則爲痛痹, 代則乍甚乍間. 盛則瀉之, 虛則補之, 緊痛則取之分肉, 代則取之血絡且飮藥, 陷下則灸之, 不盛不虛, 以經取之, 名曰經刺. 人迎四倍者, 且大且數, 名曰外格, 死不治. 必審按其本末, 察其寒熱, 以驗其臟腑之病.

인영이 촌구보다 1곱절이면 탈은 족소양에 있고, 1곱절이면서 시끄러우면 (탈이) 수소양에 있습니다. 인영이 2곱절이면 탈이 족태양에 있고, 2곱절이면서 시끄러우면 탈이 수태양에 있습니다. 인영이 3곱절이면 탈이 족양명에 있고, 3곱절이면서 시끄러우면 탈이 수양명에 있습니다. (인영이) 드세면 열이 되고, 허하면 추위가 되고, 팽팽하면 아파서 저리고, (간간이) 끊어지면 (탈이) 심해졌다 뜸해졌다 합니다. 드세면 이를 덜어내고, 허하면 이를 보태고, 팽팽하면 나뉜 살(分肉) 사이를 (침 자리로) 고르고, (간간이) 끊기면 혈락을 고르고 또 약을 마십니다. (맥이 깊이) 가라앉으면 뜸을 뜨고, 드세지도 허하지도 않으면 그 경맥을 고르는데, (이를) 일러 경맥 찌르기(經刺)라고 합니다. 인영이 4곱절인 사람이 크기도 하고 빠르기도 하면 (이를) 일러 밖이 막혔다(外格)고 하는데, 죽지 다스릴 수 없습니다. 반드시 뿌리와 우듬지를 찾고, 추위와 열을 살펴서 그 장부의 탈을 검증해야 합니다.

寸口大於人迎一倍, 病在足厥陰, 一倍而躁, 在手心主. 寸口二倍, 病
在足少陰, 二倍而躁, 在手少陰. 寸口三倍, 病在足太陰, 三倍而躁,
在手太陰. 盛則脹滿·寒中·食不化; 虛則熱中·出麋·少氣·溺色
變; 緊則痛痺; 代則乍痛乍止. 盛則瀉之, 虛則補之, 緊則先刺而後灸
之, 代則取血絡而後調之, 陷下則徒灸之, 陷下者, 脈血結於中, 中有
著血, 血寒, 故宜灸之. 不盛不虛, 以經取之. 寸口四倍者, 名曰內關,
內關者, 且大且數, 死不治. 必審察其本末之寒溫, 以驗其臟腑之病.

촌구가 인영보다 1곱절이면 탈이 족궐음에 있고, 1곱절이면서도 시끄러우
면 (탈이) 수심주에 있습니다. 촌구가 2곱절이면 (탈이) 족소음에 있고, 2곱절이
면서 시끄러우면 (탈이) 수소음에 있습니다. 촌구가 3곱절이면 탈이 족태음에
있고, 3곱절이면서 시끄러우면 탈이 수태음에 있습니다. (맥이) 드세면 (몸이) 붓
고, 속이 차고, 먹은 것이 삭혀지지 않습니다. (맥이) 허하면 속이 열 나고, 묽은
똥이 나오고, 숨이 짧고, 오줌 빛깔이 바뀝니다. 팽팽하면 아프고 저리고, (맥이)
간간이 끊기면 아픔이 생겼다 그쳤다 합니다. (맥이) 드세면 이를 덜어내고 허하
면 이를 보태고, 팽팽하면 먼저 찌르고 나중에 뜸 뜹니다. (맥이 간간이) 끊기면
(먼저) 혈락을 고르고 나중에 이를 조절합니다. 가라앉으면 다만 뜸을 뜹니다.
(맥이) 가라앉은 사람은 맥의 피가 속에서 맺혀서 속에 엉긴 피(著血)가 있는 것
인데, (이는) 피가 찬 것입니다. 그러므로 뜸을 뜹니다. (맥이) 드세지도 허하지도
않은 사람은 그 경맥을 고릅니다. 촌구가 4곱절인 사람은 (이를) 일러 안이 잠겼
다(內關)고 합니다. 안이 잠긴 것은 (맥이) 크고도 빠른데, 죽지 다스릴 수 없습니
다. 반드시 뿌리와 우듬지를 찾고, 추위와 열을 살펴서 그 장부의 탈을 검증해
야 합니다.

通其營輸, 乃可傳於大數. 大數曰 : 盛則徒瀉之, 虛則徒補之, 緊則灸
刺且飮藥, 陷下則徒灸之, 不盛不虛, 以經取之. 所謂經治者, 飮藥,
亦用灸刺. 脈急則引, 脈大以弱, 則欲安靜, 用力無勞也.

(경맥이 흐르는) 길(營)과 (그 길목인) 수(혈)에 통달해야 이에 큰 법(數)을 전할 수
있습니다. 『대수』에 이르기를, (맥이) 드세면 다만 이를 덜어내고, 허하면 다만
덜어내고, 팽팽하면 뜸뜨고 찌르고 또 약을 마시고, 가라앉으면 다만 뜸을 뜨
고, 실하지도 허하지도 않으면 경맥을 고릅니다. 이른바 경맥을 다스린다는 것
은 약을 마시고 또한 뜸과 침을 쓰는 것입니다. 맥이 급하면 도인법을 하고, 맥
이 크고 약하면 안정시키려고 해야지 힘쓰는 일에 힘들이지 말아야 합니다.

오색(五色) 제49

– 5가지 낯빛

雷公問於黃帝曰 : 五色獨決於明堂乎? 小子未知其所謂也. 黃帝曰 :
明堂者, 鼻也. 闕者, 眉間也. 庭者, 顏也. 蕃者, 頰側也. 蔽者, 耳門
也. 其間欲方大, 去之十步, 皆見於外, 如是者, 壽必中百歲.

뇌공이 임금에게 물었다. 5낯빛은 오직 명당에서만 결정됩니까? 저는 아직
그것이 말하는 바를 알지 못하겠습니다.

임금이 말했다. 명당이란 코입니다. 궐이란 눈썹 사이입니다. (천)정이란 이

마입니다. 번이란 뺨의 바깥입니다. 폐란 귀의 문입니다. 이들 사이가 바르고 넓어서 10걸음 떨어진 곳에서도 모두 한 눈에 보입니다. 이와 같은 사람은 목숨이 반드시 100살을 맞출 수 있습니다.

49-2

雷公曰 ： 五官之辨奈何? 黃帝曰 ： 明堂骨高以起, 平以直, 五臟次於中央, 六腑挾其兩側, 首面上於闕庭, 王宮在於下極, 五臟安於胸中, 眞色以致, 病色不見, 明堂潤澤以淸, 五官惡得無辨乎? 雷公曰 ： 其不辨者, 可得聞乎? 黃帝曰 ： 五色之見也, 各出其色部. 部骨陷者, 必不免於病矣. 其部色乘襲[13]者, 雖病甚, 不死矣. 雷公曰 ： 官五色奈何? 黃帝曰 ： 靑黑爲痛, 黃赤爲熱, 白爲寒, 是謂五官.

뇌공이 말했다. 5관은 어떻게 나눕니까?

임금이 말했다. 명당의 뼈는 높이 일어나서 평평하고 곧아야 합니다. 5장은 코의 복판에서 차례대로 나타나고, 6부는 그 코의 양옆을 끼고 있고, (눈썹 사이인) 궐과 (이마인) 천정은 머리 위쪽에 있고, (염통인) 왕궁은 (두 눈 사이인) 하극에 있습니다. 5장이 가슴 속에서 편안하면 제 빛깔이 이르고 탈난 빛깔은 나타나지 않으며, 명당은 윤택하고 맑을 텐데, 5관이 (빛깔로) 어찌(惡) 가려지지 않겠습니까?

뇌공이 말했다. 그 가려지지 않는 것은 어떻게 알 수 있을지 듣고 싶습니다.

임금이 말했다. 5낯빛이 나타나는 것은 각기 그 빛깔의 자리에서 나타납니다. (만약 그) 자리의 뼈가 움푹한 사람은 반드시 탈에서 벗어날 수 없습니다. 그 자리의 빛깔이 (5행 상생 관계에서) 자식 쪽으로(乘襲) 나타나면 비록 탈이 심해도

---

13)   자식 쪽의 빛깔이 어미의 자리에 나타난 것이다. 예컨대 비장의 노랑이 염통의 자리인 하극에 나타난 것으로 화생토이다. 대개 자식에서 그 어미 쪽으로 가는 탈을 가리킨다.

죽지 않습니다.

뇌공이 말했다. 5빛깔을 주관하는 것은 어떻습니까?

임금이 말했다. 파랑과 검정은 아픔이 되고, 노랑과 빨강은 열이 되고, 하양은 추위입니다. 이를 일러 5관이라고 합니다.

49-3

雷公曰：病之益甚, 與其方衰 如何? 黃帝曰：外內皆在焉. 切其脈口, 滑小緊以沈者, 病益甚, 在中; 人迎氣大緊以浮者, 其病益甚, 在外. 其脈口浮滑者, 病日損; 人迎沈而滑者, 病日損. 其脈口滑以沈者, 病日進, 在內; 其人迎脈滑盛而浮者, 其病日進, 在外. 脈之浮沈及人迎與寸口氣小大等者, 病難已; 病在臟, 沈而大者, 其病易已, 小爲逆; 病在腑, 浮而大者, 其病易已, 小爲逆. 人迎盛堅者, 傷於寒; 氣口盛堅者, 傷於食.

뇌공이 말했다. 탈이 날로 심해지는 것과 그것이 바야흐로 풀죽는 것은 어떻습니까?

임금이 말했다. (5장인) 안과 (6부인) 밖이 모두 있습니다. 그 맥구(인 촌구)를 짚어서, 매끄럽고 작고 팽팽하고 가라앉은 사람은 탈이 날로 심해지니, 속(인 5장)에 있습니다. 인영의 기운이 크고 팽팽하고 뜬 사람은 그 탈이 더욱 심해지니, 밖(인 6부)에 있습니다. 그 맥구가 뜨고 매끄러운 사람은 탈이 날로 줄고, 인영이 깊고 매끄러운 사람은 탈이 날로 줄어듭니다. 그 맥구가 매끄럽고 깊은 사람은 탈이 날로 (다음 단계로) 나아가니, 안(인 5장)에 있습니다. 그 인영이 매끄럽고 드세고 뜬 사람은 탈이 날로 나아가니, 밖(인 6부)에 있습니다. 맥의 뜸과 가라앉음 및 인영과 촌구의 작음과 큼이 똑같은 사람은 탈이 그치기 어렵습니다. 탈이 (5)장에 있어서 (맥이) 가라앉고 큰 사람은 그 탈이 쉽게 그치는데, (가라앉고서도) 작은 (사람은) (음의 기운이) 거스른 것(으로 쉽게 그치지 않습)니다. 탈이 (6)부에 있어서, (맥이) 뜨고 큰 사람은 쉽게 그칩니다. (뜨고도) 작은 (사람은) 거스른 것입니다. (겉을 나타내는) 인영이 드세고 단단한 사람은 추위에 다친 것(외감)이고, (속을 나타내는) 기구(인 촌구)가 드세고 단단한 사람은 음식에 다친 것(내상)입니다.

49-4

雷公曰 : 以色言病之間甚奈何? 黃帝曰 : 其色粗以明(者爲間), 沈夭者爲甚, 其色上行者, 病益甚, 其色下行如雲徹散者, 病方已. 五色各有臟部, 有外部, 有內部也. 色從外部走內部者, 其病從外走內; 其色從內走外者, 其病從內走外. 病生於內者, 先治其陰, 後治其陽, 反者益甚; 病生於外者, 先治其陽, 後治其陰, 反者益甚. 其脈滑大以代而長者, 病從外來, 目有所見, 志有所存, 此陽氣之并也, 可變而已.[14] 雷公曰 : 小子聞風者, 百病之始也, 厥痹者, 寒濕之起也, 別之奈何? 黃帝曰 : 常候闕中, 薄澤爲風, 衝濁爲痹, 在地爲厥, 此其常也, 各以其色言其病.

뇌공이 말했다. 낯빛으로 탈이 뜸한지 심한지 말하는 것은 어떻습니까?

임금이 말했다. 그 낯빛이 성글며 밝은 사람은 탈이 뜸하고, 깊고 칙칙한 사람은 심합니다. 그 낯빛이 올라가는 사람은 탈이 더욱 심해지고, 그 낯빛이 내려가 마치 구름이 물러가고 흩어지듯 한 사람은 탈이 바야흐로 그칩니다. 5낯빛에는 각기 (5)장(6부)의 (상태를 나타내는) 자리가 있는데, (6부인) 밖의 자리가 있고, (5장인) 안의 자리가 있습니다. 낯빛이 밖의 자리로부터 안의 자리로 달려간 사람은 탈이 겉으로부터 속으로 달려간 것입니다. 낯빛이 안의 자리로부터 밖

---

14)　'其脈滑大以代而長者……可變而已' 까지의 31자는 맥에 관한 설명인데, 낯빛을 설명한 곳에 놓여서 무슨 착오가 있는 것 같다.

의 자리로 달려간 사람은 탈이 안으로부터 속으로 달려간 것입니다. 탈이 안에서 생긴 사람은 먼저 그 음(인 5장)을 다스리고 나중에 양(인 6부)를 다스리는데, 거꾸로 하면 더욱 심해집니다. 탈이 밖에서 생긴 사람은 먼저 그 양(인 6부)를 다스리고 나중에 음(인 5장)을 다스리는데, 거꾸로 하면 더욱 심해십니다. 그 맥이 매끄럽고 크거나 잠시 끊어지고 긴 사람은 탈이 밖에서 온 것으로 눈에 헛것이 보이고 망상에 잠깁니다. 이는 양의 기운이 아우른 것으로, 음과 양을 바꿔주면 그칩니다.

뇌공이 말했다. 제가 듣기에 바람은 온갖 탈의 처음이요, 갑자기 거슬러 치민 것은 추위와 축축함이 일으킨 것이라고 했습니다. 이를 갈라보는 것은 어떻게 합니까?

임금이 말했다. 보통 (눈썹 사이인) 궐중을 살피는데 낯빛이 엷고 광택이 있으면 바람이고, 짙고(衝) 흐리면 (기운이 모자라서 저린) 비증이고, (탈의 낯빛이 아래턱인) 지각(地閣)에 있으면 (기운이 한쪽으로 갑자기 쏠리는) 궐증입니다. 이것이 그 흔한 규칙입니다. 각기 그 낯빛으로 그 탈을 말한 것입니다.

49-5

雷公曰：人不病卒死, 何以知之? 黃帝曰：大氣入於臟腑者, 不病而卒死矣. 雷公曰：病小愈而卒死者, 何以知之? 黃帝曰：赤色出兩顴, 大如母指者, 病雖小愈, 必卒死. 黑色出於庭, 大如母指, 必不病而卒死. 雷公再拜曰：善哉! 其死有期乎? 黃帝曰：察其色以言其時.

뇌공이 말했다. 사람이 앓지 않는데도 갑자기 죽는 것은 어떻게 이를 압니까?

임금이 말했다. 큰 기운이 장부에 들어간 사람은 앓지 않아도 갑자기 죽습니다.

뇌공이 말했다. 탈이 조금 낫다가 갑자기 죽는 사람은 어떻게 이를 압니까?

임금이 말했다. 붉은 빛깔이 양 뺨에 나오는데, 크기가 엄지손가락 같은 사람은 탈이 비록 조금 낫다가도 반드시 갑자기 죽습니다. 검은 빛깔이 천정(인 이마)에 나오는데, 크기가 엄지손가락 같은 사람은 반드시 앓지 않아도 갑자기 죽습니다.

뇌공이 2번 절하고 말했다. 좋습니다. 그 죽음에도 시기가 있습니까?

임금이 말했다. 그 낯빛을 살펴서 그 때를 말합니다.

49-6

雷公曰 : 善乎! 願卒聞之. 黃帝曰 : 庭者, 首面也; 闕上者, 咽喉也; 闕中者, 肺也; 下極者, 心也; 直下者, 肝也; 肝左者, 膽也; 下者, 脾也; 方上者, 胃也; 中央者, 大腸也; 挾大腸者, 腎也; 當腎者, 臍也; 面王以上者, 小腸也; 面王以下者, 膀胱·子處也; 顴者, 肩也; 顴後者, 臂也; 臂下者, 手也; 目內眥上者, 膺乳也; 挾繩而上者, 背也; 循牙車以下者, 股也; 中央者, 膝也; 膝以下者, 脛也; 當脛以下者, 足也; 巨分者, 股裏也; 巨屈者, 膝臏也. 此五臟六腑肢節之部也, 各有部分. 用陰和陽, 用陽和陰, 當明部分, 萬擧萬當. 能別左右, 是謂大道, 男女異位, 故曰陰陽, 審察澤天, 謂之良工.

뇌공이 말했다. 좋습니다! 바라건대 이를 다 듣고 싶습니다.

임금이 말했다. (이마인 천)정은 머리와 얼굴(의 탈이 나타나는 곳)입니다. (눈썹 사이인) 궐의 위쪽은 목구멍입니다. 궐의 복판은 허파입니다. (두 눈 사이인) 하극은 염통입니다. (하극의 바로 아래 코뼈인) 직하는 간입니다. 간의 왼쪽은 쓸개입니다. (코끝인) 아래는 비장입니다. 코끝 양 옆(方)의 약간 위쪽은 밥통입니다. 얼굴의 복판(인 광대뼈 아래쪽)은 큰창자입니다. (큰창자를 낀) 뺨은 콩팥입니다. 콩팥(의 아래쪽)은 배꼽입니다. (콧마루인) 면왕 위쪽은 작은창자입니다. 콧마루의 아래쪽(인 인중)은 오줌보와 아기집입니다. 광대뼈는 어깨입니다. 광대뼈 뒤쪽은 팔입니다. 팔의 아래쪽은 손입니다. 눈 안쪽 모서리 위쪽은 가슴과 젖가슴입니다. (뺨의 바깥쪽이자) 새끼줄(처럼 돋은 귀의 가장자리) 위쪽은 등입니다. (협거인) 아거(아래턱)로부터 아래쪽은 넓적다리입니다. 아래턱의 복판은 무릎입니다. 무릎의 아래쪽은 정강이입니다. 정강이 아래쪽은 발입니다. 입가의 주름진 부위(巨分)는 넓적다리의 안쪽입니다. (뺨 아래쪽 곡골인) 거굴은 종지뼈입니다.

이것은 5장6부와 팔다리 마디가 나타나는 자리입니다. 각기 나뉜 자리가 있습니다. 음을 써서 양을 고르게 하고, 양을 써서 음을 고르게 하여, (낯빛의) 나뉜 자리에 밝으면 만 번 움직여서 만 번 (모두) 틀림없습니다. 왼쪽과 오른쪽 (또는 음과 양)을 가를 수 있는 것, 이를 일러 큰 이치라고 합니다. 사내와 계집(의 낯빛)은 (남좌여우에 따라) 그 자리가 다릅니다. 그러므로 음과 양이라고 합니다. (낯빛의) 윤택함과 칙칙함을 살필 줄 알면, 이를 일러 훌륭한 의원이라고 합니다.

49-7

沈濁爲內, 浮澤爲外, 黃赤爲風, 靑黑爲痛, 白爲寒, 黃而膏潤爲膿, 赤甚者爲血, 痛甚爲攣, 寒甚爲皮不仁. 五色各見其部, 察其浮沈, 以知淺深, 察其澤夭, 以觀成敗, 察其散搏, 以知近遠, 視色上下, 以知病處, 積神於心, 以知往今. 故相氣不微, 不知是非, 屬意勿去, 乃知新故. 色明不粗, 其病不甚; 不明不澤, 沈夭爲甚. 其色散, 駒然未有聚, 其病散而氣痛, 聚未成也.

(낯빛이) 깊고 흐리면 안(의 탈)이고, (낯빛이) 밝고 윤택하면 밖(의 탈)입니다. 노랑과 빨강은 바람이고, 파랑과 검정은 아픔이고, 하양은 추위입니다. 노랗고 기름기가 윤나는 것은 고름이고, 빨강이 심한 것은 (고름이 되기 전에 쌓인) 피입니다. 아픔이 심한 것은 경련이고, 추위가 심한 것은 살갗이 마비된 것입니다.

5낯빛은 각기 그 (몸통의) 자리를 나타냅니다. 그 뜨고 가라앉음을 살펴서 얕음과 깊음을 알고, 윤택함과 칙칙함을 살펴서 (다스림의) 성공과 실패를 보고, 그 (낯빛의) 흩어짐과 모임을 살펴서 (탈이 낫는 때의) 가까움과 멂을 압니다. 낯빛의 위와 아래를 보고서 탈이 난 곳을 알고, 마음에 얼을 쌓아서 (탈의) 어제와 이제를 압니다. 그러므로 기운을 살핌(相)이 (아주) 미세하지 않으면 옳고 그름을 알 수 없고, 뜻(意)을 모아서(屬) (마음이) 떠나지 않아야 이에 (탈의) 새 (모습)과 옛 일을 알 수 있습니다. 낯빛이 밝고 거칠지 않으면 그 탈은 심하지 않고, 깊고 칙칙하면 탈이 심합니다. 그 낯빛이 흩어져 망아지처럼 아직 모이지 않으면 그 탈이 흩어지려는 것이고 기운이 아파도 적취가 이루어지지 않습니다.

49-8

腎乘心, 心先病, 腎爲應, 色皆如是. 男子色在於面王, 爲小腹痛, 下爲卵痛, 其圜直爲莖痛, 高爲本, 下爲首, 狐疝 陰之屬也. 女子色在於面王, 爲膀胱·子處之病, 散爲痛, 搏爲聚, 方員左右, 各如其色形. 其隨而下至胝爲淫, 有潤如膏狀, 爲暴食不潔. 左爲左, 右爲右, 其色有邪, 聚散而不端, 面色所指者也. 色者, 青黑赤白黃, 皆端滿有別鄉[15]. 別鄉赤者, 其色赤, 大如榆莢, 在面王爲不月. 其色上銳, 首空上向, 下銳下向, 在左右如法. 以五色命臟, 青爲肝, 赤爲心, 白爲肺, 黃爲脾, 黑爲腎. 肝合筋, 心合脈, 肺合皮, 脾合肉, 腎合骨也.

콩팥이 염통을 올라타서 염통이 먼저 탈나고 콩팥이 (이에) 호응하면 낯빛이

---

15) 여기서의 '鄉'은 부위를 뜻한다. 따라서 '별향'이란 '다른 부위'를 뜻한다. 예를 들면 빨강은 염통의 빛깔로 마땅히 눈 사이에 나타나야 하며 이것이 본향인데, 만약 콧마루에 나타나면 이것을 별향이라 한다. 이곳의 해석은 주석자마다 각기 다르다. 장지총의 주석이 그럴 듯하여 그 풀이를 따랐다.

모두 이와 같습니다. (즉) 사내는, 그 낯빛이 (콧마루인) 면왕에 있으면 아랫배가 아프고, 아래에 있으면 불두덩이 아프고, (인중의 수구혈인) 환직에 있으면 자지가 아프고, (인중의) 높은 곳에 있으면 (자지의) 뿌리이고, (인중의 아래)는 귀두인데, (이는 불알이 들락거리는) 호산과 (불알이 커지는) 토산불이의 종류입니다. 계집은, 낯빛이 면왕에 있으면 오줌보와 아기집의 탈이 되는데, (낯빛이) 흩어지면 아픔이 오고, 모이면 적취가 됩니다. 적취가 모나거나 둥글거나, 왼쪽에 있거나 오른쪽에 있거나, 각기 그 낯빛의 꼴과 같습니다. 만약(其) (낯빛이) 따라 내려가서 입술(脧)에 이르면 흰 대하가 있는 것이고, 반질반질한 것이 마치 기름 덩어리와 같은 것이 있으면 깨끗하지 않은 것을 갑자기 많이 먹은 것이 됩니다.

낯빛이 왼쪽이면 (탈도) 왼쪽이 되고, 오른쪽이면 (탈도) 오른쪽이 됩니다. 그 낯빛에 몹쓸 기운이 있는데, 모이거나 흩어지거나 바르지 않은 것은, 낯의 빛깔이 가리키는 바의 (그곳에 탈이 난) 것입니다. 낯빛이란 파랑 검정 빨강 하양 노랑인데, 모두 (기울지 않고) 올바르고 가득하게 (제 자리에서 나타나야 하지만, 제 자리인 본향이 아니라) 다른 자리(別鄕)에 나타나는 것이 있습니다. (예컨대) 다른 자리가 붉은 것은 그 낯빛이 붉고 크기가 마치 느릅나무 열매 같은데, (염통의 자리인 두 눈 사이에 있어야 할 빨강이 작은창자의 자리인) 콧마루(面王)에 있으면 (몹쓸 기운이 다른 자리까지 뻗친 것이어서 목숨이) 달을 넘기지 못합니다. 그 낯빛의 위쪽이 뾰족하면 머리가 허하여 몹쓸 기운이 위쪽으로 향하는 것이고, 아래쪽이 뾰족하면 아래쪽으로 향하는 것인데, 왼쪽과 오른쪽이 같은 법에 있습니다. 5낯빛으로 (5)장을 이름 붙이면 파랑은 간이고, 빨강은 염통이고, 하양은 허파이고, 노랑은 비장이고, 검정은 콩팥입니다. 간은 힘줄과 짝하고, 염통은 맥과 짝하고, 허파는 살갗과 털과 짝하고, 비장은 살과 짝하고, 콩팥은 뼈와 짝합니다.

제3장 기

오십영(五十營) 제15
– 영기의 하루 흐름

黃帝曰 : 余願聞五十營奈何? 岐伯答曰 : 天周二十八宿[16], 宿三十六分, 人氣行一周, 千八分. 日行二十八宿, 人經脈上下左右前後二十八脈, 周身十六丈二尺, 以應二十八宿.

임금이 말했다. 내가 바라건대, 기운(營)이 (하루에 온몸을) 50바퀴 도는 것은 어떤지 듣고 싶습니다.

스승이 대답했다. 하늘에는 28수(宿)가 도는데 ⑴수는 36분이고, 사람의 기운은 한 바퀴 가는데 (28×36=)1008분입니다. 해는 (하루에) 28수를 가고, 사람의

---

16) 二十八宿(이십팔수) : 고대인들이 태양과 달, 혹성의 소재를 밝히기 위하여 황도를 따라 천구를 28등분한 것을 말한다. 즉 동방창룡칠수는 각항저방심미기(角亢氐房心尾箕)이고, 북방현무칠수는 두우여허위실벽(斗牛女虛危室壁)이며, 서방백호칠수는 규루위묘필자삼(奎婁胃昴畢觜參)이고, 남방주작칠수는 정귀유성장익진(井鬼柳星張翼軫)이다.

경맥은 상하·좌우·전후에 (모두) 28맥[17]인데, (이것이) 몸 16장 2척을 돌아서 28수와 호응합니다.

漏水下百刻[18], 以分晝夜. 故人一呼, 脈再動, 氣行三寸, 一吸, 脈亦再動, 氣行三寸, 呼吸定息, 氣行六寸. 十息, 氣行六尺. 二十七息, 氣行一丈六尺二寸, 日行二分. 二百七十息, 氣行十六丈二尺, 氣行交通於中, 一周於身, 水下二刻, 日行二十分有奇. 五百四十息, 氣行再周于身, 下水四刻, 日行四十分. 二千七百息, 氣行十周于身, 下水二十刻, 日行五宿二十分. 一萬三千五百息, 氣行五十營于身, 水下百刻, 日行二十八宿, 漏水皆盡, 脈終矣. 所謂交通者, 并行一數也, 故五十營備, 得盡天地之壽矣, 氣凡行八百一十丈也.

물시계의 100각으로 하여 밤과 낮을 나눕니다. 그러므로 사람이 1번 숨을 내쉬면 맥이 2번 뛰고 기운이 3촌을 가며, 1번 들이쉬면 맥도 2번 뛰고 기운은 3촌을 갑니다. 내쉬고 들이쉬는 것이 (1)숨(息)인데, (그 사이에) 기운은 6촌을 갑니다. 10번 숨에 기운은 6척을 갑니다. (27번 숨에 기운이 1장 6척 2촌을 가는데) 해는 2분을 갑니다. 270번 쉬면 기운은 16장 2척을 가서 기운이 (모든 경맥) 속(中)에서 (남김없이) 몸을 한 바퀴 도는데, 물시계는 2각이고, 해는 20분 남짓 갑니다. 540번 뛰면 기운은 몸을 두 바퀴 도는데, 물시계는 4각이고, 해는 40분을

---

17) 12경맥은 좌우에 분포하므로 24맥이 되고, 여기에다 임맥·독맥 하나씩과 좌우의 교맥 하나씩(남자는 陽蹻脈을 여자는 陰蹻脈을 계산에 넣는다)을 더하면 모두 28맥이 된다는 논리이나, 이는 억지로 숫자를 맞추려는 궁색한 논리이다.

18) 漏水下百刻 : '漏水'란 물시계를 가리킨다. 고대인들은 100각으로써 하루의 시간을 정하였는데, 1각을 60분으로 하여 100각을 6,000분으로 정하였다. 6,000분을 하루 12시진에 배속시키면 각 시진은 500분(6,000÷12=500)이 되는데, 이를 각으로 계산하면 8각 20분(60분×8=480, 480분+20분=500분)이다. 따라서 하루는 96각 240분이 되는데, 240분은 4각(240÷60=4)이므로 모두 합산하면 100각이 된다.

갑니다. 2,700번 쉬면 기운은 몸을 10바퀴 도는데, 물시계는 20각이고, 해는 5수(宿) 20분을 갑니다. 13,500번 쉬면 기운은 몸을 50바퀴 도는데, 물시계는 100각이고, 해는 28수를 가서, 물시계가 다하고, 기운도 (돌기를) 마칩니다. 이른바 남김없이 돈다(交通)는 것은 28맥이 다 함께 가는 1차례를 말합니다. 그러므로 영기가 (몸에서) 50바퀴를 갖추면 하늘이 준 목숨을 다 누릴 수 있습니다. 기운은 무릇 810장을 갑니다.

영위생회(營衛生會) 제18
- 영기와 위기의 흐름

18-1

黃帝問於岐伯日 : 人焉受氣? 陰陽焉會? 何氣爲營? 何氣爲衛? 營安從生? 衛於焉會? 老壯不同氣, 陰陽異位, 願聞其會. 岐伯答日 : 人受氣於穀, 穀入於胃, 以傳與肺, 五臟六腑, 皆以受氣. 其淸者爲營, 濁者爲衛, 營在脈中, 衛在脈外, 營周不休, 五十而復大會. 陰陽相貫, 如環無端. 衛氣行於陰二十五度, 行於陽二十五度, 分爲晝夜, 故氣至陽而起, 至陰而止. 故日 : 日中而陽隴爲重陽, 夜半而陰隴爲重陰. 故太陰主內, 太陽主外, 各行二十五度, 分爲晝夜. 夜半爲陰隴, 夜半後而陰衰, 平旦陰盡而陽受氣矣. 日中爲陽隴, 日西而陽衰, 日入陽盡而陰受氣矣. 夜半而大會, 萬民皆臥, 命日合陰. 平旦陰盡而陽受氣, 如是無已, 與天地同紀.

임금이 스승에게 물었다. 사람은 어디에서 기운을 받고, 음과 양은 어디서 만납니까? 어떤 기운이 (몸의 속을 이바지해주는) 영이 되고 어떤 기운이 (몸의 겉을 지키는) 위가 됩니까? (이바지 기운인) 영(기)는 어디로부터 생기고, (지킴이 기운인) 위(기)는 어디서 (영기와) 만납니까? 늙은이와 젊은이는 기운이 같지 않고, 음과 양은 자리가 다릅니다. 바라건대 그 모임에 대해 듣고 싶습니다.

스승이 대답했다. 사람은 곡식에서 기운을 받는데, 곡식이 밥통에 들어가면 허파로 옮겨가고, 5장6부가 모두 그 기운을 받습니다. 그 맑은 것은 (몸의 속을 이바지하는) 영(기)가 되고, 흐린 것은 (몸의 겉을 지키는) 위(기)가 됩니다. 영(기)는 경맥 속에 있고 위(기)는 경맥 밖에 있는데, 북돋으며 돌기를 쉬지 않고 50바퀴를 돌아서 (영기와 위기가) 다시 크게 모입니다. 음과 양은 서로 꿴 것이 마치 고리에 끝이 없는 것 같습니다. (몸을) 지키는(衛) 기운은 음(의 자리)에서 25바퀴 돌고 양(의 자리)에서 25바퀴 돌아서, 밤과 낮으로 나뉩니다. 그러므로 기운은 양에 이르러서 일어나고 음에 이르러서 그칩니다. 그러므로 말하기를, 해가 복판에 와서 양의 기운이 솟은(隴) 것은 겹친 양(重陽)이라고 하고, 한밤중이 되어 음의 기운이 솟은 것은 겹친 음(重陰)이라고 합니다. 태음은 안을 주관하고, 태양은 밖을 주관하여, 각기 25바퀴를 가는데 밤과 낮으로 나뉩니다. 한밤에는 음의 기운이 솟은 때이고, 한밤중 이후에는 음의 기운이 풀죽고, 동틀 무렵에는 음이 다하고 양이 기운을 받습니다. 한낮에는 양의 기운이 솟은 때이고, 해가 서쪽으로 기울면 양의 기운이 풀죽고, 해질녘에는 양의 기운이 다하고 음이 기운을 받습니다. 한밤은 (영기와 위기가) 크게 모이고, 백성들은 모두 잠듭니다. 이를 일러 음을 만난다(合陰)고 합니다. 동틀 무렵에는 음의 기운이 다하고 양이 기운을 받습니다. 이와 같이 그침이 없는 것은 하늘땅과 더불어 이치(紀)가 같습니다.

黃帝曰 : 老人之不夜瞑者, 何氣使然? 少壯之人不晝瞑者, 何氣使然?

岐伯答曰 : 壯者之氣血盛, 其肌肉滑, 氣道通, 營衛之行, 不失其常, 故晝精而夜瞑. 老者之氣血衰, 其肌肉枯, 氣道澁, 五臟之氣相搏, 其 營氣衰少而衛氣內伐, 故晝不精, 夜不瞑.

임금이 말했다. 늙은이가 밤에 깊이 못 자는 것은, 어떤 기운이 그렇게 하는 것입니까? 어리거나 젊은이들이 낮에 못 자는 것은, 어떤 기운이 그렇게 하는 것입니까?

스승이 대답했다. 젊은이는 기운과 피가 드세어 살이 매끄럽고 기운의 길이 잘 통하고, 영기와 위기의 흐름이 일정함(常)을 잃지 않습니다. 낮에는 (머리가) 맑고(精) 밤에는 잘 잡니다. 늙은이는 기운과 피가 풀죽어서 살이 메마르고 기운의 길이 잘 통하지 않고, 5장의 기운이 서로 부딪쳐, 영기가 풀죽고 적으며 위기가 안으로 쳐서, 낮에는 (머리가) 맑지 못하고 밤에는 깊이 자지 못합니다.

黃帝曰 : 願聞營衛之所行, 皆何道從來? 岐伯答曰 : 營出於中焦, 衛 出於上焦. 黃帝曰 : 願聞三焦之所出. 岐伯答曰 : 上焦出於胃上口, 并咽以上貫膈而布胸中, 走腋, 循太陰之分而行, 還注手陽明, 上至舌, 下注足陽明, 常與營俱行於陽二十五度, 行於陰亦二十五度一周也. 故 五十度而復大會於手太陰矣. 黃帝曰 : 人有熱, 飲食下胃, 其氣未定, 汗則出, 或出於面, 或出於背, 或出於身半, 其不循衛氣之道而出何 也? 岐伯曰 : 此外傷於風, 內開腠理, 毛蒸理泄, 衛氣走之, 固不得循 其道, 此氣慓悍滑疾, 見開而出, 故不得從其道, 故命曰漏泄.

임금이 말했다. 바라건대 영기와 위기가 가는 것은 모두 어떤 길로부터 나왔는지 듣고 싶습니다.

스승이 대답했다. 영기는 중초에서 나오고, 위기는 상초에서 나옵니다.

임금이 말했다. 바라건대 상초의 기운이 나오는 곳에 대해 듣고 싶습니다.

스승이 대답했다. 상초의 기운은 밥통의 위쪽 입구에서 나와서, 목구멍을 따라 올라가 격막을 꿰고 가슴속에서 퍼지고, 겨드랑이로 달려서 태음의 자리를 좇아가 다시 수양명으로 흘러들고, 위로 혀에 이르렀다가, 아래로 족양명에 흘러들어 영(기)와 양에서 25바퀴 같이 돌고, 음에서 또한 25바퀴 돌아서 1차례(周) 돕니다. 그러므로 50바퀴 돌고, 수태음에서 다시 크게 모입니다.

임금이 말했다. 몸(人)에 열이 있으면, 음식이 밥통으로 내려가 (몸에 맞는) 기운으로 만들어지지 않아서 땀이 나는데, 혹은 얼굴에서 혹은 등에서 혹은 몸의 절반에서 나되, 그것이 위기가 다니는 길을 좇아가지 않고 (아무데서나) 나오는 것은 어찌 된 것입니까?

스승이 말했다. 이것은 밖으로 바람에 다치고 안으로 살결이 열리고, 털이 (수증기처럼) 쐬고 (살갗의) 결이 새서, 위기가 내달려도 그 길을 (제대로) 좇아가지 못하는 것입니다. 이 기운은 사납고 매끄럽고 빨라서 열린 (틈)이 보이면 빠져나가는 까닭에, (안으로 다치고 밖으로 살결이 열려 땀이) 그 길을 따라가지 못(하고, 아무데서나 나오는 것)입니다. 그러므로 (이를) 일러 새나간다(漏泄)고 합니다.

黃帝曰 : 願聞中焦之所出. 岐伯答曰 : 中焦亦并胃口, 出上焦之後. 此所受氣者, 泌糟粕, 蒸津液, 化其精微, 上注於肺脈, 乃化而爲血, 以奉生身, 莫貴於此, 故獨得行於經隧, 命曰營氣. 黃帝曰 : 夫血之與氣, 異名同類, 何謂也? 岐伯答曰 : 營衛者精氣也, 血者神氣也, 故血之與氣, 異名同類焉. 故奪血者無汗, 奪汗者無血, 故人生有兩死而無兩生.

임금이 말했다. 바라건대 중초가 나오는 곳에 대해 들고 싶습니다.

스승이 대답했다. 중초 또한 밥통의 입구인데, 상초의 뒤에서 나옵니다. 이 곳에서 받은 기운은 찌꺼기를 걸러서(泌) (몸에 맞는 성분을 빚고), 진액을 쪄내고, 그 찰진 기운(精微)이 생겨나게 하여, 위로 허파에 흘러들게 하고, 이에 피가 생겨나게 하여 살아있는 몸을 기르게 하는데, (그 어느 것도) 이보다 귀하지 못합니다. 그러므로 유독 경맥으로 흘러 다니는 것, (이를) 일러 (몸속을 이바지하는 기운이라는 뜻의) 영기라고 합니다.

임금이 말했다. 무릇 기운과 피는 이름이 다르나 노릇(類)은 같다는데, 무엇을 말하는 것입니까?

스승이 대답했다. 영과 위는 (모두) 불거름(精)의 기운입니다. 피는 얼(神)의 기운입니다. 그러므로 피는 기운과 더불어 이름이 다르나 노릇은 같습니다. 그러므로 피를 빼앗긴 사람은 땀 내지 말아야 하고, 땀을 빼앗긴 사람은 피 흘리지 말아야 합니다. 그러므로 사람이 태어나서 (땀이나 피를 빼앗긴) 두 (경우로 인해) 죽는 것은 있어도 (땀이나 피로) 두 번 사는 것은 없습니다.

黃帝曰 : 願聞下焦之所出. 岐伯答曰 : 下焦者, 別廻腸, 注於膀胱而滲入焉. 故水穀者, 常并居於胃中, 成糟粕, 而俱下於大腸, 濟泌別汁, 循下焦而滲入膀胱焉. 黃帝曰 : 人飮酒, 酒亦入胃, 穀未熟而小便獨先下, 何也? 岐伯答曰 : 酒者熟穀之液也, 其氣悍以淸, 故後穀而入, 先穀而液出焉. 黃帝曰 : 善. 余聞上焦如霧, 中焦如漚, 下焦如瀆, 此之謂也.

임금이 말했다. 하초가 나오는 곳에 대해 듣고 싶습니다.

스승이 대답했다. 하초는 큰창자(廻腸)에서 갈라져, 오줌보로 들어가서 스며듭니다. 그러므로 물과 곡식은 늘 함께 밥통 속에 있다가 찌꺼기를 이루어서 큰창자로 함께 내려가고, 물기(汁)를 거르고 (맑은 것과 흐린 것으로) 갈라서 하초를 좇아서 오줌보로 스며듭니다.

임금이 말했다. 사람이 술을 마시면 술 또한 밥통으로 들어가는데, 곡식이 아직 소화가 안 되었으나 오줌이 홀로 먼저 나오는 것은 어찌 된 것입니까?

스승이 대답했다. 술은 곡식을 익혀서 만든 물입니다. 그 기운은 빠르고 맑습니다. 그러므로 곡식보다 나중에 들어가나 먼저 물이 되어 나오는 것입니다.

임금이 말했다. 좋습니다. 내가 듣기에, 상초는 마치 안개와 같고, 중초는 거품 같고, 하초는 도랑과 같다고[19] 했는데, 이를 이른 것이군요.

영기(營氣) 제16
– 영기가 흐르는 순서

16-1

黃帝曰 : 營氣之道, 內穀爲寶. 穀入於胃, 乃傳之肺, 流溢於中, 布散
於外, 精專者行於經隧, 常營無已, 終而復始, 是謂天地之紀. 故氣從
太陰出, 注手陽明, 上行至面, 注足陽明, 下行至跗上, 注大指間, 與
太陰合, 上行抵脾, 從脾注心中, 循手少陰出腋下臂, 注小指之端, 合

---

19) 上焦如霧 : 심폐의 작용을 빌어 음식물에서 화생한 정기를 전신에 퍼트리는 것이 마치 안개
가 만물을 촉촉하게 적셔 주는 것과 같음을 형용한 것이다.
中焦如漚 : 중초의 비위가 음식물을 소화 흡수하여 영양물질을 전신에 보내는 것이 마치 물
에 적셔 변화시키는 것과 같음을 형용한 것이다.
下焦如瀆 : 콩팥과 오줌보의 배뇨작용이 마치 물이 도랑으로 흘러들어 가는 것과 같음을 형
용한 것이다.

手太陽. 上行乘腋出 內, 注目內眥, 上巓下項, 合足太陽. 循脊下尻,
下行注小指之端, 循足心注足少陰. 上行注腎, 從腎注心, 外散於胸中,
循心主脈出腋下臂, 出兩筋之間, 入掌中, 出中指之端, 還注小指次指
之端, 合手少陽. 上行注膻中, 散於三焦, 從三焦注膽, 出脇, 注足少
陽. 下行至跗上, 復從跗注大指間, 合足厥陰, 上行至肝, 從肝上注肺,
上循喉嚨, 入頏顙之竅, 究於畜門. 其支別者, 上額循巓下項中, 循脊
入骶, 是督脈也, 絡陰器, 上過毛中, 入臍中, 上循腹裏, 入缺盆, 下注
肺中, 復出太陰. 此營氣之行, 逆順之常也.

임금이 말했다. 기운이 도는(營) 이치는, 곡식(을 몸으로) 들임(入)을 보배로 여
깁니다. 곡식이 밥통에 들어가면 기운은 허파로 옮겨가고, 속(인 장부)로 흘러들
었다가 밖(인 팔다리와 뼈마디)로 펼쳐지는데, 잘 걸러진 것은 경맥(經隧)으로 가서,
늘 흐르는 것이 그치지 않고, (한 바퀴를) 마치면 다시 비롯합니다. 이를 일러 하늘
과 땅의 벼리(인 규칙)이라고 합니다. 그러므로 기운은 수태음으로부터 나와서 양
명으로 흘러들고, 위로 얼굴에 이르러 족양명으로 흘러들고, 내려가서 발등에 이
르렀다가, 엄지발가락 사이로 흘러들어 족태음과 만나, 위로 올라가 비장에 이르
렀다가, 비장으로부터 가슴속으로 흘러듭니다. 수소음을 따라 겨드랑이로 나와
서 팔로 내려가고, 새끼손가락 끝으로 흘러들어 수태양과 만납니다. 위로 올라가
겨드랑이를 타고(乘) 광대뼈 안쪽으로 나와서, 눈 안쪽 모서리로 흘러들고, 정수
리(巓)로 올라갔다가 뒷목으로 내려와서 족태양과 만납니다. 등뼈를 좇아서 꽁무
니로 내려가고, 아래로 가서 새끼발가락의 끝으로 흘러들고, 발바닥 복판을 좇아
서 족소음으로 흘러듭니다. 위로 가서 콩팥에 흘러들고, 콩팥으로부터 심주로 흘
러들고, 가슴 속에서 밖으로 흩어지고, 심주를 좇아서 겨드랑이로 나와서 팔로
내려가는데, 두 힘줄의 사이로 나와 손바닥으로 들어갔다가, 가운데손가락의 끝
으로 나와서, 다시(還) 새끼손가락의 다음 손가락(인 넷째손가락) 끝으로 흘러들어,

수소양과 만납니다. 위로 가서 전중으로 흘러들었다가 삼초로 흩어지고, 삼초로 부터 쓸개로 흘러들었다가, 옆구리로 나와서 족소양으로 흘러듭니다. 아래로 가서 발등 위에 이르고, 다시(復) 발등으로부터 엄지발가락 사이로 들어가 족궐음과 만납니다. 위로 가서 간에 이르고, 간으로부터 위로 허파에 흘러들어, 목구멍을 좇아서 올라가 코 안쪽의 구멍으로 들어가 (골로 들어가는 문인) 축문에서 다(究) 합니다. 그 갈라진 가지는 이마로 올라가서 정수리를 좇아서 뒷목 가운데로 내려오고, 등뼈를 따라 꼬리뼈(骶)로 들어가는데, 이것은 독맥입니다. 불두덩에 이어져, 위로 거웃(毛) 속을 지나 배꼽(臍)으로 들어가고, 뱃속을 좇아 올라가(는데, 이는 임맥입니다.) 결분으로 들어가서 아래로 허파 속에 흘러들고, 다시 태음으로 나옵니다. 이것이 영기가 가면서 (각 경맥의 흐름을) 따르는 규칙(常)입니다.

위기(衛氣) 제52

– 지킴이인 위기

52-1

黃帝曰：五臟者, 所以藏精神魂魄者也；六腑者, 所以受水穀而行化物者也. 其氣內于五臟, 而外絡肢節. 其浮氣之不循經者, 爲衛氣；其精氣之行於經者, 爲營氣. 陰陽相隨, 外內相貫, 如環之無端, 亭亭淳淳乎, 孰能窮之? 然其分別陰陽, 皆有標本虛實所離之處. 能別陰陽十二經者, 知病之所生；知候虛實之所在者, 能得病之高下；知六腑之氣街者, 能知解結(契)紹於門戶. 能知虛實之堅軟者, 知補瀉之所在. 能知六經標本者, 可以無惑於天下.

임금이 말했다. 5장이란 정신과 혼백을 담는 것입니다. 6부란 물과 곡식을 받아들여서 운화된 물질을 흐르게 하는 것입니다. 그 기운은 안으로 5장에 들어가고, 밖으로는 팔다리의 마디로 흘러갑니다. 그 (겉으로) 뜬 기운이 경맥을 따라가는 것을 (지킴이 기운이라는 뜻의) '위기'라고 합니다. 그 불거름(精)의 기운이 경맥으로 가는 것을 (이바지 기운이라는 뜻의) '영기'라고 합니다. 음과 양이 서로 따르고 안팎이 서로 꿰인 것이 마치 고리가 끝이 없는 것 같아서, 쉼 없이 흘러갑니다. 누가 이 (이치에 대한 앎)을 끝마칠 수 있겠습니까? 그러나 (경맥의) 음과 양을 나누면 모두 우듬지와 뿌리, 허와 실이 나뉘는 곳이 있습니다. 음과 양, 12경맥을 가를 수 있는 사람은 탈이 생긴 까닭을 압니다. 허와 실이 있는 곳을 살필 줄 아는 사람은 탈(이 생기는 몸)의 높낮이를 짚어낼 수 있습니다. 6부의 기운이 다니는 길(街)을 아는 사람은 (경맥에서) 맺히고 엮인 (기운을) 풀어 문호(인수혈)에 잇대도록 하는 것을 압니다. 허와 실의 단단함과 부드러움을 알 수 있는 사람은 보태고 덜어야 할 것이 있는 곳을 압니다. (손과 발에 있는) 6경맥의 우듬지와 뿌리를 아는 사람은 세상에서 의혹됨이 없습니다.

52-2

岐伯曰：博哉聖帝之論! 臣請盡意悉言之. 足太陽之本, 在跟以上五寸中, 標在兩絡命門, 命門者, 目也. 足少陽之本, 在竅陰之間, 標在窓籠之前, 窓籠者, 耳也. 足少陰之本, 在內踝上二寸中, 標在背腧與舌下兩脈也. 足厥陰之本, 在行間上五寸所, 標在背腧也. 足陽明之本, 在厲兌, 標在人迎頰挾頏顙也. 足太陰之本, 在中封前上四寸之中, 標在背腧與舌本也. 手太陽之本, 在外踝之後, 標在命門之上一寸也. 手少陽之本, 在小指次指之間上二寸, 標在耳後上角下外眥也. 手陽明之本, 在肘骨中, 上至別陽, 標在顔下合鉗上也. 手太陰之本, 在寸口之中, 標在腋內動也. 手少陰之本, 在銳骨之端, 標在背腧也. 手心主之本, 在掌後兩筋之間二寸中, 標在腋下三寸也. 凡候此者, 下虛則厥, 下盛則熱; 上虛則眩, 上盛則熱痛. 故實者絕而止之, 虛者引而起之.

스승이 말했다. 거룩하신 임금님의 말씀은 정말로 넓습니다! 신이 청컨대 이에 대해 뜻이 다하게 하여 모두 말씀드리겠습니다. 족태양의 뿌리는 발꿈치 위 5촌 속에 있고, (가지의 끝인) 우듬지는 양쪽 눈에 이어지는 명문(인 정명)에 있습니다. 명문이란 눈입니다. 족소양의 뿌리는 규음(竅陰)의 사이에 있고, 그 우듬지는 창롱의 앞(인 청궁)에 있습니다. 창롱이란 귀(인데, 몸의 창문에 해당한다는 뜻)입니다. 족소음의 뿌리는 안쪽 복사뼈에서 위로 2촌(인 복류)에 있고, 그 우듬지는 등의 (신)유(혈)과 혀 밑 두 맥(인 음유맥과 임맥)이 만나는 곳(인 염천)에 있습니다. 족궐음의 뿌리는 행간 위로 5촌 쯤(인 중봉혈)에 있고, 그 우듬지는 등의 (간)유(혈)입니다. 족양명의 뿌리는 여태에 있고, 그 우듬지는 인영인데, (인영은) 뺨 아래(頰下) 여린입천장 뒤(頏顙)의 양쪽에 있습니다. 족태음의 뿌리는 중봉 앞 4촌 위(인 삼음교)에 있고, 그 우듬지는 등의 (비)유(혈)과 혀뿌리입니다. 수태양의 뿌리는 손목 바깥쪽 돋은 뼈의 뒤(에 있는 양로)이고, 그 우듬지는 명문(인 정명)의 위쪽 1촌입니다. 수소양의 뿌리는 새끼손가락과 그 다음 손가락 사이에서 위로 2촌(에 있는 액문)이고, 그 우듬지는 귀 뒤의 위쪽 모서리(인 각손)과 아래 바깥 눈초리(의 사죽공)입니다. 수양명의 뿌리는 팔꿈치 뼈 속(의 곡지)에서 위로 별양(인 비노)이고 그 우듬지는 얼굴 아래와 죄인의 칼을 씌우는 곳 위쪽(인 뺨 아래 1촌, 인영의 뒤쪽, 부돌의 위쪽)이 만나는 자리입니다. 수태음의 뿌리는 촌구 속(의 태연)이고, 그 우듬지는 겨드랑이 안쪽 (맥이) 뛰는 곳(인 천부)입니다. 수소음의 뿌리는 손목 돋은 뼈의 끝(인 신문)이고, 그 우듬지는 등의 (심)유(혈)입니다. 수심주의 뿌리는 손바닥 뒤(인 어깨 쪽으로) 손목에서 약 2촌 속(의 내관)이고, 그 우듬지는 겨드랑이 아래 3촌(인 천지)입니다. 무릇 이를 살피는 것은, (뿌리인) 아래가 허하면 (기운이) 갑자기 치밀어 오르고, 아래가 드세면 열이 (갑작스레) 생깁니다. (우듬지인) 위가 허하면 아찔하고, 위가 드세면 열 나고 아픕니다. 그러므로 실한 것은 (몹쓸 기운을) 끊어서 이를 막고, 허한 것은 (기운을) 당겨서 이를 일으킵니다.

52-3

請言氣街 : 胸氣有街, 腹氣有街, 頭氣有街, 脛氣有街. 故氣在頭者, 止之於腦. 氣在胸者, 止之膺與背腧. 氣在腹者, 止之背腧與衝脈于臍 左右之動脈者. 氣在脛者, 止之於氣街與承山・踝上以下. 取此者用毫 針, 必先按而在久應於手, 乃刺而予之. 所治者, 頭痛眩仆, 腹痛中滿 暴脹, 及有新積. 痛可移者, 易已也; 積不痛 難已也.

청컨대 기운이 흐르는 길에 대해 말씀드리겠습니다. 가슴의 기운에 길이 있고, 배의 기운에도 길이 있고, 머리의 기운에도 길이 있고, 정강이의 기운에도 길이 있습니다. 그러므로 기운이 머리에 있는 사람은 골(腦)의 (백회)에서 이를 그치게 합니다. 기운이 가슴에 있는 사람은 가슴 (언저리의 혈)과 등의 폐유에서 이를 그치게 합니다. 기운이 배에 있는 사람은 등의 유(혈)과 충맥과 더불어(于), 배꼽 왼쪽과 오른쪽 맥이 뛰는 곳에서 이를 그치게 합니다. 기운이 정강이에 있는 사람은 기가(인 기충)과 승산, 복사뼈 위아래에서 이를 그치게 합니다. 이들을 (침 자리로) 고르는 것은 호침을 쓰는데, 반드시 먼저 손으로 (혈을) 만져서 오래 손에 호응하면 이에 찌르고 (침을) 놀려서(予) (보태거나 덜거나) 합니다. (이상의 방법으로) 다스리는 것은 머리 아픈 것, 어지러운 것, 정신을 잃고 엎어지는 것, 배가 아픈 것, 윗배가 가득한 것, 갑자기 붓는 것, 적이 새로 생기는 것입니다. 아픔이 옮길 수 있는 것은 (탈이) 쉽게 그치나, 적취가 아프지 않은 것은 (탈이) 그치기 어렵습니다.

결기(決氣) 제30

– 기운을 결정하는 것

30-1

黃帝曰：余聞人有精氣津液血脈, 余意以爲一氣耳, 今乃辨爲六名, 余
不知其所以然. 岐伯曰：兩神相搏, 合而成形, 常先身生, 是爲精. 帝曰
：何謂氣? 岐伯曰：上焦開發, 宣五穀味, 熏膚充身澤毛, 若霧露之漑,
是謂氣. 帝曰：何謂津? 岐伯曰：腠理發泄, 汗出溱溱, 是謂津. 帝曰
：何爲液? 岐伯曰：穀氣滿, 淖澤注於骨, 骨屬屈伸, 以澤, 補益腦髓,
皮膚潤澤, 是謂液. 帝曰：何爲血? 岐伯曰：中焦受氣取汁, 變化而
赤, 是謂血. 帝曰：何謂脈? 岐伯曰：壅遏營氣, 令無所避, 是謂脈.

임금이 말했다. 내가 듣기에 사람에게는 불거름(精) · 기운(氣) · 진(津) · 액
(液) · 피(血) · 맥(脈)이 있다고 했습니다. 나는 (이것을) 한 기운일 뿐이라 여겼는
데, 지금 6가지 이름으로 가리니 그 까닭을 알 수 없습니다.

스승이 말했다. (남자와 여자의) 2얼(神)이 부딪혀 만나서 (몸의) 꼴을 이루는데,
늘 몸보다 먼저 생기는 것, 이것이 불거름(精)이라 합니다.

임금이 말했다. 무엇을 기운(氣)이라고 합니까?

스승이 말했다. 상초에서 열리고 피어 5가지 곡식의 맛을 (온몸으로) 흩뿌려
살갗에 (촉촉이) 스미고 몸을 채우고 털을 윤택하게 하는 것이 마치 안개와 이슬
이 (만물을) 적시는 것과 같은 것, 이를 일러 기운(氣)이라고 합니다.

임금이 말했다. 무엇을 진이라 합니까?

스승이 말했다. 살결이 열려 새면 땀이 흥건히 흘러나오는데, 이를 일러 진

(津)이라고 합니다.

　임금이 말했다. 무엇을 액이라 합니까?

　스승이 말했다. 곡식의 기운이 (몸에) 가득 차면 촉촉하여 뼈에 들어가서 뼈마디(骨屬)를 굽었다 폈다 하고, 그 촉촉함으로 뇌수를 보태고 더해주며 살갗을 윤택하게 하는데, 이를 일러 액(液)이라고 합니다.

　임금이 말했다. 무엇을 피라고 합니까?

　스승이 말했다. 중초가 (밥통에서) 기운을 받고 즙을 골라서 탈바꿈하여 붉게 되는데, 이를 일러 피라고 합니다.

　임금이 말했다. 무엇을 맥이라고 합니까?

　스승이 말했다. 둑처럼 영기를 (가두어) 벗어나지 못하게 하는데, 이를 일러 맥이라고 합니다.

30-2

黃帝曰 : 六氣者, 有餘不足, 氣之多少, 腦髓之虛實, 血脈之淸濁, 何以知之? 岐伯曰 : 精脫者, 耳聾; 氣脫者, 目不明; 津脫者, 腠理開, 汗大泄; 液脫者, 骨屬屈伸不利, 色夭, 腦髓消, 脛痠, 耳數鳴; 血脫者, 色白, 夭然不澤; 脈脫者, 其脈空虛. 此其候也.

　임금이 말했다. (앞서 말한) 6기운의 남음과 모자람, 기운의 많음과 적음, 뇌수의 허함과 실함, 혈맥의 맑음과 흐림은 어떻게 압니까?

　스승이 말했다. 불거름(의 기운)을 빼앗긴 사람은 귀먹습니다. 기운을 빼앗긴 사람은 눈이 밝지 않습니다. 진(津)을 빼앗긴 사람은 살결이 열려 땀이 줄줄 샙니다. 액(液)을 빼앗긴 사람은 뼈마디를 굽고 펴기가 이롭지 않고 낯빛이 곧 죽을 것 같고, 뇌수가 줄고 정강이가 시큰거리고 귀가 자주 울립니다. 피를 빼앗긴 사람은 낯빛이 하얗고 곧 죽을 것 같이 윤기가 없습니다. 맥을 빼앗긴 사람은 그 맥이 허전하고 텅 빕니다. 이것이 (6기운을 빼앗긴) 조짐입니다.

30-3

黃帝曰 : 六氣者, 貴賤何如? 岐伯曰 : 六氣者, 各有部主[20]也, 其貴賤善惡, 可爲常主, 然五穀與胃爲大海也.

임금이 말했다. 6기운의 귀함과 천함은 어떻습니까?

스승이 말했다. 6기운은 각기 (작용하는) 부분(部)과 (맡는) 노릇(主)이 있습니다. 그 귀하거나 천함과 좋거나 나쁨은 (각 기운이) 어떤 곳(部)에서 어떤 노릇(主)을 맡느냐에 달려 있습니다. 그러나 5곡식과 (그것을 받아들이는) 밥통이 (6기운의) 큰 바다가 됩니다.

해론(海論) 제33
– 몸속에 있는 기운의 바다

33-1

黃帝問於岐伯曰 : 余聞刺法於夫子, 夫子之所言, 不離於營衛血氣. 夫十二經脈者, 內屬於腑臟, 外絡於肢節, 夫子乃合之於四海乎? 岐伯答曰 : 人亦有四海 · 十二經水. 經水者, 皆注於海. 海有東西南北, 命曰

---

20)　　장개빈은 주에서 "'部主'란 각부가 주관하는 바를 가리킨다. 예를 들면 腎은 精을 주관하고, 肺는 氣를 주관하며, 脾는 津液을 주관하고, 肝은 血을 주관하며, 心은 脈을 주관한다"고 하였다.

四海. 黃帝曰 : 以人應之奈何? 岐伯曰: 人有髓海, 有血海, 有氣海, 有水穀之海, 凡此四者, 以應四海也.

임금이 스승에게 물었다. 나는 스승께 찌르는 법에 대해 들었는데, 스승의 말씀이 (찌르는 법은) 영(혈)과 위(기)와 피와 기운을 벗어나지 않는다는 것이었습니다. 무릇 12경맥은 안으로는 (5)장(6)부에 딸리고(屬), 밖으로는 팔다리의 뼈마디에 이어지는데(絡), 스승께서는 이 4가지를 바다와 호응시킬 수 있습니까?

스승이 대답했다. 몸에 또한 4바다와 12경수가 있습니다. 경수란 모두 바다로 흘러드는데, 바다에는 동서남북이 있으므로 (이를) 일러 4바다라고 합니다.

임금이 말했다. 몸으로 이에 호응하는 것은 어떻습니까?

스승이 말했다. 몸에는 골수의 바다가 있고, 피의 바다가 있고, 기운의 바다가 있고, 물과 곡식의 바다가 있습니다. 무릇 이 4가지는 4바다와 호응합니다.

33-2

黃帝曰 : 遠乎哉, 夫子之合人天地四海也, 願聞應之奈何? 岐伯答曰 : 必先明知陰陽 · 表裏?滎輸所在, 四海定矣.

임금이 말했다. 참으로 멀기도 합니다! 스승께서는 몸과 천지간의 4바다를 맞추었습니다. 바라건대 이들이 호응하는 것에 대해 듣고 싶습니다.

스승이 대답했다. 반드시 먼저 음과 양, 겉과 속, 형(혈)과 수(혈)이 있는 곳을 또렷이 알고 나서 (그에 맞춰) 4바다를 정합니다.

33-3

黃帝曰 : 定之奈何? 岐伯曰 : 胃者, 水穀之海, 其輸上在氣街, 下至三里; 衝脈者, 爲十二經之海, 其輸上在於大杼, 下出於巨虛之上下廉,膻中者, 爲氣之海, 其輸上在於柱骨之上下, 前在於人迎; 腦爲髓之海, 其輸上在於其蓋, 下在風府.

임금이 말했다. 이를 정하는 것은 어떻습니까?

스승이 말했다. 밥통이란 물과 곡식의 바다라고 하는데, 그 수(혈)은 위로 (기충인) 기가에 있고 아래로는 (족)삼리에 있습니다. 충맥이란 12경맥의 바다라고 하는데, 그 수(혈)은 위로 대저에 있고 아래로 거허의 위와 아래 섶(인 상거허와 하거허)에 있습니다. 전중은 기운의 바다라고 하는데, 그 수(혈)은 위로 기둥뼈(柱骨)의 위와 아래(인 아문과 대추)에 있고, 앞으로는 인영에 있습니다. 골은 골수의 바다라고 하는데, 그 수(혈)은 위로 머리뼈(인 백회)에 있고 아래로 풍부에 있습니다.

33-4

黃帝曰 : 凡此四海者, 何利何害? 何生何敗? 岐伯曰 : 得順者生, 得逆者敗, 知調者利, 不知調者害.

임금이 말했다. 무릇 이 바다란 (사람에게) 어떻게 이롭고 어떻게 해로우며, 어떻게 살리고 어떻게 죽입니까?

스승이 말했다. (4바다의 이치를) 따르는 사람은 살고 거스르는 사람은 죽으며, (이를) 조절할 줄 아는 사람은 이롭고, 알지 못하는 자는 해롭습니다.

33-5

黃帝曰 : 四海之逆順奈何? 岐伯曰 : 氣海有餘, 則氣滿胸中悗, 急息面赤; 氣海不足, 則氣少不足以言. 血海有餘, 則常想其身大, 怫然不知其所病; 血海不足, 則常想其身小, 狹然不知其所病. 水穀之海有餘, 則腹滿; 水穀之海不足, 則饑不受穀食. 髓海有餘, 則輕勁多力, 自過其度; 髓海不足, 則腦轉耳鳴, 脛痠眩冒, 目無所見, 懈怠安臥.

임금이 말했다. 4바다의 거스름과 따름은 어떻습니까?

스승이 말했다. 기운의 바다가 남으면 가슴 속이 가득하여 답답하고, 숨이 가쁘고, 낯빛이 붉어집니다. 기운의 바다가 모자라면 기운이 적어서 말을 제대로 못합니다. 피의 바다가 남으면 늘 몸이 커지는 것처럼 느껴지고 답답해하나, 그 탈난 바를 알지 못합니다. 피의 바다가 모자라면 늘 몸이 작아지는 것 같이 생각되고 시무룩하나, 그 탈난 바를 알지 못합니다. 물과 곡식의 바다가 남으면 배가 가득합니다. 물과 곡식의 바다가 모자라면 배는 고프나 곡식을 받아들이지 못합니다. 골수의 바다가 남으면 몸이 가볍고 힘이 넘쳐 저절로 그 도를 넘습니다. 골수의 바다가 모자라면 골이 빙빙 도는 것 같고 귀가 울고 정강이가 시큰거리고 눈앞이 아찔하고, 눈이 잘 보이지 않고 (팔다리가 늘어져) 나른하고 누워야 편합니다.

33-6

黃帝曰 : 余已聞逆順, 調之奈何? 岐伯曰 : 審守其輸, 而調其虛實, 無犯其害, 順者得復, 逆者必敗. 黃帝曰 : 善.

임금이 말했다. 나는 벌써 거스름과 따름에 대해 들었습니다. 이를 조절하는 것은 어떻습니까?

스승이 말했다. (위아래의) 그 수(혈)을 살피고 지켜서 그 허와 실을 조절하되 그 해로움을 범하는 일이 없도록 합니다. (이 원리를) 따르는 사람은 돌이킬 것이고, 거스르는 사람은 반드시 어그러질 것입니다.

임금이 말했다. 좋습니다.

음양청탁(陰陽淸濁) 제40
– 장부의 맑은 기운과 흐린 기운

40-1

黃帝曰 : 余聞十二經脈, 以應十二經水. 十二經水者, 其五色各異, 淸濁不同, 人之血氣若一, 應之奈何? 岐伯曰 : 人之血氣, 苟能若一, 則天下爲一矣, 惡有亂者乎? 黃帝曰 : 余聞一人, 非問天下之衆. 岐伯曰 : 夫一人者, 亦有亂氣, 天下之衆, 亦有亂人, 其合爲一耳.

임금이 말했다. 내가 듣기에 12경맥은 (중국 땅에 흐르는) 12경수와 호응한다고 들었습니다. 12경수란 그 5빛깔이 각기 다르고 맑고 흐림도 같지 않은데, 사람의 피와 기운은 하나 같으니, 호응하는 것이 어떻습니까?

스승이 말했다. 몸의 피와 기운이 만약 하나같다면 하늘 아래 모든 사람이 하나입니다. 어찌(惡) 난을 일으키는 사람이 있겠습니까?

임금이 말했다. 내가 듣고자 하는 것은 한 사람(에 관한 것)이지, 천하의 모든 사람에 대하여 물은 것이 아닙니다.

스승이 말했다. 무릇 한 사람에 어지러운 기운이 있다는 것은 천하의 모든 사람에게도 어지러운 사람이 있다는 것이니, 그 이치(合)는 하나일 따름(耳)입니다.

40-2

黃帝曰 : 願聞人氣之淸濁. 岐伯曰 : 受穀者濁, 受氣者淸. 淸者注陰, 濁者注陽. 濁而淸者, 上出於咽; 淸而濁者, 則下行. 淸濁相干, 命曰亂氣.

임금이 말했다. 바라건대 사람의 기운이 맑고 흐린 것에 대해 듣고 싶습니다.

스승이 말했다. 곡식을 받아들인 것이 흐린 (기운)이고, 기운(인 숨)을 받아들인 것이 맑은 (기운)입니다. 맑은 것은 음(인 5장)으로 흘러들고 흐린 것은 양(인 6부)로 흘러듭니다. 흐린 것(인 곡식의 기운) 중에서 맑은 것은 올라가서 목구멍으로 나오고, 맑은 것(인 숨의 기운) 중에서 흐린 것은 내려갑니다. 맑은 기운과 흐린 기운이 서로 끼어드는 것을 일러, 기운이 어지럽다고(亂氣) 합니다.

40-3

黃帝曰 : 夫陰清而陽濁, 濁者有清, 清者有濁, 別之奈何? 岐伯曰 : 氣之大別, 清者上注於肺, 濁者下走於胃. 胃之清氣, 上出於口; 肺之濁氣, 下注於經, 內積於海.

임금이 말했다. 무릇 음(인 5장의 기운)은 맑고 양(인 6부의 기운)은 흐립니다. 흐린 것에 맑은 것이 있고 맑은 것에 흐린 것이 있으니, 이를 가르는 것은 어떻게 합니까?

스승이 말했다. 기운을 크게 가르면, 맑은 것은 올라가 허파로 흘러들고, 흐린 것은 내려가 밥통으로 흘러듭니다. (그 중에서도) 밥통의 맑은 기운은 올라가서 입으로 나오고, 허파의 흐린 기운은 내려가서 경맥으로 흘러들어 안으로 (기운의) 바다에 쌓입니다.

40-4

黃帝曰 : 諸陽皆濁, 何陽濁甚乎? 岐伯曰 : 手太陽獨受陽之濁, 手太陰獨受陰之清. 其清者上走空竅, 其濁者下行諸經. 諸陰皆清, 足太陰獨受其濁.

임금이 말했다. 여러 양(경)은 모두 흐립니다. 어느 양(경)의 흐림이 (가장) 심합니까?

　스승이 말했다. 수태양은 오직 양의 흐린 기운만을 받아들이고, 수태음은 오직 음의 맑은 기운만을 받아들입니다. 그 맑은 것은 올라가서 빈 구멍(竅)으로 달리고, 흐린 것은 내려가서 여러 경맥으로 흐릅니다. 여러 음(경맥)은 모두 맑으나 (비위가 함께 운화를 주관하므로) 족태음만 오직 그 흐린 것을 받습니다.

`40-5`

　黃帝曰 : 治之奈何? 岐伯曰 : 淸者其氣滑, 濁者其氣澁, 此氣之常也. 故刺陽者, 深而留之 ; 刺陰者, 淺而疾之 ; 淸濁相干者, 以數調之也.

　임금이 말했다. 이를 다스리는 것은 어떻게 합니까?

　스승이 말했다. 맑은 것은 그 기운이 매끄럽고, 흐린 것은 그 기운이 껄끄럽습니다. 이는 기운의 원칙(常)입니다. 그러므로 양(경맥)을 찌르는 것은 깊이 하고 오래 머물러 둡니다. 음(경맥)을 찌르는 것은 얕고 빨리 합니다. 맑은 기운과 흐린 기운이 서로 끼어든 것은 원칙(數)에 따라 이를 조절합니다.

동수(動輸) 제62
- 맥이 뛰는 수혈

`61-1`

　黃帝曰 : 經脈十二, 而手太陰, 足少陰·陽明獨動不休, 何也? 岐伯曰 : 足陽明胃脈也. 胃爲五臟六腑之海, 其淸氣上注於肺, 肺氣從太陰而

行之, 其行也, 以息往來, 故人一呼脈再動, 一吸脈亦再動, 呼吸不已,
故動而不止. 黃帝曰 : 氣之過於寸口也, 上十焉 息下八焉[21], 伏何道
從還, 不知其極. 岐伯曰 : 氣之離臟也, 卒然如弓弩之發, 如水之下
岸, 上於魚以反衰, 其餘氣衰散以逆上, 故其行微.

임금이 말했다. 경맥이 12이나 수태음(의 태연)·족소음(의 태계)·족양명(의
인영)만이 유독 (맥)뛰는 것이 쉼 없음은 어찌 된 것입니까?

스승이 말했다. 족양명은 밥통의 맥입니다. 밥통은 5장6부의 바다입니다.
(거기서 만들어진) 맑은 기운은 허파로 들어가고, 허파의 기운은 (수)태음을 따라
서 흐르는데, 그 흐름이란 숨이 오가는 (것을 따릅니다). 그러므로 사람이 1번 내
쉬는데 2번 (맥이) 뛰고, 1번 들이쉬는데 또한 2번 (맥이) 뛰어서, 날숨과 들숨이
그치지 않습니다. 그러므로 맥 뛰는 것도 그치지 않습니다.

임금이 말했다. (맥의) 기운이 촌구를 지남은, 위쪽이 10(의 크기)이다가 눈 깜
짝할 사이에(息) 아래쪽은 8(의 크기로, 2만큼이 줄어드니), 어디론가 숨어든(伏) (2만
큼의 기운이) 어떤 길로 돌아오는지 그 끝을 알지 못하겠습니다.

스승이 말했다. (맥의) 기운이 장(인 허파)를 떠남은, (그) 갑작스러움이 마치
활이나 쇠뇌가 (화살을) 쏜 것 같고, 물이 낭떠러지로 떨어지는 것 같은데, 어제
(혈)로 올라가서는 도리어 한풀 꺾이고, 그 나머지 기운은 한풀 꺾이고 흩어진
채로 거슬러 올라갑니다. 그러므로 그 흐름이 (2/10만큼) 약합니다.

---

21)   上焉息, 下焉伏 : 역대 주석가들의 의견이 가장 분분한 부분이다. 그렇지만 문구에 매달리면
전체의 큰 뜻을 놓친다. 그 물음에 대한 기백의 답을 보면 물음의 정체를 알 수 있다. 기백은
어제를 지나면서 맥기가 약해진다고 대답했다. 그러므로 황제의 물음은 왜 맥기가 어제를 지
나면서 약해지는가 하는 것이어야 한다. 그러면 十과 八의 뜻도 풀린다. 어제를 지나면서 맥
기가 20%정도 줄어드는 것에 대해 묻고 답한 것이다. 따라서 息과 伏을 대구로 보면 안 된
다. 息은 짧은 시간을 나타내는 말로 보아야 한다. 어제를 경계로 해서 맥기가 순식간에 20%
정도 사라진다는 것을 말한 것이다. 이에 맞춰 문장배치도 바꾸었다.

62-2

黃帝曰 : 足之陽明何因而動? 岐伯曰 : 胃氣上注於肺, 其悍氣上衝頭者, 循咽, 上走空竅・循眼系, 入絡[22]腦?出顧, 下客主人, 循牙車, 合陽明, 并下人迎, 此胃氣別走於陽明者也. 故陰陽上下, 其動也若一. 故陽病而陽脈小者爲逆, 陰病而陰脈大者爲逆. 故陰陽俱靜俱動, 若引繩相傾者病.

임금이 말했다. 발의 양명은 무엇으로 인하여 (맥이) 뜁니까?

스승이 말했다. 밥통의 기운은 위로 허파로 흘러드는데, 그 세찬 기운이 머리로 치고 올라간 것이 목구멍을 따라 올라가 7구멍으로 달려가고, 눈언저리를 따라서 골(腦) 속으로 이어지고, 살쩍머리 앞(顧)쪽으로 나와서 객주인으로 내려가고, (협거인) 아거를 따라가서 양명과 만나 인영(혈)로 내려갑니다. 이것이 밥통의 기운이 갈라져서 양명으로 달려간 것입니다. 그러므로 음(인 수태음)과 양(인 족양명)이 위아래의 (태연과 인영에서) 그 (맥) 뛰는 것이 한결같습니다. 무릇(故) 양이 탈났는데 양의 맥이 작은 것은 거스른 것이고, 음이 탈났는데 음의 맥이 작은 것은 거스른 것입니다. 그러므로 음과 양이 같이 고요하고 같이 뜁니다. 만약 새끼줄을 당겨 서로 (어느 한쪽으로) 기운 사람은 탈난 것입니다.

62-3

黃帝曰 : 足少陰何因而動? 岐伯曰 : 衝脈者, 十二經之海也, 與少陰之大絡, 起於腎下, 出於氣街, 循陰股內廉, 邪入膕中, 循脛骨內廉, 并少陰之經, 下入內踝之後, 入足下, 其別者, 邪入踝, 出屬・跗上,

---

22) 絡 : 12경맥이 각기 표리를 이루는 장부에 이어지는 것을 '絡'이라 하고, 12경맥이 각각 자신의 장부와 이어지는 것을 '屬'이라 한다.

入大指之間, 注諸絡, 以溫足脛, 此脈之常動者也.

임금이 말했다. 족소음은 무엇으로 인하여 (맥이) 뜁니까?

스승이 말했다. 충맥은 12경맥의 바다입니다. 족소음의 대락과 더불어 회음(인 콩팥 밑)에서 일어나서, (족양명의 기충인) 기가로 나와, 넓적다리 안섶(內廉)을 따라가서 오금 속으로 비스듬하게(邪) 들어가고, (다시) 정강이뼈 안섶을 따라가다가, 소음의 경(맥)과 함께 안쪽 복사뼈 뒤로 내려가 발바닥으로 들어갑니다. 그 가지는 복사뼈로 빗겨 들어가 발목뼈들(屬)과 발등으로 나오고, 엄지발가락 사이로 들어갔다가, (발에 있는) 모든 낙(맥)으로 들어가서 정강이와 다리를 따스하게 합니다. 이것이 (족소음의) 맥(인 태계)가 늘 뛰는 까닭입니다.

62-4

黃帝曰 : 營衛之行也, 上下相貫, 如環之無端, 今有其卒然遇邪氣, 及逢大寒, 手足懈惰, 其脈陰陽之道, 相輸之會, 行相失也, 氣何由還?
岐伯曰 : 夫四末陰陽之會者, 此氣之大絡也. 四街者, 氣之徑路也. 故絡絶則徑通, 四末解則氣從合, 相輸如環. 黃帝曰 : 善. 此所謂如環無端, 莫知其紀, 終而復始, 此之謂也.

임금이 말했다. 영기와 위기의 흐름은 위와 아래를 서로 꿰어 마치 고리가 끝이 없는 것 같은데, 만일(卒) 갑자기 몹쓸 기운을 만나거나 큰 추위를 맞닥뜨리거나 손발이 (힘없이) 풀리고 늘어져서, 그 맥이 (유지되는) 음과 양의 '길'과 (맥의 기운을) 나르는 '자리'가 서로 어긋나려 한다면 (영과 위의) 기운은 어떤 것을 의지해서 돌아옵니까?

스승이 말했다. 무릇 팔다리의 끝은 음과 양이 만나는 곳인데, 그것은 기운(인 영기와 위기)가 (흘러가는) 큰 낙맥입니다. 4거리(街)(인 머리, 가슴, 배, 정강이)는 기운의 지름길입니다. 그러므로 낙맥이 끊어지면 지름길이 뚫립니다. 네 끝(인 팔다리)가 풀리면 기운이 따라 모여서 서로 (기운을) 나르는 것이 마치 고리 같습니다.

임금이 말했다. 좋습니다. 이것이 이른바 고리 같아서 끝이 없다는 것입니다. 그 벼리는 알지 못하니 끝나고 다시 비롯한다는 것이 이것을 이른 것입니다.

제4장 음양오행 5장6부

오미(五味) 제56

― 5가지 맛

56-1

黃帝曰 : 願聞穀氣有五味, 其入五臟, 分別奈何? 伯高曰 : 胃者, 五臟六腑之海也, 水穀皆入於胃, 五臟六腑皆稟氣於胃. 五味各走其所喜, 穀味酸, 先走肝, 穀味苦, 先走心, 穀味甘, 先走脾, 穀味辛, 先走肺, 穀味鹹, 先走腎. 穀氣津液已行, 營衛大通, 乃化糟粕, 以次傳下.

임금이 말했다. 바라건대 곡식의 기운에는 5맛이 있어서 그것이 5장으로 들어간다고 들었는데, 나뉘고 갈라지는 것은 어떤지 듣고 싶습니다.

스승이 말했다. 밥통은 5장6부의 바다입니다. 물과 곡식은 모두 밥통으로 들어가고, 5장6부는 모두 밥통에서 기운을 받아들입니다. 5맛은 각기 좋아하는 곳(인 장기)로 달려가는데, 곡식의 맛이 신 것은 먼저 간으로 달려가고, 곡식의 맛이 쓴 것은 먼저 염통으로 달려가고, 곡식의 맛이 단 것은 먼저 비장으로 달려가고,

곡식의 맛이 매운 것은 먼저 허파로 달려가고, 곡식의 맛이 짠 것은 먼저 콩팥으로 달려갑니다. 곡식의 기운(으로 만들어진) 진액이 벌써 흘러서, 영(혈)과 위(기)가 크게 뚫리고, (흐린 것들은) 이에 찌꺼기로 바뀌어(化) 차례차례 밑으로 옮겨갑니다.

56-2

黃帝曰 : 營衛之行奈何? 伯高曰 : 穀始入於胃, 其精微者, 先出於胃之兩焦, 以漑五臟, 別出兩行營衛之道. 其大氣之搏而不行者, 積於胸中, 命曰氣海. 出於肺, 循咽喉, 故呼則出, 吸則入. 天地之精氣[23], 其大數常出三入一[24], 故穀不入, 半日則氣衰, 一日氣少矣.

임금이 말했다. 영기와 위기의 흐름은 어떻습니까?

스승이 말했다. 곡식이 처음 밥통으로 들어가면 그 찰진 것은 밥통에서 나와서 상초와 중초 두 곳으로 가서(之) 5장을 적시고, 2갈래로 갈라져 (이바지 기운인) 영기와 (지킴이 기운인) 위기의 길로 흐릅니다. 그 (중) 큰 기운(宗氣)이 모여서(搏) 흐르지 않는 것이 가슴속에 쌓이는데, 이를 기운의 바다(氣海)라고 합니다. (이것은) 허파에서 나와 목구멍을 따라갑니다. 그러므로 (숨을) 내쉬면 나가고 들이쉬면 들어옵니다. 하늘과 땅의 찰진(精) 기운은, 원칙을 크게 셈해보면 3을 내고 1을 들입니다. (즉 1인 곡식을 들여서, 종기와 영(기)위(기)와 찌꺼기 이렇게 3으로 갈라서 씁니다.) 그러므로 곡식이 들어오지 않고 한나절이면 기운이 풀죽고, 하루

---

23) 天地之精氣 : 하늘의 기운은 허파가 숨쉬어 받아들인 맑은 기운을 가리키고, 땅의 기운은 비위가 받아들인 물과 곡식의 기운을 가리킨다.

24) 出三入一 : 이에 대한 해석이 역대 주석자들마다 다르다. 여기서는 임윤겸의 의견을 따랐다. 5곡이 밥통에 들어가면 차례대로 찌꺼기(糟粕)·진액·종기(宗氣) 3갈래로 나뉜다. 나가는 것이 3이고 들어오는 것이 1이란, 물과 곡식이 들어와서 찌꺼기로 변하면서 순서에 따라 몸으로 흡수되는 것이다. 진액은 5장으로 흘러가 영기와 위기를 만들고, 종기는 가슴속에 쌓여서 호흡을 주관한다. 나가는 것에는 3통로가 있으므로 음식을 한나절 동안 먹지 않으면 기운이 시들해지고, 하루 종일 먹지 않으면 기운이 모자란다.

면 기운이 모자랍니다(少).

56-3

黃帝曰 : 穀之五味, 可得聞乎? 伯高曰 : 請盡言之. 五穀 : 秔米甘, 麻酸, 大豆鹹, 麥苦, 黃黍辛. 五果 : 棗甘, 李酸, 栗鹹, 杏苦, 桃辛. 五畜 : 牛甘, 犬酸, 猪鹹, 羊苦, 鷄辛. 五菜 : 葵甘, 韭酸, 藿鹹, 薤苦, 葱辛. 五色 : 黃色宜甘, 青色宜酸, 黑色宜鹹, 赤色宜苦, 白色宜辛. 凡此五者, 各有所宜. 所言五宜者, 脾病者, 宜食秔米飯 · 牛肉 · 棗 · 葵; 心病者, 宜食麥 · 羊肉 · 杏 · 薤; 腎病者, 宜食大豆黃卷 · 猪肉 · 栗 · 藿; 肝病者, 宜食麻 · 犬肉 · 李 · 韭. 肺病者, 宜食黃黍 · 鷄肉 · 桃 · 葱.

임금이 말했다. 곡식의 5맛에 대해 들을 수 있겠습니까?

스승이 말했다. 청컨대 다 말씀드리겠습니다. 5곡은, 멥쌀은 (맛이) 달고, 참깨는 시고, 콩(麻)은 짜고, 보리는 쓰고, 기장은 맵습니다. 5과일은, 대추는 (맛이) 달고, 자두는 시고, 밤은 짜고, 살구는 쓰고, 복숭아는 맵습니다. 5가축은, 소고기는 (맛이) 달고, 개고기는 시고, 돼지고기는 짜고, 양고기는 쓰고, 닭고기는 맛이 맵습니다. 5푸성귀는, 아욱은 (맛이) 달고, 부추는 시고, 콩잎은 짜고, 염교(薤)는 쓰고, 파는 맵습니다. 5빛깔은, 노랑은 단맛이 마땅하고, 파랑은 신맛이 마땅하고, 검정은 짠맛이 마땅하고, 빨강은 쓴맛이 마땅하고, 하양은 매운맛이 마땅합니다. 이 5가지는 각기 마땅한 바가 있습니다. 말한 바 5마땅함이란 비장의 탈에는 (단맛이 나는) 멥쌀 · 소고기 · 대추 · 아욱을 먹어야 하고, 염통의 탈에는 (쓴맛이 나는) 보리 · 양고기 · 살구 · 염교를 먹어야 하고, 콩팥의 탈에는 (짠맛이 나는) 콩 · 돼지고기 · 밤 · 콩잎을 먹어야 하고, 간의 탈에는 (신맛이 나는) 참깨 · 개고기 · 자두 · 부추를 먹어야 하고, 허파의 탈에는 (매운 맛이 나는) 기장 · 닭고기 · 복숭아 · 파를 먹어야 합니다.

五禁 : 肝病禁辛, 心病禁鹹, 脾病禁酸, 肺病禁苦, 腎病禁甘. 肝色靑,
宜食甘, 秔米飯 · 牛肉 · 棗 · 葵皆甘. 心色赤, 宜食酸, 犬肉 · 麻 · 李
· 韭皆酸. 脾色黃, 宜食鹹, 大豆豚肉 · 栗 · 藿皆鹹. 肺色白, 宜食苦,
麥 · 羊肉 · 杏 · 薤皆苦. 腎色黑, 宜食辛, 黃黍 · 鷄肉 · 桃 · 葱皆辛.

5가지 꺼림(禁)이란, 간의 탈에는 매운맛을 꺼리고, 염통의 탈에는 짠맛을
꺼리고, 비장의 탈에는 신맛을 꺼리고, 허파의 탈에는 쓴맛을 꺼리고, 콩팥의
탈에는 단맛을 꺼립니다. (목인) 간은 빛깔이 파랑이어서 (토인) 단 것을 먹어야
마땅합니다. 멥쌀 · 소고기 · 대추 · 아욱은 모두 답니다. (화인) 염통은 빛깔이
빨강이어서 (목인) 신맛을 먹어야 마땅합니다. 개고기 · 참깨 · 자두 · 부추는 모
두 십니다. (토인) 비장은 빛깔이 노랑이어서 (수인) 짠 것을 먹어야 마땅합니다.
콩 · 돼지고기 · 밤 · 콩잎은 모두 짭니다. (금인) 허파는 빛깔이 하양이어서 (화
인) 쓴 것을 먹어야 마땅합니다. 보리 · 양고기 · 살구 · 염교는 모두 씁니다. (수
인) 콩팥은 빛깔이 검정이어서 (금인) 매운 것을 먹어야 마땅합니다. 기장 · 닭고
기 · 복숭아 · 파는 모두 씁니다.

오미론(五味論) 제63
- 5가지 맛 이야기

黃帝問於少兪曰 : 五味入於口也, 各有所走, 各有所病. 酸走筋, 多食

之, 令人癃; 鹹走血, 多食之, 令人渴; 辛走氣, 多食之, 令人洞心; 苦
走骨, 多食之, 令人嘔; 甘走肉, 多食之, 令人悗心. 余知其然也, 不知
其何由, 願聞其故.

임금이 스승에게 물었다. 5가지 맛이 입에 들어감은, 각기 달려가는 곳이 있
고, 각기 탈나는 곳이 있습니다. 신맛은 힘줄로 달려가는데, 이를 많이 먹으면
사람으로 하여금 오줌이 잘 안 나오게 합니다. 짠맛은 피로 달려가는데, 이를
많이 먹으면 사람으로 하여금 목마르게 합니다. 매운맛은 기운으로 달려가는
데, 이를 많이 먹으면 사람으로 하여금 염통이 텅 비게 합니다. 쓴맛은 뼈로 달
려가는데, 이를 많이 먹으면 사람으로 하여금 구역질나게 합니다. 단맛은 살로
달려가는데, 단맛을 많이 먹으면 사람으로 하여금 가슴이 번거롭게 합니다. 나
는 그것이 그러함을 압니다. (그러나) 그것이 어째서 그런지 알지 못합니다. 바
라건대 그 까닭을 듣고 싶습니다.

63-2

少俞答曰：酸入於胃, 其氣澁以收, 上之兩焦, 弗能出入也, 不出即留
於胃中, 胃中和溫, 則下注膀胱, 膀胱之胞薄以濡, 得酸則縮綣, 約而
不通, 水道不行, 故癃. 陰者, 積筋之所終也, 故酸入而走筋矣. 黃帝
曰：鹹走血, 多食之, 令人渴, 何也? 少俞曰：鹹入於胃, 其氣上走中
焦, 注於脈, 脈者, 血氣走之. 血與鹹相得則凝, 凝則胃中汁注之, 注之
則胃中竭, 竭則咽路焦, 故舌本乾而善渴. 血脈者, 中焦之道也, 故鹹入
而走血矣.

스승이 대답했다. 신맛이 밥통에 들어가면 그 기운이 껄끄러워서(澁) 거두어
들이므로 양 초(인 상초와 중초)로 올라가서(上之), 드나들 수 없습니다. 나오지 못
하면 밥통에 머무는데 밥통 속이 따뜻하고 화평하면 오줌보로 흘러내려 갑니

다. 오줌보는 두께(胞)가 얇고 연하여 신맛이 들어가면 오그라듭니다. (이로 인해 오줌보가) 조여져서 막히고 물길이 흐르지 않습니다. 그러므로 (오줌 누기 힘든 탈인) 융(癃)을 앓습니다. 자지(陰)는 쌓인 힘줄이 끝나는 곳입니다. 그러므로 신맛은 들어가서 힘줄로 달려갑니다.

임금이 말했다. 짠맛은 피로 달려가는데, 이를 많이 먹으면 사람으로 하여금 목마르게 하는 것은 어떤 까닭입니까?

스승이 말했다. 짠맛이 밥통에 들어가면 그 기운은 위로 중초로 달려가서 맥으로 흘러드는데, 맥이란 피와 기운이 달려가는 (곳)입니다. 피와 짠맛이 섞이면 피가 엉기는데, 엉기면 밥통 속의 물기(汁)가 흘러들고, 흘러들면 밥통 속(의 물기)가 메마르고, 메마르면 목구멍이 마르므로 탑니다. 그러므로 혀뿌리가 바짝 메마르고 자주 목마릅니다. 혈맥이란 중초의 길입니다. 그러므로 짠맛은 (몸으로) 들어가서 피로 달려갑니다.

63-3

黃帝曰：辛走氣, 多食之, 令人洞心, 何也? 少俞曰：辛入於胃, 其氣走於上焦, 上焦者, 受氣而營諸陽者也. 薑韭之氣薰之, 營衛之氣不時受之, 久留心下, 故洞心. 辛與氣俱行, 故辛入而與汗俱出. 黃帝曰：苦走骨, 多食之, 令人變嘔, 何也? 少俞曰：苦入於胃, 五穀之氣, 皆不能勝苦, 苦入下脘, 三焦之道皆閉而不通, 故變嘔. 齒者, 骨之所終也, 故苦入而走骨, 苦入而復出齒, 知其走骨也. 黃帝曰：甘走肉, 多食之, 令人悗心, 何也? 少俞曰：甘入於胃, 其氣弱小, 不能上至於上焦, 而與穀留於胃中者, 令人柔潤者也. 胃柔則緩, 緩則蟲動, 蟲動則令人悗心. 其氣外通於肉, 故甘走肉.

임금이 말했다. 매운맛은 기운으로 달려가는데, 이를 많이 먹으면 사람으로 하여금 가슴이 텅 비게 하는 것은 어떤 까닭입니까?

스승이 말했다. 매운맛이 밥통에 들어가면 그 기운은 상초로 달려갑니다. 상초란 (중초의) 기운을 받아서 모든 양을 돌아가게 합니다. 생강이나 부추의 (매운) 기운이 이(상초)를 쬐면 영기와 위기가 때 맞지 않게 이를 받아서, 염통 밑(의 밥통 속)에 오래 머뭅니다. 그러므로 가슴 속이 텅 빕니다. 매운맛은 기운과 함께 흐릅니다. 그러므로 매운맛은 (밥통으로) 들어가서 땀과 함께 나옵니다.

임금이 말했다. 쓴맛은 골로 달려가는데, 이를 많이 먹으면 사람으로 하여금 구역질을 겪게 하는 것은 어떤 까닭입니까?

스승이 말했다. 쓴맛이 밥통에 들어가면 5곡의 기운이 모두 쓴맛을 이길 수 없습니다. 쓴맛이 하완으로 들어가면 삼초의 길이 모두 닫혀 (기운이) 뚫리지 않습니다. 그러므로 구역질을 겪습니다. 이빨이란 뼈의 끝물입니다. 쓴맛이 (몸으로) 들어가서 뼈로 달려가고, 쓴맛이 뼈로 들어가면 다시 이빨로 나와 그것이 뼈로 달려감을 압니다.

임금이 말했다. 단맛은 살로 달려가는데, 이를 많이 먹으면 가슴이 답답해지는 것은 어떤 까닭입니까?

스승이 말했다. 단맛이 밥통에 들어가면 그 기운이 약하고 적어서 위로 상초에 이를 수 없고, 곡식과 더불어 밥통 속에 머무른 것은 사람으로 하여금 부드럽고 (촉촉이) 적시는 것입니다. 밥통이 부드러워지면 느슨해지고, 느슨해지면 벌레가 꿈틀거리고, 벌레가 꿈틀거리면 사람으로 하여금 가슴이 답답하게 합니다. 그 기운은 밖으로 살로 통합니다. 그러므로 단맛은 살로 달려갑니다.

오종진액별(五種津液別) 제36

- 5가지 진액

36-1

黃帝問於岐伯曰 : 水穀入於口, 輸於腸胃, 其液別爲五. 天寒衣薄則爲
溺與氣, 天熱衣厚則爲汗; 悲哀氣并則泣; 中熱胃緩則爲唾. 邪氣內逆,
則氣爲之閉塞而不行, 不行則爲水脹. 余知其然也, 不知其何由生, 願
聞其道.

임금이 스승에게 물었다. 물과 곡식이 입으로 들어가 창자와 밥통으로 가면
그 진액은 갈라져 5가지가 됩니다. 날씨가 추운데 옷을 얇게 입으면 오줌이 되
고, 날씨가 더운데 옷을 두껍게 입으면 땀이 됩니다. 슬픔과 기운이 아우르면
눈물이 되고, 속에 열이 있어 밥통이 늘어지면 침이 됩니다. 몹쓸 기운이 안에
서 거스르면 기운이 꽉 막혀 흐르지 못하고, 흐르지 못하면 수창이 됩니다. 나
는 그러한 까닭을 압니다. (그러나) 그것이 어떻게 생기는지는 알지 못합니다.
바라건대 그 이치를 듣고 싶습니다.

36-2

岐伯曰 : 水穀皆入於口, 其味有五, 各注其海²⁵⁾, 津液各走其道. 故三

---

25)   양상선은 주에서 "5맛은 5장4해로 들어간다. 간과 심은 피를 주관하므로 신맛과 쓴맛은 혈해
로 들어가고, 비장은 수곡의 기운을 주관하므로 단맛은 수곡의 해로 들어가며, 허파는 기운
을 주관하므로 매운맛은 전중의 기해로 들어가고, 콩팥은 뇌수를 주관하므로 짠맛은 수해로
들어간다"고 하였다.

焦出氣, 以溫肌肉, 充皮膚, 爲其津; 其流而不行者爲液. 天暑衣厚則
腠理開, 故汗出; 寒留於分肉之間, 聚沫則爲痛. 天寒則腠理閉, 氣濕
不行, 水下留於膀胱, 則爲溺與氣.

스승이 말했다. 물과 곡식은 모두 입으로 들어가는데, 그 맛에는 5가지가 있
어서 제각기 그 (4)바다(인 장기)로 들어가고, 진액도 각기 그 길로 흘러갑니다.
그러므로 삼초는 기운을 내어서 살을 따뜻하게 하고 살갗을 (촉촉이) 채우는데
그것을 진이라 합니다. 그것이 흐르기는 하나 잘 가지 않는 것을 액이라 합니
다. 날씨가 더운데 옷이 두꺼우면 살결이 열리므로 땀이 나옵니다. 찬 기운이
나뉜 살(分肉) 사이에 머물러서 물방울을 모으면 아픕니다. 날씨가 추우면 살결
이 닫히고 기운이 눅눅해져 흐르지 못하고, 물이 오줌보로 내려가 오줌과 기운
이 됩니다.

五臟六腑, 心爲之主, 耳爲之聽, 目爲之候, 肺爲之相, 肝爲之將, 脾
爲之衛, 腎爲之主外. 故五臟六腑之津液, 盡上滲於目, 心悲氣并則心
系急, 心系急則肺擧, 肺擧則液上溢. 夫心系急, 肺不能常擧, 乍上乍
下, 故咳而泣出矣. 中熱則胃中消穀, 消穀則虫上下作. 腸胃充郭故胃
緩, 胃緩則氣逆, 故唾出.

5장6부에서, 염통은 주인 노릇하고, 귀는 듣는 노릇하고, 눈은 살피는 노릇
하고, 허파는 재상 노릇하고, 간은 장군 노릇하고, 비장은 지킴이 노릇하고, 콩
팥은 (뼈를 주관하여 몸 전체의 틀을 유지하므로) 바깥을 주관합니다. 그러므로 5장6
부의 진액은 다 눈으로 올라가서 스며드는데, 염통에 슬픔과 기운이 아우르면
염통의 곁가지(心系)까지 긴장하고, 염통의 곁가지들이 긴장하면 허파가 들리
고, 허파가 들리면 액이 위로 넘칩니다. 무릇 염통에 딸린 것들이 긴장한다고
해서 허파가 늘 들리는 것은 아니어서, 잠깐 들렸다 내렸다 합니다. 그러므로

입이 벌어지고 눈물이 나옵니다. 속에 열이 있으면 밥통 속은 곡식을 (빨리) 삭히고, 곡식을 (빨리) 삭히면 벌레가 (먹을 것을 찾아) 위아래로 움직입니다(作). 창자와 밥통이 꽉 차는 까닭에 밥통이 늘어지고, 밥통이 늘어지면 기운이 거스르는 까닭에 침이 나옵니다.

36-3

五穀之津液, 和合而爲膏者, 內滲入於骨空, 補益腦髓. 陰陽不和, 則使液溢而下流於陰, 髓液皆減而下, 下過則虛, 虛故腰背痛而脛痠. 陰陽氣道不通, 四海閉塞, 三焦不瀉, 津液不化, 水穀并行腸胃之中, 別於回腸, 留於下焦, 不得滲膀胱, 則下焦脹, 水溢則爲水脹. 此津液五別之逆順也.

5곡에서 생긴 진액이 서로 어울려서 된 기름은 안에서 **뼛속으로 스며들어** 뇌수를 더하도록 도와줍니다. (그러나) 음과 양이 조화를 이루지 못하면 액이 넘쳐 음으로 흘러내려서 골수의 액이 모두 줄고 (뇌수로 올라가야 할 것이 아래로) 내려가고, 내려가는 것이 지나치면 (뇌수가) 허해집니다. 허해지는 까닭에 허리와 등이 아프고 정강이가 시큰거립니다. 음과 양을 잇는 기운의 길이 통하지 않으면 (기운, 피, 골수, 물과 곡식의) 4바다가 막히고, (4바다로부터 기운을 받는) 삼초가 (각 장기로) 옮겨주지 못하여 진액이 생겨나지 않고 물과 곡식이 창자와 밥통 속으로 아울러 가는데 (곡식이 큰창자인) 회장으로 못(別) 가고, 하초에 머물러 (물이) 오줌보로 스며들지 못하면 하초가 붓고 물이 넘쳐 수창이 됩니다. 이것이 진액을 5가지로 갈라서 거스르고 따르는 것(에 대한 설명)입니다.

오음오미(五音五味) 제65

– 5소리와 5맛

右徵與少徵, 調右手太陽上. 左商與左徵, 調左手陽明上. 少徵與大宮, 調左手陽明上. 右角與大角, 調右足少陽下. 大徵與少徵, 調左手太陽上. 衆羽與少羽, 調右足太陽下. 少商與右商, 調右手太陽下. 桎羽與衆羽, 調右足太陽下. 少宮與大宮, 調右足陽明下. 判角與少角, 調右足少陽下. 鈇商與上商, 調右足陽明下. 鈇商與上角, 調左足太陽下.

(5행중 화의) 우치와 소치(인 사람)은 (탈나면) 오른손 태양의 위쪽을 조절합니다. (금의) 좌상과 (화의) 좌치(인 사람)은 (탈나면) 왼손 양명의 위쪽을 조절합니다. (화의) 소치와 (토의) 대궁(인 사람)은 왼손 양명의 위쪽을 조절합니다. (목의) 우각과 대각 (인 사람)은 (탈나면) 오른발 소양의 아래쪽을 다스립니다. 대치와 소치(인 사람)은 왼손 태양의 위쪽을 조절합니다. (수의) 중우와 소우(인 사람)은 오른발 태양의 아래쪽을 조절합니다. 소상과 우상은 오른손 태양의 아래쪽을 조절합니다. 질우와 중우는 오른발 태양의 아래를 조절합니다. 소궁과 대궁은 오른발 양명의 아래쪽을 조절합니다. 판각과 소각은 오른발 소양의 아래를 조절합니다. 체상과 상상은 오른발 양명의 아래를 조절합니다. 체상과 상각은 왼발 태양의 아래를 조절합니다.

上徵與右徵同, 穀麥, 畜羊, 果杏, 手少陰, 臟心, 色赤, 味苦, 時夏.
上羽與大羽同, 穀大豆, 畜제彘, 果栗, 足少陰, 臟腎, 色黑, 味鹹, 時

冬. 上宮與大宮同, 穀稷, 畜牛, 果棗, 足太陰, 臟脾, 色黃, 味甘, 時季
夏. 上商與右商同, 穀黍, 畜鷄, 果桃, 手太陰, 臟肺, 色白, 味辛, 時秋.
上角與大角同, 穀麻, 畜犬, 果李, 足厥陰, 臟肝, 色靑, 味酸, 時春.

상치는 우치와 같아서 (5행상 화이고), 곡식은 보리이고, 가축은 양이고, 과일은 살구이고, (경맥은) 수소음이고, 장은 염통이고, 빛깔은 빨강이고, 맛은 씀이고, 철은 여름입니다. 상우는 대우와 같아서 (5행상 수이고), 곡식은 콩이고, 가축은 돼지이고, 과일은 밤이고, (경맥은) 족소음이고, 장은 콩팥이고, 빛깔은 검정이고, 맛은 짬이고, 철은 겨울입니다. 상궁은 대궁과 같아서 (5행상 토이고), 곡식은 멥쌀이고, 가축은 소이고, 과일은 대추이고, (경맥은) 족태음이고, 장은 비장이고, 빛깔은 노랑이고, 맛은 닮이고, 철은 장마철입니다. 상궁은 우상과 같아서 (5행상 금이고), 곡식은 기장이고, 가축은 닭이고, 과일은 복숭아이고, (경맥은) 수태음이고, 장은 허파이고, 빛깔은 하양이고, 맛은 매움이고, 철은 가을입니다. 상각은 대각과 같아서 (5행상 목이고), 곡식은 참깨이고, 가축은 개이고, 과일은 자두이고, (경맥은) 족궐음이고, 장은 간이고, 빛깔은 파랑이고, 맛은 심이고, 철은 봄입니다.

65-3

大宮與上角, 同右足陽明上. 左角與大角, 同左足陽明上. 少羽與大羽, 同右足太陽下. 左商與右商, 同左手陽明上. 加宮與大宮, 同左足少陽上. 質判與大宮, 同左手太陽下. 判角與大角, 同左足少陽下. 大羽與大角, 同右足太陽上. 大角與大宮, 同右足少陽上. 右徵 少徵 質徵 上徵 判徵. 右角 鈦角 上角 大角 判角. 右商 少商 鈦商 上商 左商. 少宮 上宮 大宮 加宮 左宮. 衆羽 桎羽 上羽 大羽 少羽.

대궁은 상각과 같아서, (탈나면) 오른발 양명의 위쪽(을 조절합니다.) 좌각은 대각과 같아서, (탈나면) 왼발 양명의 위쪽(을 조절합니다.) 소우는 대우와 같아서,

(탈나면) 오른발 태양의 아래쪽(을 조절합니다.) 좌상은 우상과 같아서, (탈나면) 왼손 양명의 위쪽(을 조절합니다.) 가궁은 대궁과 같아서, (탈나면) 왼발 소양의 위쪽(을 조절합니다.)

질판은 대궁과 같아서, (탈나면) 왼손 태양의 아래쪽(을 조절합니다.) 판각은 대각과 같아서, (탈나면) 왼발 소양의 아래쪽(을 조절합니다.) 대궁은 상각과 같아서, (탈나면) 오른발 양명의 위쪽(을 조절합니다.) 대우는 대각과 같아서, (탈나면) 오른발 태양의 위쪽(을 조절합니다.) 대각은 대궁과 같아서, (탈나면) 오른발 소양의 위쪽(을 조절합니다.)

우치 · 소치 · 질치 · 상치 · 판치는 (화의 소리입니다.) 우각 · 체각 · 상각 · 대각 · 판각은 (목의 소리입니다.) 우상 · 소상 · 체상 · 상상 · 좌상은 (금의 소리입니다.) 소궁 · 상궁 · 대궁 · 가궁 · 좌궁은 (토의 소리입니다.) 중우 · 질우 · 상우 · 대우 · 소우는 (수의 소리입니다.)

65-5

黃帝曰：婦人無鬚者, 無血氣乎? 岐伯曰：衝脈 · 任脈, 皆起於胞中, 上循脊裏, 爲經脈之海. 其浮而外者, 循腹上行, 會於咽喉, 別而絡脣口. 血氣盛則充膚熱肉, 血獨盛則澹滲皮膚, 生毫毛. 今婦人之生, 有餘於氣, 不足於血, 以其數脫血也, 衝任之脈, 不榮口脣, 故鬚不生焉. 黃帝曰：士中有傷於陰, 陰氣絕而不起, 陰不用, 然其鬚不去, 其故何也? 宦者獨去何也? 願聞其故. 岐伯曰：宦者去其宗筋, 傷其衝脈, 血瀉不復, 皮膚內結, 脣口不榮, 故鬚不生. 黃帝曰：其有天宦者, 未嘗被傷, 不脫於血, 然其鬚不生, 其故何也? 岐伯曰：此天之所不足也, 其任衝不盛, 宗筋不成, 有氣無血, 脣口不榮, 故鬚不生.

임금이 말했다. 부인에게 수염이 없는 것은 피와 기운이 없기 때문입니까?

스승이 말했다. 충맥과 임맥은 모두 아기집에서 일어나서 등뼈 안쪽을 따라 올라가는데, 경맥의 바다가 됩니다. 떠올라서 밖으로 가는 것은, 배를 따라 올라가서 목구멍에서 만나고, (거기서) 갈라져 입과 입으로 이어집니다(絡). 피와 기운이 드세면 살갗을 채우고 살을 뜨겁게 하고, 오로지 피만 드세면 살갗을 스미고 적셔 털이 나게 합니다. 이제 부인의 천성은 기운에서는 남고 피에서는 모자란데, (달거리로) 자주(數) 피를 빼앗깁니다. 충맥과 임맥이 입과 입술을 꽃피우지 못합니다. 그러므로 수염이 나지 않습니다.

임금이 말했다. 사람(士) 중에 불알(陰)을 다쳐서, 음의 기운이 끊어져 (자지가) 일어서지 않고, 불알이 쓰이지 않는 수가 있으나 수염은 없어지지 않는 경우가 있습니다. 그 까닭은 무엇입니까? 환관은 오직 수염만 빠지는데, 이것은 무슨 까닭입니까? 바라건대 그 까닭을 듣고 싶습니다.

스승이 말했다. 환관은 그 큰 힘줄(인 자지)를 없애서, 그 충맥을 다치고, 피가 빠져나가 회복되지 않고, 살갗 속(의 기운)이 맺혀서 입술과 입을 꽃피우지 못합니다. 그러므로 수염이 자라지 않습니다.

임금이 말했다. 또한(其) 고자는 (불알을) 다친 적도 없고, (달거리로) 피를 빼앗기지도 않았으나 수염이 자라지 않는데, 그 까닭은 무엇입니까?

스승이 말했다. 이는 타고나면서 모자란 것입니다. 그들은 임맥과 충맥이 드세지 않고 큰 심줄이 이루어지지 않아서, 기운은 있으나 피가 모자라, 입술과 입을 꽃피우지 못합니다. 그러므로 수염이 자라지 않습니다.

65-6

黃帝曰：善乎哉！聖人之通萬物也, 若日月之光影, 音聲鼓響, 聞其聲而知其形, 其非夫子, 孰能明萬物之精. 是故聖人視其顏色, 黃赤者多血氣, 靑白者少血氣, 黑色者多血少氣. 美眉者太陽多血, 通髥極鬚者少陽多血, 美鬚者陽明多血, 此其時然也. 夫人之常數, 太陽常多血少氣, 少陽常多氣少血, 陽明常多血多氣, 厥陰常多氣少血, 少陰常多血少氣, 太陰常多血少氣, 此人之常數也.

임금이 말했다. 좋습니다. 성인은 만물에 통달함이 마치 해와 달이 비추면 빛과 그림자가 생기고, 북을 치면 소리가 나며, 소리를 듣고 그 꼴을 아는 것과 같습니다. 만약(其) 스승이 아니면 누가 만물의 뿌리(精)를 밝힐 수 있겠습니까? 이런 까닭에 성인은 그 낯빛을 보는데, 노랗고 빨간 사람은 피와 기운이 많고, 파랗고 하얀 사람은 피와 기운이 적고, 낯빛이 검은 사람은 피가 많고 기운이 적습니다. 눈썹이 아름다운 사람은 태양(경)에 피가 많고, 턱수염과 구레나룻이 이어진 사람은 소양(경)에 피가 많고, 수염이 아름다운 사람은 양명(경)에 피가 많습니다. 이는 그 규칙(時)이 그러한 것입니다. 무릇 사람에게는 일정한 규칙이 있습니다. 태양은 늘 피가 많고 기운이 적습니다. 소양은 늘 기운이 많고 피가 적습니다. 양명은 늘 기운과 피가 많습니다. 궐음은 늘 기운이 많고 피가 적습니다. 소음은 늘 피가 많고 기운이 적습니다. 태음 또한 늘 피가 많고 기운이 적습니다. 이는 사람에게 정한 규칙입니다.[26]

---

[26] 여기서 기술한 각 경맥의 기혈과 9침편 및 《소문·血氣形志篇》에 기재된 각 경맥의 기혈은 다르다. 역대 의원들의 고증 결과 《소문·血氣形志篇》에 기재된 내용이 정확한 것으로 결론을 내렸다.

12경 기혈 대조표

	이 책	소문·혈기형지편	영추·9침편
태양	多血少氣	多血少氣	多血少氣
소양	少血多氣	少血多氣	少血多氣
양명	多血多氣	多血多氣	多血多氣
태음	多血少氣	少血多氣	多血少氣
소음	多血少氣	少血多氣	少血多氣
궐음	多氣少血	多血少氣	多血少氣

제 II 부

사 람

제5장 경락

경맥(經脈) 제10
– 경맥의 흐름

10-1

雷公問於黃帝曰 : 禁服之言, 凡刺之理, 經脈爲始, 營其所行, 知其度量, 內次五臟, 外別六腑, 願盡聞其道. 黃帝曰 : 人始生, 先成精, 精成而腦髓生, 骨爲幹, 脈爲營, 筋爲綱, 肉爲墻, 皮膚堅而毛髮長, 穀入於胃, 脈道以通, 血氣乃行. 雷公曰 : 願卒聞經脈之始生. 黃帝曰 : 經脈者, 所以能決死生, 處百病, 調虛實, 不可不通也.

뇌공이 임금에게 물었다. 「금복」편에 말하기를, 무릇 찌르기의 이치는 경맥(을 아는 것)이 맨 처음이 되니, 그 (경맥이) 가는 바를 헤아리고(營), 그 (경맥의) 길이나 크기를 알아서, 안으로는 5장의 (쓰임을) 차례 지우고 밖으로는 6부를 (노릇에 따라) 가른다고 하였습니다. 바라건대 그 이치에 대해 모두 듣고 싶습니다.

임금이 말했다. 사람이 처음 생기는데, 불거름을 이루고, 불거름(精)이 이루어지면 뇌수가 생깁니다. 뼈는 줄기가 되고, 맥은 울타리(營)가 되고, 힘줄은 (그물의) 벼리가 되고, 살은 담장이 되고, 살갗이 단단해져서 털이 자랍니다. (태어나서) 곡식이 밥통에 들어가면 경맥의 길이 통하고 기운과 피가 (흘러)갑니다.

뇌공이 말했다. 바라건대 경맥이 처음 생겨나는 것에 대해 모두 듣고 싶습니다.

임금이 말했다. 경맥은 죽살이를 결정하고 온갖 탈을 처리하고(處), 허와 실을 조절하는 까닭에, 통달하지 않을 수 없습니다.

肺手太陰之脈, 起於中焦, 下絡大腸, 還循胃口, 上膈屬肺, 從肺系橫出腋下, 下循臑內, 行少陰心主之前, 下肘中, 循臂內上骨下廉, 入寸口, 上魚, 循魚際, 出大指之端; 其支者, 從腕後直出次指內廉, 出其端. 是動則病[1]肺脹滿, 膨膨而喘咳, 缺盆中痛, 甚則交兩手而瞀, 此爲臂厥. 是主肺所生病者, 咳, 上氣喘喝, 煩心胸滿, 臑臂內前廉痛厥, 掌中熱. 氣盛有餘, 則肩背痛風, 汗出, 小便數而欠. 氣虛則肩背痛寒, 少氣不足以息, 溺色變. 爲此諸病, 盛則瀉之, 虛則補之, 熱則疾之, 寒則留之, 陷下則灸之, 不盛不虛以經取之. 盛者, 寸口大三倍於人迎, 虛者, 則寸口反小於人迎也.

허파인 수태음의 경맥은 중초에서 일어나서 아래로 큰창자까지 이어졌다가, 밥통의 입구를 돌아서, 격막 위로 허파에 들어갑니다. 다시 허파로부터 옆으로 나와 겨드랑 밑으로 가지치고, 팔 안쪽을 따라 내려가서 (수)소음과 심주

---

1)   후대로 오면 시동병과 소생병에 대한 논의가 분분해진다. 대체로 4가지 정도로 요약할 수 있다. ①내인과 외인으로 보는 견해. ②기병과 혈병으로 보는 견해. ③본 경과 다른 경으로 병이 옮겨가는 것으로 보는 견해. ④경맥과 장부의 관계로 보는 견해. 이상의 견해들은 나름대로 타당성이 있지만, 위의 문맥으로 보면 시동병과 소생병은 병의 변화에 대한 소박한 표현이다. 후대의 해석이 틀린 것은 아니지만, 지나치게 확대해석한 결과인 것 같다.

의 앞쪽을 지나, 팔꿈치 가운데로 내려온 다음, 팔 안쪽 돋은 뼈(上骨)의 아래 섶 (下廉)을 좇아서(循) 촌구로 들어가 어제로 올라가고(上), 어제를 좇아서 엄지의 끝으로 나옵니다. 그 가지는 손목 뒤(인 열결)에서 곧장 검지 안섶(內廉)으로 나 와서 그 끝(인 상양)으로 나옵니다. 이것이 움직이면 탈 나는데, 허파가 가득하 고 부풀어서 헐떡거리고 기침하고, 가슴이 번거롭고 가득 찬 것 같고, 결분 속 이 아프고, 심하면 두 팔을 엇갈려 (안고)서 아찔해 하는데(瞀), 이것은 팔뚝(의 태 음경이 갑자기 쏠린다는 뜻의) 비궐이라고 합니다. 이는 주로 허파가 탈을 낳은 것 으로, 기운이 위로 치밀어서 기침이 나고 목이 잠기고, 가슴이 번거롭고 가득 찬 듯하고, 팔뚝 안쪽의 앞섶(廉)이 아프고 (기운이 쏠려서) 차가워지고, 손바닥이 열납니다. 기운이 드세어 남으면 어깨와 등이 아프고 바람 들어, 땀이 나오고 오줌이 잦으나 (양이) 줄어듭니다. 허파의 기운이 허하면 어깨와 등이 춥고, 기 운이 없어서 숨이 차고, 오줌 빛깔이 바뀝니다. 이러한 모든 탈에는, 드세면 덜 어내고, 허하면 보태고, 열나면 (침을) 빠르게 하고, 추우면 (침을) 머무르게 하 고, (맥이나 혈이) 꺼졌으면 뜸뜨고, 드세지도 허하지도 않으면 경맥을 고릅니다. 드센 것은 촌구가 인영보다 3곱절 크고, 허한 것은 촌구가 거꾸로 인영보다 작 습니다.

大腸手陽明之脈, 起於大指次指之端, 循指上廉, 出合谷兩骨之間, 上 入兩筋之中, 循臂上廉, 入肘外廉, 上臑外前廉, 上肩出髃骨之前廉, 上出於柱骨之會上, 下入缺盆絡肺, 下膈屬大腸. 其支者, 從缺盆上項 貫頰, 入下齒中, 還出挾口, 交人中, 左之右, 右之左, 上挾鼻孔. 是動 則病齒痛頸腫. 是主津所生病者, 目黃口乾, 鼽衄, 喉痹, 肩前臑痛, 大指次指痛不用. 氣有餘則當脈所過者熱腫, 虛則寒栗不復. 爲此諸 病, 盛則瀉之, 虛則補之, 熱則疾之, 寒則留之, 陷下則灸之, 不盛不虛, 以經取之. 盛者人迎大三倍於寸口, 虛者人迎反小於寸口也.

큰창자인 수양명의 경맥은 엄지 (쪽의) 검지 끝에서 일어나서, 손가락의 위 섶(廉)을 좇아, 골짜기가 만나는 엄지와 검지의 사이(인 합곡)으로 나와서 올라 가는데, 두 힘줄의 복판(인 양계)로 들어갔다가, 팔의 위 섶(廉)을 좇아서 팔꿈치 바깥 섶으로 들어가고, 위팔의 바깥쪽 앞섶을 따라 어깨로 올라가고, 어깨뼈의 앞섶으로 나와 (경맥들이) 모이는 기둥 뼈(인 대추)에서 위로 나왔다가, 아래로 결 분으로 들어가 허파에 이어지고, 격막 아래로 내려가 큰창자에 들어갑니다. 그 가지는 결분으로부터 목으로 올라가 뺨을 꿰뚫고 아랫니 속으로 들어가고, 돌 아 나와서 입을 끼고 인중에서 엇갈리는데, 왼쪽은 오른쪽으로, 오른쪽은 왼쪽 으로 콧구멍을 끼고 올라갑니다. 이것이 움직이면 탈나는데 이빨이 아프고 목 이 붓습니다. 이것은 주로 진액이 탈을 낳은 것으로, 눈이 노랗고 입이 마르고 콧물이 나고 코가 막히고, 코피가 나고, 목구멍이 붓고 아프고, 어깨 앞쪽과 팔 이 아프고, 엄지와 검지가 아파서 못 씁니다. 기운이 남으면 그 경맥이 지나는 곳이 열나고 붓고, 기운이 모자라면 춥고 떨려서 쉽게 회복되지 않습니다. 이 러한 모든 탈에는, 드세면 덜어내고, 허하면 보태고, 열나면 (침을) 빠르게 하 고, 추우면 (침을) 머무르게 하고, (맥이나 혈이) 꺼졌으면 뜸뜨고, 드세지도 허하 지도 않으면 경맥을 고릅니다. 드센 것은 인영이 촌구보다 3곱절 크고, 허한 것은 인영이 거꾸로 촌구보다 작습니다.

胃足陽明之脈, 起於鼻, 交頞中, 旁納太陽之脈, 下循鼻外, 人上齒中,
還出挾口環脣, 下交承漿, 却循頤後下廉, 出大迎, 循頰車, 上耳前,
過客主人, 循髮際, 至額顱; 其支者, 從大迎前下人迎, 循喉嚨, 入缺
盆, 下膈, 屬胃絡脾; 其直者, 從缺盆下乳內廉, 下挾臍, 入氣街中, 其
支者, 起於胃口, 下循腹裏, 下至氣街中而合, 以下髀關, 抵伏兎, 下

入膝臏中, 下循脛外廉, 下足跗, 入中指內間; 其支者, 下膝三寸而別,
下入中指外間; 其支者, 別跗上, 入大指間, 出其端. 是動則病洒洒振
寒, 善伸數欠, 顏黑, 病至則惡人與火, 聞木聲則惕然而驚, 心動, 欲
獨閉戶牖而處, 甚則欲上高而歌, 棄衣而走, 賁響腹脹, 是爲骭厥. 是
主血所生病者, 狂瘧溫淫汗出, 鼽衄, 口喎脣胗, 頸腫喉痹, 大腹水腫,
膝臏腫痛, 循膺 · 乳 · 氣街 · 股 · 伏兔 · 骭外廉 · 足跗上皆痛, 中指
不用. 氣盛則身以前皆熱, 其有餘於胃, 則消穀善飢, 溺色黃. 氣不足
則身以前皆寒栗, 胃中寒則脹滿. 爲此諸病, 盛則瀉之, 虛則補之, 熱
則疾之, 寒則留之, 陷下則灸之, 不盛不虛, 以經取之. 盛者人迎大三
倍於寸口, 虛者人迎反小於寸口也.

밥통인 족양명의 경맥은 코에서 일어나서, 콧마루(頞中)에서 (좌우가) 엇갈리
고, 태양의 경맥을 엮고, 아래로 코의 바깥을 돌아서 윗니 속으로 들어갔다가,
다시 입술을 끼고 돌아서 아래로 승장에서 엇갈리고, 물러나 턱 뒤의 아래 섶을
돌아서 대영으로 나오고, 협거를 돌고 귀 앞으로 올라가 객주인을 지나고, 머리
칼 금을 좇아 이마에 이릅니다. 그 가지는 대영의 앞으로부터 인영으로 내려가,
목구멍을 돌고 결분으로 들어가고, 횡격막을 내려가 밥통에 이어지고 비장으로
가지 칩니다. 그 곧은 것은 결분으로부터 젖가슴의 안섶으로 내려가고, 배꼽을
끼고 내려가 기가(인 서혜부)로 들어갑니다. 그 가지는 밥통의 입구에서 일어나
서, 아래로 뱃속을 돌고, 내려가 기가 속에 이르러서 (다시) 만나고, (데) 내려가
비관과 복토를 지나 무릎으로 들어가고, 정강이뼈 바깥 섶을 따라 발등으로 내
려가 가운데 발가락 안쪽으로 들어갑니다. 또 다른 가지는 무릎 아래 3촌에서
갈라져 나와, 아래로 내려가 가운데 발가락 바깥 사이로 들어갑니다. 또 다른
가지는 발등에서 갈라져 엄지로 들어갔다가, 그 끝으로 나옵니다. 이것이 움직
이면 탈나는데, 마치 찬물을 끼얹듯이 떨고, 기지개를 자주 켜고 하품을 자주

하고, 이마가 검어지는데, 탈이 이르면 사람과 불을 싫어하고 나무가 부딪치는 소리를 들으면 놀라서 두려워하고, 가슴이 쿵쾅 뛰어 문과 창문을 닫고 혼자 있으려 하고, 심하면 높은 곳에 올라가 노래를 부르고 옷을 벗어 던지고 달아나고, 배가 가득하고 꾸르륵거리는데, 이를 정강이에서부터 기운이 쏠려 치솟는다(骭厥)고 합니다. 이것은 주로 피가 탈을 낳는 것인데, 미치고, 학질이 있고, 온병과 열이 나고, 땀이 나고, 묽은 콧물이 나고, 코피 나거나, 입이 돌아가고, 입과 입술이 트고, 목과 목구멍이 붓고, 배가 크게 붓고, 무릎이 붓고 아프고, 가슴·젖가슴·기가·허벅지·복토·정강이뼈 바깥 섶·발등이 모두 아프고, 가운데 발가락을 쓰지 못합니다. 기운이 드세면 몸의 앞쪽이 모두 열나고, 그 (열이) 밥통에서 남으면 곡식을 잘 삭혀서 자주 배가 고프고, 오줌이 노랗습니다. 기운이 모자라면 몸의 앞쪽이 모두 차가워서 떨리고, 밥통 속에 차가우면 배가 가득합니다. 이러한 모든 탈에는, 드세면 덜어내고, 허하면 보태고, 열나면 (침을) 빠르게 하고, 추우면 (침을) 머무르게 하고, (맥이나 혈이) 꺼졌으면 뜸뜨고, 드세지도 허하지도 않으면 경맥을 고릅니다. 드센 것은 인영이 촌구보다 3곱절 크고, 허한 것은 인영이 거꾸로 촌구보다 작습니다.

脾足太陰之脈, 起於大指之端, 循指內側白肉際, 過核骨後, 上內踝前廉, 上腨內, 循脛骨後, 交出厥陰之前. 上膝股內前廉, 入腹屬脾絡胃, 上膈, 挾咽, 連舌本, 散舌下; 其支者, 復從胃, 別上膈, 注心中. 是動則病舌本强, 食則嘔, 胃脘痛, 腹脹善噫, 得後與氣則快然如衰, 身體皆重. 是主脾所生病者, 舌本痛, 體不能動搖, 食不下, 煩心, 心下急痛, 溏·瘕泄·水閉, 黃疸, 不能臥, 强立, 股膝內腫厥, 足大指不用, 爲此諸病, 盛則瀉之, 虛則補之, 熱則疾之, 寒則留之, 陷下則灸之, 不盛不虛, 以經取之. 盛者寸口大三倍於人迎, 虛者寸口反小於人迎也.

비장인 족태음의 경맥은 엄지발가락 끝에서 일어나서, 안쪽의 (음과 양이 갈리는) 등배금을 좇아서 엄지뿌리뼈(核骨)를 지나고, 안쪽 복사뼈 앞섶으로 올라가고, 장딴지 안으로 올라가서 정강이뼈 뒤를 좇아가고, 궐음의 앞에서 엇갈려 나와, 무릎과 허벅지 안쪽의 앞섶을 따라 좇아 올라갑니다. 배로 들어가서 비장에 이어지고, 밥통에 가지 친 다음, 다시 횡격막으로 올라가 목구멍을 끼고 혀뿌리에 이어져 혀 밑으로 흩어집니다. 그 가지는 다시 밥통으로부터 갈라져 격막으로 올라가 가슴 속으로 흘러듭니다. 이것이 움직이면 탈나는데, 혀뿌리가 뻣뻣해지고, 먹으면 게우고, 위완이 아프고, 배가 붓고 자주 트림하고, 똥(後) 누거나 방귀(氣) 뀌면 시원해져서 좀 좋아지는 듯하나, 온몸이 무거워집니다. 이것은 주로 비장이 탈을 낳는데, 혀뿌리가 아프고, 몸이 잘 움직여지지 않고, 먹은 것이 내려가지 않고, 가슴이 번거롭고, 명치가 갑자기 아프고, 설사를 하고, 오줌이 막히고, 황달이 생기고, 바로 눕지 못하고, 몸이 굳어 서기 힘들고, 넓적다리와 무릎 안쪽이 붓거나 차갑고, 엄지발가락을 못 씁니다. 이러한 모든 탈에는, 드세면 덜어내고, 허하면 보태고, 열나면 (침을) 빠르게 하고, 추우면 (침을) 머무르게 하고, (맥이나 혈이) 꺼졌으면 뜸뜨고, 드세지도 허하지도 않으면 경맥을 고릅니다. 드센 것은 촌구가 인영보다 3곱절 크고, 허한 것은 촌구가 거꾸로 인영보다 작습니다.

心手少陰之脈, 起於心中, 出屬心系[2], 下膈絡小腸; 其支者, 從心系上

---

2)　　心系：心과 肺·脾·肝·腎을 이어주는 絡脈을 가리킨다. 張介賓은 注에서 "心臟은 第五椎 아래 있는데 系가 다섯 개가 있어서 위로 肺와 이어지고 肺는 아래의 心과 이어지며, 심장 아래에 있는 脾·肝·腎 세 臟과 이어져 있다. 그러므로 心은 5장의 기와 통하며 이들을 주관한다"고 하였다.

挾咽, 繫目系; 其直者, 復從心系却上肺, 出腋下, 下循臑內後廉, 行太陰心主之後, 下肘內, 循臂內後廉, 抵掌後銳骨之端, 入掌內廉, 循小指之內出其端. 是動則病嗌乾心痛, 渴而欲飮, 是爲臂厥. 是主心所生病者, 目黃脇痛, 臑臂內後廉痛厥, 掌中熱痛. 爲此諸病, 盛則瀉之, 虛則補之, 熱則疾之, 寒則留之, 陷下則灸之, 不盛不虛, 以經取之. 盛者寸口大再倍於人迎, 虛者寸口反小於人迎也.

염통인 수소음의 경맥은 가슴 속에서 일어나서 염통의 곁가지(系)로 나와 이어지고, 아래로 횡격막을 내려가 작은창자로 가지 칩니다. 그 가지는 염통의 곁가지를 따라 목구멍을 끼고 올라가 눈의 곁가지로 이어집니다. 그 곧은 가지는 다시 염통의 곁가지에서 허파로 올라가 겨드랑이 아래로 나오고, 팔 안쪽의 뒤 섶(廉)을 좇아 태음과 심주의 뒤를 지나 팔꿈치 안쪽으로 내려오고, 팔 안쪽의 뒤섶을 좇아 손바닥 뒤쪽 솟은 뼈(銳骨)의 끝(인 신문)에 이르고, 손바닥 안섶으로 들어가서 새끼손가락 안쪽을 좇아 그 끝(인 소충)으로 나옵니다. 이것이 움직이면 탈나는데, 목구멍이 메마르고, 가슴이 아프고, 목이 말라 마시려고 하는데, 이를 (팔뚝이 당긴다는 뜻의) 비궐(臂厥)이라 합니다. 이것은 주로 염통이 탈을 낳는데, 눈이 노랗고, 옆구리가 아프고, 팔 안쪽의 뒤섶이 아프고 차갑고, 손바닥이 열나고 아픕니다. 이러한 모든 탈에는, 드세면 덜어내고, 허하면 보태고, 열나면 (침을) 빠르게 하고, 추우면 (침을) 머무르게 하고, (맥이나 혈이) 꺼졌으면 뜸뜨고, 드세지도 허하지도 않으면 경맥을 고릅니다. 드센 것은 촌구가 인영보다 2곱절 크고, 허한 것은 촌구가 거꾸로 인영보다 작습니다.

小腸手太陽之脈, 起於小指之端, 循手外側上腕, 出踝中, 直上循臂骨下廉, 出肘內側兩骨之間, 上循臑外後廉, 出肩解, 繞肩胛, 交肩上, 入缺盆絡心, 循咽下膈, 抵胃屬小腸; 其支者, 從缺盆循頸上頰, 至目銳眥, 却入耳中; 其支者, 別頰上 抵鼻, 至目內眥, 斜絡於顴. 是動則病嗌痛頷腫, 不可以顧, 肩似拔, 臑似折. 是主液所生病者, 耳膿目黃頰腫, 頸頷肩臑肘臂外後廉痛. 爲此諸病, 盛則瀉之, 虛則補之, 熱則疾之, 寒則留之, 陷下則灸之, 不盛不虛, 以經取之. 盛者人迎大再倍於寸口, 虛者人迎反小於寸口也.

작은창자인 수태양의 경맥은 새끼손가락 끝에서 일어나서, 손 바깥쪽을 좇아 손목(腕)에 이르고, 손목 (바깥쪽) 솟은 뼈(踝) 가운데로 나와, 곧바로 팔뼈의 아래 섶을 좇아 올라가고, 팔꿈치 안쪽의 두 뼈 사이로 나와 위팔(臑)의 바깥쪽 뒤 섶을 따라 올라가서, (팔과 어깨가 만나는) 곳(인 견정)으로 나오고, 어깻죽지를 돌아서 어깨 위에서 (다른 경맥과) 엇갈리고, 결분으로 들어가 염통에 이어지고, 목구멍을 좇아서 횡격막으로 내려가 밥통에 닿았다가 작은창자에 이어집니다. 그 가지는 결분으로부터 목을 좇아서 뺨으로 올라가, 눈의 바깥 모서리에 이르렀다가 되돌아서 귓속으로 들어갑니다. 다른 가지는 뺨에서 갈라져 눈 밑으로 올라가 코에 이르고, 눈 안쪽 모서리에 이르러 광대뼈에 비스듬히 이어집니다. 이것이 움직이면 탈나는데, 목구멍이 아프고, 턱밑이 붓고, 고개를 돌릴 수 없고, 어깨를 잡아 뽑는 듯 하고, 위팔이 꺾이는 듯합니다. 이것은 주로 진액이 탈을 낳는데, 귀 먹고, 눈이 노랗고, 뺨이 붓고, 목·어깨·팔·팔꿈치 바깥의 뒤 섶이 아픕니다. 이러한 모든 탈에는, 드세면 덜어내고, 허하면 보태고, 열나면 (침을) 빠르게 하고, 추우면 (침을) 머무르게 하고, (맥이나 혈이) 꺼졌으면 뜸뜨고, 드세지도 허하지도 않으면 경맥을 고릅니다. 드센 것은 인영이 촌구보다 2곱절 크고, 허한 것은 인영이 거꾸로 촌구보다 작습니다.

膀胱足太陽之脈, 起於目內眥, 上額交巓; 其支者, 從巓至耳上角; 其直者, 從巓入絡腦, 還出別下項, 循肩髆內, 挾脊抵腰中, 入循膂, 絡腎, 屬膀胱; 其支者, 從腰中下挾脊貫臀, 入膕中; 其支者, 從髆內左右, 別下貫胛, 挾脊內, 過髀樞, 循髀外後廉下合膕中, 以下貫踹內, 出外踝之後, 循京骨, 至小指之端外側. 是動則病衝頭痛, 目似脫, 項如拔, 脊痛腰似折, 髀不可以曲, 膕如結, 踹如裂, 是爲踝厥. 是主筋所生病者, 痔瘧狂癲疾, 頭顖項痛, 目黃淚出鼽衄, 項背腰尻, 膕踹脚皆痛, 小指不用. 爲此諸病, 盛則瀉之, 虛則補之, 熱則疾之, 寒則留之, 陷下則灸之, 不盛不虛, 以經取之. 盛者人迎大再倍於寸口, 虛者人迎反小於寸口也.

오줌보인 족태양의 경맥은 눈 안쪽 모서리에서 일어나, 이마로 올라가 정수리에서 (다른 경맥과) 엇갈립니다. 그 가지는 정수리로부터 귀 위쪽 모서리에 이릅니다. 곧은 가지는 정수리로부터 골로 이어졌다가, 돌아 나와서 목뒤로 내려가서 어깻죽지 뼈 안쪽을 좇아, 등뼈를 끼고 허리에 이르러, 등골(膂)로 들어가 콩팥에 이어지고 오줌보로 들어갑니다. 그 가지는 허리 속에서 등뼈를 끼고 내려가 엉덩이를 꿰뚫고 오금 속으로 들어갑니다. 그 가지는 어깻죽지 뼈의 안쪽으로부터 좌우로 갈라져 어깻죽지로 내려가 등뼈 안쪽을 끼고 넓적다리 윗마디(髀樞)를 지나고, 넓적다리 바깥쪽의 뒤섶을 좇아 내려가 오금에서 (앞의 가지와) 만나고, 장딴지를 꿰며 내려가 바깥복사뼈의 뒤로 나오고, 새끼발가락 끝의 바깥쪽 모서리에 이릅니다. 이것이 움직이면 탈나는데, 기운이 치솟아 머리가 아프고, 눈알이 빠져 나올 듯하고, 뒷목이 뽑히는 것 같고, 등이 아프고, 허리가 꺾이는 것 같고, 넓적다리를 돌리지(曲) 못하고, 오금을 펴지 못하고, 종아리가 갈라지는 것 같은데, 이를 과궐(踝厥)이라 합니다. 이것은 주로 힘줄이 탈을 낳는데, 치질·학질·미친 것·지랄 같은 탈이 나고, 머리 정수리 목덜미가 아프고, 눈이 노랗고, 눈물과 콧물이 흐르고, 코에서 피가 나고, 뒷목·등·허리·꼬리뼈·오금·종아리·정강이가 아프고, 새끼발가락을 쓰지 못합니다.

이러한 모든 탈에는, 드세면 덜어내고, 허하면 보태고, 열나면 (침을) 빠르게 하고, 추우면 (침을) 머무르게 하고, (맥이나 혈이) 꺼졌으면 뜸뜨고, 드세지도 허하지도 않으면 경맥을 고릅니다. 드센 것은 인영이 촌구보다 2곱절 크고, 허한 것은 인영이 거꾸로 촌구보다 작습니다.

腎足少陰之脈, 起於小指之下, 邪走足心, 出於然骨之下, 循內踝之後, 別入跟中, 上踹內, 出膕內廉, 上股內後廉, 貫脊, 屬腎絡膀胱; 其直者, 從腎上貫肝膈, 入肺中, 循喉嚨, 挾舌本; 其支者, 從肺出絡心, 注胸中. 是動則病饑不欲食, 面如漆柴, 咳唾則有血, 喝喝而喘, 坐而欲起, 目 如無所見, 心如懸若饑狀, 氣不足善恐, 心惕惕如人將捕之, 是爲骨厥. 是主腎所生病者, 口熱舌乾, 咽腫上氣, 嗌乾及痛, 煩心心痛, 黃疸腸澼, 脊股內後廉痛, 痿厥嗜臥, 足下熱而痛. 爲此諸病, 盛則瀉之, 虛則補之, 熱則疾之, 寒則留之, 陷下則灸之, 不盛不虛, 以經取之. 灸則强食生肉, 緩帶披髮, 大杖, 重履而步. 盛者寸口大再倍於人迎, 虛者寸口反小於人迎也.

콩팥인 족소음의 경맥은 새끼발가락의 아래에서 일어나서, 발바닥 복판으로 비스듬히(邪) 달려가 연골의 아래로 나오고, 안쪽 복사뼈의 뒤쪽을 좇아, 발뒤꿈치 속으로 갈라져 들어가고, 장딴지 속으로 올라가 오금 안섶(廉)으로 나오고, 넓적다리 안쪽 뒤섶으로 올라가 허리를 꿰고 콩팥에 들어가고 오줌보로 이어집니다. 그 곧은 것은 콩팥으로부터 간과 격막을 꿰뚫고 허파 속으로 들어가고, 목구멍을 좇아서 혀뿌리에 이어집니다. 그 가지는 허파로부터 나와 염통에 이어지고 가슴속으로 흘러듭니다. 이것이 움직이면 탈나는데, 굶주려도 먹고 싶지 않고, 낯이 (빛은) 옻칠한 것 같으며 (살은) 장작개비 같고, 기침하면 피가 섞여 나오고, 그르렁거리며 기침하고, 앉으면 일어서려고 (안절부절 못하고), 눈이 흐릿하여 보이는 것이 없는 것 같고, 마음이 마치 (허공에) 매달린 것 같고, 배가 고픈 듯합니다. 기운이 모자라면 자주 두려워하고, 가슴이 두근거려 마치 사람이 잡으러 오는 것 같은데, 이를 골궐(骨厥)이라 합니다. 이것은 주로 콩팥이 탈을 낳는데, 입안이 열나고, 혀가 메마르고, 목구멍이 붓고, 기운이 거스르고, 목구멍이 메마르고 아프고, 가슴이 번거롭고 아프고, 황달이 생기고, 창자를 빨래한 듯이 설사하고, 허리와 넓적다리 안쪽 뒷섶이 아프고, 다리에 힘이 없어 눕기 좋아하고, 발바닥이 열나고 아픕니다. 이러한 모든 탈에는, 드세면 덜어내고, 허하면 보태고, 열나면 (침을) 빠르게 하고, 추우면 (침을) 머무르게 하고, (맥이나 혈이) 꺼졌으면 뜸뜨고, 드세지도 허하지도 않으면 경맥을 고릅니다. 뜸을 뜨면 날고기를 많이 먹고, 허리띠를 느슨하게 하고, 머리를 풀어헤치고, 큰 지팡이를 짚고, 무거운 신발을 신고 걷듯이 (생각과 행동거지를 느긋하게) 해야 합니다. 드센 것은 촌구가 인영보다 2곱절 크고, 허한 것은 촌구 거꾸로 인영보다 작습니다.

心主手厥陰心包絡之脈, 起於胸中, 出屬心包絡, 下膈, 歷絡三焦; 其支者, 循胸出脇, 下腋三寸, 上抵腋, 下循臑內, 行太陰少陰之間, 入肘中, 下循臂行兩筋之間, 入掌中, 循中指出其端; 其支者, 別掌中, 循小指次指出其端. 是動則病手心熱, 臂肘攣急, 腋腫, 甚則胸脇支滿, 心中澹澹大動, 面赤目黃, 喜笑不休. 是主脈所生病者, 煩心心痛, 掌中熱. 爲此諸病, 盛則瀉之, 虛則補之, 熱則疾之, 寒則留之, 陷下則灸之, 不盛不虛, 以經取之. 盛者寸口大一倍於人迎, 虛者寸口反小於人迎也.

염통이 주관하는 수궐음 심포의 경맥은 가슴속에서 일어나서, 심포락에 이어지고, 격막으로 내려가 3초(인 상초·중초·하초)에 이어집니다. 그 가지는 가습을 좇아서 옆구리로 나와, 겨드랑이 아래쪽 3촌 부위로 가고, 위로 겨드랑이로 올라갔다가, 아래로 팔 안쪽을 좇아가 태음과 소음의 사이로 가서, 팔꿈치 속으로 들어가고, 팔을 따라 내려가 아래로 팔뚝의 두 힘줄 사이로 가서, 손바닥 가운데로 들어가고, 가운데 손가락을 좇아 그 끝으로 나옵니다. 그 가지는 손바닥 복판에서 갈라져, 새끼손가락 다음 손가락(인 무명지)를 좇아, 그 끝으로 나옵니다. 이것이 움직이면 탈나는데, 손바닥이 열나고, 팔꿈치에 경련이 오고, 겨드랑이가 붓고, 심하면 가슴이 버티듯이 가득 차고, 가슴속이 쿵쿵거리고, 낯이 붉고, 눈이 노랗고, 웃음이 그치지 않습니다. 이것은 주로 맥이 탈을 낳는데, 가슴이 번거롭고 아프고. 손바닥이 열납니다. 이러한 모든 탈에는, 드세면 덜어내고, 허하면 보태고, 열나면 (침을) 빠르게 하고, 추우면 (침을) 머무르게 하고, (맥이나 혈이) 꺼졌으면 뜸뜨고, 드세지도 허하지도 않으면 경맥을 고릅니다. 드센 것은 촌구가 인영보다 1곱절 크고, 허한 것은 촌구가 거꾸로 인영보다 작습니다.

三焦手少陽之脈, 起於小指次指之端, 上出兩指之間, 循手表腕, 出臂外兩骨之間, 上貫肘, 循臑外上肩, 而交出足少陽之後, 入缺盆, 布膻中, 散絡心包, 下膈, 遍屬三焦; 其支者, 從膻中上出缺盆, 上項, 俠耳後直上, 出耳上角, 以屈下頰至 ; 其支者, 從耳後入耳中, 出走耳前, 過客主人前, 交頰, 至目銳眥. 是動則病耳聾渾渾焞焞, 嗌腫喉痺. 是主氣所生病者, 汗出目銳眥痛, 頰痛, 耳後肩臑肘臂外皆痛, 小指次指不用. 爲此諸病, 盛則瀉之, 虛則補之, 熱則疾之, 寒則留之, 陷下則灸之, 不盛不虛, 以經取之. 盛者人迎大一倍於寸口, 虛者人迎反小於寸口也.

삼초인 수소양의 경맥은 새끼손가락의 다음 손가락(인 무명지)에서 일어나서, 위로 두 손가락 사이로 나오고, 손등(表)을 좇아 손목으로 (가고), 팔 바깥쪽

두 뼈의 사이로 나와서, 위로 팔꿈치를 꿰고, 위팔 바깥쪽을 좇아 어깨로 올라가서, 족소양과 만난 뒤, 결분으로 들어가, 전중에 퍼지고 심포로 흩어지며 이어지고, 격막을 내려가 (상중하) 삼초에 두루 이어집니다. 그 가지는 전중으로부터 올라가 결분으로 나오고, 뒷목으로 올라가 귀를 끼고서 뒤쪽으로 곧바로 올라가 귀의 위쪽 모서리로 나오고, 뺨을 아래로 돌아 광대뼈에 이릅니다. 그 가지는 귀 뒤로부터 귓속으로 들어갔다가 귀 앞으로 나오고, 객주인의 앞쪽을 지나고, 뺨에서 (앞의 가지와) 엇갈려, 눈 바깥쪽 모서리에 이릅니다. 이것이 움직이면 탈나는데, 귀가 멍멍해서 잘 안 들리고, 목구멍이 붓고 저립니다. 이것은 주로 기운이 탈을 낳는데, 땀이 나고, 눈초리가 아프고, 뺨이 아프고, 귀 뒤·어깨·위팔·팔꿈치·팔 바깥쪽이 모두 아프고, 넷째손가락을 쓰지 못합니다. 이것은 주로 맥이 탈을 낳는데, 가슴이 번거롭고 아프고. 손바닥이 열납니다. 이러한 모든 탈에는, 드세면 덜어내고, 허하면 보태고, 열나면 (침을) 빠르게 하고, 추우면 (침을) 머무르게 하고, (맥이나 혈이) 꺼졌으면 뜸뜨고, 드세지도 허하지도 않으면 경맥을 고릅니다. 드센 것은 인영이 촌구보다 1곱절 크고, 허한 것은 인영이 거꾸로 촌구보다 작습니다.

膽足少陽之脈, 起於目銳眥, 上抵頭角, 下耳後, 循頸行手少陽之前, 至肩上, 却交出手少陽之後, 入缺盆; 其支者, 從耳後入耳中, 出走耳前, 至目銳眥後; 其支者, 別銳眥, 下大迎, 合於手少陽, 抵於, 下加頰車, 下頸合缺盆, 以下胸中, 貫膈絡肝屬膽, 循脇裏, 出氣街, 繞毛際, 橫入髀厭中; 其直者, 從缺盆下腋, 循胸過季脇, 下合髀厭中, 以下循髀陽, 出膝外廉, 下外補骨之前, 直下抵絕骨之端, 下出外踝之前, 循足跗上, 出小指次指之端; 其支者, 別跗上, 入大指之間, 循大指歧骨內出其端, 還貫爪甲, 出三毛. 是動則病口苦, 善太息, 心脇痛不能轉側, 甚則面微有塵, 體無膏澤, 足外反熱, 是爲陽厥. 是主骨所生病者, 頭痛頷痛, 目銳眥痛, 缺盆中腫痛, 腋下腫, 馬刀俠癭, 汗出振汗, 瘧, 胸脇肋髀膝外至脛絕骨外踝前及諸節皆痛, 小指次指不用. 爲此諸病, 盛則瀉之, 虛則補之, 熱則疾之, 寒則留之, 陷下則灸之, 不盛不虛, 以經取之. 盛者人迎大一倍於寸口, 虛者人迎反小於寸口也.

쓸개인 족소양의 경맥은 눈초리에서 일어나서, 위로 머리 모서리에 닿고, 귀 뒤로 내려와, 목을 좇아 수소양의 앞으로 가서, 어깨 위로 올라가고, 수소양과 엇갈려 나온 뒤 결분으로 들어갑니다. 그 가지는 (귀 뒤로부터 귓속으로 들어갔다가) 귀 앞으로 내달아서 눈초리의 뒤에 이릅니다. 그 가지는 눈초리에서 갈라져서, 대영으로 내려가 수소양과 만나고, 광대뼈에 이르고, 협거를 지나 목으로 내려가 결분에서 (본래 경맥과) 만나고, 가슴속으로 내려가 격막을 꿰고, 간에 이어지고 쓸개에 들어가고, 옆구리 속을 좇아서 기가로 나와서 거웃을 돌고, 허벅지 속(의 환도혈)로 질러(橫) 갑니다. 그 곧은 것은 결분으로부터 겨드랑이로 내려가 가슴을 좇아 옆구리를 지나가고, 허벅지 뼈 끝 속(인 환도혈)에서 (앞의 가지와) 만나서, 아래로 넓적다리를 좇아 무릎의 바깥쪽 섶으로 나오고, 종아리뼈(腓)의 앞을 좇아, 곧바로 절골의 끝으로 내려가고, 바깥 복사뼈 앞으로 내려가서 발등을 좇아, 새끼발가락 다음 발가락의 끝으로 나옵니다. 그 가지는 발등에서 갈라져 엄지발가락과 검지발가락 사이로 들어가, 엄지발가락의 갈라진 안쪽을 좇아 그 끝으로 오고, 다시 발톱을 꿰고 (3가닥 털이 난 발톱 등의) 3모로 나옵니다. 이것이 움직이면 탈나는데, 입이 쓰고, 한숨을 잘 쉬고, 가슴과 옆구리가 아파서 옆으로 돌릴 수 없고, 심하면 낯이 조금 먼지 낀 듯하고, 몸에 윤기가 없고, 다리의 바깥쪽에 도리어 열나는데, 이를 양궐(陽厥)이라고 합니다. 이것은 주로 뼈가 탈을 낳는데, 머리가 아프고, 턱이 아프고, 눈초리가 아프고, 결분이 붓고 아프고, 겨드랑이 아래가 부어 말씹조개 같은 종기(인 나력)이 나타나고,

땀을 흘리면서도 추워서 떨고, 학질이 생기고, 가슴·옆구리·갈비뼈·허벅지뼈·무릎의 바깥쪽에서 정강이뼈·절골·바깥복사뼈 앞쪽 및 여러 뼈마디가 모두 아프고, 새끼발가락의 옆 발가락을 쓰지 못합니다. 이것은 주로 맥이 탈을 낳는데, 가슴이 번거롭고 아프고, 손바닥이 열납니다. 이러한 모든 탈에는, 드세면 덜어내고, 허하면 보태고, 열나면 (침을) 빠르게 하고, 추우면 (침을) 머무르게 하고, (맥이나 혈이) 꺼졌으면 뜸뜨고, 드세지도 허하지도 않으면 경맥을 고릅니다. 드센 것은 인영이 촌구보다 1곱절 크고, 허한 것은 인영이 거꾸로 촌구보다 작습니다.

肝足厥陰之脈, 起於足大指叢毛之際, 上循足跗上廉, 去內踝一寸, 上踝八寸, 交出太陰之後, 上膕內廉, 循股陰, 入毛中, 環陰器, 抵小腹, 挾胃屬肝絡膽, 上貫膈, 布脇肋, 循喉嚨之後, 上入頏顙, 連目系, 上出額, 與督脈會於巓; 其支者, 從目系下頰裏, 環脣內; 其支者, 復從肝別貫膈, 上注肺. 是動則病腰痛不可俯仰, 丈夫 疝, 婦人少腹腫, 甚則嗌乾, 面塵脫色. 是主肝所生病者, 胸滿嘔逆飧泄, 狐疝, 遺溺閉癃. 爲此諸病, 盛則瀉之, 虛則補之, 熱則疾之, 寒則留之, 陷下則灸之, 不盛不虛, 以經取之. 盛者寸口大一倍於人迎, 虛者寸口反小於人迎也.

간인 족궐음의 경맥은 엄지발가락의 털난 곳 바깥에서 일어나서, 발등의 위섶(廉)을 좇아서 올라가고, 안쪽복사뼈 1촌 떨어진 곳을 (지나), 안쪽복사뼈 8촌으로 올라가 족태음과 엇갈려 나온 뒤, 위로 오금의 안섶으로 가고, 넓적다리 안쪽(陰)을 좇아서 거웃 속으로 들어가 생식기(陰器)를 돌고 아랫배에 닿고, 밥통을 끼고서 간으로 들어가고 쓸개에 이어지고, 위로 격막을 꿰고 옆구리에 퍼지고, 다시 목구멍의 뒤를 좇아서 뺨으로 들어가고, 눈으로 이어지고, 이마로 나와서 정수리에서 독맥과 만납니다. 그 가지는 눈의 곁가지로부터 나와서 뺨

속으로 내려가 입술 안쪽을 돕니다. 그 가지는 다시 간으로부터 갈라져 격막을 꿰고 위로 허파로 흘러듭니다. 이것이 움직이면 탈이 되는데, 허리가 아파서 굽히거나 펴지 못하고, 사내는 (불두덩이 당기는) 산증을 앓고, 계집은 아랫배가 붓고, 심하면 목구멍이 메마르고, 낯빛이 먼지 낀 듯하고 윤기가 없어 푸석푸석합니다. 이것은 주로 간이 탈을 낳는데, 가슴이 가득차고, 구역질이 나고, 설사하고, 불두덩이 당기고, 오줌을 지리거나 꽉 막힙니다. 이러한 모든 탈에는, 드세면 덜어내고, 허하면 보태고, 열나면 (침을) 빠르게 하고, 추우면 (침을) 머무르게 하고, (맥이나 혈이) 꺼졌으면 뜸뜨고, 드세지도 허하지도 않으면 경맥을 고릅니다. 드센 것은 촌구가 인영보다 1곱절 크고, 허한 것은 촌구가 거꾸로 인영보다 작습니다.

10-2

手太陰氣絕則皮毛焦. 太陰者, 行氣溫於皮毛者也. 故氣不榮, 則皮毛焦; 皮毛焦則津液去; 津液去則皮節傷, 皮節傷則皮枯毛折; 毛折者, 則氣先死. 丙篤丁死, 火勝金也. 手少陰氣絕則脈不通. 少陰者, 心脈也, 心者脈之合也. 脈不通則血不流; 血不流則色不澤, 故其面黑如漆柴者, 血先死. 壬篤癸死, 水勝火也. 足太陰氣絕者, 則脈不榮肌肉. 唇舌者, 肌肉之本也. 脈不榮則肌肉軟; 肌肉軟則舌萎人中滿; 人中滿則唇反; 唇反者, 肉先死. 甲篤乙死, 木勝土也. 足少陰氣絕, 則骨枯. 少陰者, 冬脈也, 伏行而濡骨髓者也. 故骨不濡則肉不能著骨也; 骨肉不相親則肉軟却; 肉軟却, 故齒長而垢, 髮無澤; 髮無澤者, 骨先死. 戊篤己死, 土勝水也. 足厥陰氣絕, 則筋縮引卵與舌. 厥陰者, 肝脈也, 肝者, 筋之合也; 筋者取於陰器, 而脈絡於舌本也. 故脈弗榮則筋急; 筋急則引舌與卵. 故唇靑舌卷卵縮, 則筋先死. 庚篤辛死, 金勝木也. 五

陰氣俱絶, 則目系轉, 轉則目運, 目運者, 爲志先死; 志先死, 則遠一日
半死矣. 六陽氣俱絶, 則陰與陽相離; 離則腠理發泄, 絶汗乃出, 大如
貫珠, 轉出不流, 卽氣先死, 故旦占夕死, 夕占旦死. 此十二經之敗也.

수태음의 기운이 끊어지면 살갗과 털이 (불에 탄 듯) 메마릅니다. 태음이란
기운을 흘려보내어 살갗과 털을 따스하게 하는 것입니다. 그러므로 기운이 잘
돌지(榮) 못하면 살갗과 털이 탄 듯합니다. 살갗이 탄 듯하면 진액이 사라집니
다. 진액이 사라지면 살갗과 뼈마디가 다치고, 살갗과 뼈마디가 다치면 살갗이
마르고 털이 꺾입니다. 털이 꺾이는 것은 기운이 먼저 죽습니다. 병의 날에 위
독해지고 정의 날에 죽는데, (이는) 화가 금을 이기기 때문입니다.

수소음의 기운이 끊어지면 맥이 통하지 않습니다. 소음은 염통의 경맥이고,
염통은 맥과 짝합니다. 맥이 통하지 않으면 피가 흐르지 못합니다. 피가 흐르
지 못하면 낯빛이 윤택하지 않습니다. 그러므로 그 얼굴이 검기가 마치 옻칠한
것과 같은 것은 피가 먼저 죽은 것입니다. 임의 날에 위독해지고 계의 날에 죽
는데, 수가 화를 이기기 때문입니다.

족태음의 기운이 끊어지면 맥이 살을 적시지 못합니다. 입술과 혀는 살의
바탕입니다. 맥이 살을 적시지 못하면 살이 연약해집니다. 살이 연약해지면 혀
가 오그라들고 인중이 가득한 듯(이 붓습니다.) 인중이 부으면 입술이 뒤집힙니
다. 입술이 뒤집히면 살이 먼저 죽은 것입니다. 갑의 날에 위독해지고 을의 날
에 죽는데, 목이 토를 이기기 때문입니다.

족소음의 기운이 끊어지면 뼈가 메마릅니다. 소음은 겨울의 맥으로, (몸 깊
이) 잠겨서 흐르며 뼈와 골수를 적십니다. 그러므로 뼈가 적셔지지 못하면 살이
뼈에 붙을 수 없습니다. 뼈와 살이 서로 붙지(親) 않으면 살이 연약하고 줄어들
며(却), 살이 연약해지고 줄어드는 까닭에, 이빨이 길어지고 때가 끼며, 머리카
락이 윤기가 없습니다. 머리카락에 윤기가 없는 것은 뼈가 먼저 죽은 것입니

다. 무의 날에 위독해지고 기의 날에 죽는데, 토가 수를 이기기 때문입니다.

족궐음의 기운이 끊어지면 힘줄이 오그라들고 불알이 당겨지고 혀가 말립니다. 궐음은 간의 맥인데, 간은 힘줄과 짝합니다. 힘줄은 불두덩에 모이고, 맥은 혀뿌리에 이어집니다. 그러므로 간의 맥이 힘줄을 적시지 못하면 힘줄이 오그라들고, 힘줄이 오그라들면 혀와 불알이 당겨집니다. 그러므로 입술이 파랗고 혀가 말리고 불알이 오그라들면 힘줄이 먼저 죽은 것입니다. 경의 날에 위독해지고 신의 날에 죽는데, 금이 목을 이기기 때문입니다.

5음(인 장)의 기운이 함께 끊어지면 눈(으로 가는 경맥의) 가닥이 돌아가고, 그것이 돌아가면 눈이 아물거리는데, 눈이 아물거리면 뜻이 먼저 죽은 것입니다. 뜻이 먼저 죽으면 하루 반을 넘기지(遠) 못하고 죽습니다. 6양(인 부)의 기운이 함께 끊어지면 음과 양이 서로 떠납니다. 떠나면 살결이 (닫히지 않아 기운이) 새나가고, 이에 구슬땀(絶汗)이 나는데, 크기가 마치 꿴 구슬 같고, 계속 흘러서 멈추지 않으면 기운이 먼저 죽은 것입니다. 그러므로 아침에 (이러면) 저녁에 죽는 것을 알고(占), 저녁에 보이면 아침에 죽는 것을 압니다. 이것은 12경맥이 어그러진 것입니다.

10-3

經脈十二者, 伏行於分肉之間, 深而不見; 其常見者, 足太陰過于內踝之上, 無所隱故也. 諸脈之浮而常見者, 皆絡脈也. 六經絡手陽明少陽之大絡, 起于五指間, 上合肘中. 飮酒者, 衛氣先行皮膚, 先充脈絡, 絡脈先盛, 則衛氣已平, 營氣乃滿, 而經脈大盛. 脈之卒然動者, 皆邪氣居之, 留于本末; 不動則熱, 不堅則陷且空, 不與衆同, 是以知其何脈之動也.

12경맥은 나뉜 살 사이로 엎드려 가므로 깊어서 나타나지 않습니다. 그것이 늘 나타나는 곳은 족태음이 지나는 안쪽 복사뼈의 위쪽인데, 이곳은 (살갗이 얇아서) 숨을 곳이 없는 까닭입니다. 뭇 맥 중에서 (얕게) 떠서 늘 보이는 것은 모두 낙맥입니다. 6경의 낙맥은 수양명과 수소양의 대락이 5손가락 사이에서 일어나서, 위로 팔꿈치에서 만납니다. 술을 마시면 위기가 먼저 살갗으로 흘러가고, 먼저 낙맥을 채우는데, 낙맥이 먼저 드세어집니다. 그러므로 위기가 벌써 (일정 수준으로) (채워져서) 고르게 되면(平) 영기도 가득차서 경맥이 크게 드셉니다. 맥이 갑자기 뛰는 것은 모두 몹쓸 기운이 둥지 틀어서, 뿌리나 가지에 머무는 까닭입니다. (맥이) 뛰지 않으면 열나고, (맥이) 단단하지 않으면 꺼지고 또한 비어서, 다른 경맥과 같지 않습니다. 이러므로 어느 맥이 뛰는지 압니다.[3]

雷公曰 : 何以知經脈之與脈絡異也? 黃帝曰 : 經脈者常不可見也, 其虛實也, 以氣口知之, 脈之見者, 皆絡脈也. 雷公曰 : 細子無以明其然也. 黃帝曰 : 諸絡脈皆不能經大節之間, 必行絶道而出, 入復合於皮中, 其會皆見於外. 故諸刺絡脈者, 必刺其結上, 甚者雖無結, 急取之, 以瀉其邪而出其血, 留之發爲痺也. 凡診絡脈, 脈色靑則寒且痛, 赤則有熱. 胃中有寒, 手魚之絡多靑矣; 胃中有熱, 魚際絡赤; 其魚黑者, 留久痺也; 其有赤有黑有靑者, 寒熱氣也. 凡刺寒熱者, 皆多血絡, 必間日而一取之, 血盡而止, 乃調其虛實; 其小而短者少氣, 甚者瀉之則悶, 悶甚則仆不得言, 悶則急坐之也.

뇌공이 말했다. 어떻게 경맥과 낙맥(의 탈)이 다름을 압니까?

임금이 말했다. 경맥이라는 것은 보통 볼 수 없습니다. 그 허와 실이란, 기

---

3)   動으로 된 것을 病으로 바꾸었다고 하는데, 문맥상 動이 더 적절하다. 주어를 경맥으로 보느냐 맥으로 보느냐에 따라 달라진다.

구(인 촌구)로 압니다. 맥이 나타나는 것은 모두 낙맥입니다.

뇌공이 말했다. 저(細子)에게는 그 까닭이 또렷하지 않습니다.

임금이 말했다. 모든 낙맥은 모두 큰 뼈마디를 지나갈 수 없습니다. 반드시 길을 질러(絶) 가서 나오고, 다시 들어가서 살갗 속에서 만나는데, 그 만남은 모두 밖으로 나타납니다. 그러므로 모든 낙맥을 찌르는 것은 반드시 (어혈이) 맺힌 위를 찌릅니다. 심하면 비록 맺힘이 없더라도 급히 골라서 그 몹쓸 기운을 덜어내어 피를 내야 합니다. 몹쓸 피가 머물면 비증이 생깁니다. 무릇 낙맥을 진단하는 것은, 맥의 빛이 푸르면 춥고 또한 아픕니다. 붉으면 열이 있습니다. 밥통 속에 추위가 있으면 손의 어제에 낙맥이 많고 푸릅니다. 어제가 검으면 (몹쓸 기운이) 오래 머물러 비증이 생긴 것이고, 그것이 붉고 검고 푸른 것은 추위와 더위가 오락가락하는 것입니다. 무릇 추위와 더위가 오락가락하는 것을 찌르는 것은 모두 혈락에 많이 하되, 반드시 하루 걸러 한 번씩 이를 골라서, 피가 다하고 멈추어, 이에 그 허와 실을 조절합니다. 그것이 작고 짧은 것은 기운이 적은 것입니다. 심한 것은 이를 덜어내면 (가슴이) 번거롭고, 번거로움이 심하면 엎어져서 말을 하지 못하니, (가슴이) 번거로우면 이를 재빨리 (가라)앉힙니다.

10-4

手太陰之別, 名日列缺, 起於腕上分間, 并太陰之經直入掌中, 散入於魚際. 其病實則手銳掌熱, 虛則欠, 小便遺數, 取之去腕一寸半, 別走陽明也. 手少陰之別, 名日通里, 去腕一寸, 別而上行, 循經於于心中, 繫舌本, 屬目系. 其病實則支膈, 虛則不能言, 取之腕後一寸, 別走太陽也. 手心主之別, 名日內關, 去腕二寸, 出於兩筋之間別走少陽, 循經以上, 繫於心包, 絡心系. 實則心痛, 虛則爲煩心, 取之兩筋間也.

수태음에서 갈라진 낙맥을 일러 열결이라고 하는데, 손목 뒤쪽의 나뉜 사이에서 일어나서, 수태음과 아울러서 손바닥 가운데로 곧바로 들어가, 어제로 흩어지며 들어갑니다. 그 탈이 실하면 손목 바깥쪽의 솟은 뼈(手銳)와 손바닥이 열나고, 허하면 하품을 자주하고 소변을 참지 못하거나 오줌이 잦습니다. 이를 (고치려고) 고르는 것은 손목에서 뒤로 1.5촌 떨어진 곳(인 열결)입니다. (경맥은 여기서) 갈라져서 양명으로 달려갑니다.

수소음에서 갈라진 낙맥을 통리라고 하는데, 손목에서 1촌 떨어진 곳에서 갈라져, 경맥을 좇아서 가슴 속으로 들어가고, 혀뿌리에 이어지고 눈으로 들어갑니다. 그 탈이 실하면 격막에 무엇이 끼인 듯이 답답하고(支膈), 허하면 말을 할 수 없습니다. 이를 (고치려고) 고르는 것은 손목에서 1촌에 있는 통리입니다. (경맥은 여기서) 갈라져서 태양으로 달려갑니다.

수심주에서 갈라진 낙맥은 내관이라고 하는데, 손목에서 2촌 떨어졌고, 두 힘줄 사이에서 나와서 갈라져 소양으로 달리는데, 경맥을 따라 올라가 심포에 이어지고 염통으로 이어집니다. (탈이) 실하면 가슴이 아프고, 허하면 가슴이 번거로운데, 이를 (고치려고) 고르는 것은 두 힘줄 사이입니다.

手太陽之別, 名曰支正, 去腕五寸, 內注少陰; 其別者, 上走肘, 絡肩髃. 實則節弛肘廢, 虛則生肬, 小者如指痂疥, 取之所別也. 手陽明之別, 名曰遍歷, 去腕三寸, 別走太陰; 其別者, 上循臂, 乘肩髃, 上曲頰遍齒; 其別者, 入耳中合於宗脈. 實則齲聾, 虛則齒寒痺隔, 取之所別也. 手少陽之別, 名曰外關, 去腕二寸, 外繞臂, 注胸中, 合心主. 實則肘攣, 虛則不收, 取之所別也.

수태양에서 갈라진 낙맥은 지정이라고 하는데, 손목에서 5촌 떨어진 곳에서 소음으로 흘러듭니다. 그 갈라져 나온 것은 팔꿈치로 올라가 견우에 이어집니다. (탈이) 실하면 뼈마디가 늘어져 팔꿈치를 못 쓰고, 허하면 사마귀가 생기는데, 작은 것은 마치 손가락에 부스럼딱지가 앉은 것 같습니다. 이를 (고치려고) 고르는 것은 지정입니다.

수양명에서 갈라진 낙맥은 편력이라고 하는데, 손목에서 3촌 떨어진 곳이고, 갈라져 태음으로 달립니다. 그 갈라진 것은 팔을 좇아서 견우로 올라가서, 곡협으로 올라가 이뿌리에 이어집니다. 그 갈라진 것은 귓속으로 들어가 여러 (宗) 맥과 만납니다. (탈이) 실하면 이빨이 아프고 귀가 안 들리고, 허하면 이빨이 차고 시리고 격막이 막힙니다. 이를 (고치려고) 고르는 것은 편력입니다.

수소양에서 갈라진 낙맥은 외관이라고 하는데, 손목에서 2촌 떨어진 곳에서 팔의 바깥쪽을 돌면서 올라가 가슴 속으로 흘러들고, 심주(인 심포경)과 만납니다. (탈이) 실하면 팔꿈치에 경련이 일어나고, 허하면 (팔을) 거두지 못합니다. 이를 (고치려고) 고르는 것은 외관입니다.

足太陽之別, 名曰飛揚, 去踝七寸, 別走少陰. 實則鼽窒頭背痛, 虛則鼽衄, 取之所別也. 足少陽之別, 名曰光明, 去踝五寸, 別走厥陰, 并經下絡足跗. 實則厥, 虛則痿躄, 坐不能起, 取之所別也. 足陽明之別, 名曰豊隆, 去踝八寸, 別走太陰; 其別者, 循脛骨外廉, 上絡頭項, 合諸經之氣, 下絡喉嗌. 其病氣逆則喉痺瘁瘖, 實則狂巓, 虛則足不收, 脛枯, 取之所別也.

족태양에서 갈라진 낙맥은 비양이라고 하는데, 바깥쪽 복사뼈에서 7촌 떨어진 곳이고, 갈라져서 소음으로 달립니다. (탈이) 실하면 코가 막히고, 뒷머리가 아프고, 허하면 콧물이 흐르거나 코피가 나옵니다. 이를 (고치려고) 고르는 것은 비양입니다.

족소양에서 갈라진 낙맥은 광명이라고 하는데, 바깥쪽 복사뼈에서 5촌 떨어진 곳이고, 갈라져서 궐음으로 달리는데, 경맥과 함께 아래로 내려가 발등으로 이어집니다. (탈이) 실하면 (손발이 차가워지는) 궐증이 되고, 허하면 (발이 힘 빠지는) 위건이 되어 일단 앉으면 일어날 수 없습니다. 이를 (고치려고) 고르는 것은 광명입니다.

족양명에서 갈라진 낙맥은 풍륭이라고 하는데, 바깥쪽 복사뼈에서 8촌 떨어진 곳이고, 갈라져서 태음으로 달립니다. 그 갈라진 것은 정강이뼈의 바깥 섶을 좇아서 올라가 목뒤로 이어져 여러 경맥의 기운과 만나고, 아래의 목구멍으로 이어집니다. 그 탈의 기운이 거스르면 목구멍이 저리고 갑자기(瘁) 말소리가 나오지 않습니다. (탈이) 실하면 미친 탈이 생기고, 허하면 다리를 거두지 못하고 정강이가 마릅니다. 이를 (고치려고) 고르는 것은 풍륭입니다.

足太陰之別, 名曰公孫, 去本節之後一寸, 別走陽明; 其別者, 入絡腸胃. 厥氣上逆則霍亂, 實則腹中切痛, 虛則鼓脹, 取之所別也. 足少陰之別, 名曰大鍾, 當踝後繞跟, 別走太陽; 其別者, 并經上走於心包, 下貫腰脊. 其病氣逆則煩悶, 實則閉癃, 虛則腰痛, 取之所別者也. 足厥陰之別, 名曰蠡溝, 去內踝五寸, 別走少陽; 其別者, 循經上睾, 結於莖. 其病氣逆則睾腫卒疝, 實則挺長, 虛則暴痒, 取之所別也.

족태음에서 갈라진 낙맥은 공손이라고 하는데, 엄지발가락 뿌리 마디 뒤쪽 1촌이고, 갈라져서 양명으로 달립니다. 그 갈라지는 것은 창자와 밥통으로 들어가서 이어집니다. 쏠린 기운이 위로 거스르면 곽란이 생기는데, 실하면 뱃속이 자르는 듯이 아프고, 허하면 배가 북처럼 팽팽합니다. 이를 (고치려고) 고르는 것은 공손입니다.

족소음에서 갈라진 낙맥은 대종이라고 하는데, 안쪽 복사뼈 뒤에서 뒤꿈치를 돌고, 갈라져 족태양으로 달립니다. 그 갈라진 것은 경맥과 함께 올라가 심포로 들어가고, 내려가서 허리와 등을 꿰입니다. 그 탈난 기운이 거스르면 가슴이 번거로운데, 실하면 똥오줌이 막히고, 허하면 허리가 아픕니다. 이를 (고치려고) 고르는 것은 대종입니다.

족궐음에서 갈라진 낙맥은 여구라고 하는데, 안쪽 복사뼈 위쪽 5촌이고, 갈라져서 소양으로 달립니다. 그 갈라진 것은 경맥을 좇아서 불알로 올라가고 자지(莖)에서 맺습니다. 그 탈난 기운이 거스르면 불알이 붓고 갑자기 아픈 산증이 생기는데, 실하면 자지가 길어지고, 허하면 매우 가렵습니다. 이를 (고치려고) 고르는 것은 여구입니다.

任脈之別, 名曰尾翳, 下鳩尾, 散於腹. 實則腹皮痛, 虛則痒搔, 取之所別也. 督脈之別, 名曰張强, 挾膂上項, 散頭上, 下當肩胛左右, 別走太陽, 入貫膂. 實則脊强, 虛則頭重, 取之所別也. 脾之大絡, 名曰大包, 出淵腋下三寸, 布胸脇. 實則身盡痛, 虛則百節皆縱. 此脈若羅絡之血者, 皆取之脾之大絡脈也.

임맥에서 갈라진 낙맥은 미예[4]라고 하는데, 구미 아래로 내려가 배에서 흩어집니다. (탈이) 실하면 배의 살갗이 아프고, 허하면 가려워서 긁습니다. 이를 (고치려고) 고르는 것은 미예입니다.

독맥에서 갈라진 낙맥은 장강이라고 하는데, 등골을 끼고 뒷목으로 올라가고 머리 위에서 퍼지며, 다시 어깨로 내려가서 좌우로 갈라져 태양으로 달려, 등골을 꿰고 들어갑니다. (탈이) 실하면 등이 뻣뻣하게 굳고, 허하면 머리가 무겁습니다. 이를 (고치려고) 고르는 것은 장강입니다.

비장의 대락을 대포라고 하는데, 겨드랑이 아래 3촌에서 가슴 옆구리로 퍼

---

4) 미예에 관해서는 여러 견해가 있다. 첫째 미예를 회음혈, 둘째 구미혈, 셋째 구미혈의 위쪽으로 보는 것 등이다.

집니다. (탈이) 실하면 몸이 모두 아프고, 허하면 온몸의 뼈마디가 늘어집니다. 이 맥은 마치 모든 낙맥의 피를 망라한 것 같은 것입니다. 이를 (고치려고) 고르는 것은 비장의 큰 낙맥입니다.

凡此十五絡者, 實則必見, 虛則必下, 視之不見, 求之上下. 人經不同, 絡脈異所別也.

무릇 이 15낙맥이란, 실하면 반드시 뚜렷이 나타나고, 허하면 반드시 가라앉아 보아도 나타나지 않는데, (경맥의) 위아래에서 이를 찾아야 합니다. 사람마다 경맥이 같지 않아서 낙맥도 갈라지는 바가 다릅니다.

배유(背腧) 제51
- 등의 유혈

51-1

黃帝問於岐伯曰 : 願聞五臟之腧, 出於背者. 岐伯曰 : 胸中大腧在杼骨之端, 肺腧在三椎之傍, 心腧在五椎之傍, 膈腧在七椎之傍, 肝腧在十四椎之傍, 脾腧在十一椎之傍, 腎腧在十四椎之傍. 皆挾脊相去三寸所, 則欲得而驗之, 按其處, 應在中而痛解, 乃其腧也. 灸之則可, 刺之則不可. 氣盛則瀉之, 虛則補之. 以火補者, 毋吹其火, 須自滅也. 以火瀉者, 疾吹其火, 傳其艾, 須其火滅也.

임금이 스승에게 물었다. 바라건대 5장의 유(혈)이 등에서 나오는 것에 대해 듣고 싶습니다.

스승이 말했다. 가슴속의 큰 유(혈)은 (베틀의) 북(처럼 생긴) 뼈의 (양쪽) 끝에 있(는 대저)입니다. 폐유는 3번째 뼈 양옆에 있습니다. 심유는 5번째 뼈 양옆에 있습니다. 격유는 7번째 뼈 양옆에 있습니다. 간유는 9번째 뼈 양옆에 있습니다. 비유는 11째 뼈 양옆에 있습니다. 신유는 14번째 뼈 양옆에 있습니다. (이들은) 모두 등뼈를 끼고 서로 3촌 떨어졌습니다. (그런)즉 이를 겪어보고자 하면 그 자리를 만져서 (만지는 것에 대한) 호응이 (몸) 속에 있거나 아픔이 풀리면 그것이 유(혈)입니다. 뜸뜨는 것이 좋고, 찌르는 것은 안 됩니다. 기운이 드세면 이를 덜어내고, 허하면 이를 보탭니다. 불로 (모자라는 기운을) 보태는 것은 그 불을 (입으로) 불지 말고 스스로 사그라지기를 기다립니다(須). 불로 (남는 기운을) 덜어내는 것은 그 불을 빨리 (입으로) 불어서 (잘 타도록) 그 쑥을 거들고(傅) 그 불이 사그라지기를 기다립니다.

경별(經別) 제11

- 속경락

11-1

黃帝問于岐伯曰 : 余聞人之合於天道也. 內有五臟, 以應五晉 · 五色 · 五時 · 五味 · 五位也; 外有六腑, 以應六律[5], 六律建陰陽, 諸經

---

5)   율은 음율과 양율로 나누어진다. 陽律에는 黃鐘(황종) · 太簇(태주) · 姑洗(고선) · 蕤賓(유빈) ·

而合之十二月·十二辰·十二節·十二經水·十二時[6]·十二經脈者,
此五臟六腑之所以應天道也. 夫十二經脈者, 人之所以生, 病之所以
成, 人之所以治, 病之所以起. 學之所始, 工之所止也; 粗之所易, 上
之所難也. 請問其離合出入奈何? 岐伯稽首再拜曰 : 明乎哉問也! 此
粗之所過, 上之所息也. 請卒言之.

임금이 스승에게 물었다. 내가 듣기에 사람은 하늘의 이치(道)와 딱 맞는다
고 하였습니다. 안에는 5장이 있어서, (그에) 호응하는 것은 5소리·5빛깔·5
철·5맛·5방위입니다. 밖에는 6부가 있어서 6율과 호응하고, 6율은 음과 양
을 세우고, 뭇 경맥은 12달·12진(인 子·丑·寅·卯·辰·巳·午·未·申·酉·
戌·亥)·12절(인 立春·驚蟄·淸明·立夏·芒種·小暑·立秋·白露·寒露·立冬·大
雪·小寒)·12경수(인 淸·渭·海·湖·汝·澠·淮·漯·江·河·濟·漳)·12때(時)·
12경맥과 딱 맞습니다. 이는 5장6부가 하늘의 이치와 호응하는 것입니다. 무릇
12경맥은 사람이 사는 까닭이고, 달이 이루어지는 까닭이고, 사람이 (탈을) 다
스리는 까닭이고, 탈이 일어나는 까닭입니다. 배움이 비롯하는 곳이고, 재주가
그치는 곳입니다. 서툰 의원은 쉽다고 여기는 곳이고, 뛰어난 의원은 어렵다고
여기는 곳입니다. 청하여 묻건대 (경맥이) 갈라지고 만나는 것과 나고 드는 것은
어떻습니까?

스승이 머리를 조아리고 두 번 절하여 말했다. 물음이 참 밝습니다. 이것은,
어설픈 의원은 이를 지나쳐버리나, 뛰어난 의원은 (마음을 가다듬으려) 숨을 쉬는

夷則(이칙)·無射(무역)이 있는데 이를 六律이라 하고, 陰律에는 林鐘(임종)·南呂(남려)·應
鐘(응종)·大呂(대려)·夾鐘(협종)·仲呂(중려)가 있는데 이를 六呂라 한다. 六律과 六呂를 약
칭하여 律呂라 한다.

6)　12지지에 근거하여 하루를 12시간으로 나눈 것. 夜半(자)·鷄鳴(축)·平旦(인)·日出(묘)·食
時(진)·隅中(사)·日中(오)·日·(미)·晡時(신)·日入(유)·黃昏(술)·人定(해).

것입니다. 청컨대 모두 말씀드리겠습니다.

11-2

足太陽之正, 別入於膕中, 其一道下尻五寸, 別入於肛, 屬於膀胱, 散之腎, 循膂當心入散; 直者, 從膂上出於項, 復屬於太陽, 此爲一經也. 足少陰之正, 至膕中, 別走太陽而合, 上至腎, 當十四椎, 出屬帶脈; 直者, 系舌本, 復出於項, 合於太陽, 此爲一合.

족태양의 속경락(正)은 (경락에서) 갈라져 오금 속으로 들어가고, 그 한 길은 꽁무니 아래 5촌(인 승부)로 내려가고, 똥구멍에서 갈라져 들어가 오줌보에 이어지고 콩팥으로 흩어져 가고(之), 등골을 따라 올라가 염통으로 들어가 흩어집니다. 곧은 것은 등골을 좇아 올라가서 목에서 나오고, 다시 태양에 이어지는데, 이를 (족태양의 원래 경락과) 매한가지인 경맥(一經)이라 합니다. 족소음의 속경락은 오금에 이르러 갈라져서 태양으로 달려가 만나고, 위로 콩팥에 이르러, 14번째 등뼈에서 나와 대맥에 이어집니다. 곧은 것은 혀뿌리에 이어지고, 다시 뒷목에서 나와서 태양과 만납니다. 이것은 1합(合)이라고 합니다.

11-3

足少陽之正, 繞髀入毛際, 合於厥陰; 別者, 入季脇之間, 循胸裏屬膽, 散之肝, 上貫心, 以上挾咽, 出頤頷中, 散於面, 繫目系, 合少陽於外眥也. 足厥陰之正, 別跗上, 上至毛際, 合於少陽, 與別俱行, 此爲二合也.

족소양의 속경락은 허벅지를 감돌아 거웃 금으로 들어가서 족궐음과 만납니다. 갈라진 것은 옆구리 사이로 들어가 가슴속을 좇아서 쓸개로 이어지고, 간에 흩어졌다가 위로 염통을 꿰고, 목구멍을 끼고 올라가 턱 속으로 나오고, 얼

굴에 흩어졌다가 눈으로 이어지고, 소양과 눈초리에서 만납니다. 족궐음의 속
경락은 발등에서 갈라져 올라가 거웃(毛) 금(際)에서 소양과 만나 갈라진 (가지
와) 함께 갑니다. 이것은 2합(合)이라고 합니다.

11-4

陽明之正, 上至髀, 入於腹裏, 屬胃, 散之脾, 上通於心, 上循咽出於
口, 上頞, 還繫目系, 合於陽明也. 足太陰之正, 上至髀, 合於陽明, 與
別俱行, 上結於咽, 貫舌中, 此爲三合也.

족양명의 속경락은 위로 허벅지에 이르렀다가 뱃속으로 들어가고, 밥통으
로 이어져서 비장으로 흩어지고, 위로 염통으로 통하고 목구멍을 좇아 올라가
서 입으로 나오고, 콧마루로 올라가 다시 눈으로 이어지고, 양명과 만납니다.
족태음의 속경락은 위로 허벅지에 이르렀다가 양명과 만나서 갈라진 (가지와)
함께 가는데, 위로 목구멍에 맺었다가, 혀뿌리를 꿰니다. 이것은 3합이라고 합
니다.

11-5

手太陽之正, 指地, 別於肩解, 入腋走心, 繫小腸也. 手少陰之正, 別
入於淵腋兩筋之間, 屬於心, 上走喉嚨, 出於面, 合目內眥, 此爲四
合也.

수태양(은 원래 양이지만, 그것)의 속경락은 땅(인 음)을 가리켜서(指) (안으로 흘
러갑니다.) 어깨가 풀리는 곳(인 뼈마디)에서 갈라져 겨드랑이로 들어가고 염통
으로 달리고, 작은창자에 이어집니다. 수소음의 속경락은 갈라져서 (겨드랑이
의) 연액 혈 양쪽 힘줄의 사이로 들어가서 염통에 이어지고, 위로 목구멍을 달
려가서 얼굴로 나와 눈 안쪽 모서리에서 태양과 만납니다. 이것은 4합이라고

합니다.

手少陽之正, 指天, 別於巓, 入缺盆, 下走三焦, 散於胸中也. 手心主
之正, 別下淵液三寸, 入胸中, 別屬三焦, 出循喉嚨, 出耳後, 合少陽
完骨之下, 此爲五合也.

수소양의 속경락은 하늘(인 양)을 가리키는데, 정수리에서 갈라져 결분으로
들어가고, 삼초로 내려가고 가슴에서 흩어집니다. 수심주의 속경락은 연액 아
래 3촌에서 갈라져 가슴 속으로 들어가고, 갈라져 삼초에 이어지고, 목구멍을
좇아가 귀 뒤로 나와서 수소양과 완골의 아래에서 만납니다. 이것은 5합이라고
합니다.

手陽明之正, 從手循膺乳, 別於肩髃, 入柱骨, 下走大腸, 屬於肺, 上
循喉嚨, 出缺盆, 合於陽明也. 手太陰之正, 別入淵腋少陰之前, 入走
肺, 散之大腸, 上出缺盆, 循喉嚨, 復合陽明, 此爲六合也.

수양명의 속경락은 손으로부터 젖가슴을 좇아가서, 견우에서 갈라져 기둥
뼈(인 쇄골)에 들어가고, 아래로 큰창자로 달려가고, 허파에 이어지고, 위로 목
구멍을 좇아서 결분으로 나와, 수양명과 만납니다. 수태음의 속경락은 연액의
수소음 앞에서 갈라져 들어가 허파에 들어가고, 큰창자로 흩어지고, 위로 결
분으로 나와서, 목구멍을 좇아서 다시 양명과 만납니다. 이것은 6합이라고 합
니다.

맥도(脈度) 제17

– 경맥의 길이

17-1

黃帝日：願聞脈度. 岐伯答日：手之六陽, 從手至頭, 長五尺, 五六三丈. 手之六陰, 從手至胸中, 三尺五寸, 三六一丈八尺, 五六三尺, 合二丈一尺. 足之六陽, 從足上至頭, 八尺, 六八四丈八尺. 足之六陰, 從足至胸中, 六尺五寸, 六六三丈六尺, 五六三尺, 合三丈九尺. 蹻脈從足至目, 各七尺五寸, 二七一丈四尺, 二五一尺, 合一丈五尺. 督脈・任脈各四尺五寸, 二四八尺, 二五一尺, 合九尺. 凡都合一十六丈二尺, 此氣之大經隧也. 經脈爲裏, 支而橫者爲絡, 絡之別者爲孫絡. 孫絡之盛而血者疾誅之, 盛者瀉之, 虛者飮藥以補之.

임금이 말했다. 바라건대, 경맥의 길이에 대하여 듣고 싶습니다.

스승이 대답했다. 손의 6양(경맥)은 손으로부터 머리에 이르는데, 길이가 5척이고, 5척이 6경맥이어서 (모두) 3장이 됩니다. 손의 6음(경맥)은 손으로부터 가슴속에 이르는데, 길이가 3척 5촌이고, 3척이 6이어서 (모두) 1장 8척이고, 5촌이 6이어서 3척이므로 (모두) 2장 1척입니다. 발의 6양(경맥)은 발로부터 올라가 머리에 이르는데, (각 경맥의) 길이가 8척이고, 6경맥이어서 (모두) 4장 8척입니다. 발의 6음(경맥)은 발로부터 가슴속에 이르는데, 길이가 (각기) 6척 5촌이고, 6척이 6이어서 (모두) 3장 6척이고, 5촌이 6이어서 (모두) 3척이므로, 다하여 3장 9척입니다. 교맥은 발로부터 눈에 이르는데, (각기) 7척 5촌이고, 7척이 2여서 1장 4척이고, 5촌이 2여서 1척이므로 (모두) 1장 5척입니다. 독맥・임맥은 각기 4척 5촌이고, 4척이 2이므로 8척이고, 5촌이 2이므로 1척이어서, 다하여 9척입니다. 무릇 모두 합치면 16장 2척인데, 이것은 기운이 크게 흐르는 경맥입니다. 경맥은 속(裏)이 되고, 갈라져서 가로지르는 것은 낙맥이고, 낙맥에서 갈라진 것은 손락입니다. 손락이 드세면 어혈이 있는 것이므로 재빨리 이를 없애야 합니다. 드세면 덜어내고, 허하면 약을 먹어서 보탭니다.

17-2

五臟常內閱於上七竅也. 故肺氣通於鼻, 肺和則鼻能臭香矣; 心氣通於舌, 心和則舌能知五味矣; 肝氣通於目, 肝和則目能辨五色矣; 脾氣通於口, 脾和則口能別五穀味矣; 腎氣通於耳, 腎和則耳能聞五音矣. 五臟不和則七竅不通, 六腑不和則留爲癰. 故邪在腑則陽脈不和, 陽脈不和則氣留之, 氣留之則陽氣盛矣. 邪在臟則陰脈不和, 陰脈不和則血留之, 血留之則陰氣盛矣. 陰氣太盛, 則陽氣不能榮也, 故曰關. 陽氣太盛, 則陰氣弗能榮也, 故曰格. 陰陽俱盛, 不能相榮, 故曰關格. 關格者, 不得盡期而死也.

5장은 늘 머리(上)의 7구멍에서 속(의 상태를) 드러냅니다(閱). 그러므로 허파의 기운은 코로 통하는데 허파의 기운이 (치우치지 않고) 고르면 코가 냄새를 맡을 수 있습니다. 염통의 기운은 혀로 통하는데 염통의 기운이 고르면 혀가 5맛을 알 수 있습니다. 간의 기운은 눈으로 통하는데 간의 기운이 고르면 눈이 5빛깔을 가려볼 수 있습니다. 비장의 기운은 입으로 통하는데 비장의 기운이 고르면 입이 5곡식의 맛을 가를 수 있습니다. 콩팥의 기운은 귀로 통하는데 콩팥의 기운이 고르면 귀가 5목소리를 들을 수 있습니다. 5장(의 기운)이 (어느 한쪽으로 쏠려서) 고르지 않으면 구멍이 통하지 않고, 6부가 고르지 않으면 (피와 기운이 한곳에) 머물러서 악창이 됩니다. 그러므로 몹쓸 기운이 6부에 있으면 양경맥이 고르지 못하고, 양경맥이 고르지 못하면 기운이 (한 곳에) 머무르고, 기운이 머무르면 양의 기운이 드세어집니다. 몹쓸 기운이 (5)장에 있으면 음경맥이 고르지 못하고, 음경맥이 고르지 못하면 (피가) 머물고, 피가 머물면 음의 기운이 드세어집니다. 음의 기운이 지나치게 드세면 양의 기운이 제 노릇을 못하는데 이를 (빗장을 걸어 잠근다는 뜻의) 관(關)이라고 합니다. 양의 기운이 지나치게 드세면 음의 기운이 제 노릇을 못하는데 이를 (때린다는 뜻의) 격(格)이라 합니다. 음의 기운과 양의 기운이 모두 드세면 서로 제 노릇을 못합니다. 그러므로 관격(關格)이라 합니다. 관격은 (하늘이 준 목숨을) 다하지 못하고 죽습니다.

17-3

黃帝曰 : 蹻脈安起安止, 何氣榮水? 岐伯答曰 : 蹻脈者, 少陰之別, 起於然骨之後, 上內踝之上, 直上循陰股入陰, 上循胸裏入缺盆, 上出人迎之前, 入頄屬目內眥, 合於太陽·陽蹻而上行, 氣并相還則爲濡目, 氣不榮則目不合. 黃帝曰 : 氣獨行五臟, 不榮六腑, 何也? 岐伯答曰 : 氣之不得無行也, 如水之流, 如日月之行不休, 故陰脈榮其臟, 陽脈榮其腑, 如環無端, 莫知其紀, 終而復始. 其流溢之氣, 內漑臟腑, 外濡腠理. 黃帝曰 : 蹻脈有陰陽, 何脈當其數? 岐伯答曰 : 男子數其陽, 女子數其陰, 當數者爲經, 其不當數者爲絡也.

임금이 말했다. 교맥은 어떻게 일어나고 어떻게 그치며, 어떤 기운이 흐름(水)을 이바지하게(榮) 합니까?

스승이 대답했다. (음)교맥은 족소음이 갈라진 것으로, 연골의 뒤(인 조해)에서 일어나서, 안쪽복사뼈의 위로 올라가고, 허벅지 안쪽(陰)을 좇아서 곧장 올라가 불두덩(陰)으로 들어가고, 가슴속을 좇아 올라가 결분으로 들어가고, 위로 인영의 앞으로 나오고, 광대뼈로 들어가 눈 안쪽 모서리에 이어지고, 족태양·

양교맥과 만나 올라가고, (두) 기운이 함께 하여 서로 눈을 감싸고(還) (촉촉이) 적시는데, (음교맥의) 기운이 꽃 피우지 못하면 눈이 감기지 않습니다.

임금이 말했다. (교맥의) 기운은 5장으로 가고, 6부를 북돋우지(榮) 않는데, 이는 무슨 까닭입니까?

스승이 대답했다. 기운이 흘러가지 않을 수 없는 것은, 마치 물의 흐름과 같고, 해와 달의 움직임이 쉬지 않는 것과 같습니다. 그러므로 음맥은 그 5장을 북돋우고, 양맥은 6부를 북돋아서, 마치 고리가 끝이 없어 실마리(紀)를 알지 못하는 것처럼 (한 바퀴를) 마치면 다시 비롯합니다. 그 넘치는 기운은 안으로 (5)장 (6)부를 적시고, 밖으로 살결을 적십니다.

임금이 말했다. 교맥에는 음과 양이 있는데, 어느 맥이 (전체 경맥의 길이에 넣는) 셈에 마땅합니까?

스승이 대답했다. 남자는 그 양(교맥)을 셈하고, 여자는 그 음(교맥)을 셈하는데, 셈에 마땅한 것은 경(맥의 길이)로 여기고, 셈에 마땅하지 않는 것은 낙맥으로 여깁니다. (그러므로 사내는 양교맥이 경맥의 길이를 셈하는 데 들어가고 음교맥은 낙맥입니다. 여자는 음교맥이 경맥의 길이를 셈하는 데 들어가고 양교맥은 낙맥입니다.)

경근(經筋)[7] 제13

– 경맥을 따라가는 힘줄

13-1

足太陽之筋, 起於足小指上, 結於踝, 邪上結於膝; 其下循足外側, 結於踵, 上循跟, 結於膕; 其別者, 結於腨外, 上膕中內廉, 與膕中并上結於臀, 上挾脊上項; 其支者, 別入結於舌本; 其直者, 結於枕骨, 上頭下顏, 結於鼻; 其支者, 爲目上網, 下結於頄; 其支者, 從腋後外廉, 結於肩髃; 其支者, 入腋下, 上出缺盆, 上結於完骨; 其支者, 出缺盆, 邪上出於頄. 其病小指及跟腫痛, 膕攣, 脊反折, 項筋急, 肩不舉, 腋支, 缺盆中紐痛, 不可左右搖. 治在燔針劫刺, 以知爲數, 以痛爲輸, 名曰仲春痹也.

족태양의 힘줄은 새끼발가락 위에서 일어나서, 바깥쪽 복사뼈에서 맺어지고, 비스듬히(邪) 올라가 무릎에서 맺어집니다. 그 아래로 발 바깥쪽을 좇아서 뒤꿈치 바닥(踵)에서 맺어지고, 위로 뒤꿈치(跟)로 좇아가 오금에서 맺어집니다. 갈라진 것은 장딴지 바깥에서 맺어지고, 위로 오금의 안섶으로 올라가서 오금 속(의 힘줄)과 함께 올라가 볼기(臀)에서 맺어지고, 등뼈를 끼고서 목으로 올라갑니다. 그 가지는 갈라져서 혀뿌리로 들어가 맺어집니다. 그 곧은 것은 베개 뼈(枕骨)에서 맺어지고, 머리로 올라가서 얼굴로 내려가 코에서 맺어집니다. 그 가지는 위 눈꺼풀을 (그물처럼) 에워싸고, 내려가서 광대뼈(頄)에서 맺어집니다. 그 가지는 겨드랑이 뒤의 바깥 섶으로부터 (어깨의) 겨우에서 맺어집니다. 그 가지는 겨드랑이 아래로 들어가 위로 결분으로 나와 (머리의) 완골로 올라가서 맺어집니다. 그 가지는 결분에서 나와서, 비스듬히 올라가 광대뼈로 들어갑니다. 그 탈은, 새끼발가락과 발꿈치가 붓고 아프고, 오금에 경련이 나고, 등이 (활처럼) 뒤로 꺾이고, 뒷목의 힘줄이 땅기고, 어깨를 들지 못하고, 겨드랑이가 버티듯 하고, 결분 속이 뒤틀리듯 아파서 좌우로 움직이지 못합니다. (이를)

---

7)　　이는 12경맥에 근거하여 온몸의 근육을 3음3양으로 나눈 것이다. 12경근은 경락과 이어진 부분이므로 그 기능이나 활동은 경맥과 낙맥이 운행하는 기혈에서 영양을 받는다. 여기서의 '筋'이란 힘줄만을 가리키는 것이 아니고, 힘줄과 살을 포함해서 가리킨다.

다스리는 것은, 불침을 놓되 재빨리 찌르고 빼는데, 효과가 나타날 때까지 하고, 아픈 자리를 고치는 혈로 삼습니다. 이를 중간 봄(仲春)의 비증이라고 합니다.

13-2

足少陽之筋, 起於小指次指, 上結外踝, 上循脛外廉, 結於膝外廉; 其支者, 別起外輔骨, 上走髀, 前者結於伏兎之上, 後者結於尻; 其直者, 上乘眇季脇, 上走腋前廉, 俠於膺乳, 結於缺盆; 其直者, 上出腋, 貫缺盆, 出太陽之前, 循耳後, 上額角, 交巔上, 下走頷, 上結於頄; 支者, 結於目眦爲外維. 其病小指次指支轉筋, 引膝外轉筋, 膝不可屈伸, 膕筋急, 前引髀, 後引尻, 上乘 季脇痛, 上引缺盆·膺乳·頸, 維筋急, 從左之右, 右目不開, 上過右角, 并蹻脈而行, 左絡於右, 故傷左角, 右足不用, 命曰維筋相交. 治在燔針劫刺, 以知爲數, 以痛爲輸, 名曰孟春痹也.

족소양의 힘줄은 새끼발가락의 다음 발가락에서 일어나서, 위로 바깥복사뼈에서 맺어지고, 정강이 바깥 섶을 따라 올라가 무릎 바깥 섶에서 맺어집니다. 그 가지는 바깥 정강이뼈에서 갈라져 일어나 넓적다리로 달려가는데, 앞의 것은 복토 혈에서 맺어지고, 뒤의 것은 꽁무니에서 맺어집니다. 그 곧은 것은 위로 허구리(眇)와 옆구리를 타고, 겨드랑이 앞섶으로 올라가 양쪽 젖가슴을 끼고서 결분에 맺어집니다. 그 곧은 것은 겨드랑이로 나와 결분을 꿰고 태양의 앞으로 나와서, 귀 뒤를 좇아 이미 모서리로 올라가고, 정수리에서 서로 엇갈려, 아래로 턱으로 달려가고, 위로 광대뼈에서 맺어집니다. 그 가지는 눈초리에서 맺어져 눈의 바깥쪽을 둘러쌉니다. 그 탈은 넷째 발가락이 뒤틀리고, 무릎 바깥쪽이 당기면서 비틀려서, 무릎을 굽고 펴지 못하고, 오금의 힘줄이 당기고, 앞쪽으로는 넓적다리가 당기고, 뒤쪽으로는 꽁무니가 당기고, 위로는 허구리와 옆구리가 아프고, 위로는 결분 젖가슴 목덜미가 당기고, 그물(維) 같은 힘줄이 왼쪽으로부터 오른쪽으로 경련이 나면 오른쪽 눈을 뜨지 못합니다. 위로 이마 모서리를 지나, 교맥과 아울러 가는데, 왼쪽 힘줄이 오른쪽에 이어지므로 왼(이마) 모서리를 다치면 오른쪽 다리를 못 쓰는데, 이를 일러 유근이 서로 엇갈린다고 합니다. (이를) 다스리는 것은, 불침을 놓되 재빨리 찌르고 빼는데, 효과가 나타날 때까지 하고, 아픈 자리를 고치는 혈로 삼습니다. 이를 이른 봄(孟春)의 비증이라고 합니다.

足陽明之筋, 起於中三指, 結於跗上, 邪外上加於輔骨, 上結於膝外廉, 直上結於髀樞, 上循脇, 屬脊; 其直者, 上循骭, 結於膝; 其支者, 結於外輔骨, 合少陽; 其直者, 上循伏兔, 上結於髀, 聚於陰器, 上腹而布, 至缺盆而結, 上頸, 上挾口, 合於頄, 下結於鼻, 上合於太陽, 太陽爲目上網, 陽明爲目下網; 其支者, 從頰結於耳前. 其病足中指支, 脛轉筋, 脚跳堅, 伏兔轉筋, 髀前腫, 㿗, 腹筋急, 引缺盆及頰, 卒口僻, 急者目不合, 熱則筋縱, 目不開. 頰筋有寒, 則急引頰哆口; 有熱則筋弛縱緩, 不勝收故僻. 治之以馬膏, 其急者, 以白酒和桂以塗之, 其緩者, 以桑鉤鉤之, 卽以生桑灰置之坎中, 高下以坐等, 以膏熨急頰, 且飮美酒, 噉羔炙肉, 不飮酒者, 自强也, 爲之三拊而已. 治在燔針劫刺, 以知爲數, 以痛爲輸, 名曰季春痹也.

족양명의 힘줄은 검지와 중지에서 일어나서, 발등에서 맺어지고, 비스듬히 (邪) 바깥쪽으로 올라가 정강이뼈(輔骨)에 더해지고, 위로 무릎 바깥 섶에서 맺어지고, 곧게 올라가 허벅지 뼈 놀이(髀樞)에서 맺어지고, 위로 옆구리를 좇아서 등뼈에 이어집니다. 그 곧은 것은 위로 정강이(骭)를 좇아서 무릎에서 맺어집니다. 그 가지는 바깥쪽 정강이뼈에서 맺어져서 소양의 힘줄과 만납니다. 그 곧은 것은 위로 복토를 좇아가고, 위로 허벅지 뼈 끝(髀)에서 맺어지고, 불두덩에서 모였다가 배로 올라가서 퍼지고, 결분에 이르러서 맺어지며, 목으로 올라가서 입을 끼고 올라가고, 광대뼈에서 만나고, 내려가 코에서 맺어지고, 위로 올라가 태양과 만나는데, 태양은 눈 위쪽 눈꺼풀을 그물처럼 싸고, 양명은 아래 눈꺼풀을 그물처럼 쌉니다. 그 가지는 뺨으로부터 귀 앞에서 맺어집니다.

그 탈은, 가운데 발가락이 켕기고, 정강이의 힘줄이 뒤틀리고, 다리가 파르르 뛰거나 뻣뻣해지고, 복토가 뒤틀리고, 허벅지 앞쪽이 붓고, 불알이 붓고, 배의 힘줄이 당기고, 결분과 뺨이 당기고 갑자기 입이 돌아가고, (추위로 힘줄이) 당기면 눈을 못 감고, 열나면 힘줄이 늘어져서 눈을 못 뜹니다. 뺨의 힘줄에 추위가 있으면 뺨을 당겨 입이 벌어지고, 열이 있으면 힘줄이 늘어져서 그 전 상태로 거두지 못하므로 입이 비뚤어집니다. 이를 다스리는 것은 말기름을 쓰는데, 그 당겨진 쪽은 맑은 술(白酒)로 계수나무 (가루)를 적셔(和) (힘줄이) 늘어진 곳에 바르고, 늘어진 쪽은 뽕나무 가지로 갈고리를 만들어 이를 걸고, 곧바로 생뽕나무를 태워 숯을 만들어 화덕에 넣고, 화덕의 높낮이를 (환자의) 앉은 높이와 같게 한 다음, 뺨을 쬐면서 말기름을 문지릅니다. 또한 좋은 술을 마시게 하고 구운 양고기를 먹이되, 술을 못 마시는 사람은 억지로(強) 마시게 하고, (아픈 곳을) 자주(三) 문질러주면 (탈이) 그칩니다. (이를) 다스리는 것은, 불침을 놓되 재빨리 찌르고 빼는데, 효과가 나타날 때까지 하고, 아픈 자리를 고치는 혈로 삼습니다. 이를 늦봄(季春)의 비증이라고 합니다.

13-4

足太陰之筋, 起於大指之端內側, 上結於內踝; 其直者, 上結於膝內輔骨, 上循陰股, 結於髀, 聚於陰器, 上腹, 結於臍, 循腹裏, 結於脇, 散於胸中；其內者, 著於脊. 其病足大指支, 內踝痛, 轉筋痛, 膝內輔骨痛, 陰股引髀而痛, 陰器紐痛, 上引臍兩脇痛, 引膺中脊內痛. 治在燔針劫刺, 以知爲數, 以痛爲輸, 名曰仲秋痺也.

족태음의 힘줄은 엄지발가락 끝의 안쪽 옆에서 일어나서, 위로 안쪽 복사뼈에서 맺어집니다. 그 곧은 것은 무릎 안쪽의 돋은 뼈에서 맺어지고, 넓적다리 안(陰)쪽을 좇아 올라가 넓적다리에서 맺어지고, 불두덩에 모였다가 배로 올라가 배꼽에서 맺어지고, 뱃속을 좇아 옆구리에서 맺어지고 가슴속에서 흩어집니다. 그 안의 것은 등뼈에 붙어 있습니다.

그 탈은, 엄지발가락이 켕기고, 안쪽복사뼈가 아프고 힘줄이 뒤틀리고, 무릎 안쪽의 정강이뼈(輔骨)가 아프고, 안쪽 넓적다리가 허벅지 뼈를 당기며 아프고, 불두덩이 뒤틀리는 듯이 아프고, 배꼽이 위로 당기고 옆구리가 아프고, 가슴과 등뼈 안쪽이 당기며 아픕니다. (이를) 다스리는 것은, 불침을 놓되 재빨리 찌르고 빼는데, 효과가 나타날 때까지 하고, 아픈 자리를 고치는 혈로 삼습니다. 이를 중간 가을(仲秋)의 비증이라고 합니다.

13-5

足少陰之筋, 起於小指之下, 并足太陰之筋, 邪走內踝之下, 結於踵, 與太陽之筋合, 而上結於內輔之下, 并太陰之筋而上循陰股, 結於陰器, 循脊內挾膂, 上至項, 結於枕骨, 與足太陽之筋合. 其病足下轉筋, 及所過而結者皆痛及轉筋. 病在此者, 主癎瘈及痙, 在外者不能俯, 在內者不能仰. 故陽病者腰反折不能俯, 陰病者不能仰. 治在燔針劫刺, 以知爲數, 以痛爲輸, 在內者熨引飮藥. 此筋折紐, 紐發數甚者, 死不治, 名曰孟秋痺也.

족소음의 힘줄은 새끼발가락 아래에서 일어나서, 족태음의 힘줄을 아우르고 안쪽 복사뼈의 아래로 비스듬히(邪) 달려서 발꿈치 뼈에서 맺어지고, 족태양의 힘줄과 만나 올라가 안쪽 돋은 뼈의 아래에서 맺어지고, 족태음의 힘줄을 아울러서 안쪽 넓적다리를 좇아서 올라가 불두덩에서 맺어지고, 등뼈 안쪽을 좇아서 등골을 끼고 올라가 뒷목에 이르러서 베개 뼈에서 맺어지고, 족태양의 힘줄과 만납니다.

그 탈은, 발바닥에서 힘줄이 뒤틀리고, (힘줄이) 지나가는 곳과 맺어지는 곳이 모두 아프고 뒤틀립니다. 탈이 이것(인 족소음)에 있는 것은, 주로 지랄(癎)·경련·뒤집힘(瘛)인데, (탈이) 바깥에 있는 것은 구부리지 못하고, 안에 있으면 젖히지 못합니다. 그러므로 양이 탈난 것은 허리가 뒤로 꺾여 구부리지 못하고, 음이 탈난 것은 젖히지 못합니다. (이를) 다스리는 것은, 불침을 놓되 재빨리 찌르고 빼는데, 효과가 나타날 때까지 하고, 아픈 자리를 고치는 혈로 삼습니다. 탈이 안에 있는 것(을 다스리는 방법)은 (불침이 아니라) 찜질 도인 약입니다. 이 힘줄이 꺾이고 뒤틀리되, 그 뒤틀리는 일이 잦고 심하면 죽고 다스리지 못합니다. 이를 초가을(孟秋)의 비증이라고 합니다.

13-6

足厥陰之筋, 起於大指之上, 上結於內踝之前, 上循脛, 上結內輔之下, 上循陰股, 結於陰器, 絡諸筋. 其病足大指支, 內踝之前痛, 內輔痛, 陰股痛轉筋, 陰器不用, 傷於內則不起, 傷於寒則陰縮入, 傷於熱則縱挺不收. 治在行水淸陰氣. 其病轉筋者, 治在燔針劫刺, 以知爲數, 以痛爲輸, 命曰季秋痹也.

족궐음의 힘줄은 엄지발가락의 위에서 일어나서, 위로 안쪽복사뼈의 앞에서 맺어지고, 정강이뼈(脛)를 좇아서 올라가, 돋은 뼈(輔骨)의 아래에서 맺어지고, 안쪽 넓적다리를 좇아 올라가 불두덩에서 맺어지고, 모든 (경맥의) 힘줄로 이어집니다.

그 탈은, 엄지발가락이 켕기고(支), 안쪽복사뼈의 앞이 아프고, 안쪽 돋은 뼈가 아프고, 안쪽 넓적다리가 아프고 힘줄이 뒤틀리고, 생식기를 못 씁니다. (지나친 계집질로) 안에서 다치면 (자지가) 서지 않고, 추위에 다치면 (자지가) 오그라들고, 열에 다치면 (자지가) 처져서 거두어지지 않습니다. (이를) 다스리는 것은, (간목의 어미인) 수의 기운을 흐르게 하고, (궐)음의 기운을 맑게 합니다. 그 탈이 힘줄이 뒤틀리는 것은, 불침을 놓되 재빨리 찌르고 빼는데, 효과가 나타날 때까지 하고, 아픈 자리를 고치는 혈로 삼습니다. 이를 늦가을(季秋)의 비증이라고 합니다.

手太陽之筋, 起於小指之上, 結於腕, 上循臂內廉, 結於肘內銳骨之後, 彈之應小指之上, 入結於腋下; 其支者, 別走腋後廉, 上繞肩胛, 循頸出足太陽之筋前 結於耳後完骨; 其支者, 入耳中; 直者, 出耳上, 下結於頷, 上屬目外眥. 其病小指支, 肘內銳骨後廉痛, 循臂陰入腋下, 腋下痛, 腋後廉痛, 繞肩胛引頸而痛, 應耳中鳴痛, 引頷目瞑, 良久乃得視, 頸筋急則爲筋瘻頸腫. 寒熱在頸者, 治在燔針劫刺, 以知爲數, 以痛爲輸, 其爲腫者, 復而銳之, 名曰仲夏痹也.

수태양의 힘줄은 새끼손가락의 위에서 일어나서, 손목에서 맺어지고, 팔의 안섶(廉)을 좇아 올라가 팔꿈치 안쪽 뾰족 뼈(銳骨)의 뒤에서 맺어지는데, 이를 퉁기면 새끼손가락의 위와 호응하고, 겨드랑이 아래로 들어가 맺어집니다. 그 가지는 갈라져서(別) 겨드랑이 뒤 섶으로 달려가고, 위로 어깻죽지 뼈를 둘러싸고, 목을 좇아서 족태양의 힘줄 앞으로 나오고, 귀 뒤의 완골에서 맺어집니다. 그 가지는, 귓속으로 들어갑니다. 곧은 것은 귀 위쪽으로 나와서, 아래로 턱에서 맺어지고, 위로 눈초리에 이어집니다.

그 탈은, 새끼손가락이 켕기고, 팔꿈치 안쪽 뾰족 뼈의 뒤 섶이 아프고, 팔 안쪽(陰)을 따라 겨드랑 아래까지 들어가는데 겨드랑이 아래가 아프고, 겨드랑이 뒤섶이 아프고, 어깻죽지 뼈를 둘러싸고 당기고, 목이 아프고, 귓속이 울리는 것과 호응하여 아프고, 턱이 땅기고, 눈이 가물가물하여 오래 지나야 겨우보이고, 목의 힘줄이 당기면 힘줄이 쥐가 파먹은 듯하고 목이 붓습니다. 추위와 열이 목에 있는 것은, 불침을 놓되 재빨리 찌르고 빼는데, 효과가 나타날 때까지 하고, 아픈 자리를 고치는 혈로 삼는데, 그 붓는 것이 되풀이하여 날카로운 침을 씁니다. 이를 중간 가을(仲秋)의 비증이라고 합니다.

13-8

手少陽之筋, 起於小指次指之端, 結於腕, 上循臂結於肘, 上繞臑外廉, 上肩走頸, 合手太陽; 其支者, 當曲頰入繫舌本; 其支者, 上曲牙, 循耳前, 屬目外眥, 上乘額, 結於角. 其病當所過者卽支轉筋, 舌卷. 治在燔針劫刺, 以知爲數, 以痛爲輸, 名曰季夏痹也.

수소양의 힘줄은 새끼손가락의 다음 손가락(인 넷째 손가락)의 끝에서 일어나서, 손목에서 맺어지고, 팔을 따라 올라가 팔꿈치에서 맺어지고, 위로 윗팔 바깥 섶을 감싸고, 어깨로 올라가 목으로 달리고 수태양의 힘줄과 만납니다. 그 가지는 굽은 턱으로 들어가 혀뿌리에 이어집니다. 그 가지는 (협거 자리의) 굽은 턱뼈를 올라가서 귀 앞을 좇아서 눈초리에 이어지고, 이마를 타고 올라가 모서리에서 맺어집니다.

그 탈은, (힘줄이) 지나가는 곳이 당기고 뒤틀리고 혀가 말립니다. (이를) 다스리는 것은, 불침을 놓되 재빨리 찌르고 빼는데, 효과가 나타날 때까지 하고, 아픈 자리를 고치는 혈로 삼습니다. 이를 늦여름(季夏)의 비증이라고 합니다.

手陽明之筋, 起於大指次指之端, 結於腕, 上循臂, 上結於肘外, 上臑, 結於髃; 其支者, 繞肩胛, 挾脊; 直者, 從肩髃上頸; 其支者, 上頰, 結於頄; 直者, 上出手太陽之前, 上左角, 絡頭, 下右頷. 其病當所過者支痛及轉筋, 肩不擧, 頸不可左右視. 治在燔針劫刺, 以知爲數, 以痛爲輸, 名曰孟夏痹也.

수양명의 힘줄은 (엄지의 다음 손가락인) 둘째손가락의 끝에서 일어나서, 손목에서 맺어지고, 팔을 좇아 올라가 팔꿈치 바깥쪽에서 맺어지고, 윗팔로 올라가 견우에서 맺어집니다. 그 가지는 어깻죽지 뼈를 감싸고 등뼈를 낍니다. 곧은 것은 견우로부터 목으로 올라갑니다. 그 가지는 뺨으로 올라가 광대뼈에서 맺어집니다. 곧은 것은 올라가 수태양의 앞으로 나오고, 왼쪽 (이마의) 모서리로 올라가 머리에 이어지고, 내려가 오른쪽 턱으로 내려갑니다. 그 탈은 (힘줄이) 지나가는 곳이 당기고 아프고 힘줄이 뒤틀리고, 어깨를 들지 못하고, 목을 돌려 좌우를 볼 수 없습니다. (이를) 다스리는 것은, 불침을 놓되 재빨리 찌르고 빼는데, 효과가 나타날 때까지 하고, 아픈 자리를 고치는 혈로 삼습니다. 이를 이른 여름(孟夏)의 비증이라고 합니다.

手太陰之筋, 起於大指之上, 循指上行, 結於魚後, 行寸口外側, 上循臂, 結肘中, 上臑[8]內廉, 入腋下, 出缺盆, 結肩前髃, 上結缺盆, 下結胸裏, 散貫賁, 合賁下, 抵季脇. 其病當所過者支轉筋痛, 甚成息賁, 脇急吐血. 治在燔針劫刺, 以知爲數, 以痛爲輸, 名曰仲冬痹也.

---

8) '臂(비)'는 손목에서 팔꿈치까지를, '臑(노)'는 팔꿈치에서 어깨까지를 가리킨다.

수태음의 힘줄은 엄지손가락의 위에서 일어나서, 손가락을 좇아 위로 가고, 어제의 뒤에서 맺어지고, 촌구의 바깥 옆으로 가서, 팔을 좇아 올라가 팔꿈치 속에서 맺어지고, 위팔 안섶으로 올라가서 겨드랑이 아래로 들어가고, 결분으로 나와 어깨의 앞쪽 뼈에 맺어지고, 위로 결분에서 맺어지고, 아래로 가슴 속에 맺어지고, 가슴의 격막(賁)을 꿰는 곳에서 흩어지고, 그 아래에서 수궐음과 만나 옆구리에 이릅니다.

그 탈은, (힘줄이) 지나가는 곳이 당기고 힘줄이 뒤틀리고 아프고, 심하면 (5적의 하나인) 식분이 생기고, 옆구리가 당기고 피를 게웁니다. (이를) 다스리는 것은, 불침을 놓되 재빨리 찌르고 빼는데, 효과가 나타날 때까지 하고, 아픈 자리를 고치는 혈로 삼습니다. 이를 한겨울(仲冬)의 비증이라고 합니다.

13-11

手心主之筋, 起於中指, 與太陰之筋并行, 結於肘內廉, 上臂陰, 結腋下, 下散前後挾脇; 其支者, 入腋散胸中, 結於賁. 其病當所過者支轉筋, 及胸痛息賁. 治在燔針劫刺, 以知爲數, 以痛爲輸, 名曰孟冬痺也.

수심주의 힘줄은 가운데손가락에서 일어나서, 수태음의 힘줄과 함께 가는데, 팔꿈치 안섶에서 맺어지고, 팔 안(陰)쪽으로 올라가 겨드랑이 아래에서 맺어지고, 내려가 앞뒤로 흩어져 옆구리를 낍니다. 그 가지는 겨드랑이 속으로 들어가 가슴속으로 흩어지고, 가슴의 격막에서 맺어집니다.

그 탈은 (힘줄이) 지나가는 곳에 당기고 힘줄이 뒤틀리고, 가슴이 아프고, 식분이 생깁니다. (이를) 다스리는 것은, 불침을 놓되 재빨리 찌르고 빼는데, 효과가 나타날 때까지 하고, 아픈 자리를 고치는 혈로 삼습니다. 이를 이른 겨울(孟冬)의 비증이라고 합니다.

手少陰之筋, 起於小指之內側, 結於銳骨, 上結肘內廉, 上入腋, 交太陰, 伏乳裏, 結於胸中, 循賁, 下繫於臍. 其病內急, 心承伏梁, 下爲肘網. 其病當所過者支轉筋, 筋痛. 治在燔針劫刺, 以知爲數, 以痛爲輸. 其成伏梁, 唾血膿者, 死不治, 名曰季冬痺也. 經筋之病, 寒則筋急, 熱則筋弛縱不收, 陰痿不用. 陽急則反折, 陰急則俯不伸. 焠刺者, 刺寒急也, 熱則筋縱不收, 無用燔針.

수소음의 힘줄은 새끼손가락의 안쪽 옆에서 일어나서, (손목의) 뾰족 뼈에서 맺어지고, 올라가 팔꿈치 안쪽에서 맺어지고, 올라가 겨드랑이로 들어가고, 태음과 엇갈리고, 젖가슴 속으로 숨어들어 가슴속에서 맺어지고, 가슴의 격막을 좇아서 내려가 배꼽에서 이어집니다. 그 탈이 안으로 당기면 가슴이 (밑으로) 복량을 이어받고, 내려가 팔꿈치가 그물로 싼 것 같습니다.

그 탈은, (힘줄이) 지나가는 곳이 당기고 힘줄이 뒤틀리고, 힘줄이 아픕니다. (이를) 다스리는 것은, 불침을 놓되 재빨리 찌르고 빼는데, 효과가 나타날 때까지 하고, 아픈 자리를 고치는 혈로 삼습니다. 만일(其) 복량을 이루어 침 뱉는데 피와 고름이 섞여 나오는 사람은 죽지 고치지 못합니다. 이를 늦겨울(季冬)의 비증이라고 합니다.

경맥 힘줄의 탈이 추우면 힘줄이 오그라들고, 열나면 힘줄이 늘어져 거두어지지 않으므로 자지가 오그라들어 쓰지 못합니다. 양(의 힘줄)이 오그라들면 몸이 젖혀지고, 음(의 힘줄)이 오그라들면 몸이 숙여져 바로 펴지 못합니다. 불침은 추위로 오그라든 것을 찌르는 것입니다. 열나면 힘줄이 늘어져 거두어지지 않아서 불침은 쓰지 못합니다.

足之陽明, 手之太陽, 筋急則口目爲僻, 目眥急不能卒視, 治皆如右方也.

다리의 양명과 손의 태양은 힘줄이 오그라들면 입과 눈이 쏠리(는 구안와사가 되)고, 눈초리가 오그라들어 갑자기 볼 수 없습니다. (이것을) 다스리는 것은 모두 앞서 말한 방법과 같습니다.

사객(邪客) 제71
– 몹쓸 기운이 몸에 깃듦

71-1

黃帝問於伯高曰 : 夫邪氣之客人也, 或令人目不瞑不臥出者, 何氣使然? 伯高曰 : 五穀入於胃也, 其糟粕·津液·宗氣分爲三隧. 故宗氣積於胸中, 出於喉嚨 以貫心肺, 而行呼吸焉. 營氣者, 泌其津液, 注之於脈, 化以爲血, 以榮四末, 內注五臟六腑, 以應刻數[9]焉. 衛氣者, 出其悍氣之慓疾, 而先行於四末·分肉·皮膚之間, 而不休者也. 晝日行於陽, 夜行於陰, 常從足少陰之分間, 行於五臟六腑. 今厥氣客於五臟六腑, 則衛氣獨衛其外, 行於陽, 不得入於陰. 行於陽則陽氣盛, 陽氣

---

9)　　刻數 : 주야 100각을 가리킨다. 위기는 하루에 인체를 50바퀴 도는데, 한 바퀴는 2각에 해당한다. 즉 50바퀴×2각=100각이다. 고대에는 하루를 100각으로 나누어 시간을 계산하였으며, 지금과 같이 24시간으로 하루를 계산한 것은 명대 이후이다.

盛則陽蹻滿, 不得入於陰, 陰虛, 故目不瞑.

임금이 스승에게 물었다. 무릇 몹쓸 기운이 몸에 깃들면 때로 사람으로 하여금 잠 못 들게 하는 것은, 어떤 기운이 그렇게 시키는 것입니까?

스승이 말했다. 5곡이 밥통에 들어가면 그것은 찌꺼기·진액·종기로 나뉘어 3길로 갑니다. 무릇(故) 종기는 가슴속(인 전중)에 쌓였다가 목구멍으로 나와서 염통과 허파를 꿰므로써 들숨과 날숨이 됩니다. 영기는 진액을 만들어서 이를 맥으로 흘려보내어 피가 되는데, 팔다리를 움직이게 하고 안으로는 5장6부로 흘러들어, 밤과 낮 (물시계의) 100각과 호응합니다. 위기는 날랜 기운에서 나온 기운으로 빠르고 매끄러운데, 먼저 팔다리·나뉜 살(分肉)·살갗의 사이로 흐르며 쉬지 않습니다. 낮에는 양(의 자리)에서 흐르고 밤에는 음(의 자리)에서 흐르는데, 늘 족소음의 나뉜 틈으로부터 5장6부로 흐릅니다. 만약(今) 갑작스런 (몹쓸) 기운이 5장6부에 깃들면(客) 위기가 홀로 그 밖을 지키는데, 양(의 자리)로만 흐르고 음(의 자리)로 들어가지 못합니다. 양(의 자리)로만 가면 양의 기운이 드세고, 양의 기운이 드세면 양교(맥)의 기운이 가득차서 음(의 자리)로 들어가지 못하고, 음이 허해지므로 잠을 이루지 못합니다.

71-2

黃帝曰：善. 治之奈何? 伯高曰：補其不足, 瀉其有餘, 調其虛實, 以通其道, 而去其邪; 飮以半夏湯一劑, 陰陽已通, 其臥立至.

임금이 말했다. 좋습니다. 이를 다스리는 것은 어떻게 합니까?

스승이 말했다. 모자라는 것을 채우고 남는 것을 덜어내어 그 허와 실을 조절하고 길을 뚫어서 그 몹쓸 기운을 없앱니다. 반하탕 1제를 마셔서 음과 양(의 기운이) 벌써 뚫리면 눕자마자 잠듭니다.

黃帝曰 : 善. 此所謂決瀆壅塞, 經絡大通, 陰陽得和者也, 願聞其方.

伯高曰 : 其湯方以流水千里以外者八升, 揚之萬遍, 取其淸五升, 煮之, 炊以葦薪火, 沸置秫米一升, 治半夏五合, 徐炊, 令竭爲一升半, 去其滓, 飮汁一小杯, 日三, 稍益, 以知爲度. 故其病新發者, 覆杯則臥, 汗出則已矣. 久者, 三飮而已也.

임금이 말했다. 좋습니다. 이것이 이른바 막힌 도랑을 터주고, 경락을 크게 뚫고, 음과 양이 조화를 얻는다는 것입니다. 바라건대 그 처방에 대해 듣고 싶습니다.

스승이 말했다. 그 (반하)탕 처방은 1,000리 밖에서 흘러온 물 8되를 국자로 10,000번 높이 들어서 붓고 그 맑은 물 5되를 골라서 이를 끓이는데, 갈대를 태워서 불을 지피고, 찰기장 1되와 통째로 넣어 태운 반하 5홉을 넣고 천천히 불 때서, (약탕이) 1되 반으로 줄면 약 찌꺼기를 없애고 작은 사발로 1사발씩 날마다 3차례 마시고, 조금씩 양을 늘리면 효과를 압니다. 만약(故) 그 탈이 막 난 사람은 (마신) 잔을 머리맡에 내려놓으면 (바로) 자는데, 땀이 나오면 (탈이) 그칩니다. (탈이) 오래 된 사람은 3번 마셔야 그칩니다.

黃帝問於伯高曰 : 願問人之肢節, 以應天地奈何? 伯高答曰 : 天圓地方, 人頭圓足方以應之. 天有日月, 人有兩目; 天有九州, 人有九竅, 天有風雨, 人有喜怒; 天有雷電, 人有聲音; 天有四時, 人有四肢; 天有五音, 人有五臟; 天有六律[10], 人有六腑; 天有冬夏, 人有寒熱; 天有

---

10)　　六律 : 12율 가운데 양의 소리에 속하는 6가지 소리. 황종(黃鐘) · 태주(太簇) · 고선(姑洗) · 유빈(蕤賓) · 이칙(夷則) · 무역(無射).

十日, 人有手十指; 辰有十二, 人有足十指·莖·垂以應之, 女子不足二節, 以抱人形; 天有陰陽, 人有夫妻; 歲有三百六十五日, 人有三百六十五節; 地有高山, 人有肩膝; 地有深谷, 人有腋膕; 地有十二經水, 人有十二經脈; 地有泉脈, 人有衛氣; 地有草蓂, 人有毫毛; 天有晝夜, 人有臥起; 天有列星, 人有牙齒; 地有小山, 人有小節, 地有山石, 人有高骨; 地有林木, 人有膜筋; 地有聚邑, 人有 肉; 歲有十二月, 人有十二節; 地有四時不生草, 人有無子. 此人與天地相應者也.

임금이 말했다. 바라건대 사람의 팔다리 뼈마디가 하늘땅과 호응하는 것을 묻고 싶은데 어떻습니까?

스승이 대답했다. 하늘은 둥글고 땅은 모난데, 사람의 머리는 둥글고 발은 모나서 이에 호응합니다. 하늘에 해와 달이 있고 사람에게는 양 눈이 있습니다. 땅에는 (冀·兗·青·徐·揚·荊·豫·梁·雍州인) 9고을(州)이 있고 사람에는 (눈코입귀와 앞뒤 구멍인) 9구멍이 있습니다. 하늘에는 바람과 비가 있고 사람에게는 기쁨과 노여움이 있습니다. 하늘에는 천둥과 번개가 있고 사람에게는 목소리가 있습니다. 하늘에는 네 철이 있고, 사람에는 팔다리가 있습니다. 하늘에는 5소리가 있고, 사람에는 5장이 있습니다. 하늘에는 6율이 있고, 사람에는 6부가 있습니다. 하늘에는 겨울과 여름이 있고 사람에는 추위와 열이 있습니다. 하늘에 10일이 있고 사람에는 10손가락이 있습니다. 시간에는 12가 있고 사람에는 발가락 10개와 자지 불알이 있어 이에 호응합니다. 계집은 2가지가 모자라나 아이를 뱁니다. 하늘에는 음과 양이 있고 사람에는 남편과 아내가 있습니다. (1)해에는 365일이 있고 사람에는 365개 마디가 있습니다. 땅에는 높은 산이 있고 사람에는 어깨와 무릎이 있습니다. 땅에는 깊은 골짜기가 있고 사람에는 겨드랑이와 오금이 있습니다. 땅에는 12물줄기(인 清·渭·海·湖·汝·淮·漯·江·河·濟·漳水)가 있고 사람에는 12경맥이 있습니다. 땅에는 샘과 (물

흐르는) 맥이 있고 사람에는 위기가 있습니다. 땅에는 온갖 풀이 있고 사람에는 털이 있습니다. 하늘에는 낮과 밤이 있고 사람에는 잠자고 일어남이 있습니다. 하늘에는 벌여선 별이 있고 사람에는 이빨이 있습니다. 땅에는 작은 산이 있고 사람에는 작은 뼈마디가 있습니다. 땅에는 산과 돌이 있고, 사람에는 솟은 뼈가 있습니다. 땅에는 숲과 나무가 있고 사람에는 힘줄과 막이 있습니다. 땅에는 마을이 있고 사람에는 덩어리 살이 있습니다. 1년에 12달이 있고 사람에는 12뼈마디가 있습니다. 땅에는 사시사철 푸나무가 자라지 않는 곳이 있고 사람에는 자식 없는 사람이 있습니다. 이것은 사람이 하늘땅과 더불어 호응하는 것입니다.

71-5

黃帝問於岐伯曰 : 余願聞持針之數, 內針之理, 縱舍之意, 扦皮開腠理, 奈何? 脈之屈折, 出入之處, 焉至而出, 焉至而止, 焉至而徐, 焉至而疾, 焉至而入? 六腑之輸於身者, 余願盡聞其序. 別離之處, 離而入陰, 別而入陽, 此何道而從行? 願盡聞其方.

임금이 스승에게 물었다. 침을 다루는 재주(數), 침을 찌르는 이치, (경맥의 흐름을) 따르고(補) 버리는(瀉) 뜻, 살갗을 다치지 않고 살결을 여는 것은 어떻게 합니까? 경맥이 굽고 꺾이고 드나드는 곳, (경맥의 기운은) 어디(焉)에 이르러서 나오고, 어디에 이르러서 느려지고, 어디에 이르러서 빨라지고, 어디에 이르러서 들어갑니까? 6부의 수혈이 (온)몸에 흘러가는 것, 나는 바라건대, 그 차례에 대해 다 듣고 싶습니다. (또 경맥이) 갈라지는 곳, (경맥의 수혈로부터) 떨어져서 음으로 들어가고, 갈라져서 양으로 들어가고, (또) 이들은 어떤 길로 흘러가는지, 바라건대 그 방법에 대해 다 듣고 싶습니다.

岐伯曰 : 帝之所問, 針道畢矣. 黃帝曰 : 願卒聞之. 岐伯曰 : 手太陰
之脈, 出於大指之端, 內屈, 循白肉際, 至本節之後太淵. 留以澹; 外
屈, 上於本節下. 內屈, 與諸陰絡會於魚際, 數脈并注, 其氣滑利, 伏
行壅骨之下, 外屈出於寸口而行, 上至於肘內廉, 入於大筋之下, 內屈
上行臑陰, 入腋下, 內屈走肺. 此順行逆數之屈折[11]也.

스승이 말했다. 임금께서 물으신 바는, 침의 이치를 마쳤다고 (할 만큼 모든
것이 들어있습니다.)

임금이 말했다. 바라건대 다 듣고 싶습니다.

스승이 말했다. 수태음의 맥은 엄지의 끝(인 소상)에서 나와서 안쪽으로 구
부려져 흰 살가를 따라서 뼈마디의 뒤쪽 태연에 이릅니다. 머물러서 물이 일렁
이듯이 (맥이 뛰다가) 바깥으로 구부러져 뼈마디 아래로 올라갑니다. 안쪽으로
구부려져 여러 음의 낙맥과 어제(혈)에서 만나는데, 여러 경맥과 함께 흐르므로
그 기운의 흐름이 매끄럽고 이롭습니다. 엄지 뼈(壅骨)의 밑으로 숨었다가, 바
깥쪽으로 구부려져 촌구로 나오고(경거), 올라가서 팔꿈치 안섶에 이르고, 큰
힘줄의 밑으로 들어가(척택), 안쪽으로 구부러지면서 올라가고, 팔(臑) 안쪽(陰)
을 지나 겨드랑 밑으로 들어가서, 안쪽으로 구부러져 허파로 들어갑니다. 이것
이 (수태음의 방향을) 따르는 흐름과 거스르는 차례(數)의 굽음과 꺾임입니다.

---

11) 수태음 폐경이 가슴에서 손끝로 흐르는 것을 '順行'이라 하고, 손끝에서 가슴으로 흐르는 것
을 '逆行'이라 한다고 많은 주석가들이 주를 달았다. 그러나 오히려 경맥의 흐름에 대한 인
식이 시대를 달리하면서 서로 어긋난 현상으로 보는 게 거 나을 것 같다. 폐경의 흐름과는
정반대로 설명된 것으로 보아 폐경의 이론이 성립되기 전의 이론 같다. 실제로 5수혈의 방향
과 음경락의 방향은 서로 반대이다. 시대를 달리한 여러 이론이 아직도 타협을 보지 못한 채
이 글이 쓰인 시점까지 내려온 것이다.

心主之脈, 出於中指之端, 內屈, 循中指內廉以上, 留於掌中, 伏行兩
骨之間, 外屈, 出兩筋之間, 骨肉之際, 其氣滑利, 上行三寸, 外屈出
行兩筋之間, 上至肘內廉, 入於小筋之下, 留兩骨之會, 上入於胸中,
內絡於心脈.

심주의 맥은 가운데손가락의 끝(인 중충)에서 나와, 안쪽으로 구부러져서 가
운데손가락 안섶을 따라 올라가고, 손바닥 복판(인 노궁)에 머뭅니다. 손바닥의
두 뼈 사이로 숨어서 흐르고, 밖으로 구부러져 두 힘줄 사이 뼈와 살의 가장자
리(인 대릉)으로 나옵니다. 그 기운은 매끄럽습니다. 3촌 위(인 간사)로 올라가서
밖으로 구부러져 두 힘줄의 사이로 나와, 위로 팔꿈치 안섶(廉)에 이르고, 작은
힘줄의 아래로 들어가, 두 뼈가 만나는 곳(인 곡택)에 머물고, 올라가서 가슴 속
으로 들어가고 안으로 염통의 맥에 닿습니다.

黃帝曰 : 手少陰之脈獨無腧, 何也? 岐伯曰 : 少陰者, 心脈也. 心者,
五臟六腑之大主也, 神之所舍也, 其臟堅固, 邪弗能容也. 客之則傷心,
心傷則神去, 神去則死矣. 故諸邪之在於心者, 皆在於心之包絡. 包絡
者, 心主之脈也, 故獨無腧焉.

임금이 말했다. 수소음의 맥에만 유독 수(혈)이 없습니다. (염통의 탈을 고치는
데는 수소음 경맥을 쓰는 게 아니라, 보통 수심주 경맥을 씁니다.) 어찌 된 것입니까?

스승이 말했다. 수소음이란 염통의 (경)맥입니다. 염통은 5장6부의 큰 주인
입니다. 얼(神)이 머무는 집입니다. 그 장은 튼튼하고 굳세어서 몹쓸 기운이 들
수 없습니다. (만약 몹쓸 기운이) 이에 깃들면 염통을 다치고, 염통을 다치면 얼이
없어지고, 얼이 없어지면 죽습니다. 그러므로 모든 몹쓸 기운이 염통에 있다는

것은 모두 염통의 포락에 있는 것입니다. 포락이란 염통이 주관하는 경맥입니다. 그러므로 유독 수혈이 없습니다.

黃帝曰 : 少陰獨無腧者, 不病乎? 岐伯曰 : 其外經病而臟不病, 故獨取其經於掌後銳骨之端. 其餘脈出入屈折, 其行之徐疾, 皆如手太陰心主之脈行也. 故本腧者, 皆因其氣之虛實徐以取之, 是謂因衝而瀉, 因衰而補, 如是者, 邪氣得去, 眞氣堅固, 是謂因天之序.

임금이 말했다. (수)소음에만 유독 수혈이 없는 것은 탈나지 않는다는 것입니까?

스승이 말했다. 그 바깥의 경맥은 탈나나 장기는 탈나지 않습니다. 그러므로 (염통이 탈나면) 오직 그 손바닥 뒤의 돋은 뼈의 끝(인 신문)을 고릅니다. 그 나머지 (경)맥의 드나듦과 굽고 꺾임, 그 흐름의 빠름과 느림은, 모두 수태음·수심주의 (경)맥이 흐르는 것과 같습니다. 그러므로 본 경맥의 수혈(인 신문)은 모두 그 기운의 허와 실 빠르기를 근거로 하여 이를 고릅니다. 이를 일러 드셈(衝)이 원인이면 덜어내고, 풀죽음이 원인이면 보탠다고 합니다. 이와 같은 것은, 몹쓸 기운이 없어지고 참 기운이 단단하고 굳어지는 것인데, 이를 일러 하늘의 질서(序)에 근거한다고 합니다.

黃帝曰 : 持針縱舍奈何? 岐伯曰 : 必先明知十二經脈之本末, 皮膚之寒熱, 脈之盛衰滑澁. 其脈滑而盛者, 病日進; 虛而細者, 久以持; 大以澁者, 爲痛痹; 陰陽如一者, 病難治. 其本末尙熱者, 病尙在; 其熱已衰者, 其病亦去矣. 持其尺, 察其肉之堅脆·大小·滑澁·寒溫·燥

濕. 因視目之五色, 以知五臟, 而決死生；視其血脈, 察其五色, 以知
寒熱痛痹.

임금이 말했다. 침을 잡고서, (경맥의 흐름을) 따르고(縱) 버린다(舍)는 것은 어
떠한 것입니까?

스승이 말했다. 반드시 먼저 12경맥의 뿌리와 끝, 살갗의 차가움과 열, 맥의
드셈과 풀죽음과 매끄러움과 껄끄러움을 또렷이 알아야 합니다. 맥이 매끄럽고
드세면 탈이 날로 나아가는 것입니다. 허하고 가늘면(細) 오래도록 낫지 않습니
다. (맥이) 크고 껄끄러운 사람은 아프고 저립니다. 음(인 속)과 양(인 겉)이 하나
같은 사람은 다스리기 어렵습니다. 뿌리(인 가슴)와 끝(인 팔다리)가 아직 열나는
사람은 탈이 아직 있는 것입니다. 그 열이 벌써 풀죽은 사람은 그 탈 또한 없어
집니다. (손목의) 척을 짚어서 그 살의 단단함과 약함, (맥의) 큼과 작음, 매끄러
움과 껄끄러움, (살갗의) 따스함과 차가움, 메마름과 촉촉함을 살핍니다. 눈의 5
빛깔을 보고 5장(의 상태)를 알고, 죽살이를 결정합니다. 그 5낯빛을 살펴서 추
위와 열, 아픔과 저림을 압니다.

黃帝曰：持針縱舍, 余未得其意也. 岐伯曰：持針之道, 欲端以正, 安
以靜, 先知虛實, 而行疾徐, 左手執骨, 右手循之, 無與肉果, 瀉欲端
以正, 補必閉膚, 輔針導氣, 邪氣不得淫泆, 眞氣得居.

임금이 말했다. (경맥의 흐름을) 따르고(補) 버리는(瀉) 것에 대해 나는 아직 그
뜻을 얻지 못했습니다.

스승이 말했다. 침을 다루는 이치는 (침을) 곧게 하고, (마음을) 편안하고 고요
하게 하고, 먼저 허와 실을 알고, 빠름과 느림을 (침으로) 합니다. 왼손이 뼈를
잡고 오른손이 이를 따르는데, 살 속이 너무 긴장하여 (침에) 달라붙지(與) 않도

록 (적절히) 합니다. 덜어내는 것은 (침을) 곧게 하고, 보태는 것은 반드시 살갗
(의 침구멍)을 닫습니다. (여러 방법으로) 침을 도와서 기운을 이끌고, 몹쓸 기운이
마구 넘치지 않도록 하고, 참 기운이 머물도록 합니다.

71-12

黃帝曰：扞皮開腠理奈何？岐伯曰：因其分肉，在別其膚，微內而徐
端之，適神不散，邪氣得去.

임금이 말했다. 살갗을 뚫고 살결을 여는 것은 어떻게 합니까?

스승이 말했다. 그 나뉜 살을 바탕으로 하여 그 살갗을 (나뉜 살의 틈이 드러나
도록) 가르고, 조금 들고 천천히 곧게 합니다. (그렇게 하면) 마침내 얼이 흩어
지지 않고 몹쓸 기운이 흩어집니다.

71-13

黃帝問於岐伯曰：人有八虛，各何以候？岐伯答曰：以候五臟. 黃帝
曰：候之奈何？岐伯曰：肺心有邪，其氣留於兩肘；肝有邪，其氣留
於兩腋；脾有邪，其氣留於兩髀；腎有邪，其氣留於兩膕. 凡此八虛者，
皆機關之室，眞氣之所過，血絡之所游. 邪氣惡血，固不得住留，住留
則傷經絡骨節，機關不得屈伸，故拘攣也.

임금이 스승에게 물었다. 사람에게는 8허가 있다는데, 각기 어떻게 살핍니까?

스승이 대답했다. 5장을 살펴서 (그렇게) 합니다.

임금이 말했다. 이를 살피는 것은 어떻게 합니까?

스승이 말했다. 허파와 염통에 몹쓸 기운이 있으면 그 기운이 양 팔꿈치에
머뭅니다. 간에 몹쓸 기운이 있으면 그 기운이 양 겨드랑이에 머뭅니다. 비장
에 몹쓸 기운이 있으면 그 기운이 양 넓적다리에 머뭅니다. 콩팥에 몹쓸 기운

이 있으면 그 기운이 양 오금에 머뭅니다. 무릇 이 8허란 모두 (기운을 움직이는) 빗장과 같은 것으로, 참 기운이 지나가는 곳이고 혈락이 흘러드는 곳입니다. 몹쓸 기운과 나쁜 피가 정말로(固) 머물게 해서는 안 되고, 머물면 경락과 뼈마디를 다쳐서 이 중요한 마디들을 굽고 펴지 못합니다. 그러므로 경련이 일어납니다.

제6장 꼴

제6장 꼴

골도(骨度) 제14

- 몸 길이

14-1

黃帝問於伯高曰：脈度言經脈之長短, 何以立之? 伯高曰：先度其骨
節之大小廣狹長短, 而脈度定矣. 黃帝曰：願聞衆人之度, 人長七尺
五寸者, 其骨節之大小長短各幾何? 伯高曰：頭之大骨圍二尺六寸,
胸圍四尺五寸, 腰圍四尺二寸. 髮所覆者, 顚至項尺二寸, 髮以下至頤
長一尺, 君子參折.

임금이 스승에게 물었다. 맥도는 경맥의 길고 짧음을 말하는데, 어떻게 이
를 세웁니까?

스승이 말했다. 먼저 그 뼈마디의 크고 작음, 넓고 좁음, 길고 짧음을 헤아
려서 맥도가 정해집니다.

임금이 말했다. 바라건대, 보통 사람의 크기가 7척 5촌이라는 것은, 그 뼈마

디의 크고 작음과 길고 짧음이 어떻다는 것인지 다 듣고 싶습니다.

스승이 말했다. 머리의 큰 뼈는 둘레가 2척 6촌이고, 가슴둘레는 4척 5촌이고, 허리둘레는 4척 2촌입니다. 머리카락이 뒤덮인 것이 머리뼈(顱)인데, (머리카락이 덮인) 목까지 1척 2촌이고, (앞)머리칼에서 턱(頤)까지 1척입니다. 군자는 얼굴을 셋으로 나눌 때 3정(인 상중하)가[12] 고릅니다.

結喉以下至缺盆中長四寸, 缺盆以下至 骭長九寸, 過則肺大, 不滿則肺小. 骭以下至天樞長八寸, 過則胃大, 不滿則胃小. 天樞以下至橫骨長六寸半, 過則廻腸廣長, 不滿則狹短. 橫骨長六寸半, 橫骨上廉以下至內輔之上廉長一尺八寸, 內輔之上廉以下至下廉長三寸半, 內輔下廉下至內踝長一尺三寸, 內踝以下至地長三寸, 膝膕以下至跗屬長一尺六寸, 跗屬以下至地長三寸, 故骨圍大則太過, 小則不及.

목구멍이 볼록 맺힌(結) 곳 아래에서 결분에 이르기는 길이가 4촌이고, 결분에서 아래로 (구미 혈의) 돋은 뼈(骭)까지는 길이가 9촌인데, (이를) 지나치면 허파가 크고, (이를) 못 채우면 허파가 작습니다. 가슴의 돋은 뼈에서 천추에 이르기까지는 길이가 8촌인데, (이를) 지나치면 밥통이 크고, (이를) 못 채우면 밥통이 작습니다. 천추에서 (아랫배의) 가로 뼈(橫骨)까지는 길이가 6.5촌인데, (이를) 지나치면 큰창자(廻腸)가 넓고 길며, (이를) 못 채우면 큰창자가 좁고 짧습니다. 가로 뼈의 길이는 6.5촌이고, 가로 뼈의 위 섶에서 (무릎) 안쪽 돋은 뼈(輔) 위 섶에 이르기까지는 길이가 1척 8촌이고, (무릎) 안쪽 돋은 뼈의 위 섶에서 아래 섶에 이르기까지는 길이가 3.5촌이고, (무릎) 안쪽 돋은 뼈 아래 섶에서 안쪽복사

---

12)   君子參折의 '參折'이란 얼굴을 3등분한 길이의 비율을 말한다. 머리칼 금에서 눈썹 사이를 1정, 눈썹 사이에서 코끝을 2정, 코끝에서 턱까지를 3정이라 하는데 이들 3정(停)의 비율이 같아야 한다.

뼈에 이르기까지는 길이가 1척 3촌입니다. 안쪽복사뼈에서 땅까지는 길이가 3촌이고, 오금에서 발목(跗屬)에 이르기까지는 길이가 1척 6촌이고, 발목에서 땅에 이르기까지는 길이가 3촌입니다. 그러므로 뼈의 둘레가 크면 (길이도) 지나치고 뼈의 둘레가 작으면 (길이도) 미치지 못합니다.

角以下至柱骨[13]長一尺, 行腋中不見者長四寸, 腋以下至季脇長一尺二寸, 季脇以下至髀樞長六寸, 髀樞以下至膝中長一尺九寸, 膝以下至外踝長一尺六寸, 外踝以下至京骨長三寸, 京骨以下至地長一寸.

이마 모서리에서 뒷목 돋은 뼈(柱骨)까지는 길이가 1척이고, (뒷목 돋은 뼈에서부터) 겨드랑이 속으로 가서 겉으로 나타나지 않는 뼈는 길이가 4촌이고, 겨드랑이에서 옆구리까지는 길이가 1척 2촌이고, 옆구리에서 허벅지 뼈 놀이(髀樞: 고관절)까지는 길이가 6촌이고, 허벅지 뼈 놀이(髀樞)에서 무릎까지는 길이가 1척 9촌입니다. 무릎에서 바깥복사뼈까지는 길이가 1척 6촌이고, 바깥복사뼈에서 경골까지는 길이가 3촌이고, 경골에서 땅까지는 길이가 1촌입니다.

耳後當完骨者廣九寸, 耳前當耳門者廣一尺三寸, 兩顴之間相去七寸, 兩乳之間廣九寸半, 兩髀之間廣六寸半. 足長一尺二寸, 廣四寸半. 肩至肘長一尺七寸, 肘至腕長一尺二寸半, 腕至中指本節長四寸, 本節至其末長四寸半.

(양쪽) 귀 뒤 완골 (사이)는 너비가 9촌이고, (양쪽) 귀 앞 이문 (사이)는 너비가 1척 9촌입니다. 양쪽 광대뼈 사이는 서로 7촌 떨어져있고, 양쪽 젖가슴 사이는

---

13)　　'角'은 額角(이마의 바깥쪽 모서리)을 가리키고, '柱骨'은 肩甲骨 상부의 頸骨突起를 말한다.

너비가 9.5촌이고, 양쪽 허벅지 뼈(髀骨) 사이는 너비가 6.5촌입니다. 다리는 길이가 1척 2촌이고, 너비는 4.5촌입니다. 어깨에서 팔꿈치까지는 길이가 1척 7촌이고, 팔꿈치에서 손목까지는 길이가 1척 2.5촌이고, 손목에서 가운데 손가락 마디까지는 길이가 4촌이고, (가운데 손가락) 마디에서 손가락 끝까지는 길이가 4.5촌입니다.

項髮以下至膂骨長二寸半, 膂骨以下至尾骶二十一節長三尺, 上七節長一寸四分分之一, 奇分在下[14], 故上七節至于膂骨九寸八分分之七, 此衆人之骨度也, 所以立經脈之長短也. 是故視其經脈之在于身也, 其見浮而堅, 其見明而大者, 多血; 細而沈者, 多氣也.

목뒤의 머리칼 금에서 대추(脊骨)까지는 길이가 2.5촌이고, 대추에서 꼬리뼈까지는 21마디인데 그 길이는 3척입니다. 위 7마디는 길이가 (각기) 1촌 4푼 1리인데, 나머지(奇) 푼(수)는 7마디에 고루 셈하였으므로, 위 7마디에서 대추까지는 길이를 합하면 9촌 8푼 7리입니다. 이것은 보통사람의 길이로서 경맥의 길고 짧음에 근거하여 세운 것입니다. 이런 까닭에 그 경맥이 사람의 몸에 있음을 살피는데, 그 나타나는 것이 뜨고 단단한 것과 그 나타나는 것이 뚜렷하고 큰 것은 피가 많고, 가늘고 가라앉은 것은 기운이 많습니다.[15]

---

14) ‘奇分’이란 남아도는 푼 수를 가리키고, ‘下’는 7추 이하를 가리킨다. 옛날에는 제1추에서 제7추까지를 ‘上七節’이라 하는데, 각 절의 길이는 1촌 4푼 1리이므로 7절의 길이를 합하면 9촌 8푼 7리이다. 《神應經》과 《類經圖翼》에 따르면 中七節은 각 절(椎)의 길이가 1촌 6푼 1리로서 이를 합치면 1척 1촌 2푼 7리이다. 上七節과 中七節의 14절을 합치면 2척 1촌 1푼 4리이다. 下七節의 각 절(椎)은 1촌 2푼 6리로서 모두 합치면 8촌 8푼 2리이다. 이들 상·중·하 21절을 모두 합치면 길이는 2척 9촌 9푼 6리가 된다.
15) 마지막 구절은 내용이 문맥과 엉뚱해서 끼어든 것으로 보인다.

장위(腸胃) 제31

- 창자와 밥통

31-1

黃帝問於伯高日 ： 余願聞六腑傳穀者, 腸胃之小大長短, 受穀之多少奈何? 伯高日 ： 請盡言之. 穀所從出入, 淺深遠近長短之度[16] ： 脣至齒長九分, 口廣二寸半, 齒以後至會厭[17], 深三寸半, 大容五合. 舌重十兩, 長七寸, 廣二寸半. 咽門重十兩, 廣一寸半, 至胃長一尺六寸. 胃紆曲屈, 伸之, 長二尺六寸, 大一尺五寸, 徑五寸, 大容三斗五升. 小腸後附脊, 左環迴周迭積, 其注於迴腸者, 外附於臍上, 迴運環反十六曲, 大二寸半, 徑八分分之少半, 長三丈二尺. 迴腸當臍, 右環迴周葉積而下, 迴運環反十六曲, 大四寸, 徑一寸寸之少半, 長二丈一尺. 廣腸傳脊, 以受迴腸, 左環葉積, 上下辟, 大八寸, 徑二寸寸之大半, 長二尺八寸. 腸胃所入至所出, 長六丈四寸四分, 迴曲環反, 三十二曲也.

임금이 스승에게 물었다. 나는 바라건대 6부가 곡식을 옮겨주는 것에 대해

---

16) 楊上善은 《太素》 권13 '脈度'에서 "음식물이 입으로 들어가는 것을 '入'이라 하고, 항문으로 나오는 것을 '出'이라 하며, 입술에서 치아까지를 '淺'이라 하고, 목구멍에서 창자까지를 '深'이라 하며, 음식물이 밥통에 도달하는 것을 '近'이라 하고, 밥통에서 직장까지를 '遠'이라 하며, 창자가 16번 굴곡진 것을 '長'이라 하고, 목구멍의 길이가 1.6척인 것을 '短'이라 한다"고 하였다.

17) 會厭 : '吸門, 후두 덮개'이라고도 한다. 숨구멍(氣管)의 위쪽에 있는 연골로서, 발성할 때 열리고 음식물을 삼킬 때 닫힌다.

들고 싶은데, 창자와 밥통의 크고 작음이나 길고 짧음, 곡식을 받아들이는 많고 적음은 어떠한지 듣고 싶습니다.

스승이 대답했다. 바라건대 이를 모두 말씀드리겠습니다. 곡식이 (입으로) 들어가 (똥구멍으로) 나오기까지 거치는 깊고 얕음, 멀고 가까움, 길고 짧음은 다음과 같습니다. 입술에서 이빨까지 9푼이고, 입의 너비는 2.5촌입니다. 이빨의 뒤쪽에서 숨구멍 덮개(會厭)까지는 깊이가 3.5촌으로 크게 5홉을 받아들입니다. 혀의 무게는 10냥이고 길이는 7촌이며, 너비는 2.5촌입니다. (음식 삼키는) 목구멍(咽門)의 무게는 10냥이고 너비는 1.5촌이며, 밥통에 이르기까지 길이는 1척 6촌입니다. 밥통은 구부려졌는데, 곧게 펼치면 길이가 2척 6촌이고 둘레는 1척 5촌이며 직경은 5촌으로 3말 5되를 받아들일 수 있습니다.

작은창자는 뒤로 등뼈에 붙어 있고 왼쪽으로 고리처럼 감겨 쌓여 있으며, 아래로 (큰창자인) 회장과 이어져 있는 것은 밖으로 배꼽 위에 붙어 있는데, 감돌아 16번 구부러집니다. 둘레는 2.5촌이고 지름은 8.5푼이 못되며, 길이는 3장 2척입니다. 회장은 배꼽에서 오른쪽으로 고리처럼 감겨 잎사귀처럼 쌓였는데 아래로 16번 구부러집니다. 둘레는 4촌이고 지름은 1.5촌이 못 되며, 길이는 2장 1척입니다. (직장인) 광장은 등뼈에 붙어 있고 회장(의 내용물)을 받아들이며, 왼쪽으로 감겨져 쌓여 있고 위에서 아래로 갈수록 굵어지는데(膞), 둘레는 8촌이고 지름은 2.5촌이 약간 넘으며, 길이는 2척 8촌입니다. 창자와 밥통으로 들어가는 곳으로부터 나오는 곳까지 길이는 6장 4촌 4푼이며, 감돌아 굽이진 곳이 서른 두 곳입니다.

평인절곡(平人絶穀) 제32

– 보통사람이 굶고 버티는 기간

32-1

黃帝曰 : 願聞人之不食, 七日而死何也? 伯高曰 : 臣請言其故. 胃大一尺五寸, 徑五寸, 長二尺六寸, 橫屈受水穀三斗五升, 其中之穀, 常留二斗, 水一斗五升而滿. 上焦泄氣, 出其精微, 慓悍滑疾, 下焦下溉諸腸.

임금이 말했다. 바라건대 사람이 먹지 않은 지 7일이면 죽는데 어찌 된 것인지 듣고 싶습니다.

스승이 말했다. 신이 그 까닭을 말씀드리겠습니다. 밥통은 둘레(大)가 1척 5촌이고 지름이 5촌이며 길이가 2척 6촌으로, 가로로 구부러졌는데 3말 5되를 받아들입니다. 그 중의 곡식은 보통 2말을 담고, 물이 1말 5되 (들어가면 다) 참니다. 상초는 기운을 흩뜨리는데(泄) (그 기운은 밥통에서 운화되어 올라온) 찰진(精微) 것으로 사납기도 하고 매끄럽고 빠르기도 합니다. (상초로 올라가고 남은 찌꺼기는) 하초로 내려가서 창자로 흘러듭니다.

32-2

小腸大二寸半, 徑八分分之少半, 長三丈二尺, 受穀二斗四升, 水六升三合合之大半. 廻腸大四寸, 徑一寸寸之少半, 長二丈一尺, 受穀一斗, 水七升半. 廣腸大八寸, 徑二寸寸之大半, 長二尺八寸, 受穀九升三合八分合之一. 腸胃之長, 凡五丈八尺四寸, 受水穀九斗二升一合合之大半, 此腸胃所受水穀之數也.

작은창자는 둘레가 2.5촌이고, 지름은 8.5푼이 못되며, 길이가 3장 2척으로, 곡식 2말 5되와 물 6되 3홉을 받아들입니다. (큰창자인) 회장은 둘레가 4촌이고 지름은 1.5촌이 못되며, 길이는 2장 1척으로 곡식 1말과 물 7되를 받아들입니다. (직장인) 광장은 둘레가 8촌이고 지름은 2.5촌이 조금 넘으며, 길이는 2척 8촌으로 곡식 9되 3홉과 $\frac{1}{8}$홉을 받아들입니다. 창자와 밥통의 길이는 무릇 5장 8척 4촌으로 물과 곡식을 9말 2되 1홉이 조금 넘게 받아들입니다. 이것이 창자와 밥통이 받아들일 수 있는 음식물의 수량입니다.

32-3

平人則不然, 胃滿則腸虛, 腸滿則胃虛. 更虛更滿, 故氣得上下, 五臟安定, 血脈和利, 精神乃居. 故神者, 水穀之精氣也. 故腸胃之中, 常留穀二斗, 水一斗五升. 故平人日再後, 後二升半, 一日中五升, 七日五七三斗五升, 而留水穀盡矣. 故平人不食飮七日而死者, 水穀精氣皆盡故也.

보통사람이면 그렇지만은 않아서, 밥통이 차면 창자가 비고, 창자가 차면 밥통 빕니다. 번갈아 비고 번갈아 차는 까닭에 기운이 위아래로 흘러서(得) 5장이 안정되고 혈맥이 조화롭고 정신이 이에 (편안히) 자리 잡습니다. 그러므로 얼이라는 것은 물과 곡식의 정미로운 기운입니다. 그러므로 창자와 밥통의 속은 늘 곡식 2말과 물 1말 5되가 머무릅니다. 그러므로 보통사람은 날마다 두 번 뒤를 보는데, (똥인) 뒤(後)는 2되 가옷(牛)이고, 하루에 5되씩 7일이면 3말 5되이니, 머물던 물과 곡식이 다합니다. 그러므로 보통사람이 먹지 않은 지 7일만에 죽는 것은 물과 곡식의 찰진 기운이 모두 다한 까닭입니다.

수요강유(壽天剛柔) 제6
– 목숨의 길이와 튼튼한 몸의 관계

6-1

黃帝問于少師曰：余聞人之生也，有剛有柔，有弱有强，有短有長，有陰有陽，願聞其方．少師答曰：陰中有陰，陽中有陽，審知陰陽，刺之有方．得病所始，刺之有理．謹度病端，與時相應．內合于五臟六腑，外合于筋骨皮膚．是故內有陰陽，外亦有陰陽．在內者，五臟爲陰，六腑爲陽；在外者，筋骨爲陰，皮膚爲陽．故曰病在陰之陰者，刺陰之滎輸；病在陽之陽者，刺陽之合；病在陽之陰者，刺陰之經；病在陽之陽者，刺絡脈．故曰病在陽者，命曰風；病在陰者，命曰痺；陰陽俱病，命曰風痺．

임금이 스승에게 물었다. 내가 듣건대 사람이 태어나는데, (성품이) 혹은 굳세기도 하고 부드럽기도 하고, (체질이) 강하기도 하고 약하기도 하고, (몸이) 길기도 하고 짧기도 하고, (기운이) 음도 있고 양도 있다는데, 그 이치(方)를 듣고 싶습니다.

스승이 말했다. 음 속에도 음이 있고, 양 속에도 양이 있으므로, 음과 양을 잘 살펴야 침놓는데 방법이 있습니다. 탈이 비롯된 곳을 찾아야 찌르는 것이 원리에 맞고, 삼가 탈의 실마리가 네 철과 호응하는 것을 헤아려야, 안으로 5장6부와 딱 맞고 밖으로 힘줄 뼈 살갗과 딱 맞습니다. 이런 까닭에 안에도 음과 양이 있고 밖에도 음과 양이 있습니다. 안에 있는 것은 5장이 음이 되고, 6부가 양이 됩니다. 밖에 있는 것은 힘줄과 뼈가 음이 되고 살갗이 양이 됩니다. 그러므로 탈이 음 중의 음(인 5장)에 있으면 음(경)의 형(혈)과 수(혈)을 찌르고, 탈이 양 중의 양(인 살갗)에 있으면 양(경)의 합(혈)을 찌르고, 탈이 양 중의 음(인 힘줄과 뼈)에 있으면 음(경)의 경(혈)을 찌르고, 탈이 양 중의 양(인 6부)에 있으면 낙맥을 찌릅니다. 그러므로 말하기를, 탈이 양에 있는 것을 바람이라고 하고, 탈이 음에 있는 것을 비증이라고 하고, 음과 양에 다 같이 탈이 있는 것을 풍비라고 합니다.

病有形而不痛者, 陽之類也; 無形而痛者, 陰之類也. 無形而痛者, 其陽完而陰傷之也, 急治其陰, 無攻其陽; 有形而不痛者, 其陰完而陽傷之也, 急治其陽, 無攻其陰. 陰陽俱動, 乍有形, 乍無形, 加以煩心, 命日陰勝其陽. 此謂不表不裏, 其形不久.

탈에 (일정한) 꼴이 있지만 아프지 않은 것은 양의 갈래이고, 꼴이 없지만 아픈 것은 음의 갈래입니다. 꼴은 없지만 아픈 것은 그 양이 온전하나 음이 다친 것이므로 재빨리 음을 다스리고, 양을 치지(攻) 않습니다. (탈의) 꼴은 있으나 아프지 않은 것은 그 음은 온전하나 양이 다친 것이므로, 재빨리 양을 다스리고, 음을 치지 않습니다. 음과 양 다 함께 탈나면(動) (탈의) 꼴이 있기도 하고 없기도 한데, 가슴이 번거로운 증상이 더하면 이를 일러 음이 양을 이겼다고 합니다. 이는 (탈난 곳이) 겉도 아니고 속도 아니어서 (다스릴 수 없으므로) 그 꼴이 오래가지 않(아 죽)습니다.

6-2

黃帝問于伯高曰 : 余聞形氣病之先後, 外內之應奈何? 伯高答曰 : 風寒傷形, 憂恐忿怒傷氣. 氣傷臟, 乃病臟; 寒傷形, 乃病形; 風傷筋脈, 筋脈乃病. 此形氣外內之相應也. 黃帝曰 : 刺之奈何? 伯高答曰 : 病九日者, 三刺而已. 病一月者, 十刺而已. 多少遠近, 以此衰之. 久痺不去身者, 視其血絡, 盡出其血. 黃帝曰：外內之病, 難易之治奈何?

伯高答曰：形先病而未入臟者, 刺之半其日；臟先病而形乃應者, 刺之倍其日. 此外內難易之應也.

임금이 스승에게 물었다. 내가 듣건대, (몸)꼴과 기운이 탈나는 데는 앞뒤가 있다고 하는데, 안팎이 호응하는 것은 어떻습니까?

스승이 말했다. 바람과 추위는 (바깥의) 꼴을 다치고, 근심·두려움·노여움은 (안의) 기운을 다칩니다. (안의) 기운이 장기를 다치면 이에 장기가 탈나고, (바깥의) 추위가 꼴을 다치면 이에 꼴이 탈나고, 바람이 힘줄과 맥을 다치면 힘줄과 맥이 이에 탈납니다. 이는 꼴과 기운이 밖과 안에서 서로 호응하는 것입니다.

임금이 말했다. 이를 찌르는 것은 어떻습니까?

스승이 말했다. 탈난 지 9일된 것은 3번 찌르면 (탈이) 그치고, 탈난 지 1달된 것은 10번 찌르면 그칩니다. (찌르기의) 많고 적음과 (찌르는 기간의) 멀고 가까움은 이(런 기준으)로 줄여가며(衰) (차이를 둡)니다. 오랫동안 비증이 몸에서 없어지지 않는 것은 혈락을 보고 그 (맺힌) 피를 다 냅니다.

임금이 말했다. 안팎의 탈에서, 다스리기 어렵고 쉬운 것은 어떻습니까?

스승이 말했다. (밖의) 꼴이 먼저 탈났으나 아직 (안의 5)장으로 못 들어간 것은 찌르기를 (앞서 말한) 그 날짜의 절반으로 하고, (안의 5)장이 먼저 탈나고 (밖의) 꼴이 이에 호응한 것은 찌르기를 (앞서 말한) 그 날짜의 곱절로 합니다. 이것이 안과 밖, 어려움과 쉬움이 호응하는 것입니다.

6-3

黃帝問于伯高曰：余聞形有緩急, 氣有盛衰, 骨有大小, 肉有堅脆, 皮有厚薄, 其以立壽夭奈何? 伯高答曰：形與氣相任則壽, 不相任則夭.

皮與肉相果則壽, 不相果則夭. 血氣經絡勝形則壽, 不勝形則夭. 黃帝
曰：何謂形之緩急? 伯高答曰: 形充而皮膚緩者則壽, 形充而皮膚急
者則夭. 形充而脈堅大者順也, 形充而脈小以弱者氣衰, 衰則危矣. 若
形充而觀不起者骨小, 骨小則夭矣. 形充而大肉 堅而有分者肉堅, 肉
堅則壽矣; 形充而大肉無分理不堅者肉脆, 肉脆則夭矣. 此天之生命,
所以立形定氣而視壽夭者, 必明乎此, 立形定氣, 而後以臨病人, 決死
生. 黃帝曰：余聞壽夭, 無以度之. 伯高答曰：墻基卑, 高不及其地
者, 不滿三十而死; 其有因加疾者, 不及二十而死也. 黃帝曰：形氣之
相勝, 以立壽夭奈何? 伯高答曰：平人而氣勝形者壽; 病而形肉脫, 氣
勝形者死, 形勝氣者危矣.

임금이 스승에게 물었다. 내 들건대, 꼴에는 느긋함과 급함이 있고, 기운에
는 드셈과 풀죽음이 있고, 뼈에는 큼과 작음이 있고, 살에는 단단함과 물렁함이
있으며, 살갗에는 두꺼움과 얇음이 있다고 합니다. 그에 근거하여(以) 오래 살
고 일찍 죽는 것을 (바로) 세우는 것은 어떻게 합니까?

스승이 대답했다. (밖의) 꼴과 (안의) 기운이 서로를 맡아주면 오래 살고, 서로
맡아주지 않으면 일찍 죽습니다. 살갗과 살이 서로 (과일 속처럼) 감싸면 오래 살
고, 서로 감싸지 못하면 일찍 죽습니다. (안의) 기운과 피, 경락이 (밖의) 꼴을 이
기면[18] 오래 살고, 꼴을 못 이기면 일찍 죽습니다.

임금이 말했다. 무엇을 일러 꼴의 느긋함과 급함이라고 합니까?

스승이 말했다. 꼴이 충실하고 살갗이 부드러운 사람은 오래 살고, (겉모양
인) 꼴은 충실하나 살갗이 부드럽지 못한 사람은 일찍 죽습니다. 꼴이 충실하고
맥이 단단하고 큰 사람은 순조로우며, 꼴은 충실하나 맥이 작고 약한 사람은 기

---

18)　　감당한다는 뜻이다. 몸을 지탱할 기운이 속에 있어야 한다는 뜻.

운이 시들한 것인데, 기운이 시들하면 위태롭습니다. 만약 꼴은 충실하나 광대뼈가 튀어나오지 않은 사람은 뼈가 약한 것인데, 뼈가 약하면 일찍 죽습니다. 꼴이 충실하고 큰 살들이 단단하여 (살결이) 갈라진(分) (무늬가) 뚜렷한 사람은 살이 단단한데, 살이 단단하면 오래 삽니다. 꼴은 충실하나 살이 연약하여 무늬가 뚜렷하지 않은 사람은 살이 연약한데, 살이 연약하면 일찍 죽습니다. 이 것은 하늘로부터 타고난 것이므로, 꼴을 (바로) 세우고 기운을 정하여, 오래 살지 일찍 죽을지를 보려는 자는 반드시 이에 밝아야 합니다. 꼴을 세우고 기운을 정한 뒤에 아픈 사람을 맞아야 죽살이를 결정할 수 있습니다.

임금이 말했다. 내 듣기에, 오래 살고 일찍 죽는 것은 헤아리기 어렵다고 합니다. (어떻습니까?)

스승이 대답했다. (얼굴의 뼈인) 장기(墻基)가 낮아서 (뼈의) 높이가 (주위의) (살인) 땅(地)보다 낮은 사람은 30을 채우지 못하고 죽습니다. 만약 그에다 어떤 원인으로 탈이 더해진 사람은 20에 못 미쳐서 죽습니다.

임금이 말했다. (밖의) 꼴과 (안의) 기운이 서로 이기는 것으로 오래 살고 일찍 죽는 것을 알려면 어떻게 합니까?

스승이 말했다. 보통 사람은 기운이 꼴을 이기면 오래 삽니다. 탈났는데 꼴에 살이 빠지면 기운이 꼴을 이긴 사람도 죽습니다. 꼴이 기운을 이긴 사람은 위태롭습니다.

6-4

黃帝曰：余聞刺有三變, 何謂三變? 伯高答曰：有刺營者, 有刺衛者, 有刺寒痺之留經者. 黃帝曰：刺三變者奈何? 伯高答曰：刺營者出血, 刺衛者出氣, 刺寒痺者內熱. 黃帝曰：營衛寒痺之爲病奈何? 伯高答曰：營之生病也, 寒熱少氣, 血上下行. 衛之生病也, 氣痛時來時去, 怫愾賁響, 風寒客于腸胃之中. 寒痺之爲病也, 留而不去, 時痛而皮不仁. 黃帝曰 : 刺寒痺內熱奈何? 伯高答曰 : 刺布衣者, 以火焠之. 刺大人者, 以藥熨之.

임금이 말했다. 내가 듣기에, 찌름에는 3변화가 있다고 하는데, 무엇을 3변화라고 합니까?

스승이 대답했다. (음인) 영(혈)을 찌르는 것, (양인) 위(기)를 찌르는 것, 추운 비증이 경맥에 머문 것을 찌르는 것입니다.

임금이 말했다. 3변화를 찌르는 것은 어떻게 합니까?

스승이 대답했다. 영(혈)을 찌르는 것은 피를 (뽑아)내려는 것이고, 위(기)를 찌르는 것은 (몹쓸) 기운을 (뽑아) 내려는 것이고, 추운 비증을 찌르는 것은 (찜질로) 열을 들이려는 것입니다.

임금이 말했다. 영·위·추운 비증의 됨됨이는 어떻습니까?

스승이 말했다. 영(혈)에서 탈나면 추위와 더위가 오락가락하고 기운이 모자라서 (숨이 차고), 피가 위 아래로 (마구) 돌아다닙니다. 위(기)에서 탈나면 기운이 (제대로 뻗지 못하고 뭉치거나 맺혀서) 아픈 것이 오다 말다 하고, 드센 기운으로 배가 불룩 붓는데(賁響), 바람과 추위가 창자와 밥통에 깃든 것입니다. 추운 비증이 탈나면 (몹쓸 기운이 오래) 머물러 없어지지 않아서, 때때로 아프고 살갗이 마비된 듯합니다.

임금이 말했다. 추운 비증에 (침을) 찔러서 열을 들이는 것은 어떻게 합니까?

스승이 말했다. 베옷을 입은 백성들은 (뜸떠서) 불로 이를 태우고, (왕공이나) 대인은 약을 데워서 따뜻하게 합니다.

6-5

黃帝曰 : 藥熨奈何? 伯高答曰 : 用淳酒二十升, 蜀椒一升, 乾薑一斤,桂心一斤, 凡四種, 皆㕮咀, 漬酒中. 用綿絮一斤, 細白布四丈, 并內酒中. 置酒馬矢熅中, 蓋封涂, 勿使泄. 五日五夜, 出布綿絮, 曝乾之, 復漬, 以盡其汁, 每漬必晬其日, 乃出乾. 乾, 并用滓與綿絮, 復布爲復巾, 長六七尺, 爲六七巾, 則用生桑炭炙巾, 以熨寒痹所刺之處, 令熱入至于病所. 寒復炙巾以熨之, 三十遍而止. 汗出, 以巾拭身, 亦三十遍而止. 起步內中, 無見風. 每刺必熨, 如此病已矣. 此所謂內熱也.

임금이 말했다. 약으로 데우는 것은 어떻게 합니까?

스승이 대답했다. 곡식으로 만든 술 20되에 초피나무열매껍질 1되, 말린 생강 1근, 계피 속 1근을 쓰는데, 무릇 이들 4가지를 잘게 부수어 술에 담급니다. 솜 1근, 고운 흰 베 4장을 함께 술에 담급니다. 술항아리를 말똥 위에 놓고 불을 지피되 뚜껑을 진흙(涂)으로 발라서 (기운이) 빠져나가지 않도록 해야 합니다. 5일 밤 5일 낮이 지나서 솜과 무명베(綿白布)를 꺼내 이를 햇볕에 말리고, 다시 술에 담가서 술을 다 빨아들일 때까지 하는데, 매번 하루 밤낮(晬)을 담가서 이에 꺼내어 말려야 합니다. 다 말랐으면 약재가루와 솜을 두 겹으로 만든 자루(巾)에 넣는데, 6~7척의 길이로 6~7개의 자루를 만든 다음, 생뽕나무를 태워 만든 숯불에 자루를 데워 추운 비증에 침놓은 자리를 데워서 열이 탈난 곳에 들어가도록 합니다. 식으면 다시 자루를 데워서 찜질하는데 30번(遍) 한 다음 그칩니다. 땀이 나면 마른 수건으로 몸을 닦는데 이것 역시 30번 하고 그칩니다. (이렇게 한 뒤에는) 일어나서 실내에서 걸어서 (기운을 돌게 하고), 바람을 쏘여서는 안 됩니다. 침놓을 때마다 반드시 데우는데 이와 같(이 하)면 탈이 그칩니다. 이것은 바로 열을 들이는 법입니다.

사전(師傳) 제29

— 스승이 전해준 의술

29-1

黃帝曰 : 余聞先師, 有所心藏, 弗著於方. 余願聞而藏之, 則而行之, 上以治民, 下以治身, 使百姓無病, 上下和親, 德澤下流, 子孫無憂, 傳於後世, 無有終時, 可得聞乎? 岐伯曰 : 遠乎哉問也. 夫治民與自治, 治彼與治此, 治小與治大, 治國與治家, 未有逆而能治之也, 夫惟順而已矣. 順者, 非獨陰陽脈論氣之逆順也, 百姓人民, 皆欲順其志也.

임금이 말했다. 내가 듣기에 스승께서는 마음속에 품은 바가 있는데 그것을 나무 널(方)에 글로 쓰지 않는다고 하였습니다. 내가 그것을 들어서 마음에 담아 두고, 법칙으로 삼아 행하여, 위로는 백성을 다스리고, 아래로는 내 몸을 다스려, 백성들로 하여금 탈이 없도록 하고, 위와 아래가 잘 어울려 친하게 하고 은혜로움이 아래까지 흐르도록 하고, 자손에게 근심이 없도록 하고, 후세에 전하여 끝마치는 때가 없도록 하고 싶습니다. 들을 수 있겠습니까?

스승이 말했다. 참으로 멀리 내다본 물음이십니다. 무릇 백성을 다스리거나 스스로를 다스리는 것, 저것을 다스리거나 이것을 다스리는 것, 작은 것을 다스리거나 큰 것을 다스리는 것, 나라를 다스리거나 집안을 다스리는 것에는, 거슬러서 다스릴 수 있는 것은 아직 없습니다. 무릇 오로지 (이치를) 따를 따름입니다. '따름(順)'이란 비단 음경맥과 양경맥 기운의 거스름과 따름만을 말하는 것이 아닙니다. 백성들도 모두 그 (바른) 뜻에 따르고자 합니다.

黃帝曰 : 順之奈何? 岐伯曰 : 入國問俗, 入家問諱, 上堂問禮, 臨病
人問所便. 黃帝曰 : 便病人奈何? 岐伯曰 : 夫中熱消癉則便寒; 寒中
之屬則便熱. 胃中熱則消穀, 令人懸心善飢, 臍以上皮熱; 腸中熱則出
黃如糜, 臍以下皮熱. 胃中寒, 則腹脹; 腸中寒, 則腸鳴飧泄. 胃中
寒·腸中熱則脹而且泄; 胃中熱·腸中寒則疾飢, 小腹痛脹.

임금이 말했다. 따르는 것은 어떻게 합니까?

스승이 말했다. (남의) 나라에 들어가서는 그 풍속을 물어 보고, (남의) 집 (문)에
들어가서는 해서는 안 될 것을 물어 보아야 하고, (남의) 대청에 올라가서는 예절
을 물어야 하고, 아픈 사람을 마주해서는 편안하게 할 바를 물어 보아야 합니다.

임금이 말했다. 아픈 사람을 편안하게 하려면 어떻게 해야 합니까?

스승이 말했다. 무릇 중초에 열이 있어 (당뇨인) 소단이 있으면 찬 것을 편안
해 합니다. 속이 찬 경우에는 열나는 것을 편안해 합니다. 밥통 속에 열이 있으
면 곡식이 너무 잘 소화되어 사람으로 하여금 명치에 무엇이 매달린 듯하고, 자
주 배고파하며, 배꼽 위쪽의 살갗에서 열이 납니다. 창자 속에 열이 있으면 누
런 똥이 나오는데 마치 묽은 죽 같고, 배꼽 아래쪽의 살갗에 열이 납니다. 밥통
속이 차면 뱃속이 그득합니다. 창자 속이 차면 창자가 꾸르륵거리고 설사가 납
니다. 밥통 속이 차고 창자 속이 열나면 (배가) 그득하고 또한 설사가 납니다. 밥
통 속이 열나고 창자속이 차면 배가 쉬 고파지고 아랫배가 아프고 불러옵니다.

黃帝曰 : 胃欲寒飲, 腸欲熱飲, 兩者相逆, 便之奈何? 且夫王公大人,
血食之君, 驕恣從欲, 輕人而無能禁之, 禁之則逆其志, 順之則加其
病, 便之奈何? 治之何先? 岐伯曰 : 人之情, 莫不惡死而樂生, 告之以

其敗, 語之以其善, 導之以其所便, 開之以其所苦, 雖有無道之人, 惡有
不聽者乎?

임금이 말했다. 밥통(에 열이 있으면) 찬 것을 마시려 하고, 창자(속이 차면) 뜨거운 것을 마시려 합니다. (이와 같이) 둘이 서로 어긋나면 어떻게 합니까? 무릇 왕족이나 높은 벼슬아치는 살코기를 (많이) 먹는 분(君)들인 데다가, 버릇없고 제멋대로 굴고 남을 가벼이 여겨서 이를 못하게 할 수 없습니다. 이를 못하게 하면 그(들의) 뜻을 거스르게 되고, 이를 따르면 탈이 더해지니, 이를 어떻게 하며, 이를 다스리려면 무엇을 먼저 해야 합니까?

스승이 말했다. 사람의 본성(情)은 죽기를 싫어하고 살기를 좋아하지 않는 경우가 없습니다. 그(런 삶이 가져올) 어그러짐을 알려주고, 그 (고쳐야 할 것의) 좋은 점을 말해주고. 그(렇게 하여 생기는) 편안함을 이끌어주고, 그(런 삶에서 생기는) 괴로움을 풀어(開) 준다면, 비록 경우가 없는 사람이라도 어찌(惡) 듣지 않을 사람이 있겠습니까?

29-4

黃帝曰 : 治之奈何? 岐伯曰 : 春夏先治其標, 後治其本; 秋冬先治其本, 後治其標. 黃帝曰 : 便其相逆者奈何? 岐伯曰 : 便此者, 食飮衣服, 欲適寒溫, 寒無淒愴, 暑無出汗. 食飮者, 熱無灼灼, 寒無滄滄. 寒溫中適, 故氣將持, 乃不致邪僻也.

임금이 말했다. 이를 다스리는 것은 어떻게 합니까?

스승이 말했다. 봄여름에는 그 우듬지를 먼저 다스리고, 그 뿌리를 나중에 다스립니다. 가을겨울에는 그 뿌리를 먼저 다스리고, 우듬지를 나중에 다스립니다.

임금이 말했다. (뿌리와 우듬지가 철에 맞지 않아서) 서로 거스른 것은 어떻게 합니까?

스승이 말했다. 이를 편안하게 하는 것은 음식과 옷입니다. 시원함과 따스함을 알맞게 하여, 추위에는 (몸이 너무) 서늘하지 않도록 하고, 더위에는 땀이 나지 않도록 합니다. 음식은 너무 뜨겁거나 차갑지 않도록 합니다. 시원함과 따스함이 알맞은 까닭에 기운이 장차 (안을) 지켜서 몹쓸 기운이나 치우친 기운이 이르지 못합니다.

黃帝曰 : 本臟以身形支節 肉, 候五臟六腑之小大焉. 今夫王公大人, 臨朝卽位之君而問焉, 誰可捫循之而後答乎? 岐伯曰 : 身形支節者, 臟腑之蓋也, 非面部之閱也. 黃帝曰：五臟之氣, 閱於面者, 余已知之矣, 以肢節知而閱之奈何?

임금이 말했다. (이 책의 제47편)「본장」에서는 몸꼴(身形)·팔다리(肢)·뼈마디(節)·큰 살덩이(肉)로써 5장6부의 크고 작음을 헤아릴 수 있다고 하였습니다. 이제 왕족이나 높은 벼슬아치나 조정의 (벼슬)자리에 있는 분들이 이에 대해 묻는다면 누가 그들의 몸을 구석구석 더듬어 본 뒤에 대답할 수 있겠습니까?

스승이 말했다. 몸·팔다리·뼈마디는 5장6부의 덮개입니다. 얼굴 살피는 것만 가지고는 안 됩니다.

임금이 말했다. 5장의 기운을 낮에서 살핀다는 것은 나도 벌써 압니다. 팔다리와 뼈마디로써 이를 살피는 것은 어떻게 합니까?

岐伯曰 : 五臟六腑者, 肺爲之蓋, 上肩陷咽, 候見其外. 黃帝曰 : 善. 岐伯曰 : 五臟六腑, 心爲之主, 缺盆爲之道, 骨有餘, 以候𩩲骬. 黃帝曰 : 善. 岐伯曰 : 肝者主爲將, 使之候外, 欲知堅固, 視目大小. 黃帝曰 : 善.岐伯曰 : 脾者主爲衛, 使之迎糧, 視脣舌好惡, 以知吉凶. 黃帝曰

: 善. 岐伯曰：腎者主爲外, 使之遠聽, 視耳好惡, 以知其性. 黃帝曰：
善. 願聞六腑之候.

스승이 말했다. 5장6부는 허파가 그 덮개가 됩니다. 어깨의 높이와 목구멍이 꺼진 것으로 그 겉모양을 보고서 헤아립니다.

임금이 말했다. 좋습니다.

스승이 말했다. 5장6부는 염통이 주인이 되는데, 결분은 그 길이 되므로, 빗장뼈 끝(骨)의 길이와 칼처럼 돋은 가슴뼈로 헤아려볼 수 있습니다.

임금이 말했다. 좋습니다.

스승이 말했다. 간은 주로 장군이 되는데, 이로 하여금 밖에서 헤아려봅니다. (간이 얼마나) 튼튼한가를 알려면 눈의 밝기(大小)를 봅니다.

임금이 말했다. 좋습니다.

스승이 말했다. 비장은 주로 지킴이가 되는데, 이로 하여금 (몸에서 필요로 하는 에너지인) 식량을 (온몸으로) 보냅니다. 입술과 혀의 좋고 나쁨을 보고서 (탈의) 좋고 나쁨을 압니다.

임금이 말했다. 좋습니다.

스승이 말했다. 콩팥은 주로 바깥이 됩니다. 이로 하여금 멀리 듣게 합니다. 귀가 좋고 나쁨을 보아서 그 성질을 압니다.

임금이 말했다. 좋습니다. 바라건대 (낮에 나타나는) 6부의 조짐을 듣고 싶습니다.

29-6

岐伯曰：六腑者, 胃爲之海, 廣骸, 大頸, 張胸, 五穀乃容. 鼻隧以長, 以候大腸. 脣厚, 人中長, 以候小腸. 目下果大, 其膽乃橫. 鼻孔在外, 膀胱漏泄. 鼻柱中央起, 三焦乃約. 此所以候六腑者也. 上下三等, 臟安且良矣.

스승이 말했다. 6부는 밥통이 (수곡의) 바다가 되는데, 뺨이 넓고 목이 굵고 가슴이 벌어졌으면 5곡을 (넉넉히) 받아들입니다. 코의 길이(隧)로 큰창자를 헤아립니다. 입술 두께, 인중의 길이로 작은창자를 헤아립니다. 아래 눈두덩(果)이 크면 쓸개가 넉넉합니다(橫). 콧구멍이 밖으로 드러나면 오줌보가 (오줌을) 지립니다. 콧마루가 일어났으면 삼초가 좋습니다(約). 이것이 6부를 헤아려보는 것입니다. 팔다리와 얼굴의 3(인 상중하) 균형이 잘 잡혀 있으면 장기가 안정되고 좋습니다.

오열오사(五閱五使) 제37
– 5관과 5장

37-1

黃帝問於岐伯曰 : 余聞刺有五官五閱, 以觀五氣. 五氣者, 五臟之使也, 五時之副也. 願聞其五使當安出? 岐伯曰 : 五官者, 五臟之閱也.
黃帝曰 : 願聞其所出, 令可爲常. 岐伯曰 : 脈出於氣口, 色見於明堂, 五色更出, 以應五時, 各如其常, 經氣入臟, 必當治裏.

임금이 스승에게 물었다. 내가 듣기에, 찌르기에는 (눈 귀 코 혀 입)인 5관으로 5(장)을 살피는(閱) 방법이 있어 5(장)의 기운을 보는데, 이 5기운이라는 것은 5장이 부리는 것이고, 5철과 짝(副)한다고 합니다. 바라건대 5(장)의 부림이 마땅히 어떻게 나오는지 듣고 싶습니다.

스승이 말했다. 5관이라는 것은 5장을 엿볼 수 있는 곳입니다.

임금이 말했다. 바라건대 그 나오는 바를 듣고 (진단의) 규칙(常)으로 삼도록 하고 싶습니다.

스승이 말했다. 맥은 (손목의) 기구에서 나타나고, (5장의) 빛깔은 (코인) 명당에서 나타납니다. 5빛깔이 번갈아 나타나서 5철과 호응하는데, 각기 규칙 같은 것이 있습니다. 경락의 기운이 (5)장으로 들어가면 반드시 속을 다스려야 마땅합니다.

37-2

帝曰 : 善. 五色獨決於明堂乎? 岐伯曰 : 五官已辨, 闕庭必張, 乃立明堂. 明堂廣大, 蕃蔽見外, 方壁高基, 引垂居外, 五色乃治, 平博廣大, 壽中百歲. 見此者, 刺之必已. 如是之人者, 血氣有餘, 肌肉堅致, 故可取以針.

임금이 말했다. 좋습니다. 5빛깔은 오직 명당에서만 결정됩니까?

스승이 말했다. 5관이 이미 뚜렷하고, 눈썹 사이(闕)와 이마(天庭)가 반드시 넓게 벌어야 명당(의 헤아림)을 세울 수 있습니다. 명당이 넓고 크고, 뺨과 귀 사이(蕃蔽)가 밖으로 나타나고, 모나게 반듯한 살집(壁)과 부푼 듯 두툼한(高) 턱 (基), 잇몸(引)의 가장자리(垂)가 (이빨의) 바깥에 (넉넉히) 자리(居) 잡고, 5빛깔이 이에 (제대로) 다스려져서 고르고 넓고 크면 목숨이 100살에 맞출 수 있습니다. 이(런 모습)을 나타내는 사람은 찌르면 반드시 낫습니다. 이와 같은 사람은 피와 기운이 남고 살이 단단한 까닭에 (치료법으로) 침을 고를 수 있습니다.

37-3

黃帝曰 : 願聞五官. 岐伯曰 : 鼻者, 肺之官也 ; 目者, 肝之官也 ; 口脣者, 脾之官也; 舌者, 心之官也; 耳者, 腎之官也. 黃帝曰 : 以官何候?
岐伯曰 : 以候五臟. 故肺病者, 喘息鼻張; 肝病者, 眥靑; 脾病者, 脣
黃; 心病者, 舌卷短, 顴赤; 腎病者, 顴與顔黑.

임금이 말했다. 바라건대 (얼굴을 다스리는 벼슬아치인) 5관에 대해 듣고 싶습니다.

스승이 말했다. 코는 허파의 관(벼슬)이고, 눈은 간의 관이고, 입술은 비장의 관이고, 혀는 염통의 관이고, 귀는 콩팥의 관입니다.

임금이 말했다. 5관으로 무엇을 헤아릴 수 있습니까?

스승이 말했다. 5장(의 조짐)을 살핍니다. 그러므로 허파가 탈난 사람은 숨이 차고 코(구멍)이 벌어집니다. 간이 탈난 사람은 눈언저리가 파랗습니다. 비장이 탈난 사람은 입술이 누렇습니다. 염통이 탈한 사람은 혀가 말려들고 뺨이 붉습니다. 콩팥이 탈난 사람은 뺨과 이마가 검습니다.

37-4

黃帝曰 : 五脈安出, 五色安見, 其常殆者如何? 岐伯曰 : 五官不辨,
闕庭不張, 小其明堂, 蕃蔽不見, 又埤其牆, 牆下無基, 垂角去外, 如
是者, 雖平常殆, 況加疾哉!

임금이 말했다. 5맥이 제대로(安) 나오고 5빛깔이 제대로 나타나, 그것이 보통인데도 위태로운 것은 어떻게 된 것입니까?

스승이 말했다. 5관이 뚜렷하지 않고, 눈썹 사이와 이마가 벌어지지 않고, 명당이 작고, 뺨과 귀 사이가 (뚜렷이) 나타나지 않고, 턱이 낮고 턱밑이 두툼하지 않고, 잇몸 모서리가 바깥으로 나간 것, 이런 사람은 비록 평소에도 위태로우니, 하물며 탈이 더해지면! (말할 나위가 없습니다.)

黃帝曰：五色之見於明堂, 以觀五臟之氣, 左右高下, 各有形乎? 岐伯曰：腑臟之在中也, 各以次舍, 左右上下, 各如其度也.

임금이 말했다. 5빛깔이 명당에 나타나서 5장의 기운을 볼 수 있는데, 왼쪽과 오른쪽 높낮이에 각기 (정해진) 꼴이 있습니까?

스승이 말했다. (6)부와 (5)장은 속에 있습니다. 각기 차례로 왼쪽과 오른쪽 위와 아래에 깃들어서, (얼굴에서도) 각기 (장부가 배치된) 그 규정(度)과 같습니다.

본장(本臟) 제47

– 장부와 탈

黃帝問於岐伯曰 : 人之血氣精神者, 所以奉生而周於性命者也. 經脈者, 所以行血氣而營陰陽, 濡筋骨, 利關節者也. 衛氣者, 所以溫分肉, 充皮膚, 肥腠理, 司關合者也. 志意者, 所以御精神, 收魂魄, 適寒溫, 和喜怒者也. 是故血和則經脈流行, 營覆陰陽, 筋骨勁強, 關節滑利矣. 衛氣和則分肉解利, 皮膚調柔, 腠理致密矣. 志意和則精神專直, 魂魄不散, 悔怒不起, 五臟不受邪矣. 寒溫和則六腑化穀, 風痹不作, 經脈通利, 肢節得安矣. 此人之常平也. 五臟者, 所以藏精神血氣魂魄者也. 六腑者, 所以化水穀而行津液者也. 此人之所以具受於天也, 無愚智賢不肖, 無以相倚也. 然有其獨盡天壽, 而無邪僻之病, 百年不衰, 雖犯風雨卒寒大暑, 猶弗能害也. 有其不離屛蔽室內, 無怵惕之恐, 然猶不免於病, 何也? 願聞其故.

임금이 스승에게 물었다. 사람의 피, 기운, 불거름, 얼은 삶을 길러 타고난 목숨(性命)에 두루 (맞도록) 하는 것입니다. 경맥은 피와 기운을 흐르게 하여, (몸의) 안팎(陰陽)을 다스리고, 힘줄과 뼈를 적시고, 뼈마디를 이롭게 하는 것입니다. (지킴이인) 위기는 나뉜 살(分肉)을 따스하게 하고, 살갗을 채우고, 살결을 살찌우고, 여닫는 것을 맡는 것입니다. 뜻(意志)은 불거름(精)과 얼(神)을 잡도리하고, 혼과 넋을 거두고, 바깥 날씨(溫寒)에 걸맞도록 하고, (안에서 일어나는) 감정을 고르게 하는 것입니다. 이런 까닭에 피가 고르면(和) 경맥이 (잘) 흐르고, (몸의) 안팎을 되풀이 다스려(營) 힘줄과 뼈가 힘세고, 뼈마디가 매끄럽게 움직입니다. 위기가 고르면 나뉜 살이 열려 (기운이 잘) 흐르고, 살이 매끄럽고, 살갗이 부드럽고, 살결이 촘촘합니다. 뜻이 고르면 얼이 바로 잡히고, 넋이 흩어지지 않고, 뉘우침이나 노여움 (같은 감정)이 생기지 않아서, 5장이 몹쓸 기운을 받지 않습니다. 바깥 날씨(에 걸맞도록) 고르면 6부가 곡식을 잘 삭여서 풍비 (같은 탈)이 일어나지 않고, 경맥이 잘 흐르고, 팔다리의 뼈마디가 편안해집니다. 이것이 사람의 (탈이 없는) 보통 (모습)입니다.

5장이란 불거름과 얼·피와 기운·넋을 담고, 6부는 곡식을 운화하고 진액을 (온몸에) 흐르게 하는 것입니다. 이것은 사람이 하늘에서 받아서 갖춘 것입니다. 어리석거나 슬기롭거나 어질거나 싸가지 없거나 서로 다를(倚) 바가 없습니다. 그러나 어떤(有) 이는 유독 타고난 목숨을 다 누리는데다가 몹쓸 기운이나 치우친 기운으로 겪는 탈이 없고, 100살이 되어도 (기운이) 줄지 않아서, 비록 비바람·추위·큰 더위를 만나도 오히려 해칠 수 없습니다. 어떤 이는 늘 병풍으로 가려진 집안을 벗어나지 않고 조바심 내는 두려움이 없으나, 오히려 탈에서 벗어나지 못하는데, 어찌 된 것입니까? 바라건대 그 까닭을 듣고 싶습니다.

岐伯對日 : 窘乎哉問也. 五臟者, 所以參天地, 副陰陽, 而連四時, 化
五節者也. 五臟者, 固有小大·高下·堅脆·端正偏傾; 六腑亦有小
大·長短·厚薄·結直·緩急. 凡此二十五者, 各不同, 或善或惡, 或
吉或凶, 請言其方.

스승이 대답했다. 정말 어려운 물음입니다. 5장이란 하늘땅과 함께 하고, 음
양과 어울리고(副), 네 철과 이어지고, 5철과 (함께) 바뀌어 갑니다. 5장이란 본
디(固) 크고 작음, 높낮이, 굳음과 물렁함, 곧음과 기욺이 있습니다. 6부도 크고
작음, 길고 짧음, 두텁고 엷음, 굽음과 곧음, 느림과 빠름이 있습니다. 무릇 이
25가지는 각기 같지 않아서, 어떤 것은 좋고 어떤 것은 나쁘고, 어떤 것은 낫고
어떤 것은 흉합니다. 청컨대 그 차이(方)를 말씀드리겠습니다.

心小則安, 邪弗能傷, 易傷於憂; 心大則憂不能傷, 易傷於邪. 心高則
滿於肺中, 悗而善忘, 難開以言; 心下則臟外, 易傷於寒, 易恐以言.
心堅則臟安守固; 心脆則善病消癉熱中. 心端正則和利難傷; 心偏傾則
操持不一, 無守司也.

염통이 작으면 안정되어 몹쓸 기운이 다칠 수는 없으나, 근심 걱정에 쉽게
다칩니다. 염통이 크면 근심 걱정이 다칠 수는 없으나, 몹쓸 기운에 쉽게 다칩
니다. 염통이 높으면 (그 위의) 허파(를 밀어 올리므로) 속이 가득차서 (가슴이) 답답
하고 잘 잊으며 말로 일깨우기 어려울 (만큼 고집스럽습니다). 염통이 낮으면 염통
(臟)이 밀려나므로(外) 추위에 쉽게 다치고, 두려움이 많아서 말(로 으름장을 놓기)
쉽습니다. 염통이 단단하면 염통(臟)이 편안하여 굳게 지킵니다. 염통이 약하면
소단으로 속이 열나는 탈을 자주 앓습니다. 염통(의 위치)가 바르면 (기운이) 조화

로워서 잘 다치지 않습니다. 염통이 쏠리면 일 처리가 한결 같지 않아서 줏대
(守司)가 없습니다.

47-4

肺小則少飮, 不病喘喝; 肺大則多飮, 善病胸痹·喉痹·逆氣. 肺高則
上氣, 肩息咳; 肺下則居賁迫肺, 善脇下痛. 肺堅則不病咳上氣; 肺脆
則善病消癉易傷. 肺端正則和利難傷; 肺偏傾則胸偏痛也.

허파가 작으면 먹는 것이 적어서 기침이나 목이 그렁그렁한 탈을 앓지 않습
니다. 허파가 크면 먹는 것이 많아서 자주 가슴이 저리고 목구멍이 저리고, 기
운이 거스릅니다. 허파가 높으면 기운이 치밀어서 어깨를 들썩이고 기침을 합
니다. 허파가 낮으면 (밥통의 주둥이인) 분문(賁門)에 있어 (밥통이) 허파를 밀어붙
이므로 옆구리 아래가 자주 아픕니다. 허파가 튼튼하면 기침하거나 기운이 거
슬러 오르는 탈을 앓지 않습니다. 허파가 약하면 (열로 인해 당뇨인) 소단을 자주
앓아서 쉽게 다칩니다. 허파가 올바르면 (기운이) 고르므로 잘 다치지 않습니다.
허파가 치우치면 가슴이 쏠려서 아픕니다.

47-5

肝小則臟安, 無脇下之痛; 肝大則逼胃迫咽, 迫咽則善膈中, 且脇下
痛. 肝高則上支賁切, 脇悗 爲息賁; 肝下則逼胃, 脇下空, 脇下空則易
受邪. 肝堅則臟安難傷; 肝脆則善病消癉易傷. 肝端正則和利難傷; 肝
偏傾則脇下痛也.

간이 작으면 장기(臟)가 안정되어 옆구리 아래의 아픔이 없습니다. 간이 크
면 밥통을 찍어 누르고 목구멍을 밀어붙입니다. 목구멍을 밀어붙이면 (격막이
막히는) 격중이 잦고(善) 또 옆구리 아래가 아픕니다. 간이 높으면 위로 분문(賁

門)을 버티듯이 (밀어 옆으로) 잘리는 듯하고, 옆구리가 답답하여 (5적 중에서 허파의 적인) 식분이 됩니다. 간이 밥통을 찍어 눌러서 옆구리 아래가 텅 비는데, 옆구리 아래가 비면 쉽게 몹쓸 기운을 받습니다. 간이 튼튼하면 장기가 안정되어 잘 다치지 않습니다. 간이 약하면 자주 소단을 앓고, 쉽게 다칩니다. 간이 올바르면 (기운이) 고르므로 쉽게 다치지 않습니다. 간이 치우치면 옆구리 아래가 아픕니다.

47-6

脾小則臟安, 難傷於邪也; 脾大則善湊 而痛, 不行疾行. 脾高則 引季脇而痛; 脾下則下加於大腸, 下加於大腸則臟易受邪. 脾堅則臟安難傷; 脾脆則善病消癉易傷. 脾端正則和利難傷; 脾偏傾則善滿善脹也.

비장이 작으면 장기가 안정되어 몹쓸 기운에 잘 다치지 않습니다. 비장이 크면 자주 허구리가 가득차서 아프고, 걸어도 빨리 걷지 못합니다. 비장이 높으면 허구리가 갈비뼈를 당겨서 아픕니다. 비장이 낮으면 아래로 큰창자 위에 더해지는데, 큰창자 위에 놓이면 장기가 쉽게 몹쓸 기운을 받습니다. 비장이 튼튼하면 장기가 안정되어 잘 다치지 않습니다. 비장이 약하면 자주 소단이 생겨 쉽게 다칩니다. 비장이 올바르면 (기운이) 고르므로 잘 다치지 않습니다. 비장이 치우치면 자주 가득하고 자주 붓습니다.

47-7

腎小則臟安難傷; 腎大則善病腰痛, 不可以俯仰, 易傷以邪. 腎高則善背膂痛, 不可以俯仰; 腎下則腰尻痛, 不可以俯仰, 爲狐疝[19]. 腎堅則

---

19) 　狐疝 : 7산의 하나로 '狐疝風' 이라고도 한다. 불알이 오르락내리락하는데, 마치 여우가 굴에 드나드는 것과 같다고 하여 호산이라 하였다.

不病腰背痛; 腎脆則善病消癉易傷. 腎端正則和利難傷; 腎偏傾則善腰尻痛也. 凡此二十五變者, 人之所苦常病也.

콩팥이 작으면 장기가 안정되어 잘 다치지 않습니다. 콩팥이 크면 자주 허리가 아픈 탈을 앓아서 앞뒤로 구부리지 못하고, 쉽게 몹쓸 기운에 다칩니다. 콩팥이 높으면 자주 등과 등골뼈가 아파서 앞뒤로 구부리지 못합니다. 콩팥이 낮으면 허리와 꽁무니가 아파서 앞뒤로 구부리지 못하고, (불두덩이 아픈) 호산이 됩니다. 콩팥이 튼튼하면 허리와 등이 아픈 탈을 앓지 않습니다. 콩팥이 약하면 자주 소단을 앓고 쉽게 다칩니다. 콩팥이 올바르면 (기운이) 고르므로 잘 다치지 않습니다. 콩팥이 치우치면 자주 허리와 꽁무니가 아픕니다. 무릇 이 25가지 변화란 사람들이 괴로워하는 것으로 흔한 탈입니다.

47-8

黃帝曰 : 何以知其然也? 岐伯曰 : 赤色小理者, 心小; 粗理者, 心大. 無 骬者, 心高; 骬小短擧者, 心下. 骬長者, 心堅; 骬弱小以薄者, 心脆. 骬直下不擧者, 心端正; 骬倚一方者, 心偏傾也.

임금이 말했다. 어떻게 그것이 그런 줄을 압니까?

스승이 말했다. 살빛이 붉고 (살)결(理)이 촘촘한(小) 사람은 염통이 작습니다. 살결이 성근 사람은 염통이 큽니다. 가슴의 돋은 뼈가 없으면 염통이 높습니다. 가슴의 돋은 뼈가 작고 짧게 돋은 사람은 염통이 낮습니다. 가슴의 돋은 뼈가 길면 염통이 튼튼합니다. 가슴의 돋은 뼈가 약하고 작아서 엷은 사람은 염통이 약합니다. 가슴의 돋은 뼈가 곧게 내려가서 들리지 않은 사람은 염통이 바르게 자리 잡았습니다. 염통의 돋은 뼈가 한쪽으로 치우치면 염통이 한쪽으로 치우친 것입니다.

白色小理者, 肺小; 粗理者, 肺大. 巨肩反膺陷喉者, 肺高; 合腋張脇者, 肺下. 好肩背厚者, 肺堅; 肩背薄者, 肺脆. 背膺厚者, 肺端正; 膺偏欹者, 肺偏傾也.

살빛이 희고 (살)결이 촘촘한 사람은 허파가 작습니다. 살결이 성근 사람은 허파가 큽니다. 어깨가 높(아서 크게 보이)고 가슴 바깥쪽(膺)이 나와서(反) 목구멍이 움츠러든(陷) 듯한 사람은 허파(의 자리)가 높습니다. 양쪽 겨드랑이 사이(合)인 (가슴)이 좁고 (가슴 아래인) 옆구리가 넓은 사람은 허파가 낮습니다. 어깨가 좋고 등이 두터운 사람은 허파가 튼튼합니다. 어깨와 등이 엷은 사람은 허파가 약합니다. 등과 가슴이 두터운 사람은 허파가 올바릅니다. 가슴이 치우친 사람은 허파가 한쪽으로 치우친 것입니다.

靑色小理者, 肝小; 粗理者, 肝大. 廣胸反骹者, 肝高; 合脇兎骹者, 肝下. 胸脇好者, 肝堅; 脇骨弱者, 肝脆. 膺腹好相得者, 肝端正; 脇骨偏擧者, 肝偏傾也.

살빛이 푸르스름하고 살결이 촘촘한 사람은 간이 작습니다. 살결이 성근 사람은 간이 큽니다. 가슴이 넓고 옆구리 뼈(骹)가 (불룩) 솟은(反) 사람은 간이 높습니다. 가슴이 좁고(合) 옆구리 뼈가 (꺼져) 토끼처럼 (작은) 사람은 간이 낮습니다. 가슴과 옆구리가 좋은 사람은 간이 튼튼합니다. 옆구리 뼈가 약한 사람은 간이 약합니다. 가슴과 배가 좋아서 서로 (균형이) 잡힌(得) 사람은 간이 올바릅니다. 옆구리 뼈가 치우쳐 들린 사람은 간이 한쪽으로 치우친 것입니다.

黃色小理者, 脾小; 粗理者, 脾大. 揭脣者, 脾高; 脣下縱者, 脾下.
脣堅者, 脾堅; 脣大而不堅者, 脾脆. 脣上下好者, 脾端正; 脣偏擧者,
脾偏傾也.

살빛이 누렇고 살결이 촘촘한 사람은 비장이 작습니다. 살결이 성근 사람은
비장이 큽니다. 입술이 위쪽으로 뒤집어진 사람은 비장이 높습니다. 입술이 아
래로 처진 사람은 비장이 낮습니다. 입술이 튼튼한 사람은 비장이 튼튼합니다.
입술이 크고 튼튼하지 않은 사람은 비장이 약합니다. 입술의 위와 아래가 좋은
사람은 비장이 올바릅니다. 입술이 치우쳐 들린 사람은 비장이 치우친 것입니다.

黑色小理者, 腎小; 粗理者, 腎大. 耳高者, 腎高; 耳後陷者, 腎下. 耳
堅者, 腎堅; 耳薄不堅者, 腎脆. 耳好前居牙車者, 腎端正; 耳偏高者,
腎偏傾也. 凡此諸變者, 持則安, 減則病也.

살빛이 거무스름하고 살결이 촘촘한 사람은 콩팥이 작습니다. 살결이 성근
사람은 콩팥이 큽니다. 귀가 높은 사람은 콩팥도 높습니다. 양쪽 귀가 뒤로 젖
혀진 사람은 콩팥이 낮습니다. 귀의 살이 튼튼한 사람은 콩팥이 튼튼합니다.
귀의 살이 엷고 튼튼하지 않은 사람은 콩팥이 약합니다. 귀가 좋고 (협거인) 아
거 앞쪽에 있는 사람은 콩팥이 올바르고, 귀가 한쪽이 높은 사람은 콩팥이 치
우친 것입니다. 무릇 이 여러 가지 변화는 (의원이) 잘 알고 있으면 (환자를 다스
리는데) 편안하고, 다 알지 못하면 탈이 됩니다.

帝曰 :善. 然非余之所問也. 願聞人之有不可病者, 至盡天壽, 雖有深

憂大恐, 怵惕之志, 猶不能減也, 甚寒大熱, 不能傷也; 其有不離屛蔽室內, 又無怵惕之恐, 然不免於病者, 何也? 願聞其故. 岐伯曰：五臟六腑, 邪之舍也. 五臟皆小者, 少病, 苦燋心, 愁憂; 五臟皆大者, 緩於事, 難使以憂. 五臟皆高者, 好高擧措; 五臟皆下者, 好出人下. 五臟皆堅者, 無病; 五臟皆脆者, 不離於病. 五臟皆端正者, 和利得人心; 五臟皆偏傾者, 邪心而善盜, 不可以爲人平, 反復言語也.

임금이 말했다. 좋습니다. 그러나 이것은 내가 물었던 바가 아닙니다. 사람 중에는 탈날 수 없는 사람이 있어 하늘이 준 목숨이 다하기에 이릅니다. 비록 깊은 걱정과 큰 두려움, 놀라움 (같은 것이) 뜻(志)을 (거슬러도) 오히려 (목숨이) 줄지 않고, 심지어 추위나 큰 더위에도 다칠 수 없습니다. (그러나) 어떤(有) (이는) 병풍으로 가려진 실내에서 떠나지 않고 또 두려움이나 놀람 같은 것이 없는데도 탈에서 벗어나지 못하는 사람이 있습니다. 어떻게 된 것인지 바라건대 그 까닭을 듣고 싶습니다.

스승이 말했다. 5장6부는 몹쓸 기운이 깃드는 집입니다. 5장이 모두 작은 사람은 탈이 적으나 (소심하여) 걱정 근심으로 애태웁니다. 5장이 모두 큰 사람은 일하는 것이 (너무) 느긋하고, 근심 걱정이 좀처럼 없습니다. 5장이 모두 높은 사람은 거들먹거리기를 좋아합니다. 5장이 모두 낮은 사람은 남의 아래에 들어가길 좋아합니다. 5장이 모두 튼튼한 사람은 탈이 없습니다. 5장이 모두 약한 사람은 탈에서 벗어나지 못합니다. 5장이 모두 바른 사람은 이익을 고르게 하여 남의 마음을 얻습니다. 5장이 모두 치우친 사람은 몹쓸 마음이 있어 자주 도둑질하고, 사람 됨됨이가 고를 수 없어 (제) 말을 뒤집곤 합니다.

47-14

黃帝曰：願聞六腑之應. 岐伯答曰：肺合大腸, 大腸者, 皮其應; 心合

小腸, 小腸者, 脈其應; 肝合膽, 膽者, 筋其應; 脾合胃, 胃者, 肉其
應; 腎合三焦膀胱, 三焦膀胱者, 腠理毫毛其應.

임금이 말했다. 바라건대 6부의 호응은 어떤지 듣고 싶습니다.

스승이 대답했다. 허파는 큰창자와 짝하고, 큰창자는 살갗에 호응합니다.
염통은 작은창자와 짝하고, 작은창자는 맥과 호응합니다. 간은 쓸개와 짝하고,
쓸개는 힘줄과 호응합니다. 비장은 밥통과 짝하고, 밥통은 살과 호응합니다.
콩팥은 삼초·오줌보와 짝하고, 삼초·오줌보는 살결 털과 호응합니다.

47-15

黃帝曰：應之奈何? 岐伯曰：肺應皮. 皮厚者, 大腸厚; 皮薄者, 大腸
薄; 皮緩, 腹裹大者, 大腸緩而長; 皮急者, 大腸急而短; 皮滑者, 大
腸直; 皮肉不相離者, 大腸結.

임금이 말했다. 이에 호응하는 것은 어떻습니까?

스승이 말했다. 허파는 살갗에 호응합니다. 살갗이 두꺼운 사람은 큰창자도
두껍습니다. 살갗이 얇은 사람은 큰창자도 얇습니다. 살갗이 느슨하고 배의 둘
레가 큰 사람은 큰창자가 느슨하고 깁니다. 살갗이 팽팽한 사람은 큰창자가 팽
팽하고 짧습니다. 살갗이 매끄러운 사람은 큰창자(의 기능)이 원활(直)합니다.
살갗과 살이 서로 떨어지지 않(아서 들러붙)은 사람은 큰창자가 맺(혀서 원활하지
못)합니다.

47-16

心應脈, 皮厚者, 脈厚, 脈厚者, 小腸厚; 皮薄者, 脈薄, 脈薄者, 小腸
薄; 皮緩者, 脈緩, 脈緩者, 小腸大而長; 皮薄而脈衝小者, 小腸小而
短; 諸陽經脈皆多紆屈者, 小腸結.

염통은 맥과 호응합니다. 살갗이 두꺼운 사람은 맥이 두껍고, 맥이 두꺼운 사람은 작은창자도 두껍습니다. 살갗이 얇은 사람은 맥이 얇고, 맥이 얇은 사람은 작은창자도 얇습니다. 살갗이 느슨한 사람은 맥이 느슨하고, 맥이 느슨한 사람은 작은창자도 크고 깁니다. 살갗이 얇고 맥이 허한 사람은 작은창자가 작고 짧습니다. 모든 양경맥이 모두 구불구불한 사람은 작은창자가 맺힌 것입니다.

47-17

脾應肉, 肉 堅大者, 胃厚; 肉 麼者, 胃薄. 肉 小而麼者, 胃不堅; 肉 不稱身者, 胃下, 胃下者, 不管約不利. 肉 不堅者, 胃緩; 肉 無小果累者, 胃急. 肉 多小果累者, 胃結, 胃結者, 上管約不利也.

비장은 살과 호응합니다. 살덩이가 튼튼하고 큰 사람은 밥통이 두껍고, 살덩이가 시원찮은 사람은 밥통이 얇습니다. 살덩이가 작고 시원찮은 사람은 밥통이 튼튼하지 않고, 살덩이가 몸과 (저울처럼) 균형을 이루지 못한 사람은 밥통이 처진 것이고, 밥통이 처지면 (밥통에서 작은창자로 가는) 대롱(管)이 좁아져서 (約) (음식물이 내려가는데) 이롭지 못합니다. 살덩이가 튼튼하지 못한 사람은 밥통이 느슨합니다. 살덩이에 작은 알갱이가 쌓인 것이 없는 사람은 밥통이 팽팽히 당겨(져 작아)집니다. 살덩이에 작은 알갱이가 쌓인 것이 많은 사람은 밥통(의 기운)이 맺힌 것인데, 밥통이 맺힌 사람은 밥통의 위쪽 대롱이 조여져서(約) (음식물 내려가는데) 이롭지 않습니다.

47-18

肝應爪, 爪厚色黃者, 膽厚; 爪薄色紅者, 膽薄. 爪堅色靑者, 膽急; 爪濡色赤者, 膽緩. 爪直色白無紋者, 膽直; 爪惡色黑多紋者, 膽結也.

간은 손톱과 호응합니다. 손톱이 두껍고 빛깔이 노란 사람은 쓸개가 두껍고, 손톱이 얇고 빛깔이 붉은 사람은 쓸개가 엷습니다. 손톱이 튼튼하고 빛깔이 파란 사람은 쓸개가 팽팽히 당겨져(急) 작아지고, 손톱이 촉촉하고 빛깔이 붉은 사람은 쓸개가 느슨합니다. 손톱이 곧고 빛깔이 희고 무늬가 없는 사람은 쓸개가 곧고, 손톱이 나쁜 모양이고 빛깔이 검고 무늬가 많은 사람은 쓸개가 맺힙니다.

47-19

腎應骨, 密理厚皮者, 三焦·膀胱厚; 粗理薄皮者, 三焦·膀胱薄. 疏腠理者, 三焦·膀胱緩; 皮急而無毫毛者, 三焦·膀胱急. 毫毛美而粗者, 三焦·膀胱直; 稀毫毛者, 三焦·膀胱結也.

콩팥은 뼈와 호응합니다. 살결이 촘촘하고 살갗이 두꺼운 사람은 삼초·오줌보가 두껍고, 살결이 성글고 살갗이 얇은 사람은 삼초·오줌보가 얇습니다. 살결이 성근 사람은 삼초·오줌보가 느슨하고, 살갗이 팽팽하여 솜털이 없는 사람은 삼초·오줌보가 팽팽히 조여 쪼그라듭니다. 솜털이 아름답고 성근 사람은 삼초·오줌보가 곧고, 솜털과 털이 거의 없는 사람은 삼초·오줌보가 맺힙니다.

47-20

黃帝曰 : 厚薄美惡皆有形, 願聞其所病. 岐伯答曰 : 視其外應, 以知其內臟, 則知所病矣.

임금이 말했다. 두껍고 얇음, 좋음과 나쁨에는 모두 꼴이 있습니다. 바라건대 그 탈난 바에 대해 듣고 싶습니다.

스승이 말했다. 그것이 겉으로 나타나는 것을 보고서 그 안의 장기를 알면 탈나는 바를 압니다.

논용(論勇) 제50

– 용기 이야기

50-1

黃帝問於少俞曰 : 有人於此, 并行并立, 其年之長少等也, 衣之厚薄均也, 卒然遇烈風暴雨, 或病或不病, 或皆病, 或皆不病, 其故何也? 少俞曰 : 帝問何急? 黃帝曰 : 願盡聞之. 少俞曰 : 春溫風, 夏陽風, 秋凉風, 冬寒風. 凡此四時之風者, 其所病各不同形. 黃帝曰 : 四時之風, 病人如何? 少俞曰 : 黃色薄皮弱肉者, 不勝春之虛風; 白色薄皮弱肉者, 不勝夏之虛風; 靑色薄皮弱肉者, 不勝秋之虛風; 赤色薄皮弱肉者, 不勝冬之虛風也. 黃帝曰 : 黑色不病乎? 少俞曰 : 黑色而皮厚肉堅, 固不傷於四時之風. 其皮薄而肉不堅, 色不一者, 長夏至而有虛風者, 病矣. 其皮厚而肌肉堅者, 長夏至而有虛風者, 不病矣. 其皮厚而肌肉堅者, 必重感於寒, 外內皆然, 乃病. 黃帝曰 : 善.

임금이 스승에게 물었다. 여기에 어떤 사람들이 있어 함께 걷다가 함께 서는데, 그들의 나이도 같고 입고 있는 옷의 두께도 같습니다. 문득 매서운 바람과 드센 비를 만나자, 어떤 사람은 탈나고 어떤 사람은 탈나지 않았고, 또는 모두 탈나거나, 또는 모두 탈나지 않았습니다. 그 까닭은 무엇입니까?

스승이 말했다. 임금님의 물음 중에서 어느 것이 급합니까?

임금이 말했다. 바라건대 다 듣고 싶습니다.

스승이 말했다. 봄에는 따뜻한 바람이 불고, 여름에는 뜨거운 바람이 불며, 가을에는 서늘한 바람이 불고 겨울에는 차가운 바람이 붑니다. 무릇 이 네 철의 바람은 그 탈나는 바가 각기 꼴을 같이하지 않습니다.

임금이 말했다. 네 철의 바람이 사람을 탈나게 하는 것은 어떻습니까?

스승이 말했다. 살빛이 누렇고 살갗이 얇고 살이 약한 사람은 봄철의 허한 바람을 못 이기고(목극토), 살빛이 희고 살갗이 얇고 살이 약한 사람은 여름철의 허한 바람을 못 이기고(화극금), 살빛이 푸르고 살갗이 얇고 살이 약한 사람은 가을철의 허한 바람을 못 이기고(금극목), 살빛이 붉고 살갗이 얇고 살이 약한 사람은 겨울철의 허한 바람을 못 이깁니다(수극화).

임금이 말했다. 살빛이 검은 (사람은) 탈나지 않습니까?

스승이 말했다. 살빛이 검고 살갗이 두껍고 살이 튼튼하면 정말(固) 네 철의 바람에 다치지 않습니다. 살갗이 얇고 살이 튼튼하지 않고 살빛이 일정하지 않은 사람은 장마철이 이르러 허한 바람을 만나면 탈납니다. 살갗이 두껍고 살이 튼튼한 사람은 장마철이 이르러서 허한 바람을 만나도 탈나지 않습니다. 살갗이 두껍고 살이 튼튼한 사람이라도 반드시 (바람을 맞은 데다가) 거듭 추위에 닿으면 안팎이 모두 그렇게 되어 탈납니다.

임금이 말했다. 좋습니다.

50-2

黃帝曰：夫人之忍痛與不忍痛者, 非勇怯之分也. 夫勇士之不忍痛者, 見難則前, 見痛則止；夫怯士之忍痛者, 聞難則恐, 遇痛不動. 夫勇士之忍痛者, 見難不恐, 遇痛不動. 夫怯士之不忍痛者, 見難與痛, 目轉面眴, 恐不能言, 失氣驚悸, 顏色變化, 乍死乍生. 余見其然也, 不知其何由, 願聞其故. 少俞曰：夫忍痛與不忍痛者, 皮膚之薄厚, 肌肉之堅脆緩急之分也, 非勇怯之謂也.

임금이 말했다. 무릇 사람이 아픔을 참느냐 못 참느냐 하는 것은 용기와 겁으로 나누는 것이 아닙니다. 무릇 용감한 선비이면서 아픔을 참지 못하는 사람은 어려움을 보면 앞으로 나서지만, 아픔을 보면 멈춥니다. 무릇 겁이 많은 선비이면서 아픔을 (잘) 참는 사람은 어려움에 대해 들으면 두려워하나, 아픔을 만나면 오히려 흔들림이 없습니다. 무릇 용감한 선비이면서 아픔을 잘 참는 사람은 어려움을 보아도 두려워하지 않고, 아픔을 만나도 흔들림이 없습니다. 무릇 겁 많은 선비이면서 아픔을 참지 못하는 사람은 어려움과 아픔을 만나면 눈이 빙빙 돌고 얼굴을 돌리며, 두려워서 말을 할 수 없고 기운을 잃고 놀라서 (가슴이) 두근거리고, 낯빛이 바뀌어 죽었다 살았다 합니다. 내가 그러한 것을 보니 그 까닭이 어찌 된 것인지 알지 못합니다. 바라건대 그 까닭을 듣고 싶습니다.

스승이 말했다. 무릇 아픔을 참느냐 못 참느냐 하는 것은 살갗의 얇음과 두꺼움, 살의 단단함과 연약함, 느슨함과 조여짐으로 나누는 것입니다. 용기나 겁으로 말할 수 있는 것이 아닙니다.

50-3

黃帝曰 : 願聞勇怯之所由然. 少俞曰 : 勇士者, 目深以固, 長衡直揚, 三焦理橫[20], 其心端直, 其肝大以堅, 其膽滿以傍, 怒則氣盛而胸張, 肝舉而膽橫, 眥裂而目揚, 毛起而面蒼, 此勇士之由然也. 黃帝曰 : 願聞怯士之所由然. 少俞曰 : 怯士者, 目大而不目咸, 陰陽相失, 三焦理縱, 骺短而小, 肝系緩, 其膽不滿而縱, 腸胃挺, 脅下空, 雖方大怒, 氣不能滿其胸, 肝肺雖舉, 氣衰復下, 故不能久怒, 此怯士之所由然者也.
임금이 말했다. 바라건대 용기나 겁이 말미암는 까닭에 대해 듣고 싶습니다.

---

20)   三焦理橫 : 장경악은 "강하고 급한 사람은 살의 무늬가 가로로 나고 부드럽고 느린 사람은 세로로 난다"고 하였고, 장지총은 "살결은 살의 무늬로서 삼초와 만나는 곳이다. 三焦理橫은 작은창자의 기운이 왕성하여 쓸개가 가로로 뻗친 것이다"라고 하였다.

스승이 말했다. 용감한 사람은 눈빛이 깊고 꼿꼿하고 긴 눈썹(衡)이 꼿꼿이 섭니다. 삼초의 살결이 가로로 나고, 염통(의 위치)가 바르고, 그 간이 크고 튼튼하고, 그 쓸개가 가득차서 드셉니다.(傍) 성내면 기운이 드세져서 가슴이 부풀고, 간(의 기운)이 들고 일어나서 쓸개(의 기운)이 가로로 뻗쳐, 눈초리가 찢어 질 듯하고 눈을 부릅뜨고, 털이 곤두서고 낯이 새파래집니다. 이것은 용감한 사람이 그렇게 된 까닭입니다.

임금이 말했다. 바라건대 겁 많은 사람이 그렇게 말미암은 까닭을 듣고 싶습니다.

스승이 말했다. 겁 많은 사람은 눈은 크나 깊지 않고, 음(인 기)와 양(인 피)가 서로를 잃고, 삼초의 살결이 세로로 나고, 가슴에 돋은 뼈가 짧고 작습니다. 간이 작고(系) 느슨하고, 그 쓸개가 가득하지 않고 세로로 (늘어졌고), (구불구불해야 할) 창자와 밥통이 곧고, (간의 기운이 약하여) 옆구리 아래가 비었습니다. 비록 바야흐로 크게 성낸다 해도 기운이 그 가슴을 채울 수 없고, 비록 간과 허파가 들렸다가도 기운이 풀죽어서 다시 내려갑니다. 그러므로 오래 성낼 수 없습니다. 이것이 겁 많은 사람이 그러한 까닭입니다.

50-4

黃帝曰 : 怯士之得酒, 怒不避勇士者, 何臟使然? 少俞曰 : 酒者, 水穀之精, 熟穀之液也, 其氣慓悍, 其入於胃中, 則胃脹, 氣上逆, 滿於胸中, 肝浮膽橫. 當是之時, 同比於勇士, 氣衰則悔. 與勇士同類, 不知爲之, 名曰酒悖也.

임금이 말했다. 겁 많은 사람이 술을 마시면 성냄이 용감한 사람 못지않은데, 어떤 장기가 그렇게 시키는 것입니까?

스승이 말했다. 술이란 물과 곡식의 찰진 기운(精)이고, 곡식을 익힌 액입니다. 그 기운이 사납고 날래서 그것이 밥통 속에 들어가면 밥통이 불어나고 기운이 위로 거슬러 올라서 가슴 속에 가득 차서 간이 뜨고 쓸개가 가로 눕습니다. 이러한 때를 맞아서는 용감한 사람과 같으나, (술)기운이 꺼지면 뉘우칩니다. 용감한 사람과 같은 것 같으나 이를 어찌할 바를 알지 못하는 것을 일러 술주정(酒悖)이라고 합니다.

논통(論痛) 제53
– 아픔 이야기

`53-1`

黃帝問於少兪曰 ： 筋骨之强弱, 肌肉之堅脆, 皮膚之厚薄, 腠理之疏密, 各不同, 其於針石火焫之痛何如? 腸胃之厚薄堅脆不等, 其於毒藥何如? 願盡聞之. 少兪曰 ： 人之骨强筋弱肉緩皮膚厚者耐痛, 其於針石之痛, 火焫亦然. 黃帝曰：其耐火焫者, 何以知之? 少兪答曰：加以黑色而美骨者, 耐火焫. 黃帝曰：其不耐針石之痛者, 何以知之? 少兪曰：堅肉薄皮者, 不耐針石之痛, 於火焫亦然.

임금이 스승에게 물었다. 힘줄과 뼈의 셈과 약함, 살의 튼튼함과 무름, 살갗의 두꺼움과 얇음, 살결의 성김과 촘촘함은 각자 같지 않은데, 침과 뜸불의 아픔에 대해서는 어떻습니까? 창자와 밥통의 두꺼움과 얇음, 튼튼함과 무름도 사람마다 같지 않은데, 독과 약에 대해서는 어떻습니까? 바라건대 다 듣고 싶습니다.

스승이 말했다. 사람의 뼈가 세고 힘줄이 약하고, 살이 느슨하고 살갗이 두꺼운 사람은 아픔을 잘 참습니다. 침의 아픔에 대해서도 (그렇고), 뜸불 또한 그렇습니다.

임금이 말했다. 뜸불을 잘 견디는 사람은 어떻게 압니까?

스승이 말했다. (앞서 말한 데) 더하여 살빛이 검고 뼈가 아름다운 사람은 뜸불을 잘 참습니다.

임금이 말했다. 침의 아픔을 참지 못하는 사람을 어떻게 압니까?

스승이 말했다. 살이 단단하나 살갗이 얇은 사람은 침의 아픔을 참지 못하고, 뜸불에서도 또한 그렇습니다.

53-2

黃帝曰 : 人之病, 或同時而傷, 或易已, 或難已, 其故如何? 少俞曰 : 同時而傷, 其身多熱者易已, 多寒者難已. 黃帝曰 : 人之勝毒, 何以知之? 少俞曰 : 胃厚色黑大骨及肥者, 皆勝毒; 故其瘦而薄胃者, 皆不勝毒也.

임금이 말했다. 사람의 탈은 때를 같이 하여 다쳤는데 어떤 사람은 (탈이) 쉽게 그치고, 어떤 사람은 (탈이) 그치기 어렵습니다. 그 까닭이 무엇입니까?

스승이 말했다. 때를 같이 하여 다쳤더라도 몸에 열이 많은 사람은 (탈이) 쉽게 그치지만, 추위가 많은 사람은 (탈이) 그치기 어렵습니다.

임금이 말했다. 사람이 독을 이기는 것은 어떻게 압니까?

스승이 말했다. 밥통이 두껍고 살빛이 검고 뼈가 크고 살찐 사람은 모두 독을 이깁니다. 몸이 야위고 밥통이 얇은 사람은 모두 독을 이기지 못합니다.

천년(天年) 제54

- 하늘이 준 나이

54-1

黃帝問於岐伯曰 : 願聞人之始生, 何氣築爲基, 何立而爲楯, 何失而
死, 何得而生? 岐伯曰 : 以母爲基, 以父爲楯, 失神者死, 得神者生也.
黃帝曰 : 何者爲神? 岐伯曰 : 血氣已和, 榮衛已通, 五臟已成, 神氣舍
心, 魂魄畢具, 乃成爲人.

임금이 스승에게 물었다. 바라건대 사람이 태어나는데 어떤 기운을 쌓아서
터로 삼고, 어떤 것을 세워서 (몸을 보호하는) 난간으로 삼으며, 무엇을 잃어서 죽
고, 무엇을 얻어서 사는지 듣고 싶습니다.

스승이 말했다. (음인) 어미를 터로 삼고, (양인) 아비를 난간으로 삼는데, (음
혈과 양정이 만나서 만들어진) 얼을 잃은 사람은 죽고, 얼을 얻은 사람은 삽니다.

임금이 말했다. 어떤 것을 얼이라고 합니까?

스승이 말했다. 피와 기운이 벌써 고르고, 영(혈)과 위(기)가 벌써 뚫리고, 5
장이 벌써 이루어지고, 얼과 기운이 염통에 둥지 틀고, 혼과 넋이 갖춰지기를
마치면, 이에 (꼴이) 이루어져서 사람이라고 합니다.

54-2

黃帝曰 : 人之壽夭各不同, 或夭或壽, 或卒死, 或病久, 願聞其道. 岐
伯曰 : 五臟堅固, 血脈和調, 肌肉解利, 皮膚致密, 營衛之行, 不失其
常, 呼吸微徐, 氣以度行, 六腑化穀, 津液布揚, 各如其常, 故能長久.

임금이 말했다. 사람의 오래 삶과 일찍 죽음은 각기 같지 않아서, 어떤 사람은 일찍 죽고 어떤 사람은 오래 살고, 어떤 사람은 갑자기 죽고, 어떤 사람은 탈이 오래 갑니다. 바라건대 그 이치를 듣고 싶습니다.

스승이 말했다. 5장이 튼튼하고 굳고, 피와 맥이 고르고, 살이 매끄럽고 살갗이 촘촘하고, 영(기)와 위(기)가 (제대로) 흘러서 그 항상성을 잃지 않고, 숨이 차분하고 느려서 기운이 절도 있게 흐르고, 6부가 곡식을 (제대로) 삭여서 진액이 퍼뜨리는데, (이 모든 것이) 각기 보통 때와 같습니다. 그러므로 오래 갑니다.

 54-3

黃帝曰 : 人之壽百歲而死, 何以致之? 岐伯曰 : 使道[21]隧以長, 基墻高以方, 通調營衛, 三部三里起, 骨高肉滿, 百歲乃得終.

임금이 말했다. 사람이 100살을 살고서 죽는데 어떻게 하여 (목숨이) 이에 이릅니까?

스승이 말했다. (코밑의) 인중이 깊고(遂) 길고, 아래턱(基)과 얼굴의 4방이 높고 바르고, 영(기)와 위(기)가 잘 뚫리고, 얼굴의 상(머리칼에서 눈썹까지) · 중(코끝까지) · 하(턱 끝까지) 3정(停)이 오똑하고, 뼈가 크고 살이 차면 100살을 (살다가) (삶을) 마칩니다.

 54-4

黃帝曰 : 其氣之盛衰, 以至其死, 可得聞乎? 岐伯曰 : 人生十歲, 五臟始定, 血氣已通, 其氣在下, 故好走. 二十歲, 血氣始盛, 肌肉方長,

---

21)　'使道'가 콧구멍을 뜻하기도 한다.

故好趨. 三十歲, 五臟大定, 肌肉堅固, 血脈盛滿, 故好步. 四十歲, 五臟六腑十二經脈, 皆大盛以平定, 腠理始疏, 榮華頹落, 髮頗斑白, 平減不搖, 故好坐. 五十歲, 肝氣始衰, 肝葉始薄, 膽汁始減, 目始不明. 六十歲, 心氣始衰, 善憂悲, 血氣懈惰, 故好臥. 七十歲, 脾氣虛, 皮膚枯. 八十歲, 肺氣衰, 魄離, 故言善誤. 九十歲, 腎氣焦, 四臟經脈空虛. 百歲, 五臟皆虛, 神氣皆去, 形骸獨居而終矣.

임금이 말했다. 그 기운이 드세고 풀죽어서 죽음에 이르는 것은 어떤지 들을 수 있겠습니까?

스승이 말했다. 사람이 태어나서 10살이 되면 5장이 비로소 안정되고, 피와 기운이 벌써 뚫리고, 그 기운이 아래에 있으므로 뛰기를 좋아합니다. 20살이 되면 피와 기운이 비로소 드세지고 살이 바야흐로 자랐으므로 빨리 걷기(趨)를 좋아합니다. 30살이 되면 5장이 크게 안정되고 살이 튼튼해지며, 피와 맥이 드세고 가득 차므로 천천히 걷기(步)를 좋아합니다. 40살이 되면 5장6부와 12경맥이 모두 크고 드세어 고르게 되고, 살결이 비로소 성글어져 한껏 꽃핀 기운이 점차 줄고, 머리카락이 자못 희게 얼룩져, 매사에 간편하고 쉬운 것만 좋아하고(平減) 움직이지 않으려 하므로(不搖) 앉기를 좋아합니다. 50살이 되면 간의 기운이 비로소 풀죽고 간엽이 얇아지고, 쓸개즙도 비로소 줄어들고, 눈도 비로소 어두워집니다. 60살이 되면 염통의 기운이 비로소 풀죽어 툭하면 근심하고 슬퍼하고, 기운과 피가 풀리고 느슨해지므로 눕기를 좋아합니다. 70살이 되면 비장의 기운이 허해지고 살갗이 메마릅니다. 80살이 되면 허파의 기운이 풀죽고 넋(魄)이 흩어지므로 말이 자주 어긋납니다. 90살이 되면 콩팥의 기운이 (다) 타고 4장(인간·염통·비장·허파)의 경맥이 텅 빕니다. 100살이 되면 5장이 모두 비어 얼과 기운이 모두 사라지고, 몰골만 홀로 남아 (삶을) 마칩니다.

黃帝曰 : 其不能終壽而死者, 何如? 岐伯曰 : 其五臟皆不堅, 使道不
長, 空外以張, 喘息暴疾, 又卑基墻, 薄脈少血, 其肉不實, 數中風寒,
血氣虛, 脈不通, 眞邪相攻, 亂而相引, 故中壽而盡也.

임금이 말했다. (사람이 받은) 나이를 (다) 마칠 수 없어서 죽는 것은 어찌 된
것입니까?

스승이 말했다. 그것은 5장이 모두 튼튼하지 못하고 인중이 길지 않고, 콧
구멍(空)이 바깥으로 나고 또한(以) 벌어져서 숨쉬고 헐떡거리는 것이 너무 빠르
기 때문입니다. 또한 아래턱(基)과 얼굴의 4방이 낮고, 맥이 엷고 피가 모자라
고, 그 살이 채워지지 않고, 바람과 추위에 자주 맞아서 피와 기운이 허해지고,
맥이 뚫리지 않아서 참 기운과 몹쓸 기운이 서로 치다가 어지러워져서 서로 당
(겨 섞이)므로 (주어진) 목숨 중간에 (삶을) 마칩니다.

위기실상(衛氣失常) 제59
– 위기가 기준을 잃음

黃帝曰 : 衛氣之留於腹中, 稸積不行, 苑蘊不得常所, 使人支脇胃中
滿, 喘呼逆息者, 何以去之? 伯高曰 : 其氣積於胸中者, 上取之; 積於
腹中者, 下取之; 上下皆滿者, 傍取之. 黃帝曰 : 取之奈何? 伯高對曰
: 積於上者, 瀉人迎 · 天突 · 喉中; 積於下者, 瀉三里與氣街; 上下皆

滿者, 上下取之, 與季脇之下一寸; 重者, 鷄足取之. 診視其脈大而弦急, 及絶不至者, 及腹皮急甚者, 不可刺也. 黃帝曰：善.

임금이 말했다. 위기가 뱃속에서 머물다가 쌓여서 흐르지 않으면, 뭉쳐 쌓인 것이 마땅한 자리(常所)를 얻지 못하므로, 사람으로 하여금 (무엇인가) 옆구리를 (밀어내듯) 버티고, 뱃속이 가득하고, 숨차고 기운(息)이 거스르게 하는데, 어떻게 이를 없앱니까?

스승이 말했다. 그 기운이 가슴속에 쌓인 사람은 (혈을) 위에서 고릅니다. 기운이 뱃속에 쌓인 사람은 아래에서 고릅니다. 위와 아래가 모두 가득한 사람은 옆에서 이를 고릅니다.

임금이 말했다. 이를 고르는 것은 어떻게 합니까?

스승이 말했다. (기운이) 위에 쌓인 사람은, 인영·천돌·목구멍 속(인 염천)을 덜어냅니다. 아래에 쌓인 사람은, (족)삼리와 기가(인 기충)을 덜어냅니다. 위와 아래가 모두 가득한 사람은, 위와 아래를 고르는데, 옆구리 아래 1치 되는 (장문)을 함께 합니다. (탈이) 무거운 사람은, (3갈래로 갈라진) 닭발처럼 (3혈을) 고르는데, (위는 인영·천돌·목구멍 속인 염천, 아래는 삼리·기충·장문)입니다. 진단하는데 맥이 크고 활시위 같이 팽팽하고 급하고, 맥이 끊어져 이르지 않는 사람 및 뱃가죽의 팽팽함이 지나친 사람은 찌를 수 없습니다.

임금이 말했다. 좋습니다.

59-2

黃帝問於伯高曰：何以知皮·肉·氣·血·筋·骨之病也? 伯高曰：色起兩眉薄澤者, 病在皮. 脣色靑黃赤白黑者, 病在肌肉. 營氣濡然者, 病在血氣. 目色靑黃赤白黑者, 病在筋. 耳焦枯受塵垢者, 病在骨. 黃帝曰：病形何如? 取之奈何? 伯高曰：夫百病變化, 不可勝數, 然皮有部, 肉有柱, 血氣有輸, 筋有結, 骨有屬. 黃帝曰 : 願聞其故. 伯高曰 : 皮之部, 在於四末. 肉之柱, 在臂脛諸陽分肉之間, 與足少陰分間. 血氣之輸, 在於諸絡, 氣血留居, 則盛而起. 筋部無陰無陽, 無左無右, 候病所在. 骨之屬, 骨空之所以受液而益腦髓者也. 黃帝曰 : 取之奈何? 伯高曰 : 夫病變化, 浮沈深淺, 不可勝窮, 各在其處. 病間者淺之, 甚者深之, 間者少之, 甚者衆之, 隨變而調氣, 故曰上工.

임금이 스승에게 물었다. 어떻게 하면 살갗・살・기운・피・힘줄・뼈의 탈을 알 수 있습니까?

스승이 말했다. 낯빛이 두 눈썹 사이에서 일어나는데 엷고 윤나는 사람은 탈이 살갗에 있습니다. 입술 빛깔이 파랗거나 노랗거나 빨갛거나 하얗거나 검은 사람은 탈이 살에 있습니다. 영기(는 꼴이 없는데, 살갗이) 촉촉하고 (땀이 많은) 사람은 탈이 피와 기운에 있습니다. 눈이 파랗거나 노랗거나 붉거나 희거나 검은 사람은 탈이 힘줄에 있습니다. 귀가 탄 듯이 메마르고 때가 낀 사람은 탈이 뼈에 있습니다.

임금이 말했다. 탈나는 꼴은 어떻습니까? 이를 고르는 것은 어떻게 합니까?

스승이 말했다. 무릇 온갖 탈의 변화는 다 헤아릴 수 없습니다. 그러나 살갗에는 (경맥에 딸린) 자리가 있고, 살에는 돋은 곳(柱)이 있고, 피와 기운에는 흘러가는 것이 있고, 힘줄에는 맺힌 것이 있고, 뼈에는 (뼈끼리 잇닿는) 마디(屬)가 있습니다.

임금이 말했다. 바라건대 그 까닭을 듣고 싶습니다.

스승이 말했다. 살갗의 자리는 팔다리(四)의 끝(末)에 있습니다. 살의 돋은 곳은 팔뚝・정강이 (같은) 모든 겉(陽)의 나뉜 살(分肉) 사이에 있고, 더불어 족소음이 나뉘는 사이에 있습니다. 피와 기운의 흐름은 모든 낙혈에 있습니다. 기운과 피가 막히면 (낙맥이) 드세어져 일어납니다. 힘줄이 있는 자리는 안(陰)도 없고 밖(陽)도 없고 왼쪽도 없고 오른쪽도 없으니, 탈이 있는 곳을 살펴서 (다스립)니다. 뼈(가 이어지는) 마디는, 뼈(속의) 빈 곳이 (운화된) 액을 받아들여서 뇌수를 넉넉하게 하는 곳입니다.

임금이 말했다. 이를 고르는 것은 어떻게 합니까?

스승이 말했다. 무릇 탈의 변화는 뜨고 가라앉음 깊고 얕음이 그 끝을 다(勝)(헤아릴) 수 없으나, 각기 그 자리가 있습니다. 탈이 뜸한 사람은 이를 얕게 (찌르고), 심한 사람은 이를 깊이 (찌르고), (탈이) 뜸한 사람은 적게 (찌르고), 심한 사람은 많이 (찔러서, 탈이) 바뀌어가는 것을 따라가며 기운을 조절합니다. 그러므로 훌륭한 의원(上工)이라고 합니다.

59-3

黃帝問於伯高曰：人之肥瘦大小寒溫, 有老壯少小, 別之奈何? 伯高對曰：人年五十已上爲老, 三十已上爲壯, 十八已上爲少, 六歲已上爲小. 黃帝曰: 何以度知其肥瘦? 伯高曰：人有脂・有膏・有肉. 黃帝曰：別此奈何? 伯高曰：肉堅, 皮滿者, 脂. 肉不堅, 皮緩者, 膏. 皮肉不相離者, 肉. 黃帝曰：身之寒溫何如? 伯高曰：膏者其肉淖, 而粗理者身寒, 細理者身熱. 脂者其肉堅, 細理者熱, 粗理者寒.

임금이 스승에게 물었다. 사람은 살찌고 야윔, 크고 작음, 차고 따스함 및 늙은이 어른, 젊은이 어린이가 (있는데) 이를 가르는 것은 어떻게 합니까?

스승이 말했다. 사람 나이 50살 이상은 늙은이(老)라고 하고, 30살 이상은 어른(壯)이라고 하고, 18살 이상을 젊은이(少)라고 하고, 6세 이상을 어린이(小)라고 합니다.

임금이 말했다. 어떤 기준(度)으로 살찌고 야윈 것을 압니까?

스승이 말했다. 사람에게는 (각기) 비계(脂) 많은 (사람이) 있고, 기름(膏)이 많은 (사람이) 있고, 살(肉)이 많은 (사람이) 있습니다.

임금이 말했다. 이를 가르는 것은 어떻게 합니까?

스승이 말했다. 덩이 살(肉)이 튼튼하고 살갗이 가득 찬 사람은 비계가 많은 사람입니다. 덩이 살이 튼튼하지 않고 살갗이 느슨한 사람은 기름 많은 사람입니다. 살갗과 살이 서로 나뉘지 않은 사람은 살이 많은 사람입니다.

임금이 말했다. 몸이 차거나 따뜻한 것은 어찌 된 것입니까?

스승이 말했다. 기름 (많은) 사람은 살이 윤택하나, 살결이 성근 사람은 (위기가 새나가서) 몸이 차고, 살결이 촘촘한 사람은 (위기가 지켜서) 몸이 열납니다. 비계가 (많은) 사람은 살이 튼튼한데, 살결이 촘촘한 사람은 몸이 열나고, 살결이 성근 사람은 몸이 찹니다.

59-4

黃帝曰：其肥瘦大小奈何? 伯高曰：膏者, 多氣而皮縱緩, 故能縱腹垂腴. 肉者, 身體容大. 脂者, 其身收小. 黃帝曰：三者之氣血多少何如? 伯高曰：膏者多氣, 多氣者熱, 熱者耐寒. 肉者多血, 多血則充形, 充形則平. 脂者, 其血淸, 氣滑少, 故不能大. 此別於衆人者也. 黃帝曰：衆人奈何? 伯高曰：衆人皮肉脂膏不能相加也, 血與氣不能相多, 故其形不小不大, 各自稱其身, 命曰衆人. 黃帝曰：善. 治之奈何? 伯高曰：必先別其三形, 血之多少, 氣之淸濁, 而後調之, 治無失常經. 是故膏人, 縱腹垂腴; 肉人者, 上下容大; 脂人者, 雖脂不能大也.

임금이 말했다. (사람이) 살찌고 야윔, 크고 작음은 어떻습니까?

스승이 말했다. 기름 많은 사람은 기운이 많아서 살갗이 늘어지고 느슨합니다. 그러므로 배가 늘어지고 비곗살이 처집니다. 살이 많은 사람은 몸집이 넓고 큽니다. 비계가 많은 사람은 몸이 단단하고 작습니다.

임금이 말했다. 3사람의 기운과 피가 많고 적음은 어떻습니까?

스승이 말했다. 기름 많은 사람은 기운이 많습니다. 기운이 많은 사람은 열납니다. 열나는 사람은 추위를 잘 참습니다. 살이 많은 사람은 피가 많습니다. 피가 많으면 (몸)의 꼴이 충실합니다. 꼴을 충실하게 하면 (치우치지 않고) 고릅니다. 비계 많은 사람은 그 피가 많고 기운이 매끄럽고 적습니다. 그러므로 (몸이) 클 수 없습니다. 이것이 보통 사람들과 갈라지는 것입니다.

임금이 말했다. 보통 사람들은 어떻습니까?

스승이 말했다. 보통 사람들은 살갗·살·비계·기름이 서로 더할 수 없어서 (치우침이 없고) 피와 기운이 서로 많을 수 없어서 (어느 한쪽으로 쏠리지 않)습니다. 그러므로 그 꼴이 작지도 않고 크지도 않아서, 각기 그 몸을 저절로 저울처럼 균형을 이룹니다. 이를 보통사람이라고 합니다.

임금이 말했다. 좋습니다. 이를 다스리는 것은 어떻게 합니까?

스승이 말했다. 반드시 먼저 이들 3가지 꼴을 가르고, 피의 많고 적음, 기운의 맑고 흐림(을 안) 뒤에 일을 조절하여 (탈을) 다스림이 원칙(常經)을 잃지 않도록 합니다. 이러므로 기름 많은 사람은 배의 살이 늘어져서 비곗살이 처지고, 살 많은 사람은 위아래가 넓고 크며, 비계가 많은 사람은 비록 비계가 많다고 해도 (몸집이) 클 수는 없습니다.

음양이십오인(陰陽二十五人) 제64
- 음과 양으로 나눈 25가지 사람

64-1

黃帝曰：余聞陰陽之人, 何如? 伯高曰：天地之間, 六合之內, 不離於

五, 人亦應之. 故五五二十五人之政, 而陰陽之人不與焉. 其態又不合
於衆者五, 余已知之矣. 願聞二十五人之形, 血氣之所生, 別而以候,
從外知內何如? 岐伯曰：悉乎哉問也! 此先師之秘也, 雖伯高猶不能
明之也. 黃帝避席遵循而却曰：余聞之, 得其人弗敎, 是謂重失, 得而
泄之, 天將厭之. 余願得而明之, 金柜藏之, 不敢揚之. 岐伯曰：先立
五形金木水火土, 別其五色, 異其五形之人, 而二十五人具矣. 黃帝曰
：願卒聞之. 岐伯曰：愼之愼之, 臣請言之.

임금이 말했다. 나는 음과 양으로 사람을 (나누는 것은) 어떤지 듣고 싶습니다.

스승이 말했다. 하늘과 땅의 사이, 6합(인 위아래와 4방)의 안에 (있는 모든 존재)는 5에서 떠날 수 없고, 사람 또한 이에 호응합니다. 그러므로 5에 5를 하여 25 사람의 꼴(政)이 있습니다. 그러나 음과 양(으로 나눈) 사람은 이에(焉) 들어가지(與) 않습니다. 그 모습은 또한 (「통천」 편에서 말한) 뭇사람들의 5(가지 갈래인 태음 소음 태양 소양 음양화평지인)과도 딱 맞지 않습니다. 나는 벌써 이것을 압니다. 바라건대 25사람의 꼴과, 피와 기운이 생기는 것을 갈라서 살핌으로써, 밖으로부터 안을 알아보는 것은 어떻게 합니까?

스승이 말했다. 물음이 정말 다 있습니다! 이는 앞선 스승들께서 감춰둔 것입니다. 비록 백고라 해도 오히려 이를 밝힐 수 없습니다.

임금이 자리를 피하여 조금씩 뒤로 물러나서 말했다. 나는 이에 대해 들었습니다. 그 (가르칠) 사람을 얻고서도 가르치지 않는 것, 이를 일러 거듭 잃는다고 했고, 이를 얻고 (함부로) 흘리면 하늘이 장차 이를 미워한다고 했습니다. 나는 바라건대 이를 얻어서 또렷해지면 이를 금궤에 감추어서 감히 이를 (아무 곳에나) 내놓지 않겠습니다.

스승이 말했다. 먼저 5가지 꼴인 금·목·수·화·토를 세우고, 그 5가지 빛깔을 가르고, 그 5가지 꼴의 사람을 달리하면 25사람(의 꼴)이 갖추어집니다.

임금이 말했다. 바라건대 다 듣고 싶습니다.

스승이 말했다. 삼가고 또 삼가야 합니다. 신이 청컨대 이에 대해 말씀드리겠습니다.

64-2

木形之人. 比於上角[22], 似於蒼帝. 其爲人蒼色, 小頭, 長面, 大肩背, 直身, 小手足, 有才, 好勞心, 少力, 多憂勞於事. 能春夏不能秋冬, 感而病生, 足厥陰佗佗然. 大角之人, 比於左足少陽, 少陽之上遺遺然. 左角之人, 比於右足少陽, 少陽之下隨隨然. 鈦角之人, 比於右足少陽, 少陽之上推推然. 判角之人, 比於左足少陽, 少陽之下栝栝然.

(5행중에서) 목의 꼴인 사람은 (5음 중) 상각과 같고, (동쪽의 신인) 창제와 같습니다. 그 사람됨은 살빛이 푸르고, 머리가 작고, 얼굴이 길고, 어깨와 등이 크고, 몸이 곧고, 손발이 작습니다. 재주가 있고, (이 일 저 일에) 마음 쓰기를 좋아하고, 힘이 적고, 일에 대해 걱정이 많습니다. 봄여름은 잘 견디나(能), 가을겨울은 잘 못 견디고 (몹쓸 기운을) 느껴서 탈이 납니다. (이들은) 족궐음이 (발달해서), (사람됨이) 온화하고 점잖습니다. (목의 꼴은 다시 5가지로 나눕니다.) 대각인 사람은 왼발의 소양과 같고, 소양의 위쪽이어서, (사람됨이) 점잖고 양보를 잘 합니다. 좌각인 사람은 오른발의 소양과 같고, 소양의 아래쪽이어서, (사람됨이) 잘 따릅니다. 체각인 사람은 오른발의 소양과 같고, 소양의 위쪽이어서, (사람됨이) 밀고나가는 성품입니다. 판각인 사람은 왼발의 소양과 같고, 소양의 아래쪽이

---

22) 比于上角比 : '比'는 比類, 즉 같은 갈래라는 뜻이다. 장개빈은 比는 屬이라고 하였다. '角'은 5음의 하나로서 5행상 목이다. 上角·大角·左角·鈦角·判角은 모두 목에 속한다. 5행중의 한 行의 기운이 온전한 것을 '上'이라 하는데, 그 行과 상응하는 경맥의 음경에 속한다. 上角이 족궐음에 속하는 것이 한 예이다. 5행 중 한 行의 기운 치우쳐 드센 것을 '大'라 하고, 해당 行이 속한 음경과 표리가 되는 양경에 속하는 것을 '少'라 한다.

어서, 사람됨이 곧습니다.

64-3

火形之人, 比於上徵, 似於赤帝. 其爲人赤色, 廣䏖,
銳面小頭, 好肩背髀腹, 小手足, 行不安地, 疾行搖肩, 背肉滿, 有氣輕財, 少信, 多
慮, 見事明, 好顏, 急心, 不壽暴死. 能春夏不能秋冬, 秋冬感而病生,
手少陰核核然. 質徵之人, 比於左手太陽, 太陽之上肌肌然. 少徵之
人, 比於右手太陽, 太陽之下慆慆然. 右徵之人, 比於右手太陽, 太陽
之上鮫鮫然. 質判之人, 比於左手太陽, 太陽之下支支頤頤然.

화의 꼴인 사람은 (5음 중) 상치와 같고, (동쪽의 신인) 적제와 같습니다. 그 사
람됨은 살빛이 붉고, 잇몸이 넓고, 낯이 좁고, 머리가 작고, 어깨 등 볼기 배가
좋고, 손발이 작고, 걸음걸이가 불안정하고, 빨리 걷느라 어깨를 흔들고, 등짝
의 살이 넉넉하고, 기백이 있어 재물을 가볍게 여기고, 믿음이 적고, 생각이 많
고, 사리에 밝고, 낯이 좋으나, 마음이 급하여 목숨대로 살지 못하고 갑자기 죽
습니다. 봄여름은 잘 견디나, 가을겨울은 잘 못 견디고 (몹쓸 기운에) 느껴서 탈
납니다. (이들은) 수소음이 (발달해서 사람됨이) 진실합니다. (화의 꼴은 다시 5가지로
나눕니다.) 질치인 사람은 왼손의 태양과 같고, 태양의 위쪽이어서, (사람됨이 밝
은 달처럼) 떳떳합니다. 소치인 사람은 오른손의 태양과 같고, 태양의 아래쪽이
어서, (사람됨이) 의심이 많습니다. 우치인 사람은 오른손의 태양과 같고, 태양
의 위쪽이어서, (사람됨이) 활기찹니다. 질판인 사람은 왼손의 태양과 같고, 태
양의 아래쪽이어서, (사람됨이) 스스로 만족스러워 합니다.

64-4

土形之人, 比於上宮, 似於上古黃帝. 其爲人黃色, 園面, 大頭, 美肩

背, 大腹, 美股脛, 大手足, 多肉, 上下相稱, 行安地, 擧足浮, 安心, 好利人, 不喜權勢, 善附人也. 能秋冬不能春夏, 春夏感而病生, 足太陰敦敦然. 大宮之人, 比於左足陽明, 陽明之上婉婉然. 加宮之人, 比於左足陽明, 陽明之下坎坎然. 少宮之人比於右足陽明, 陽明之上樞樞然. 左宮之人, 比於右足陽明, 陽明之下兀兀然.

(5행중에서) 토의 꼴인 사람은 (5음 중) 상궁과 같고, (복판의 신인) 황제와 같습니다. 그 사람됨은 살빛이 누렇고, 얼굴이 둥글며, 머리가 크고, 어깨와 등이 (넉넉하여) 아름답고, 배가 크고, 허벅지와 정강이가 아름답고, 손발이 크고, 살이 많고, 위와 아래가 서로 저울같(이 균형 잡혔)고, 걸음걸이가 점잖고, 어떤 일을 실행하는데(足) 믿음(浮)이 있고, 마음이 편안하여 남을 잘 돕고, 권세를 즐겨하지 않고, 남에게 잘 붙습니다. 가을겨울은 잘 견디나, 봄여름은 잘 못 견디고 (몹쓸 기운을 잘) 느껴서 탈납니다. (이들은) 족태음과 같고, (사람됨이) 성실합니다. (토의 꼴은 다시 5가지로 나눕니다.) 대궁인 사람은 왼발의 양명과 같고, 양명의 위쪽이어서, (사람됨이) 유순합니다. 가궁인 사람은 왼발의 양명과 같고, 양명의 아래쪽이어서, (사람됨이) 쾌활합니다. 소궁인 사람은 오른발의 양명과 같고, 양명의 위쪽이어서, 사람됨이 지도리처럼 둥글둥글합니다. 좌궁인 사람은 오른발의 양명과 같고, 양명의 아래쪽이어서, (사람됨이) 우뚝하여 흔들리지 않습니다.

64-5

金形之人, 比於上商, 似於白帝. 其爲人方面, 白色, 小頭, 小肩背, 小腹, 小手足, 發動身輕, 精瘦, 急心, 靜悍, 善爲吏. 能秋冬不能春夏, 春夏感而病生, 手太陰敦敦然. 鈦商之人, 比於左手陽明, 陽明之上廉廉然. 右商之人, 比於左手陽明, 陽明之下脫脫然. 左商之人, 比於右手陽明, 陽明之上監監然. 少商之人, 比於右手陽明, 陽明之下嚴嚴然.

(5행중에서) 금의 꼴인 사람은 (5음 중) 상상과 같고, (서쪽의 신인) 백제와 같습니다. 그 사람됨은 얼굴이 모나고 살빛이 희고, 머리가 작고, 어깨와 등이 작고, 배가 작고, 손발이 작고, 몸놀림이 가볍고, 심하게(精) 야위고, 마음이 급하나 깨끗하고 굳세어 벼슬아치가 되기 좋습니다. 가을겨울은 잘 견디나, 봄여름을 잘 못 견디고 (몹쓸 기운에) 쉽게 닿아서 탈납니다. (이들은) 수태음과 같고, (사람됨이) 맺고 끊는 것이 분명합니다. (금의 꼴은 다시 5가지로 나눕니다.) 체상인 사람은 왼손의 양명과 같고, 양명의 위쪽이어서, (사람됨이) 때 묻지 않습니다. 우상인 사람은 왼손의 양명과 같고, 양명의 아래쪽이어서, (사람됨이) 소탈하고 거리낌이 없습니다. 좌상인 사람은 오른손의 양명과 같고, 양명의 위쪽이어서, (사람됨이 마치) 거울에 비춘 듯이 옳고 그름을 잘 가립니다. 소상인 사람은 오른손의 양명과 같고, 양명의 아래쪽이어서, 위엄이 있습니다.

64-6

水形之人, 比於上羽, 似於黑帝. 其爲人黑色, 面不平, 大頭, 廣頤, 小肩, 大腹, 動手足, 發行搖身, 下尻長, 背延延然, 不敬畏, 善欺紿人, 戮死. 能秋冬不能春夏, 春夏感而病生, 足少陰汗汗然. 大羽之人, 比於右足太陽, 太陽之上頰頰然. 少羽之人, 比於左足太陽, 太陽之下紆紆然. 衆之爲人, 比於右足太陽, 太陽之下潔潔然. 桎之爲人, 比右足太陽, 太陽之上安安然. 是故五形之人二十五變者, 衆之所以相異者是也.

(5행중에서) 수의 꼴인 사람은 (5음 중) 상우와 같고, (북쪽의 신인) 흑제와 같습니다. 그 사람됨은 살빛이 검고, 얼굴에 주름살이 많고, 머리가 크고, 턱이 넓고, 어깨가 좁고, 배가 크고, 손발 놀리기 좋아하고, 걸을 때 몸을 흔들고, 꼬리뼈와 등이 길고, (남을) 존경하거나 두려워하지 않고, 남을 잘 속여서 형벌로 죽습니다. 가을겨울은 잘 견디나, 봄여름은 잘 못 견디고 (몹쓸 기운을) 느껴서 탈

납니다. (이들은) 족소음과 같고, (사람됨이) 때가 묻었습니다. (수의 꼴은 다시 5가지로 나눕니다.) 대우인 사람은 오른발의 태양과 같고, 태양의 위쪽이어서, (사람됨이) 득의양양합니다. 소우인 사람은 왼발의 태양과 같고, 태양의 아래쪽이어서, (사람됨이) 꼬부라진 듯 소탈하지 않습니다. 중우인 사람은 오른발의 태양과 같고, 태양의 아래쪽이어서, (사람됨이) 조용합니다. 질우인 사람은 왼발의 태양과 같고, 태양의 위쪽이어서, (사람됨이) 한가롭고 안정되어 있습니다.

무릇(是故) 5가지 꼴의 사람이 25가지로 바뀌는 것은, 뭇사람들이 서로 다른 것이 있는 까닭임이 옳습니다.

64-7

黃帝曰 : 得其形, 不得其色, 何如? 岐伯曰 : 形勝色, 色勝形者, 至其勝時年加, 感則病行, 失則憂矣. 形色相得者, 富貴大樂. 黃帝曰 : 其形色相勝之時年加, 可知乎? 岐伯曰 : 凡人之大忌, 常加九歲, 七歲, 十六歲, 二十五歲, 三十四歲, 四十三歲, 五十二歲, 六十一歲, 皆人之大忌, 不可不自安也, 感則病行, 失則憂矣. 當此之時, 無爲奸事, 是謂年忌.

임금이 말했다. (사람이 5행의) 꼴을 갖추었으나, 그(에 맞는) 살빛을 못 갖춘 것은 어떻습니까?

스승이 말했다. (상극관계에서) 꼴이 살빛을 이기거나 살빛이 꼴을 이기는 사람이 그 (상극의) 이기는 철(時)이나 해(年)에 이르러 (몹쓸 기운을) 받으면 탈나고, (고칠 때를) 놓치면 걱정거리가 생깁니다. 꼴과 살빛이 서로 얻은 사람은 부귀하고 크게 즐겁습니다.

임금이 말했다. 그 꼴과 살빛이 (상극관계로) 서로 이기는 철과 해가 더해지는 것은 알 수 있습니까?

스승이 말했다. 무릇 사람이 크게 꺼릴 것은 늘 9살을 더합니다. 7살(부터 9를 더하면), 16살, 25살, 34살, 43살, 52살, 61살은, 모든 사람이 크게 꺼릴 (때)로, 스스로 안정하지 않을 수 없습니다. (이런 때 몹쓸 기운을) 받으면 탈나는데, (고칠 때를) 잃으면 걱정거리가 생깁니다. 이때를 맞아서 나쁜 짓을 하지 말아야 합니다. 이를 일러 그 해를 꺼린다고 합니다.

64-8

黃帝曰 : 夫子之言, 脈之上下, 血氣之候, 以知形氣, 奈何? 岐伯曰 : 足陽明之上, 血氣盛則髥美長; 血少氣多則髥短; 氣少血多則髥少; 氣血皆少則無髥, 兩吻多畫. 足陽明之下, 血氣盛則下毛美長至胸; 血多氣少則下毛美短至臍, 行則善高擧足, 足指少肉, 足善寒; 血少氣多則肉而善瘃; 血氣皆少則無毛, 有則稀枯悴, 善痿厥足痺.

임금이 말했다. 스승의 말씀은, 경맥의 위와 아래, 피와 기운의 조짐으로 꼴의 기운을 알 수 있다고 하셨는데, 어떻습니까?

스승이 말했다. 족양명의 위쪽에 피와 기운이 드세면 구레나룻이 아름답고 깁니다. 피가 적고 기운이 많으면 구레나룻이 짧습니다. 기운이 적고 피가 많으면 구레나룻이 적습니다. 기운과 피가 모두 적으면 구레나룻이 없고, 입가에 주름(畫)이 많습니다. 족양명의 아래쪽에 피와 기운이 드세면 거웃이 아름답고 길어서, 가슴까지 이릅니다. 피가 많고 기운이 적으면 거웃이 아름답되 짧아서 배꼽까지 이릅니다. 걸으면 발을 높이 들기를 좋아하고, 발가락의 살이 적고, 발이 자주 차갑습니다. 피가 적고 기운이 많으면 살이 자주 동상에 걸립니다. 피와 기운이 모두 적으면 거웃이 없고, 있더라도 드문드문 자라고 거칠고, 다리에 힘이 없고 차가우며 저립니다.

足少陽之上, 氣血盛則通髥美長; 血多氣少則通髥美短; 血少氣多則少髥; 血氣皆少則無髥, 感於寒濕則善痺, 骨痛爪枯也. 足少陽之下, 血氣盛則脛毛美長, 外踝肥; 血多氣少則脛毛美短, 外踝皮堅而厚; 血少氣多則脛毛少, 外踝皮薄而軟; 血氣皆少則無毛, 外踝瘦無肉.

족소양의 위쪽에 기운과 피가 드세면 구레나룻이 아름답고 길고, 피가 많고 기운이 적으면 구레나룻이 아름답되 짧습니다. 피가 적고 기운이 많으면 구레나룻이 적습니다. 기운과 피가 모두 적으면 구레나룻이 나지 않고, 추위와 더위를 받으면 자주 저리고 뼈가 아프고 손발톱이 메마릅니다. 족소양의 아래쪽에 기운과 피가 드세면 정강이 털이 아름답고 길며, 바깥 사타구니가 풍만합니다. 피가 많고 기운이 적으면 정강이 털이 아름답되 짧고, 바깥 복사뼈의 살갗이 단단하고 두껍습니다. 피가 적고 기운이 많으면 정강이 털이 적고, 바깥 복사뼈의 살갗이 얇고 연합니다. 기운과 피가 모두 적으면 정강이에 털이 없고, 바깥 복사뼈가 야위어 살이 없습니다.

足太陽之上, 血氣盛則美眉, 眉有毫毛; 血多氣少則惡眉, 面多小理; 血少氣多則面多肉, 血氣和則美色. 足太陽之下, 血氣盛則跟肉滿, 踵堅; 氣少血多則瘦, 跟空; 血氣皆少則善轉筋, 踵下痛.

족태양의 위쪽에 기운과 피가 드세면 눈썹이 아름답고 길고, 눈썹에 긴 털이 섞여 있습니다. 피가 많고 기운이 적으면 눈썹이 거칠고, 얼굴에 잔주름이 많습니다. 피가 적고 기운이 많으면 얼굴에 살이 많습니다. 기운과 피가 고르면 낯빛이 아름답습니다. 족태양의 아래쪽에 기운과 피가 드세면 뒤꿈치에 살이 가득하고, 땅에 닿는 뒤꿈치 부분이 튼튼합니다. 기운이 적고 피가 많으면 뒤꿈치가 야위고, 살이 거의 없습니다. 피와 기운이 모두 적으면 자주 힘줄이 뒤틀리고(轉) 발뒤꿈치 아래가 아픕니다.

手陽明之上, 血氣盛則髭美, 血少氣多則髭惡; 血氣皆少則無髭. 手陽明之下, 血氣盛則腋下毛美, 手魚肉以溫; 氣血皆少則手瘦以寒. 手少陽之上, 血氣盛則眉美以長, 耳色美; 血氣皆少則耳焦惡色. 手少陽之下, 血氣盛則手卷多肉以溫; 血氣皆少則寒以瘦; 氣少血多則瘦以多脈. 手太陽之上, 血氣盛則多鬚, 面多肉而平; 血氣皆少則面瘦惡色. 手太陽之下, 血氣盛則掌肉充滿; 血氣皆少則掌瘦以寒.

수양명의 위쪽에 기운과 피가 드세면 콧수염이 아름답습니다. 피가 적고 기운이 많으면 콧수염에 나쁘고, 피와 기운이 모두 적으면 콧수염이 없습니다. 수양명의 아래쪽에 기운과 피가 드세면 겨드랑이의 털이 아름답고, 어제(혈 부분)의 살이 따뜻합니다. 기운과 피가 모두 적으면 손이 야위고 차갑습니다.

수소양의 위쪽에 기운과 피가 드세면 눈썹이 아름답고 길고, 귓바퀴의 빛깔이 아름답습니다. 기운과 피가 모두 적으면 귀가 불에 탄 듯이 빛깔이 나쁩니다. 수소양의 아래쪽에 기운과 피가 드세면 손등에 살이 많고 따뜻합니다. 기운과 피가 모두 적으면 (손등이) 차고 야윕니다. 기운이 적고 피가 많으면 (손등이) 야위어 핏줄이 많이 (보입니다).

수태양의 위쪽에 기운과 피가 드세면 턱수염이 많고, 얼굴에 살이 많고 반듯합니다. 기운과 피가 적으면 얼굴이 야위고 낯빛이 나쁩니다. 수태양의 아래쪽에 기운과 피가 드세면 손바닥의 살이 가득 찹니다. 기운과 피가 모두 적으면 손바닥의 살이 야위고 차갑습니다.

黃帝曰：二十五人者，刺之有約乎？岐伯曰：美眉者，足太陽之脈氣
血多；惡眉者，血氣少；其肥而澤者，血氣有餘；肥而不澤者，氣有餘，
血不足；瘦而不澤者，氣血俱不足. 審察其形氣有餘不足而調之，可以
知逆順矣. 黃帝曰：刺其諸陰陽奈何？岐伯曰：按其寸口人迎，以調
陰陽，切循其經絡之凝澁，結而不通者，此於身皆爲痛痹，甚則不行，
故凝澁. 凝澁者，致氣以溫之，血和乃止. 其結絡者，脈結血不行，決
之乃行. 故曰：氣有餘於上者，導而下之；氣不足於上者，推而休之；
其稽留不止者，因而迎之，必明於經隧，乃能持之. 寒與熱爭者，導而
行之；其宛陳血不結者，則而予之. 必先明知二十五人，則血氣之所在，
左右上下，刺約畢也.

임금이 말했다. 25가지 사람에게 찌르는 데는 어떤 원칙이 있습니까?

스승이 말했다. 눈썹이 아름다운 사람은 족태양의 경맥에 기운과 피가 많습
니다. 눈썹이 나쁜 사람은 피와 기운이 적습니다. 살찌고 윤나는 사람은 피와
기운이 남습니다. 살쪘으나 윤나지 않는 사람은 기운이 남고 피는 모자랍니다.
야위고 윤나지 않는 사람은 기운과 피가 모두 모자랍니다. 그 꼴(에 따라) 기운이
남고 모자라는 것을 살펴서 이를 조절하면 거스름과 따름을 알 수 있습니다.

임금이 말했다. 그 모든 음과 양(의 경맥)을 찌르는 것은 어떻게 합니까?

스승이 말했다. 촌구와 인영을 짚어서 그 음과 양을 조절하고, 그 경락의 엉
김과 껄끄러움을 더듬어서 살핍니다. 맺혀서 뚫리지 않은 사람은 이것이 몸에
서 모두 아픔과 저림이 되고, 심하면 흐르지 않습니다. 그러므로 엉기고 껄끄럽
습니다. 엉기고 껄끄러운 사람은 기운을 이르게 하여 이를 따스하게 하고, 혈맥
이 고르게 되면 이에 그칩니다. 그 낙맥이 맺힌 사람은 맥에서 피가 맺혀서 흐
르지 않으므로 이를 터서(決) 흐르게 합니다.

그러므로 말하기를, 기운이 위에서 남은 사람은 이를 이끌어 내리고, 기운이 위에서 모자란 사람은 이를 밀어서 (기운이 이르기를) 기다리고(休), 머물러 두었는데도 (불균형이) 그치지 않는 사람은 이를 맞아서 (기운을 끌어옵니다.) 반드시 경맥의 흐름에 밝아야 이를 지킬 수 있습니다. 추위와 열이 싸우는 사람은 이를 이끌어서 흐르게 합니다. 오래 머문 피라도 맺히지 않은 사람은 이를 원칙에 따라 적용합니다. 반드시 먼저 25사람(의 꼴)을 또렷이 알면 피와 기운이 위아래나 왼쪽 오른쪽 어느 쪽에 있든지 찌르기의 원칙이 다 이루어집니다(畢).

통천(通天) 제72
– 사람의 5가지 갈래

72-1

黃帝問於少師曰 ： 余嘗聞人有陰陽, 何謂陰人? 何謂陽人? 少師曰 ： 天地之間, 六合之內, 不離於五, 人亦應之, 非徒一陰一陽而已也, 而略言耳, 口弗能遍明也.

임금이 말했다. 내가 일찍이 듣기에 사람에게 음과 양이 있다고 하는데, 어떤 것이 음인입니까? 어떤 것이 양인입니까?

스승이 말했다. 하늘과 땅의 사이, 위와 아래 사방의 안에 (있는 모든 것은) 5(행)에서 떨어지지 않습니다. 사람 또한 이에 호응합니다. 비단 1음1양만에 그치는 것이 아닙니다. (이는) 간략하게 말한 것일 뿐입니다. 입으로는 다 밝힐 수 없습니다.

黃帝曰 : 願略聞其意, 有賢人聖人, 心能備而行之乎? 少師曰 : 蓋有
太陰之人, 少陰之人, 太陽之人, 少陽之人, 陰陽和平之人, 凡五人者,
其態不同, 其筋骨氣血各不等.

임금이 말했다. 바라건대 그 뜻을 간략하게 듣고 싶습니다. 어떤 현인과 성
인이 마음으로 이를 갖추어 시행할 수 있습니까?

스승이 말했다. 대개 태음인 사람, 소음인 사람, 태양인 사람, 소양인 사람,
음양이 고른 사람이 있습니다. 이들 5가지 사람은 그 모습이 다르고, 그 힘줄과
뼈 기운과 피가 각기 같지 않습니다.

黃帝曰 : 其不等者, 可得聞乎? 少師曰 : 太陰之人, 貪而不仁, 下齊湛
湛, 好內而惡出, 心抑而不發, 不務於時, 動而後之, 此太陰之人也.

임금이 말했다. 그 같지 않은 것은 들을 수 있습니까?

스승이 말했다. 태음인 사람은 탐욕스럽고 어질지 못하나, (겉으로는) 낮추고
(누구한테나) 똑같이 대하는데 물처럼 깊어서 (그 속마음이 보이지 않습니다.) 받아들
이기만 좋아하고 내놓기를 싫어하고, 속마음을 드러내지 않고, 선한 일(時)에 힘
쓰지 않고, 남들이 움직이면 이를 따릅니다. 이것은 태음인 사람(의 특징)입니다.

少陰之人, 小貪而賊心, 見人有亡, 常若有得, 好傷好害, 見人有榮,
乃反慍怒, 心疾而無恩, 此少陰之人也.

소음인 사람은 작은 이익을 탐하고 나쁜 마음을 품어서, 남에게 망할 일이
있는 것을 보면 마치 무엇을 얻은 듯이 기뻐하고, 남을 다치게 하길 좋아하고

해치길 좋아하고, 남이 잘 되는 것을 보면 도리어 성내고, 마음이 시샘하여 남에게 은혜를 베풀지 않습니다. 이것이 소음인 사람(의 특징)입니다.

72-5

太陽之人, 居處于于, 好言大事, 無能而虛說, 志發于四野, 擧措不顧是非, 爲事如常自用, 事雖敗, 而常無悔, 此太陽之人也.

태양인 사람은 매사에 만족스러워하고, 큰일을 말하기를 좋아하고, 무능하면서도 빈말을 잘하고, 뜻을 온 세상에 드러내고, 일 처리에 옳고 그름을 가리지 않고, 일을 하는데 자신감이 지나쳐 일이 비록 실패할지라도 뉘우침이 없습니다. 이것이 태양인 사람(의 특징)입니다.

72-6

少陽之人, 諟諦好自貴, 有小小官, 則高自宣, 好爲外交, 而不內附, 此少陽之人也.

소양인 사람은 세밀하여 빈틈이 없고 자존심이 매우 강하고, 낮은 벼슬이라 하더라도 뽐내고 스스로 나타내고, 밖으로 사귀는 것은 좋아하나 안으로 붙는(친한) 사람이 없습니다. 이것이 소양인 사람(의 특징)입니다.

72-7

陰陽和平之人, 居處安靜, 無爲懼懼, 無爲欣欣, 婉然從物, 或與不爭, 與時變化, 尊則謙謙, 譚而不治, 是謂至治.

음과 양이 고른 사람은 조용한 곳에 지내고, 두려움이 없고 욕심이 없고, 사물을 따르고, 주어서 다투지 않고 때와 더불어 바꾸어갑니다. 높아지면 겸손해하고, 말로 하되 다스리지 않습니다. 이를 일러 지극한 다스림이라고 합니다.

古人善用針艾者, 視人五態乃治之, 盛者瀉之, 虛者補之.

옛날에 침과 쑥을 잘 쓴 사람은 5가지 모습을 보고 이에 이를 다스렸는데,
드센 사람은 이를 덜어내고, 허한 사람은 이를 보탰습니다.

黃帝曰 : 治人之五態奈何? 少師曰 : 太陰之人, 多陰而無陽, 其陰血
濁, 其衛氣澁, 陰陽不和, 緩筋而厚皮, 不之疾瀉, 不能移之.

임금이 말했다. 사람의 5가지 모습을 다스리는 것은 어떻게 합니까?

스승이 말했다. 태음인 사람은 음이 많고 양이 없습니다. 그 음의 피가 흐리
고 그 위기가 껄끄럽고, 음과 양이 고르지 않고, 힘줄이 느슨하고 살갗이 두껍
습니다. 빨리 덜어내지 않으면 이를 없앨 수 없습니다.

少陰之人, 多陰而少陽, 小胃而大腸, 六腑不調, 其陽明脈小而太陽脈
大, 必審而調之, 其血易脫, 其氣易敗也.

소음인 사람은 음이 많고 양이 적고, 밥통이 작고 창자가 커서, 6부가 고르
지 않습니다. 그 (족)양명의 맥이 작고 태양의 맥이 큽니다. 반드시 이를 살펴서
조절합니다. (이들은) 그 피가 쉽게 빠져나가고 그 기운도 쉽게 다칩니다.

太陽之人, 多陽而無陰, 必謹調之, 無脫其陰, 而瀉其陽, 陽重脫者易
狂, 陰陽皆脫者, 暴死不知人也.

태양인 사람은 양이 많고 음이 없습니다. 반드시 이를 삼가 조절하여 그 음

을 빼앗기지 않도록 하고, 그 양을 덜어냅니다. (만약) 양이 거듭 빠져나간 사람
은) 쉽게 미치고, 음과 양이 모두 빠져나간 사람은 갑자기 죽거나 사람을 알아
보지 못합니다.

72-12

少陽之人, 多陽而少陰, 經小而絡大, 血在中而氣在外, 實陰而虛陽,
獨瀉其絡脈, 則强氣脫而疾, 中氣不足, 病不起也.

소양인 사람은 양이 많고 음이 적고, 경맥이 작고 낙맥이 큽니다. (음인) 피
는 속에 있고 (양인) 기운은 밖에 있습니다. 음(의 기운)을 충실하게 하고 양(의 기
운)을 허하게 합니다. 오직 그 낙맥을 덜어내면 뻣뻣해져(强) 기운이 빠져나가
는 것이 빨라져서 복판의 기운이 모자라므로 탈이 낫지 않습니다.

72-13

陰陽和平之人, 其陰陽之氣和, 血脈調. 宜謹診其陰陽, 視其邪正, 安
其容儀, 審有餘不足, 盛則瀉之, 虛則補之, 不盛不虛, 以經取之. 此
所以調陰陽, 別五態之人者也.

음과 양이 고른 사람은 음과 양의 기운이 조화롭고 혈맥이 조절됩니다. 마
땅히 삼가서 음과 양을 진단하고, 몹쓸 기운과 올바른 기운을 보고, 그 용모나
차림새를 알고(安) 남는 것과 모자라는 것을 살피는데, 드세면 덜어내고 허하면
보태고, 드세지도 허하지도 않으면 그 경맥을 (치료할 대상으로) 고릅니다. 이것
이 음과 양을 고르게 하고, 5가지 모습인 사람을 가르는 것입니다.

72-14

黃帝曰 : 夫五態之人者, 相與毋故, 卒然新會, 未知其行也, 何以別

之? 少師答曰 : 衆人之屬, 不如五態之人者, 故五五二十五人, 而五態
之人不與焉. 五態之人, 尤不合於衆者也.

임금이 말했다. 무릇 5가지 모습의 사람이란, 서로 알고 지내지 않고 갑자기
만나면 그 (사람의) 행동거지를 알지 못하는데, 어떻게 이를 가릅니까?

스승이 말했다. 뭇사람들의 속성은 5가지 모습의 사람과 같지 않은 것이므
로, (좀 더 다양하게 적용하기 위하여) 5의 5인 25사람(의 꼴)이 있습니다. (너무 단순
화하여) 5가지 모습의 사람은 이에(焉) 들지 않습니다. 5가지 모습의 사람은 더
욱 뭇사람들과는 맞지 않습니다.

72-15

黃帝曰 : 別五態之人奈何? 少師曰 : 太陰之人, 其狀黮黮然黑色, 念
然下意, 臨臨然長大, 膕然未僂, 此太陰之人也.

임금이 말했다. 5가지 모습의 사람을 가르는 것은 어떻게 합니까?

스승이 말했다. 태음인 사람은 그 모습이 거뭇거뭇하고, (마치) 생각이 그런
듯이 자신의 뜻을 낮추는 듯하고, (몸이) 큼직큼직하고, 구부정하나 아직 곱추인
것은 아닙니다. 이것이 태음의 사람입니다.

72-16

少陰之人, 其狀淸然竊然, 固以陰賊, 立而躁嶮, 行而似伏, 此少陰之
人也.

소음인 사람은 그 모습은 맑으나 뒷구멍에서 못된 짓을 하고, 늘(固) 남을 해
치려는 마음을 품고 있고, 서면 조급하고 불안하여 악하게 보이고, 걸어갈 때는
마치 기는 것 같습니다. 이것이 소음인 사람입니다.

72-17

太陽之人, 其狀軒軒儲儲, 反身折膕, 此太陽之人也.

태양인 사람은 그 모습이 득의양양하여 오만방자하고, (배를 내밀어) 몸이 뒤로 젖혀지고 오금이 구부러집니다. 이것이 태양인 사람입니다.

72-18

少陽之人, 其狀立則好仰, 行則好搖, 其兩臂兩肘則常出於背, 此少陽之人也.

소양인 사람은 그 모습이 서면 머리를 높이 쳐들고, 걸으면 (몸을) 흔들길 좋아하고, 양팔과 양손이 늘 뒷짐 집니다. 이것이 소양인 사람입니다.

72-19

陰陽和平之人, 其狀委委然, 隨隨然, 顒顒然, 愉愉然, 然, 豆豆然, 衆人皆曰君子, 此陰陽和平之人也.

음과 양이 고른 사람은 그 모습이 온화하고 점잖고, (성격이) 유순하여 환경에 잘 적응하고, (태도가) 엄숙하고 품행이 단정하고, 사람을 부드럽게 대하고, 눈빛이 자상하고 상냥하며, 행동거지에 절도가 있고, 일을 분명하게 처리하여, 사람들이 모두 군자라고 합니다. 이것이 음과 양이 고른 사람입니다.

본신(本神) 제8

− 사람이란 무엇인가?

8-1

黃帝問於岐伯曰：凡刺之法, 先必本於神. 血·脈·營·氣·精神, 此
五臟之所藏也, 至其淫泆離藏則精失, 魂魄飛揚, 志意恍亂, 智慮去身
者, 何因而然乎? 天之罪與? 人之過乎? 何謂德·氣·生·精·神·
魂·魄·心·意·志·思·智·慮? 請問其故.

임금이 스승에게 물었다. 무릇 찌르기의 법은 먼저 반드시 (환자의) 얼에 바
탕을 두어야 합니다. 피·맥·영(營)·기운·불거름(精), 이것은 5장이 갈무리하
는 바입니다. (이들이) 어지러운 지경에 이르러 (5)장과 떨어지면 불거름(의 기운)
을 잃고 넋(魂魄)이 들뜨고, 뜻(志意)이 어지러워지고, 슬기(智)와 꾀(慮)가 몸을
떠나는 것은 어떻게 된 것입니까? 하늘의 죄입니까? 사람의 허물입니까? 무엇
을 질서(德)·기운(氣)·생명(生)·불거름(精)·얼(神)·혼(魂)·넉(魄)·마음(心)·

새긴 뜻(意) · 먹은 뜻(志) · 생각(思) · 슬기(智) · 꾀(慮)라고 합니까? 청컨대 그 까닭을 여쭙니다.

岐伯答曰 : 天之在我者德也; 地之在我者氣也; 德流氣薄而生者也. 故生之來謂之精; 兩精相搏謂之神; 隨神往來者謂之魂; 并精而出入者謂之魄; 所以任物者謂之心. 心有所憶謂之意, 意之所存謂之志, 因志而存變謂之思, 因思而遠慕謂之慮, 因慮而處物謂之智. 故智者之養生也, 必順四時而適寒暑, 和喜怒而安居處, 節陰陽而調剛柔, 如是則僻邪不至, 長生久視.

스승이 답했다. (사람은 하늘과 땅의 작용을 받아서 살아가므로, 내 안에는 그 둘의 특징이 있는데), 내 안의 (버릇이나 관습 같은) 하늘(의 특징)은 질서(德)라고 하고, 땅(의 특징)은 기운이라고 합니다. (하늘의) 질서가 (아래로) 내려와 (땅의) 기운과 부딪혀서 (활동력을) 낳는 것입니다. 그러므로 생명이 오는 것을 불거름(精)이라고 하고, (음과 양) 두 불거름(의 기운)이 서로 부딪는 것을 얼(神)이라고 하고, 얼이 오가는 것을 혼(魂)이라고 하고, 불거름과 함께 드나드는 것을 넋(魄)이라고 하고, 일(物)을 떠맡는 것을 마음(心)이라고 하고, 마음에 기억하는 바가 있는 것을 새긴 뜻(意)이라고 하고, 새긴 뜻이 오래 보존된 것을 먹은 뜻(志)이라고 하고, 먹은 뜻에 근거하여 변화를 살피는(存) 것을 생각(思)이라고 하고, 생각에 근거하여 멀리 그리는 것을 꾀(慮)라고 하고, 꾀에 근거하여 일을 처리하는 것을 슬기(智)라고 합니다. 그러므로 슬기로운 사람이 삶을 기르는 것은, 반드시 네 철을 따라서 추위와 더위에 적응하고, 즐거움이나 노여움을 고르게 하여 편안하게 살고, 음과 양이 (치우치지 않도록) 절제하여 굳셈과 부드러움을 조절합니다. 이와 같이 하면 치우치고 몹쓸 기운이 이르지 않아서 오래 삽니다(視=活).

是故怵惕思慮者則傷神, 神傷則恐懼流淫而不止. 因悲哀動中者, 竭絕
而失生. 喜樂者, 神憚散而不藏. 愁憂者, 氣閉塞而不行. 盛怒者, 迷
惑而不治. 恐懼者, 神蕩憚而不收.

이러므로 (지나치게) 두려워하거나 생각하고 꾀하는 사람은 얼을 다치고, 얼
이 다치면 두려움이 흘러넘쳐서 그치지 못합니다. 슬픔과 애달픔으로 인해 애
를 끊는 사람은 (기운이) 바닥나고 끊어져서 목숨을 잃습니다. 기쁨과 즐거움(이
지나친) 사람은 얼이 닳고 흩어져서 갈무리되지 않습니다. 걱정 근심(이 지나친)
사람은 기운이 닫히고 막혀 흐르지 않습니다. 벌컥 성내는 사람은 (마음이) 미혹
되어 다스리지 못합니다. 두려움(이 지나친) 사람은 얼이 제 멋대로 흩어져 거두
지 못합니다.

心怵惕思慮則傷神, 神傷則恐懼自失, 破 脫肉, 毛悴色夭, 死於冬. 脾
愁憂而不解則傷意, 意傷則悗亂, 四肢不擧, 毛悴色夭, 死於春. 肝悲
哀動中則傷魂, 魂傷則狂忘不精, 不精則不正當, 人陰縮而攣筋, 兩脇
骨不擧, 毛悴色夭, 死於秋. 肺喜樂無極則傷魄, 魄傷則狂, 狂者意不
存人, 皮革焦, 毛悴色夭, 死於夏. 腎盛怒而不止則傷志, 志傷則喜忘
其前言, 腰脊不可以俯仰屈伸, 毛悴色夭, 死於季夏.

마음이 두려워하거나 생각과 꾀가 (지나치면) 얼을 다치고, 얼이 다치면 두려
워하여 자신을 잃습니다. (그러면 허벅지 같이) 두툼한 살덩이들이 무너지고 살을
빼앗겨, 털이 파리하고 낯빛이 죽을 빛인데, (5행상 심화의 상극인) 겨울에 죽습니
다. 비장은 걱정 근심이 풀리지 않으면 새긴 뜻을 다치고, 새긴 뜻이 다치면 (정
신이) 흐릿하고 어지러우며, 팔다리를 잘 못 움직이고, 털이 파리하고 낯빛이 죽
을 빛인데, (5행의 상극인) 봄에 죽습니다. 간은 슬픔이 지나쳐 애를 끊으면 혼을

다치고, 혼이 다치면 미친 것처럼 망령되어 (이것과 저것을) 가리지 못하고, 가리지 못하면 (해야 하는 것을 제대로) 하지 못하고, 불두덩이 오그라들고 힘줄에 경련이 나고, 양쪽 갈비뼈(가 아파서) 못 움직이고, 털이 파리하고 낯빛이 죽을 빛인데, (5행의 상극인) 가을에 죽습니다. 허파는 기쁨과 즐거움에 끝이 없으면 넋을 다치고, 넋이 다치면 미치게 되고, 미치면 (옆에) 있는 사람을 눈치 보지 않고, 살갗이 타는 듯하고, 털이 파리하고 낯빛이 죽을 빛인데, (5행의 상극인) 여름에 죽습니다. 콩팥은 드세게 성내서 그치지 않으면 '먹은 뜻'(志)을 다치고, '먹은 뜻'이 다치면 방금 전에 했던 말을 기억하지 못하고, 허리와 등이 (아파서) 구부렸다 폈다를 못하고, 털이 파리하고 낯빛이 죽을 빛인데, (5행의 상극인) 장마철에 죽습니다.

恐懼而不解則傷精, 精傷則骨痠痿厥, 精時自下. 是故五臟主藏精者也, 不可傷, 傷則失守而陰虛, 陰虛則無氣, 無氣則死矣. 是故用針者, 察觀病人之態, 以知精神魂魄之存亡得失之意, 五臟以傷, 針不可以治之也.

두려움이 풀리지 않으면 불거름을 다치고, 불거름이 다치면 뼈가 시리고 힘 없는 위궐이 생기며, 정액이 (새어) 저절로 쏟아집니다. 이러므로 5장은 불거름을 갈무리하는 일을 주관하니 다치게 할 수 없는데, 다치면 (안을) 못 지켜서 음이 허해지고, 음이 허해지면 기운이 없고, 기운이 없으면 죽습니다. 이러므로 침을 쓰는 사람은 환자의 모습을 잘 관찰하여, 불거름(精)·얼(神)·혼(魂)·넋(魄)이 잘 보존되었는지 망가졌는지 얻었는지 잃었는지 알아야 합니다. 5장이 벌써 다쳤으면 침으로는 다스릴 수 없습니다.

肝藏血, 血舍魂, 肝氣虛則恐, 實則怒. 脾藏營, 營舍意, 脾氣虛則四
肢不用, 五臟不安, 實則腹脹經溲不利. 心藏脈, 脈舍神, 心氣虛則悲,
實則笑不休. 肺藏氣, 氣舍魄, 肺氣虛則鼻塞不利少氣, 實則喘喝, 胸
盈仰息. 腎藏精, 精舍志, 腎氣虛則厥, 實則脹, 五臟不安. 必審五臟
之病形, 以知其氣之虛實, 謹而調之也.

간은 피를 갈무리하는데, 피는 혼이 사는 집입니다. 간의 기운이 허하면 두
려워하고, 실하면 성냅니다. 비장은 영(혈)을 갈무리하는데, 영은 '새긴 뜻'(意)
이 사는 집입니다. 비장의 기운이 허하면 팔다리를 못 쓰고 5장이 불안하며, 실
하면 배가 부르고 달거리(經)와 똥오줌(溲)이 이롭지 못합니다. 염통은 맥을 갈
무리하는데, 맥은 얼이 사는 집입니다. 염통의 기운이 허하면 슬퍼하고, 실하면
웃음이 그치지 않습니다. 허파는 기운을 갈무리하는데 기운은 넋(魄)이 사는 집
입니다. 허파의 기운이 허하면 코가 막혀 이롭지 않고 숨이 차고, 실하면 기침
이 나고 목마르고 가슴이 가득 찬 듯이 답답하고 고개를 쳐들고 숨쉽니다. 콩팥
은 불거름을 갈무리하는데 불거름은 '먹은 뜻' (志)이 사는 집입니다. 콩팥의 기
운이 허하면 손발이 싸늘해지고, 실하면 아랫배가 부르고 5장이 불안해집니다.
반드시 5장에 나타나는 탈의 꼴을 살펴서 그 기운의 허와 실을 알고 삼가 이를
조절해야 합니다.

제 III 부

침 술

제 8 장
침의 종류, 원리, 방법

침의 종류, 원리, 방법

구침십이원(九針十二原) 제1
- 9침과 12원혈

1-1

黃帝問于岐伯曰 : 余子萬民, 養百姓, 而收其租稅. 余哀其不給, 而屬
有疾病. 余欲勿使被毒藥, 無用砭石, 欲以微針通其經脈, 調其血氣,
營其逆順出入之會. 令可傳于後世, 必明爲之法. 令終而不滅, 久而不
絶, 易用難忘, 爲之經紀. 異其篇章, 別其表裏, 爲之終始. 令各有形,
先立鍼經. 願聞其情.

임금이 스승에게 물었다. 저는 온 백성을 자식처럼 여기고, 많은 집안(姓)을
기르고, 세금을 거두어들입니다. 저는 백성들이 (필요한 물자를) 받지 못하고 끊
임없이(屬) 탈에 시달리는 것을 애달프게 여깁니다. 나는 그들에게 약물을 먹거
나(被) 돌조각을 쓰지 않고, 아주 작은 침으로 그들의 경맥을 통하게 하고 피와
기운을 조절하여, (경맥과 기혈이) 거스르고 따르고 드나드는 자리(會)를 매듭짓

고자(營) 합니다. (이를) 후세에 전하되 반드시 또렷하게 하여 법령으로 삼고, (세상이) 끝나도록 사라지지 않고, 오래도록 끊어지지 않고, 쉽게 쓰면서도 잘 잊히지 않게 하여, 이를 (베틀의) 씨줄과 (그물의) 벼리 (같은 중요한 원칙)으로 삼게 하고자 합니다. (이에 말씀하실 내용을) 편과 장으로 달리하고 겉과 속을 가르고, 이를 처음과 끝으로 삼아서 각기 (편과 장의) 꼴을 갖추어, 『침경』을 먼저 세우고자 하니, 바라건대 그 이치를 듣고 싶습니다.

1-2

岐伯答曰 ： 臣請推而次之, 令有紀綱, 始于一, 終于九焉. 請言其道. 小針之要, 易陳而難入, 粗守形, 上守神. 神乎, 神客在門, 未睹其疾, 惡知其原? 刺之微, 在速遲, 粗守關, 上守機, 機之動, 不離其空, 空中之機, 清靜而微, 其來不可逢, 其往不可追. 知機之道者, 不可挂以髮, 不知機道者, 叩之不發, 知其往來, 要與之期, 粗之闇乎, 妙哉, 工獨有之. 往者爲逆, 來者爲順, 明知逆順 正行無問. 迎而奪之, 惡得無虛? 隨而濟之, 惡得無實? 迎之隨之, 以意和之, 針道畢矣.

스승이 답했다. 신이 청컨대 미루고 차례 지워 (원칙인) 벼리가 서도록 하되, 1에서 비롯하여 9에 마치도록 하겠습니다. 청컨대 그 이치를 말씀드리겠습니다. 작은 침의 요체는 (말로) 펼치기는 쉬우나 (깊은 경지에) 들기는 어렵습니다. 서툰 의원은 꼴(形)을 지키지만, 훌륭한 의원은 얼(神)을 지킵니다. 얼은 얼일 뿐(이어서 듣거나 만져지지 않습니다.)[1] 그러므로 얼이나 몹쓸 기운(客)이 (몸에 깃듦에는) 문이 있어서, (몹쓸 기운이 일으키는) 그 탈을 아직 보지 못한다면 어찌(惡)

---

1) 神乎神, 耳不聞目明: 『소문』의 「8정신명론」에 똑같은 구절이 나온다. 여기서는 그 구절을 반영하여 옮겼다.

그 원인을 알 수 있겠습니까?

(침) 찌르기의 미묘함은 빠르고 느림에 있습니다. 섣부른 의원은 (팔다리의) 뼈마디를 지키고, 훌륭한 의원은 (기운이 오가는 낌새인) 기틀을 지킵니다. 기틀(인 낌새)의 움직임은 구멍(인 혈)을 벗어나지 않는데, 구멍 속의 기틀(인 낌새)는 조용하면서도 (보이지 않을 만큼) 작아서, (기운이) 와도 만날 수 없고 가도 좇을 수 없습니다. 기운이 움직이는 이치를 아는 사람은 터럭 (한 올도) 걸 수 없(을 만큼 딱 알맞)고, 이치를 모르는 사람은 활시위를 당겨도 (쏠 순간을 몰라) 쏠 수 없습니다. 기운이 오고 가는 것을 알면 (침놓는) 시기를 알 수 있습니다. 서툰 의원은 어둡습니다. 오묘함은, 훌륭한 의원이 간직합니다. 오는 것이 거스름이고, 가는 것이 따름입니다. 거스름과 따름을 또렷이 알면 바로 침 놔도 아무 문제가 없습니다. (오는 기운을) 맞아서 빼앗으면 어찌(惡) 허해지지 않겠습니까? (가는 기운을) 따라가서 손대면 어찌 실해지지 않겠습니까? (기운을) 맞(아서 덜어내)고 (기운의 흐름을) 따라서 (보태)는데, 내 뜻대로 조화를 부릴 수 있으면 침의 이치는 다한 것입니다.

1-3

凡用針者, 虛則實之, 滿則泄之, 宛陳則除之, 邪盛則虛之.《大要》曰：
徐而疾則實, 疾而徐則虛, 言實與虛, 若有若無. 察後與先, 若存若亡,
爲虛與實, 若得若失, 虛實之要. 九針最妙, 補瀉之時, 以針爲之. 瀉
曰, 必時內之, 放而出之, 排陽得針, 邪氣得泄. 按而引針, 是謂內溫,
血不得散, 氣不得出也. 補曰隨之. 隨之意, 若妄之, 若行若按如蚊虻,
止如留如還, 去如弦絶, 令左屬右, 其氣故止, 外門已閉, 中氣乃實,
必無留血, 急取誅之.

무릇 침을 쓰는 것은, (기운이) 허하면 실하게 하고, 가득 차면 새나가게 하고, (몹쓸 기운이 풀숲처럼) 우거지면 (베어) 없애고, 몹쓸 기운이 드세면 허하게 하는 것입니다. 『대요』에 이르기를, (맥이나 기운이) 느리다가 빨라지면 실한 것이고, 빠르다가 느려지면 허한 것이라고 하였는데, 실과 허는 (정해진 형태가 따로 있는 것이 아니라, 기운이) 혹은(若) 있기도 하고 혹은 없기도 함을 말한 것입니다. (빠르고 느림의) 나중과 먼저를 살펴서 (그 빠르고 느린 것이) 있음과 없음에 (따라) 허가 되고 실이 되며, (그에 따라 빠르고 느림을) 혹은 얻고 혹은 잃어서 (맥이나 기운이 고르게 되도록 다스리는 것이) 보태고 덜어내는 요점입니다.[2] 9침이 가장 오묘한 것은, 보태고 덜 때에 침으로 이것(보사)을 한다는 것입니다. 덜어내는 것은 (오는 기운을 맞아서), 반드시 때 맞춰 (침을) 들이고, 흔들어서 뽑는 것을 말하는데, 겉(陽)이 트이도록 침을 놓아서 몹쓸 기운이 새나가도록 하는 것입니다. 침을 (손으로) 눌러서 뽑으면 이를 일러 안에 쌓인다(溫)고 하는데, (뭉친) 피가 흩어지지 못하여 (몹쓸) 기운이 (밖으로) 나가지 못합니다. 보태는 것은 (기운을) 따르는 것을 말합니다. (기운을) 따라서 (침놓는) 뜻(意)이 마치 (환자가) 모르는 듯이 하는데, 혹은 침놓거나 혹은 (손끝으로) 더듬거나 하는 것은 마치 모기나 쇠파리처럼 (감쪽같이) 합니다. (침놓는 동작을) 그쳐도 (환자가 느끼기에는 침이 그대로) 머문 것 같기도 하고, (침을) 돌리는 것 같기도 합니다. (침을) 뽑는 것은 활시위가 끊어지는 것 같아서, (재빨리) 왼손으로 뽑고 오른손으로 막습니다. 그러면 기운이 짐짓(故) 머무르고 바깥문(인 침구멍)이 닫혀서, 속의 기운이 충실해집니다. 반드시 머문 피가 없도록 해야 하는데, (머문 피가 있으면) 급히 이를 없애야 합니다.

---

2)   이 부분에서 역대 주석가들이 모두 풀이를 잘못한 것 같다. 빠르고 느림을 침의 속도로 이해한 듯한데, 문맥의 흐름을 보면 꼭 그렇게 보기도 어렵다. 오히려 기운이나 맥의 빠르기로 봐야 더 올바른 풀이가 된다. 여기서는 위험을 무릅쓰고서라도 침놓는 동작이 아닌 기운이나 맥의 빠르기로 풀었다. 비판과 연구를 바란다. 뒤에 나오는 내용의 각주 참조.

持針之道, 堅者爲寶, 正指直刺, 無針左右, 神在秋毫, 屬意病者, 審視血脈, 刺之無殆. 方刺之時, 心在懸陽, 及與兩衡, 神屬勿去, 知病存亡. 血脈者, 在腧橫居, 視之獨澄, 切之獨堅.

침을 잡는 이치는 똑바로 세우는(堅) 것을 보배로 여기는데, 올바로 잡고 곧게 찌르되 좌우로 기울지 않게 합니다. 얼이 가을날의 토끼털 (같은 침 끝)에 있게 하고, 아픈 사람에게 주의를 기울이고, 혈맥을 살펴서, 이를 찔러야 위태롭지 않습니다. 바야흐로 (침을) 찌를 때는 (의원의) 마음이 눈(懸陽)과 양 눈썹(衡)³⁾ 사이에 있습니다. (환자의) 얼이 머물러(屬) 떠나가지 않도록 하면 탈이 나을지 남을지 압니다. 혈맥이 경락에서 넘쳐 옆으로 뻗친 것은, 보면 유독 또렷하고 만지면 유독 단단합니다.

1-4

九針之名, 各不同形; 一曰鑱針, 長一寸六分; 二曰員針, 長一寸六分; 三曰鍉針, 長三寸半; 四曰鋒針, 長一寸六分; 五曰鈹針, 長四寸, 廣二分半; 六曰員利針, 長一寸六分; 七曰毫針, 長三寸六分; 八曰長針, 長七寸; 九曰大針, 長四寸. 鑱針者, 頭大末銳, 主瀉陽氣; 員針者, 針如卵形, 揩摩分間, 不得傷肌肉, 以瀉分氣; 鍉針者, 鋒如黍粟之銳, 主按脈勿陷, 以致其氣; 鋒針者, 刃三隅, 以發痼疾; 鈹針者, 末如劍峰, 以取大膿; 員利針者, 尖如氂, 且員且銳, 中身微大, 以取暴痹; 毫針者, 尖如蚊虻之喙, 靜以徐往, 微以久留, 正氣因之而養, 以取痛痹;

---

3)　懸陽은 양의 기운이 뚜렷이 나타나는 것을 말한다. 코라고도 하나 여기서는 문맥을 따라서 환자의 정신을 알아볼 수 있는 눈이라고 옮겼다. 衛은 衡의 오자이다. 衡은 짐승의 뿔이 갈라지는 그 사이를 나타내는 말이다. 정확히 대칭을 이루기 때문에 저울이라고 한 것이다. 사람의 눈썹이 짐승의 뿔처럼 양쪽으로 뻗어가기 때문에 붙은 말이다.

長針者, 鋒利身長, 可以取遠痹; 大針者, 尖如挺, 其鋒微員, 以瀉機
關之水也. 九針畢矣.

9침의 이름은 각기 그 모양이 같지 않습니다. 1번째는 참침이라 하는데 길
이가 1촌 6푼입니다. 2번째는 원침이라 하는데 길이가 1촌 6푼입니다. 3번째는
시침이라 하는데 길이가 3촌 5푼입니다. 4번째는 봉침이라 하는데 길이가 1촌
6푼입니다. 5번째는 피침이라 하는데 길이가 4촌이고 너비가 2.5푼입니다. 6번
째는 원리침이라 하는데 길이가 1촌 6푼입니다. 7번째는 호침이라 하는데 길
이가 3촌 6푼입니다. 8번째는 장침이라 하는데 길이가 7촌입니다. 9번째는 대
침이라 하는데 길이가 4촌입니다. 참침은 대가리가 크고 끝이 날카로워 주로
양의 기운을 덜어내는 데 씁니다. 원침은 침(끝)이 달걀처럼 둥글어 나뉜 살 사
이를 문지르는데, 살을 다치지 않고 나뉜 살 틈에 자리 잡은 몹쓸 기운을 없앱
니다. 시침은 끝이 기장이나 좁쌀의 끝처럼 날카로워, 주로 경맥을 안마하되
살 속으로 빠져 들어가지 않게 함으로써 기운이 이르게 합니다. 봉침은 날이
세모인 (삼릉침인)데 고질병을 뽑습니다. 피침은 끝이 검의 끝처럼 날카로운데
고름을 없애는 데 씁니다. 원리침은 침 끝이 말총처럼 둥글고 날카로우며 침
몸이 약간 굵은데, 갑자기 저릴 때 씁니다. 호침은 침 끝이 (모기나 쇠파리의 주둥
이처럼) 가늡니다. 고요히 하여 천천히 찌르고, 모르는 듯이 찔러서 오래 두면
바른 기운이 길러지므로, (류머티즘처럼) 아프고 저릴 때 씁니다. 장침은 침 끝이
날카롭고 침 몸이 긴데, 오래된 저린 통증을 고치는 데 씁니다. 대침은 끝이 부
러진 대나무(挺)와 같고 날이 약간 둥글어 뼈마디에 고인 물을 없애는 데 씁니
다. 9침에 대하여 모두 말씀드렸습니다.

1-5

夫氣之在脈也, 邪氣在上, 濁氣在中, 清氣在下. 故針陷脈則邪氣出,

針中脈則濁氣出, 針太深則邪氣反沈, 病益. 故曰 : 皮肉筋脈, 各有所
處, 病各有所宜. 各不同形, 各以任其所宜, 無實無虛. 損不足而益有
餘, 是謂甚病. 病益甚, 取五脈者死, 取三脈者恇, 奪陰者死, 奪陽者
狂. 針害畢矣. 刺之而氣不至, 無問其數; 刺之而氣至, 乃去之, 勿復
針. 針各有所宜, 各不同形, 各任其所爲.[4] 刺之要, 氣至而有效, 效之
信, 若風之吹雲, 明乎若見蒼天. 刺之道畢矣.

무릇 기운은 (경)맥에 있는데, 몹쓸 기운은 위에 있고, 흐린 기운은 복판에
있고, 서늘한 기운은 아래에 있습니다. 그러므로 머리의 경맥(陷脈)에 침놓으면
몹쓸 기운이 나오고, 복판의 경맥에 침놓으면 흐린 기운이 나오고, (아래의 경맥
에 침놓으면 서늘한 기운이) 나옵니다. 침이 너무 깊으면 몹쓸 기운이 도리어 (깊이)
가라앉아서 탈이 더해집니다. 그러므로 살갗 살 힘줄 맥은 각기 제 자리가 있
고, 탈도 각기 고치기 딱 좋은 방법이 있다고 했습니다. 9침은 각기 모양이 달
라서 각기 걸맞은 것을 맡아, 실하지도 않고 허하지도 않게 (고치는 수단이 되어
야) 합니다. 모자라는 것을 덜어내고 남는 것에 더하는 것, 이를 일러 탈을 더욱
심하게 한다고 합니다. (이같이 거꾸로 다스려서) 탈이 더 심해졌는데, 5(장의 경)맥
을 고른 사람은 죽고, 3(양의 경)맥을 고른 사람은 겁먹(어서 한풀 꺾이)는데, (까닭
은) 음(의 기운)을 빼앗긴 사람은 죽고 양(의 기운)을 빼앗긴 사람은 미치기 때문입
니다. (이렇게 하여) 침의 해로움(에 대한 설명)을 마쳤습니다. (침을) 찔렀는데 (경맥
의) 기운이 이르지 않으면 횟수를 묻지 않고 (찔러서 득기시키고), 찔렀는데 기운
이 이르면 이에 (침을) 뽑고 다시 놓지 말아야 합니다. 찌르기의 요점은 기운이
이르러서 효과가 나타나는 것인데, 그 효과의 믿음직함이 바람이 구름을 흩는
것과 같고, 밝기가 푸른 하늘을 보는 것과 같습니다. 찌르기의 이치(에 대한 설

---

4)   '針各有所宜, 各不同形, 各任其所爲'는 잘못 끼어든 문장이다. 바로 앞 구절에 똑같은 문
     장이 나온다.

명)을 마쳤습니다.

1-6

黃帝曰：願聞五臟六腑所出之處. 岐伯曰：五臟五腧, 五五二十五腧;
六腑六腧, 六六三十六腧. 經脈十二, 絡脈十五, 凡二十七氣以上下,
所出爲井, 所溜爲滎, 所注爲輸, 所行爲經, 所入爲合, 二十七氣所行,
皆在五腧也. 節之交, 三百六十五會, 知其要者, 一言而終, 不知其要,
流散無窮,[5] 所言節者, 神氣之所游行出入也, 非皮肉筋骨也.

임금이 말했다. 바라건대, 5장6부(의 기운)가 나오는 곳에 대해 듣고 싶습니다.

스승이 말했다. 5장의 5수혈은, 5의 5를 하여 25개의 수혈이 있고, 6부의 6
수혈은, 6의 6을 하여 36개의 수혈이 있습니다. 경맥은 12이고 낙맥은 15이어
서, 무릇 27개의 기운이 오르내리는데, (경맥의 기운이 처음) 나오는 곳을 (샘인)
정(井)이라 하고, 얕게 흐르는 곳을 형(滎)이라 하며, 세차게 흐르는 곳을 수(輸)
라 하고, 강물처럼 흐르는 곳을 경(經)이라 하고, (장기로) 들어가는 곳을 합(合)
이라 합니다. 이들 27개의 기운이 가는 곳이 모두 5수(혈)입니다. 마디는 (뼈가)
서로 만나는 곳인데, 365곳에서 만납니다. 그 요점을 알면 한 마디로 마칠 수
있고, 그 요점을 모르면 (갈팡질팡) 흩어지기가 끝이 없습니다. 이른바 뼈마디란
얼과 기운이 돌아다니고 드나드는 곳으로, 살갗·살·힘줄·뼈(를 말하는 것)이
아닙니다.

1-7

睹其色, 察其目, 知其散復; 一其形, 聽其動靜, 知其邪正. 右主推之,

---

5)　'知其要者, 一言而終, 不知其要, 流散無窮'은 끼어든 문장이다. 문맥에 맞지 않는다.

左持而御之, 氣至而去之.

(환자의) 낯빛을 보고 그 눈을 살펴서 (얼과 기운이) 흩어짐과 돌아옴을 알고, (얼과 기운이) 꼴과 일치하는지 (어긋나는지 살피고 환자의 움직임으로) 낌새를 (알아) 들어서 몹쓸 기운과 올바른 기운(의 상태)를 압니다. 오른손으로 (침을) 밀고 왼손으로는 잡아서 이를 잡도리하는데, 기운이 이르면 뽑습니다.

1-8

凡將用針, 必先診脈, 視氣之劇易, 乃可以治也. 五臟之氣已絕于內, 而用針者反實其外, 是謂重竭, 重竭必死, 其死也靜, 治之者, 輒反其氣, 取腋與膺; 五臟之氣已絕于外, 而用針者反實其內, 是謂逆厥, 逆厥則必死, 其死也躁, 治之者, 反取四末. 刺之害, 中而不去, 則精泄; 不中而去, 則致氣. 精泄則病益甚而恇. 致氣則生爲癰瘍.

무릇 침을 씀에는 반드시 먼저 맥을 진단하여 기운이 드센지 그렇지 않은지를 보아야만 이에 다스릴 수 있습니다. 5장의 기운이 안에서 벌써 끊어졌는데 침놓는 사람이 거꾸로 바깥을 실하게 하는 것, 이것을 (기운이) 거듭 바닥나게 한다고 합니다.(重竭) 거듭 바닥나면 반드시 죽는데, (음의 기운이 바닥난 것이므로) 죽음도 조용합니다. 이를 다스리는 것은, 문득(輒) (팔다리처럼 바깥에 있는) 그 (양의) 기운과 반대로 (안인) 겨드랑이와 가슴에서 (치료 혈을) 고릅니다. 5장의 기운이 바깥에서 벌써 끊어졌는데 침놓는 사람이 반대로 바깥을 실하게 하는 것, 이것을 (기운이 한쪽으로 쏠려서) 거스른다(逆厥)고 합니다. 거스르면 반드시 죽는데, 죽음이 소란스럽게 몸부림칩니다. 이를 다스리는 것은 (음의 기운과) 반대로 팔다리 끝에서 (혈을) 골라서 (전체의 균형을 잡아 줍)니다.[6] 침놓기의 해로움은 (다음과 같습니다.) (침을) 제대로 찔렀는데도 (오래) 뽑지 않으면 불거름(의 기운)이 새나가고, (혈을 정확히) 맞추지 못했는데도 뽑으면 (몹쓸) 기운이 이릅니다. 불거름(의

기운)이 새나가면 탈은 더욱 심해져 한풀 꺾이고, (몹쓸) 기운이 이르면 악창이
생깁니다.

1-9

　五臟有六腑, 六腑有十二原, 十二原出于四關, 四關主治五臟. 五臟有
疾, 當取之十二原, 十二原者, 五臟之所以稟三百六十五節氣味也. 五
臟有疾也, 應出十二原, 而原各有所出, 明知其原, 賭其應, 而知五臟
之害矣.

　5장에는 (짝으로) 6부가 있고, 6부에는 12원(혈)이 있는데, 12원(혈)은 팔다리
의 마디에서 나오므로, 팔다리의 마디는 5장을 주로 다스립니다. 5장에 탈이
나면 마땅히 12원(혈)을 고르는데, 12원(혈)이란 5장이 365마디에 기운과 맛을
베풀어주는 까닭이기 때문입니다. 5장에 탈이 있으면 그 반응이 12원혈에 나
오므로 원혈에 각기 나타나는 바가 있으면 그 (탈의) 원인을 또렷이 알 수 있고,
그 반응을 보면 5장이 입은 해로움을 알 수 있습니다.

1-10

　陽中之少陰, 肺也, 其原出于太淵, 太淵二. 陽中之太陽, 心也, 其原
出于大陵, 大陵二. 陰中之少陽, 肝也, 其原出于太衝, 太衝二. 陰中
之至陰, 脾也, 其原出于太白. 太白二. 陰中之太陰, 腎也, 其原出于
太谿, 太谿二. 膏之原, 出于鳩尾, 鳩尾一. 肓之原, 出于脖胦, 脖胦
一. 凡此十二原者, 主治五臟六腑之有疾者也. 脹取三陽, 飱泄取三陰.
　양 중의 소음은 허파입니다. 그 원혈은 태연에서 나오는데 태연은 (좌우에 1

---

6)　　문장의 댓구 형식으로 볼 때 '反' 뒤에 '其氣'가 빠진 듯하여 넣어서 풀이했다.

개씩) 2개입니다. 양 중의 태양은 염통입니다. 그 원혈은 대릉에서 나오는데 대릉은 (좌우에 1개씩) 2개입니다. 음 중의 소양은 간입니다. 그 원혈은 태충에서 나오는데 태충은 (좌우에 1개씩) 2개입니다. 음 중의 지극한 음은 비장입니다. 그 원혈은 태백에서 나오는데 태백은 (좌우에 1개씩) 2개입니다. 음 중의 태음은 콩팥입니다. 그 원혈은 태계에서 나오는데 태계는 (좌우에 1개씩) 2개입니다. (격막과 가슴 사이인) 고(膏)의 원혈은 (임맥의) 구미(혈)에서 나오는데 구미는 1개입니다. (격막인) 황의 원혈은 배꼽의 1.5촌 아래에 있는 기해(인 발앙)에서 나오는데 발앙은 1개입니다. 무릇 이 12원혈이란 5장6부의 탈을 주로 다스리는 곳입니다. 배가 붓는 것은 (족)삼양을 고르고, (소화 안 된 설사인) 손설은 (족)삼음을 고릅니다.

1-11

今夫五臟之有疾也, 譬猶刺也, 猶汚也, 猶結也, 猶閉也. 刺雖久, 猶可拔也; 汚雖久, 猶可雪也; 結雖久, 猶可解也; 閉雖久, 猶可決也. 或言久疾之不可取者, 非其說也. 夫善用針者, 取其疾也, 猶拔刺也, 猶雪汚也, 猶解結也, 猶決閉也, 疾雖久, 猶可畢也. 言不可治者, 未得其術也.

무릇 5장에 탈이 있는 것을 비유하자면, 마치 (바늘로) 찌르는 것 같고 더러운 것이 묻은 것 같으며, 묶인 것 같고, 막힌 것 같습니다. 찌르는 듯한 느낌이 비록 오래 되었어도 오히려 (뿌리) 뽑을 수 있고, 더러운 것이 묻은 듯한 느낌이 비록 오래 되었어도 오히려 씻어 버릴 수 있고, 묶인 듯한 느낌이 비록 오래 되었어도 오히려 풀어 버릴 수 있고, 막힌 듯한 느낌이 비록 오래 되었어도 오히려 눈 녹듯이 할 수 있습니다. 어떤 이는 오래 묵은 탈은 침으로 다스릴 수 없다고 말하는데, 이는 말이 안 됩니다. 무릇 침을 잘 쓰는 사람은 탈을 (자기 마음대로) 고를 수 있습니다. 찌르는 듯한 것을 뿌리 뽑고, 더러운 것을 눈처럼 씻고,

묶인 것을 풀고, 막힌 것을 뚫고 하여 탈이 비록 오래 묵었더라도 오히려 마칠 수 있습니다. 다스릴 수 없다고 말하는 것은 아직 (그럴 만한) 재주를 못 얻었기 때문입니다.

1-12

刺諸熱者, 如以手探湯, 刺寒淸者, 如人不欲行. 陰有陽疾者, 取之三里, 正往無殆, 氣下乃止, 不下復始也. 疾高而內者, 取之陰陵泉, 疾高而外者, 取之陽陵泉也.

여러 열나는 사람을 찌르는 것은 마치 손을 끓는 물에 넣듯이 (재빨리) 하고, 춥고 으슬으슬한 사람을 찌르는 것은 마치 사람이 길 떠날 생각이 없는 것 같이 (느긋하게) 합니다. 음(의 자리)에 (열 같은) 양의 탈이 나타날 경우는 (족)삼리를 고르되 바로 해야 위태롭지 않습니다. 기운이 내려가면 이내 그치고, 내려가지 않으면 다시 처음처럼 되풀이합니다. 탈이 높은 곳에 있는데 (뿌리가) 속(인 5장)에 있는 것은 음릉천을 고릅니다. 탈이 높은 곳에 있되, (뿌리가) 바깥(인 6부)에 있는 것은 양릉천을 고릅니다.

본수(本輸) 제2
– 경맥의 5수혈

2-1

黃帝問于岐伯曰 : 凡刺之道, 必通十二經脈之所終始, 絡脈之所別處,

五輸之所留, 六腑之所與合, 四時之所出入, 五臟之所溜處, 闊數之度,
淺深之狀, 高下所至. 願聞其解.

임금이 스승에게 물었다. 무릇 (침을) 찌르는 이치는 반드시 12경맥의 처음
과 끝, 낙맥의 갈라지는 곳, 5수혈이 흘러드는 바, 6부가 (다른 것과) 함께 하고
맞물리는 바, 네 철(에 따라 기운이) 드나드는 바, 5장의 기운이 흐르고(溜) 자리
잡은(處) 바와, (기운이 흐르는 길의) 넓고 좁은 정도와 얕고 깊은 모양, 위아래 이
르는 곳에 대해 통달해야 합니다. 바라건대 그 풀이를 듣고 싶습니다.

2-2

岐伯曰 : 請言其次也. 肺出于少商, 少商者, 手大指端內則也, 爲井
木; 溜于魚際, 魚際者, 手魚也, 爲滎; 注于太淵, 太淵, 魚後一寸陷者
中也, 爲腧; 行于經渠, 經渠, 寸口中也, 動而不居, 爲經; 入于尺澤,
尺澤, 肘中之動脈也, 爲合. 手太陰經也.

스승이 말했다. 청컨대 그 순서를 말씀드리겠습니다. 허파(의 기운)은 소상에
서 나옵니다. 소상은 엄지손가락 안쪽 끝에 있는데, (기운이 샘처럼 솟으므로) 정
(혈)이라고 하고 (5행 상) 목이 됩니다. (또 기운이) 어제로 졸졸 흘러듭니다. 어제
는 엄지 뿌리의 물고기 배처럼 살찐 곳인데, (기운이 개울물처럼 흐르므로) 형(혈)이
라고 합니다. (또) 태연으로 콸콸 흘러듭니다. 태연은 어제 1촌 뒤쪽 (손목의) 오
목한 곳에 있는데, (기운이 시냇물처럼 흐르므로) 수(혈)이라고 합니다. (또) 경거로
넘실넘실 흘러듭니다. 경거는 촌구 속에 있으며, 쉬지 않고 맥이 뛰는데, (기운
이 강물처럼 흐르므로) 경(혈)이라고 합니다. (또) 척택으로 들어갑니다. 척택은 팔
꿈치 안쪽의 맥 뛰는 곳에 있는데, (기운이 장기로 들어가므로) 합(혈)이라 합니다.
수태음경입니다.

心出于中衝, 中衝, 手中指之端也, 爲井木; 溜于勞宮, 勞宮, 掌中中
指本節之內間也, 爲滎; 注于大陵, 大陵, 掌後兩骨之間方下者也, 爲
腧; 行于間使, 間使者, 兩筋之間, 三寸之中也, 有過則至, 無過則止,
爲經; 入于曲澤, 肘內廉下陷者之中也, 屈而得之, 爲合. 手少陰經也.

염통(의 기운)은 중충에서 나옵니다. 중충은 가운데 손가락의 끝에 있는데,
(기운이 샘처럼 솟으므로) 정(혈)이라고 하고 (5행 상) 목이 됩니다. (또 기운이) 노궁
으로 졸졸 흘러듭니다. 노궁은 손바닥 복판에서 (주먹을 쥘 때) 가운데손가락의
끝이 닿는 곳인데, (기운이 개울물처럼 흐르므로) 형(혈)이라고 합니다. (또) 대릉으
로 콸콸 흘러듭니다. 대릉은 손바닥 뒤의 두 뼈 사이 바로 밑에 있는데, (기운이
시냇물처럼 흐르므로) 수(혈)이라고 합니다. (또) 간사로 넘실넘실 흘러듭니다. 간
사의 길은 두 힘줄 사이 (손목에서) 3촌 되는 곳에 있으며, (몸에) 허물이 있으면
(맥의 기운이) 이르고 허물이 없으면 (기운이) 그치는데, (기운이 강물처럼 흐르므로)
경(혈)이라고 합니다. (또) 곡택으로 들어갑니다. 곡택은 팔꿈치 안쪽의 오목한
곳에 있는데, 팔꿈치를 구부려서 혈을 잡습니다. (기운이 장기로 들어가므로) 합
(혈)이라 합니다. 수소음경입니다.[7]

肝出于大敦, 大敦者, 足大指之端, 及三毛之中也, 爲井木; 溜于行間,
行間, 足大指間也, 爲滎; 注于太衝, 太衝, 行間上二寸陷者之中也,
爲腧; 行于中封, 中封, 內踝之前一寸半陷者之中, 使逆則宛, 使和則
通, 搖足而得之, 爲經; 入于曲泉, 曲泉, 輔骨之下, 大筋之上也, 屈膝

---

7)   심포경과 심경을 혼동하여 기록하였다.

而得之, 爲合. 足厥陰經也.

간(의 기운)은 대돈에서 나옵니다. 대돈은 엄지발가락의 끝과 발톱 뒷등의 털 난 곳(三毛) 사이에 있는데, (기운이 샘처럼 솟으므로) 정(혈)이라고 하고 (5행 상) 목이 됩니다. (또 기운이) 행간으로 졸졸 흘러듭니다. 행간은 엄지 사이에 있는데, (기운이 개울물처럼 흐르므로) 형(혈)이라고 합니다. (또) 태충으로 콸콸 흘러듭니다. 태충은 행간 위 2촌 오목한 곳에 있는데, (기운이 시냇물처럼 흐르므로) 수(혈)이라고 합니다. (또) 중봉으로 넘실넘실 흘러듭니다. 중봉은 안쪽 복사뼈 앞 1.5촌 오목한 곳에 있고, (기운이) 거슬러 오르면 뭉치고 (기운이) 조화로우면 통하는데, 발을 위쪽으로 젖혀서 (혈을) 잡아야 합니다. (기운이 강물처럼 흐르므로) 경(혈)이라고 합니다. (또) 곡천으로 들어갑니다. 곡천은 정강이뼈(輔骨=腓骨)의 위이자 큰 힘줄의 아래에 있는데, 무릎을 구부려서 (혈을) 잡습니다. (기운이 장기로 들어가므로) 합(혈)이라 합니다. 족궐음경입니다.

2-5

脾出于隱白, 隱白者, 足大指之端內側也, 爲井木; 溜于大都, 大都, 本節之後下陷者之中也, 爲滎; 注于太白, 太白, 核骨之下也, 爲腧; 行于商丘, 商丘, 內踝之下, 陷者之中也, 爲經; 入于陰之陵泉, 陰之 陵泉, 輔骨之下, 陷者之中也. 伸而得之, 爲合, 足太陰經也.

비장(의 기운)은 은백에서 나옵니다. 은백은 엄지발가락의 끝(이고 발의) 안쪽에 있는데, (기운이 샘처럼 솟으므로) 정(혈)이라고 하고 (5행 상) 목이 됩니다. (또 기운이) 대도로 졸졸 흘러듭니다. 대도는 엄지 마디 뒤의 아래쪽 오목한 곳에 있는데, (기운이 개울물처럼 흐르므로) 형(혈)이라고 합니다. (또) 태백으로 콸콸 흘러듭니다. 태백은 볼록 뼈(骸骨)의 아래에 있는데, (기운이 시냇물처럼 흐르므로) 수(혈)이라고 합니다. (또) 상구로 넘실넘실 흘러듭니다. 상구는 안쪽 복사뼈 아래 오목한 곳의 가운데에 있는데, (기운이 강물처럼 흐르므로) 경(혈)이라고 합니다. (또) 음릉천으로 들어갑니다. 음릉천은 정강이뼈의 아래 오목한 곳에 있는데, (다리를) 펴서 (혈을) 잡습니다. (기운이 장기로 들어가므로) 합(혈)이라 합니다. 족태음경입니다.

2-6

腎出于涌泉, 涌泉者, 足心也, 爲井木; 溜于然谷, 然谷, 然骨之下者也, 爲滎; 注于太谿, 太谿, 內踝之後, 跟骨之上, 陷者中也, 爲腧; 行于復留, 復留, 上內踝二寸, 動而不休, 爲經; 入于陰谷, 陰谷, 輔骨之後, 大筋之下, 小筋之上也, 按之應手, 屈膝而得之, 爲合. 足少陰經也.

콩팥(의 기운)은 용천에서 나옵니다. 용천은 발바닥 복판에 있는데, (기운이 샘처럼 솟으므로) 정(혈)이라고 하고 (5행 상) 목이 됩니다. (또 기운이) 연곡으로 졸졸 흘러듭니다. 연곡은 연골 아래에 있는데, (기운이 개울물처럼 흐르므로) 형(혈)이라고 합니다. (또) 태계로 콸콸 흘러듭니다. 태계는 안쪽 복사뼈의 뒤 뒤꿈치뼈(跟骨)의 위 오목한 곳에 있는데, (기운이 시냇물처럼 흐르므로) 수(혈)이라고 합니다. (또) 복류로 넘실넘실 흘러듭니다. 복류는 안쪽 복사뼈 위 2촌에 있는데, (맥의) 움직임이 쉬지 않습니다. (기운이 강물처럼 흐르므로) 경(혈)이라고 합니다. (또) 음곡으로 들어갑니다. 음곡은 정강이뼈의 뒤 큰 힘줄의 아래 작은 힘줄의 위에 있는데, 이를 누르면 손에 느껴집니다. 무릎을 구부리고 (혈을) 잡습니다. (기운이 장기로 들어가므로) 합(혈)이라 합니다. 족소음경입니다.

2-7

膀胱出于至陰, 至陰者, 足小指之端也, 爲井金; 溜于通谷, 通谷, 本節之前外側也, 爲滎; 注于束骨, 束骨, 本節之後陷者中也, 爲腧; 過

于京骨, 京骨, 足外側大骨之下, 爲原; 行于昆崙, 昆崙, 在外踝之後,
跟骨之上, 爲經; 入于委中, 委中, 膕中央, 委而取之, 爲合. 足太陽
經也.

오줌보(의 기운)은 지음에서 나옵니다. 지음은 새끼발가락 끝에 있고, 정(혈)
이라 하며, (5행 상) 금입니다. (또 기운은) 통곡으로 졸졸 흘러듭니다. 통곡은 발가
락 마디의 앞 바깥쪽에 있는데, 형(혈)이라 합니다. (또 기운은) 속골로 흘러듭니
다. 속골은 발가락 마디 뒤쪽 오목한 곳에 있는데 수(혈)이라 합니다. (또 기운은)
경골을 지납니다. 경골은 발가락 바깥쪽 큰 뼈 아래에 있는데, 원(혈)이라 합니
다. (또 기운은) 곤륜으로 흐릅니다. 곤륜은 바깥복사뼈 뒤 뒤꿈치 뼈(跟骨)의 위
에 있는데, 경(혈)이라 합니다. (또 기운은) 위중으로 들어가는데, 위중은 오금 복
판에 있고, (발을) 구부려서 (혈을) 잡습니다. 합(혈)이라 합니다. 족태양경입니다.

2-8

膽出于竅陰, 竅陰者, 足少指次指之端也, 爲井金; 溜于俠溪, 俠溪,
足少指次之間也, 爲滎; 注于臨泣, 臨泣, 上行一寸半陷者中也, 爲腧;
過于丘墟, 丘墟, 外踝之前下, 陷者中也, 爲原; 行于陽輔, 陽輔, 外踝
之上, 輔骨之前, 及絕骨之端也, 爲經; 入于陽之陵泉, 陽之陵泉, 在
膝外陷者中也, 伸而得之, 爲合. 足少陽經也.

쓸개(의 기운)은 규음에서 나옵니다. 규음은 넷째발가락의 끝에 있는데, 정
(혈)이라 하고, (5행 상) 금입니다. (또 기운이) 협계로 흘러듭니다. 협계는 새끼발
가락과 넷째발가락 사이에 있는데, 형(혈)이라 합니다. (또 기운이) 임읍으로 흘
러듭니다. 임읍은 협계 1.5촌 위의 오목한 곳에 있는데, 수(혈)이라 합니다. (또
기운은) 구허를 지나갑니다. 구허는 바깥쪽 복사뼈의 앞쪽 아래 오목한 곳에 있
는데, 원(혈)이라 합니다. (또 기운은) 양보로 갑니다. 양보는 바깥복사뼈 위 가는

정강이뼈(輔骨)의 앞쪽 및 절골의 끝에 있는데, 경(혈)이라 합니다. (또 기운이) 양릉천으로 들어갑니다. 양의 릉천은 무릎 바깥의 오목한 곳에 있는데, (다리를) 뻗고 (혈을) 잡아야 합니다. 합(혈)이라 합니다. 족소양입니다.

2-9

胃出于厲兌, 厲兌者, 足大指內次指之端也, 爲井金; 溜于內庭, 內庭, 次指外間也, 爲滎; 注于陷谷, 陷谷者, 上中指內間, 上行二寸陷者中也, 爲腧, 過于衝陽, 衝陽, 足跗上五寸陷者中也, 爲原; 搖足而得之; 行于解溪, 解溪, 上衝陽一寸半陷者中也, 爲經; 入于下陵, 下陵, 膝下三寸, 胻骨外三里也, 爲合; 復下三里三寸爲巨虛上廉, 復下上廉三寸, 爲巨虛下廉也, 大腸屬上, 小腸屬下, 足陽明胃經脈也. 大腸小腸皆屬于胃, 是足陽明經也.

밥통(의 기운)은 여태에서 나옵니다. 여태는 엄지의 안쪽 둘째발가락의 끝에 있는데, 정(혈)이라 하고, (5행 상) 금이 됩니다. (또 기운이) 내정으로 흘러듭니다. 내정은 둘째발가락의 바깥쪽 사이에 있는데, 형(혈)이라고 합니다. (또 기운이) 함곡으로 흘러듭니다. 함곡은 가운데 발가락 안쪽 사이(곧, 둘째발가락 바깥쪽 사이)로 올라가서 위로 2촌 오목한 곳에 있는데, 수(혈)이라고 합니다. (또 기운이) 충양을 지나갑니다. 충양은 발등 위로 5촌 오목한 곳에 있는데, 원(혈)이라고 합니다. 발을 젖혀서 (혈을) 잡습니다. (또 기운이) 해계로 흐르는데, 해계는 충양 1.5촌 위쪽 오목한 곳에 있는데, 경(혈)이라고 합니다. (또 기운이) 하릉으로 갑니다. 하릉은 무릎에서 아래로 3촌 정강이 바깥쪽에 있는 족삼리인데, 합(혈)이라고 합니다. 족삼리에서 다시 3촌 내려간 곳에 상거허가 있고, 상거허에서 다시 3촌 내려가면 하거허가 있는데, 큰창자는 상(거허)에 딸리고, 작은창자는 하(거허)에 딸립니다. (이 흐름은) 족양명의 경맥이므로 큰창자와 작은창자는 모두 밥통에 딸렸습니다. 족양명경입니다.

2-10

三焦者, 上合手少陽, 出于關衝, 關衝者, 手小指次指之端也, 爲井金;
溜于液門, 液門, 小指次指之間也, 爲滎; 注于中渚, 中渚, 本節之後
陷者中也, 爲腧; 過于陽池, 陽池, 在腕上陷之中也, 爲原; 行于支溝,
支溝, 上腕三寸, 兩骨之間陷者中也, 爲經; 入于天井, 天井, 在肘外
大骨之上陷者中也, 屈肘乃得之, 爲合; 三焦下腧, 在于足太陽之前,
少陽之後, 出于膕中外廉, 名曰委陽, 是太陽絡也. 手少陽經也. 三焦
者, 足少陽太陰[8]之所將, 太陽之別也, 上踝五寸, 別入貫腨腸, 出于委
陽, 并太陽之正, 入絡膀胱, 約下焦. 實則閉癃, 虛則遺溺, 遺溺則補
之, 閉癃則瀉之.

(원기를 뜻하는) 삼초(의 기운)은 위로 수소양경과 만나서 관충으로 나옵니다.
관충은 넷째손가락 끝에 있는데 정(혈)이라고 하고, (5행 상) 금이 됩니다. (또 기
운이) 액문으로 흘러듭니다. 액문은 넷째손가락과 새끼손가락 사이에 있는데,
형(혈)이라고 합니다. (또 기운이) 중저로 흘러듭니다. 중저는 넷째손가락과 새끼
손가락 마디 뒤의 오목한 곳에 있는데, 수(혈)이라고 합니다. (또 기운이) 양지를
지납니다. 양지는 손목 위쪽 오목한 부위에 있는데, 원(혈)이라고 합니다. (또 기
운이) 지구로 갑니다. 지구는 손목 3촌 위쪽의 두 뼈 사이 오목한 곳에 있는데
경(혈)이라고 합니다. (또 기운이) 천정으로 들어갑니다. 천정은 팔꿈치 바깥쪽
큰 뼈 위의 오목한 곳에 있는데, 팔을 구부려야 (혈을) 잡을 수 있고, 합(혈)이라

---

8)　'太陰'에 대해서는 주석가마다 의견이 다 다르다. '소음'의 잘못이라고도 한다. 문맥을 보면
　　소음이 맞을 듯하다. 생각해 볼 문제다.

고 합니다. 삼초의 아래쪽 수혈(인 하합혈)은 족태양경의 앞과 (족)소양경의 뒤에 있어서 오금 바깥쪽으로 나오는데, 이를 위양이라고 합니다. 위양은 (족)태양의 낙맥입니다. 수소양경입니다. 삼초란, 족소양과 소음의 장군이며, 태양의 가지입니다. (또 기운이) 복사뼈 위 5촌(인 광명)에서 갈라져 들어가 장딴지를 꿰고 위양으로 나와서, 태양의 본줄기를 (만나) 아우르고, 오줌보에 이어들어 하초를 묶습니다. (그러므로 삼초가) 실하면 오줌이 막히고, 허하면 오줌이 새는데, 오줌 새는 것을 다스리려면 보태야 하고, 막히는 것을 다스리려면 덜어내야 합니다.

2-11

小腸者, 上合手太陽, 出于少澤, 少澤, 小指之端也, 爲井金; 溜于前谷, 前谷, 在手外廉本節前陷者中也, 爲滎; 注于後溪, 後溪者, 在手外側本節之後也, 爲腧; 過于腕骨, 腕骨, 在手外側腕骨之前, 爲原; 行于陽谷, 陽谷, 在銳骨之下陷者中也, 爲經; 入于小海, 小海, 在肘內大骨之外, 去端半寸陷者中也, 伸臂而得之, 爲合, 手太陽經也.

작은창자(의 기운)은 위에서 수태양과 만나서 소택으로 나옵니다. 소택은 새끼손가락 끝에 있는데, 정(혈)이라 하고, (5행 상) 금이 됩니다. (또 기운이) 전곡으로 흐릅니다. 전곡은 바깥쪽 새끼손가락 마디 앞의 오목한 곳에 있는데, 형(혈)이라고 합니다. (또 기운이) 후계로 흘러갑니다. 후계는 바깥쪽 새끼손가락 뒤의 오목한 곳에 있는데, 수(혈)이라고 합니다. (또 기운이) 완골을 지나갑니다. 완골은 손 바깥쪽 손목뼈 앞에 있는데, 원(혈)이라고 합니다. (또 기운이) 양곡으로 갑니다. 양곡은 (손목 끝) 볼록뼈(銳骨)의 아래 오목한 곳에 있는데, 경(혈)이라고 합니다. (또 기운이) 소해로 들어갑니다. 소해는 팔꿈치 안쪽 큰 뼈의 바깥 끝에서 0.5촌 나가 오목한 곳에 있는데, 팔을 펴고 (혈을) 잡아야 합니다. 합(혈)이라고 합니다. 수태양경입니다.

大腸上合手陽明, 出于商陽, 商陽, 大指次指之端也, 爲井金; 溜於本
節之前二間[9], 爲榮; 注於本節之後三間, 爲腧; 過于合谷, 合谷, 在大
指次指岐骨之間, 爲原; 行于陽溪, 陽溪, 在兩筋間陷者中也, 爲經;
入于曲池, 在肘外輔骨陷者中, 屈臂而得之, 爲合, 手陽明也.

큰창자(의 기운)은 위에서 수양명과 만나 상양으로 나옵니다. 상양은 검지의
끝인데, 정(혈)이라 하고, (5행 상) 금이 됩니다. (또 기운이) 이간으로 흐릅니다.
이간은 (손가락의 첫) 마디 앞에 있는데, 형(혈)이라고 합니다. (또 기운이) 삼간으
로 흘러갑니다. 삼간은 (손가락) 마디 뒤에 있는데, 수(혈)이라고 합니다. (또 기운
이) 합곡을 지나갑니다. 합곡은 엄지와 검지의 갈라진 뼈 사이에 있는데, 원(혈)
이라고 합니다. (또 기운이) 양계로 갑니다. 양계는 (팔목)의 두 힘줄 사이 오목한
곳에 있는데, 경(혈)이라고 합니다. (또 기운이) 곡지로 들어갑니다. 곡지는 팔꿈
치 바깥 뼈(輔骨)의 오목한 곳에 있는데, 팔을 굽혀서 (혈을) 잡아야 하고, 합(혈)
이라고 합니다. 수양명경입니다.

是謂五臟六腑之腧, 五五二十五腧, 六六三十六腧也, 六腑皆出足之三
陽, 上合于手者也.

이는 5장6부의 수혈을 말합니다. 5에 5를 하여 25개의 수혈이 있고, 6에 6을
하여 36개의 수혈이 있습니다. 6부(의 기운)은 모두 다리의 3양에서 나(오므로 하
합혈이 발에 있)고, 위로 손과 짝(하여 같은 경이 손발에 대응합)니다.

---

9) '溜于二間, 二間在本節之前'이 올바른 문장이다. 그 뒤의 '注于三間, 三間在本節之後'도
마찬가지이다.

缺盆之中, 任脈也, 名曰天突. 一次任脈側之動脈, 足陽明也, 名曰人迎; 二次脈手陽明也, 名曰扶突; 三次脈手太陽也, 名曰天窓; 四次脈足少陽也, 名曰天容(衝); 五次脈手少陽也, 名曰天牖; 六次脈足太陽也, 名曰天柱; 七次脈項中央之脈, 督脈也, 名曰風府. 腋內動脈, 手太陰也, 名曰天府. 腋下三寸, 手心主也, 名曰天池.

좌우 결분의 복판은 임맥이고, 이름은 천돌이라고 합니다. 1번째로 임맥 옆에서 맥이 뛰는 것은 족양명이고 이름은 인영입니다. 2번째로 맥이 뛰는 것은 수양명이고 이름은 부돌입니다. 3번째 맥이 뛰는 곳은 수태양이고, 이름은 천창입니다. 4번째 맥이 뛰는 곳은 족소양이고 이름은 천충입니다. 5번째 맥이 뛰는 곳은 수소양이고, 이름은 천유입니다. 6번째 맥이 뛰는 곳은 족태양이고 이름은 천주입니다. 7번째 맥이 뛰는 곳은 목 복판의 맥인데, 독맥이고 이름은 풍부입니다. 겨드랑이 아래의 맥이 뛰는 곳은 수태음이고, 이름은 천부입니다. 겨드랑이 아래 3촌은 수심주(인 궐음)이고 이름은 천지입니다.

刺上關者, 呿不能欠; 刺下關者, 欠不能呿; 刺犢鼻者, 屈不能伸; 刺兩關者, 伸不能屈.

상관을 찌르는 것은, (입을) 벌려야지 다물어서는 안 됩니다. 하관을 찌르는 것은, (입을) 다물어야지 벌려서는 안 됩니다. 독비를 찌르는 것은, (무릎을) 구부려야지 펴서는 안 됩니다. 2관(인 내관과 외관)을 찌르는 것은, (팔을) 펴야지 구부려서는 안 됩니다.

足陽明, 挾喉之動脈也, 其腧在膺中. 手陽明, 次在其腧外, 不至曲頰
一寸. 手太陽當曲頰. 足少陽在耳後入髮際二寸. 手少陽出耳後, 上加
完骨之上. 足太陽挾項大筋之中髮際. 陰尺動脈在五里, 五臟之禁也.

족양명은 목구멍을 끼고서 맥이 뛰는데, 그 수혈(인 인영)은 가슴에 있습니
다. 수양명은 다음 차례로 그 수혈(인영)의 바깥쪽에 있는데, 턱뼈 굽은 곳 1촌
에 이르지 못합니다. 수태양(의 수혈인 천창)은 턱뼈 굽은 곳 바로 아래에 있습니
다. 족소양(의 수혈인 천충)은 귀 뒤 머리칼 금에서 2촌쯤 들어간 곳에 있습니다.
수소양(의 수혈인 천유)는 귀 뒤에 있고, 그 위로 완골이 있습니다. 족태양(의 수혈
인 천주)는 목을 낀 큰 힘줄의 오목한 머리칼 금에 있습니다. (수태)음의 척(택)에
서 맥이 뛰는 것은 수오리에 있습니다. (이상의 맥이 뛰는 혈은) 5(장의 기운이 모이
는) 수혈이므로 침놓지 말아야 합니다.

肺合大腸, 大腸者, 傳導之腑; 心合小腸, 小腸者, 受盛之腑; 肝合膽,
膽者, 中精之腑; 脾合胃, 胃者, 水穀之腑; 腎合膀胱, 膀胱者, 津液之
腑也. 少陰屬腎, 腎上連肺, 故將兩臟. 三焦者, 中瀆之腑也, 水道出
焉, 屬膀胱, 是孤之腑也. 是六腑之所與合者. 春取絡脈諸滎大筋分肉
之間[10], 甚者深取之, 間者淺取之. 夏取諸腧孫絡肌肉皮膚之上. 秋取
諸合, 餘如春法. 冬取諸井諸腧之分, 欲深而留之. 此四時之序, 氣之
所處, 病之所舍, 針之所宜. 轉筋者, 立而取之, 可令遂已. 痿厥者, 張

---

10)   낙맥은 15낙혈을 말한다. 열결 통리 내관 지정 편력 외관 공손 대종 여구 비양 풍륭 광명 구
        미 장강 대포이다. '諸滎'은 각 맥의 滎穴을 가리킨다. 大經은 大筋의 오자.

而刺之, 可令立快也¹¹⁾.

허파는 큰창자와 짝하는데, 큰창자는 (작은창자에서 온 찌꺼기를) 옮겨주는 부입니다. 염통은 작은창자와 짝하는데, 작은창자는 (밥통에서 음식을 몸속으로) 받아들이는 부입니다. 간은 쓸개와 짝하는데, 쓸개는 속(中)을 깨끗이 갈무리(精)하는 부입니다. 비장은 밥통과 짝하는데, 밥통은 물과 곡기를 받아들이는 부입니다. 콩팥은 오줌보와 짝하는데, 오줌보는 진액을 갈무리하는 부입니다. 족소음은 콩팥에 속하는데, 콩팥은 위로 허파에 이어지므로 2장(인 허파와 오줌보)를 거느립니다(將). 삼초는 (막힌) 도랑(瀆)을 뚫는(中) 부입니다. 물길이 이곳에서 나와, 오줌보에 속하는데, (짝이 없으므로) 외로운 부라고 합니다. 이는 6부가 5장과 더불어 짝하는 것입니다.¹²⁾

봄철에는 (15)낙혈, 여러 형혈, 큰 힘줄, 나뉜 살(分肉) 사이를 (침놓을 곳으로) 고릅니다. (탈이) 심한 사람은 깊이 놓고, (탈이) 뜸(間)한 사람은 반드시 얕게 놓습니다. 여름철에는 (12경맥의) 수혈·손락 및 살·살갗의 위를 고릅니다. 가을철에는 반드시 (12경맥의) 합(혈)을 고릅니다. 그 나머지는 봄철의 법과 같습니다. 겨울철에는 정혈과 여러 수혈의 자리를 고르되, 깊고 오래 찔러 두어야 합니다. 이는 네 철의 순서, 기운이 머무는 곳, 탈의 깃든 곳에 따라 침을 제대로 놓아야 하는 것입니다. 힘줄이 뒤틀리는(轉) 사람은 세워 놓고 침놓아야 곧 탈이 낫고, (팔다리를 잘 못 쓰는) 위궐은 눕히고(張) 침놓아야 곧 후련합니다.

소침해(小針解) 제3

3-1

所謂易陳者, 易言也. 難入者, 難著于人也. 粗守形者, 守刺法也. 上守神者, 守人之血氣有餘不足, 可補瀉也. 神客者, 正邪共會也. 神者, 正氣也. 客者, 邪氣也. 在門者, 邪循正氣之所出入也. 未睹其疾者, 未知邪在何經也, 惡知其原者, 先知何經之病, 所取之處也.

이른바 펼치기 쉽다는 것은 말하기 쉽다는 뜻이고, (침을 몸에) 들이기 어렵다는 것은 (실력을) 남에게 나타내 보이기 어렵다는 말입니다. 서툰 의원은 꼴을 지킨다는 것은 (응용할 줄 모르고 침의 원칙인) 법만을 지킨다는 말이고, 훌륭한 의원은 얼을 지킨다는 것은 환자의 피와 기운이 남으면 덜고 모자라면 보태는 원리를 지킨다는 말입니다. 얼(神)과 손(客)이란 올바른 기운과 몹쓸 기운이 함께 있는 것입니다. 얼은 올바른 기운이고, 손님은 몹쓸 기운입니다. 문에 있다(在門)는 것은, 몹쓸 기운도 올바른 기운이 드나드는 곳으로 따라온다는 것을 말합니다. 아직 그 탈을 보지 못한다는 것은 몹쓸 기운이 아직 어느 경맥에 있는지 알 수 없다는 것입니다. 어찌(惡) 그 원인을 알겠는가라는 것은 먼저 어느 경맥에 탈이 있는지 알아야 (다스릴) 곳을 고를 수 있다는 것입니다.

刺之微在數遲者, 徐疾之意也. 粗守關者, 守四肢而不知血氣正邪之往來也; 上守機者, 知守氣也. 機之動不離其空者, 知氣之虛實, 用針之徐疾也. 空中之機, 清淨以微者, 針以得氣, 密意守氣勿失也. 其來不可逢者, 氣盛不可補也. 氣往不可追者, 氣虛不可瀉也. 不可挂以髮者, 言氣易失也. 扣之不發者, 言不知補瀉之意也, 血氣已盡而氣不下也. 知其往來者, 知氣之逆順盛虛也. 要與之期者, 知氣之可取之時也.

찌르기의 미묘함이 빠르고 느림에 있다는 것은, 천천히 또는 느리게 (침놓는) 것을 뜻합니다. 서툰 의원은 (팔다리의) 뼈마디를 지킨다는 것은, 팔다리(의 혈만) 지키다가, 기운과 피 바른 기운과 몹쓸 기운이 오고가는 것을 알지 못한다는 것입니다. 훌륭한 의원은 기틀을 지킨다는 것은 기운(의 변화)를 지킬 줄 안다는 것입니다. 기틀의 움직임이 구멍(인 혈)과 떨어지지 않는다는 것은 기운의 허와 실을 알아서 (그에 맞게) 침놓는 빠르기를 조절할 수 있다는 것입니다. 구멍 속의 기틀은 조용하면서도 (보이지 않을 만큼) 작다는 것은 침 끝에 기운이 이르렀으면 빈틈없는 생각(意)으로 기운을 지켜서 잃지 말라는 것입니다. 기운이 와도 만날 수 없다는 것은 기운이 드센데 보탤 수 없다는 것입니다. 기운이 가는데 좇을 수 없다는 것은 기운이 허한데 덜어낼 수 없다는 것입니다. 터럭 한 올도 걸 수 없다는 것은 (자칫하면) 기운을 거꾸로 잃을 수 있다는 것입니다. 활시위를 당겨도 (쏠 순간을 몰라) 쏠 수 없다는 것은, 보탬과 덞의 뜻(意)을 알지 못한다는 것이고, 기운과 피가 벌써 다해서 (침놔도 뜬) 기운이 내려가지 않음을 말하는 것입니다. 기운이 오고가는 것을 안다는 것은, 기운의 거스름과 따름, 드셈과 풀죽음을 안다는 것입니다. 그 시기와 더불어 함께 한다는 것이 중요하다는 것은, (환자의 현재) 기운이 침을 놓을 수 있는 때인지 아닌지를 고를 수 있다는 것입니다.

粗之暗者, 冥冥不知氣之微密也. 妙哉! 工獨有之者, 盡知針意也. 往者爲逆者, 言氣之虛而小, 小者逆也. 來者爲順者, 言形氣之平, 平者順也. 明之逆順, 正行無問者, 言知所取之處也. 迎而奪之者, 瀉也. 追而濟之者, 補也.

서툰 의원의 어두움이란 아득하고 아득하여 기운의 미묘한 움직임을 알지 못한다는 말입니다. 오묘합니다. 훌륭한 의원이 홀로 (그 비결을) 간직한다는 것은, 침의 참뜻(意)을 (남김없이) 다 안다는 말입니다. 가는 것은 거스름이라는 것은 기운이 허하고 적음을 말하는 것입니다. 적은 것은 거스름입니다. 오는 것은 따름이라는 것은 꼴과 기운이 (어느 한쪽으로 기울지 않아서) 고름(平)을 말하는 것입니다. 고른 것은 따름입니다. 거스름과 따름을 또렷이 알면 바로 침놔도 아무 문제가 없다는 것은 (기운에 맞게) 고를 곳을 앎을 말하는 것입니다. 맞받아서 빼앗는다는 것은 덜어내는 것이고, 좇아가서 손댄다는 것은 보태는 것입니다.

所謂虛則實之者, 氣口虛而當補之也. 滿則泄之者, 氣口盛而當瀉之也. 宛陳則除之者, 去血脈也. 邪勝則虛之者, 言諸經有盛者, 皆瀉其邪也. 徐而疾則實者, 言徐內而疾出也. 疾而徐則虛者, 言疾內而徐出也. 言實與虛, 若有若無者, 言實者有氣, 虛者無氣也. 察後與先, 若亡若存者, 言氣之虛實, 補瀉之先後也, 察其氣之已下與常存也. 爲虛與實, 若得若失者, 言補者佖然若有得也, 瀉則怳然若有失也.

이른바 허하면 실하게 한다는 것은, 기구(의 맥기)가 허하면 마땅히 보태야 한다는 것입니다. 가득하면 새나가게 한다는 것은, 기구가 드세면 마땅히 덜어내야 한다는 것입니다. 뭉쳐서 (숲처럼) 우거지면 없애야 한다는 것은, 혈맥에서 (어혈을) 없애야 한다는 것입니다. 몹쓸 기운이 드세면 이를 허하게 한다는 것은, 여러 경맥에 드센 것이 있으면 모두 그 몹쓸 기운을 덜어내야 한다는 것입니다. (기운이나 맥이) 느리다가 빠르면 실하다는 것은, 느리게 들어와서 빠르게 나가는 것을 말합니다. 빠르다가 느리면 허하다는 것은, 빠르게 들어와서 느리게 나가는 것을 말합니다. 실과 허는 혹은 있기도 하고 혹은 없기도 함을 말한다는 것은, 실이라는 것은 기운이 있고 허라는 것은 기운이 없는 것을 말하는 것입니다. 나중과 먼저를 살펴서 혹은 없고 혹은 있다는 것은, 기운의 허와 실에 (따라) 보태고 더는 순서를 결정한다는 것이고, (그렇게 하여) 그 (몹쓸) 기운이 벌써 내려갔는지 여전히(常) 있는지를 살핀다는 것입니다. 허가 되고 실이 되는 것이 (빠르고 느림에 따른 보탬과 덞을) 혹은 얻고 혹은 잃(어서 맥이나 기운이 고르게 되도록 다스린다)는 것은, 보태는 것은 채워서(佖) 뿌듯한 것이 마치 얻은 것이 있는 것 같고, 덜어내는 것은 넘쳐서 홀가분해진(悅) 듯한 것이 마치 잃은 것이 있는 것 같음을 말한 것입니다.[13]

3-3

夫氣之在脈也, 邪氣在上者, 言邪氣之中人也高, 故邪氣在上也. 濁氣在中者, 言水穀皆入于胃, 其精氣上注于肺, 濁氣溜于腸胃, 若寒溫不適, 飲食不節, 而病生于腸胃, 故命曰濁氣在中也. 清氣在下者, 言清濕地氣之中人也, 必從足始, 故曰清氣在下也, 針陷脈則邪氣出者, 取之上. 針中脈則濁氣出者, 取之陽明合也. 針太深則邪氣反沉者, 言淺浮之病, 不欲深刺也, 深則邪氣從之入, 故曰反沈也. 皮肉筋脈, 各有所處者, 言經絡各有所主也.

무릇 기운이 맥에 있는데 몹쓸 기운이 위에 있다는 것은, 몹쓸 기운이 사람을 맞추는 것은 (주로) 높은 곳(인 머리나 상체)이므로 몹쓸 기운이 위에 있다고

13)   여기서도 1장에 나오는 구절을 다시 풀이하는데, '徐疾'을 침놓는 속도로 풀이했다. 그러나 이 '徐疾'을 기운이나 맥의 속도로 풀어도 지장이 없고 오히려 더 문맥에 잘 맞는다. '徐疾'을 침의 속도가 아닌 맥기의 속도로 풀어야 뒤의 '常' 같은 낱말이 매끈하게 풀린다. 常을 尙으로 적은 『太素』가 틀린 것이다. 더욱이 이 부분 앞에서 맥구를 말하고 있어 이런 심증을 굳혀준다. 그렇지만 『영추』의 글쓴이도 이곳의 '徐疾'을 침의 속도로 이해한 것만은 분명하다.

말한 것입니다. 흐린 기운이 복판에 있다는 것은, 물과 곡식이 모두 밥통으로 들어가는데, 그 맑은 기운은 위의 허파로 들어가고 흐린 기운은 밥통과 창자로 들어감을 말한 것입니다. 만약 차가움과 따스함이 알맞지 않고 먹고 마시는 것을 절제하지 못하면, 밥통과 창자에서 탈나므로 흐린 기운이 가운데에 있다고 한 것입니다. 서늘한 기운은 아래에 있다고 한 것은 차갑고 축축한 땅의 기운이 사람을 맞히는 것은 반드시 다리부터 비롯되는 것을 말하는 것입니다. 그러므로 서늘한 기운이 아래에 있다고 한 것입니다. (머리의 경맥인) 함맥에 침놓으면 몹쓸 기운이 빠져 나온다는 것은 위쪽(의 혈을) 골라야 한다는 것입니다. 복판의 경맥에 침놓으면 흐린 기운이 빠져 나온다는 것은, 양명경의 합혈(인 족삼리)를 (침 자리로) 고른다는 것입니다. 침이 너무 깊으면 몹쓸 기운이 도리어 깊이 들어간다는 것은 (몹쓸 기운이) 얕거나 떠있는 탈은 깊게 찌르려 해서는 안 되는데, 만약 깊으면 몹쓸 기운이 (침을) 따라 들어가므로 도리어 가라앉는다고 한 것입니다. 살갗·살·힘줄·맥은 각기 자리가 있다는 것은, 경(맥)과 낙(맥)이 각기 주관하는 바가 있다는 것입니다.

取五脈者死, 言病在中, 氣不足, 但用針盡大瀉其諸陰之脈也. 取三脈者恇, 言盡瀉三陽之氣, 令病人恇然不復也. 奪陰者死, 言取尺之五里, 五往者也. 奪陽者狂, 正言也. 睹其色, 察其目, 知其散復, 一其形, 聽其動靜者, 言上工知相五色于目, 有知調尺寸小大緩急滑澁, 以言所病也. 知其邪正者, 知論虛邪與正邪之風也. 右主推之, 左持而御之者, 言持針而出入也. 氣至而去之者, 言補瀉氣調而去之也. 調氣在于終始一者, 持心也. 節之交三百六十五會者, 絡脈之滲灌諸節者也.

(치료 혈로) 5맥(의 수혈을) 고른 사람은 죽는다는 것은, 탈이 속에 있어 (5장의 기운이) 모자라는데 도리어 침으로 음(인 5장)의 경맥을 크게 덜어낸 것을 말합니

다. 3맥을 고르면 겁먹는다고 한 것은, (손과 발에 있는) 3양(경맥의 기운을) 모두 덜어내어 환자로 하여금 겁먹어서 (기운을) 돌이킬 수 없게 함을 말하는 것입니다. 음을 빼앗기면 죽는다는 것은 척택 (위쪽)의 (수)오리를 5차례나 골라 (침놓는) 것을 말합니다. 양을 빼앗기면 미친다는 것은 미치는 것을 말합니다.[14] (환자의) 낯빛을 보고 그 눈을 살펴서 (얼과 기운이) 흩어짐과 돌아옴을 알고, (얼과 기운이) 꼴과 일치하는지 (어긋나는지 살피고 환자의 움직임으로) 낌새를 (알아)듣는다는 것은, 훌륭한 의원은 (환자의) 눈에서 5색을 살피고(相), 척과 촌(의 맥)에 나타나는 (맥의) 크고 작음, 느긋함과 다급함, 매끄러움과 껄끄러움을 헤아릴(調) 줄 알아서 탈난 곳을 말한다는 말입니다. 몹쓸 기운과 올바른 기운(의 상태)를 안다는 것은, 허한 기운을 타고 온 탈인지 (네 철의) 몹쓸 기운(正邪)에서 온 (바람의) 탈인지 말할 줄 안다는 것입니다. 오른손으로 (침을) 밀고 왼손으로는 잡아서 잡도리한다는 것은, 침을 잡고 찌르고 빼는 것을 말합니다. 기운이 이르면 (침을) 뽑는다는 것은, 보태고 덜어서 기운을 조절하고 침을 뽑는다는 말입니다. 기운을 조절하는 것은 처음과 끝이 한결같음에 있다는 것은, 마음가짐을 말합니다. 뼈마디가 서로 맞물려 365곳에서 만난다는 것은 낙맥(의 기운)이 온 갖 마디에 스며든다는 것입니다.

3-4

所謂五臟之氣, 已絕于內者, 脈口氣內絕不至, 反取其外之病處與陽經之合, 有留針以致陽氣, 陽氣至則內重竭, 重竭則死矣. 其死也, 無氣以動, 故靜. 所謂五臟之氣, 已絕于外者, 脈口氣外絕不至, 反取其四末之腧, 有留針以致其陰氣, 陰氣至則陽氣反入, 入則逆, 逆則死矣.

---

14) '正言' 2자는 서로 뒤바뀐 것이다. 그렇게 해도 문맥이 잘 안 통한다. 글자가 빠진 것 같다.

其死也, 陰氣有餘, 故躁. 所以察其目者, 五臟使五色修明, 修明則聲章, 聲章者, 則言聲與平生異也.

이른바 5장의 기운이 안에서 벌써 끊어졌다는 것은 맥구의 기운이 안에서 끊어져 이르지 않는데, 거꾸로 그 바깥의 탈난 곳과 양경맥의 합(혈)을 골라 (찌르고), 또(有) 침놓은 채 두어서 양의 기운을 끌어들이는(致) 것을 말합니다. 양의 기운이 이르면 속(인 음)이 또 다시 바닥나고, 거듭 고갈되면 죽는데, 죽을 때 움직일 기운이 없으므로 조용합니다. 이른바 5장의 기운이 밖에서 벌써 끊어졌다는 것은 맥구의 기운이 밖에서 끊어져 이르지 않는 데 거꾸로 팔다리 끝의 수혈을 골라 (찌르고), 또(有) 침놓은 채 두어서 그 음의 기운을 끌어들이는 것을 말합니다. 음의 기운이 이르면 양의 기운이 거꾸로 들어가고, (거꾸로) 들어가면 거스르고, 거스르면 죽는데, 죽을 때 음의 기운이 남으므로 시끄럽습니다. 눈을 살피는 까닭은 5장(의 기운)이 (눈의) 빛깔을 또렷이 나타나게 하기 때문입니다. (눈빛이) 또렷하면 목소리도 또렷합니다. 목소리가 또렷하다는 것은 소리가 평상시와 다르다는 말입니다.

근결(根結) 제5
– 경맥의 뿌리와 맺힘

5-1

岐伯曰 : 天地相感, 寒暖相移, 陰陽之道, 孰少孰多? 陰道偶而陽道奇. 發于春夏, 陰氣少而陽氣多, 陰陽不調, 何補何瀉? 發于秋冬, 陽氣少陰氣多, (陰氣盛而陽氣衰, 故莖葉枯槁, 濕雨下歸, 陰陽相移)[15], 何瀉何補? 奇邪離經, 不可勝數, 不知根結, 五臟六腑, 折關敗樞開闔 而走, 陰陽大失, 不可復取. 九針之玄, 要在終始; 故能知終始, 一言 而畢, 不知終始, 針道咸絕.

스승이 말했다. 하늘과 땅이 서로 만나서 추위와 더위가 번갈아드니, 음과 양의 이치는 어느 것이 적고 어느 것이 많습니까? 음의 이치는 짝이고 양의 이치는 홀입니다. 봄여름에 발생하는 탈은 음의 기운이 적고 양의 기운이 많은 데, 음과 양이 조화롭지 않으면 어떻게 보태고 어떻게 덜어냅니까? 가을 겨울에 발생하는 탈은 양의 기운이 적고 음의 기운이 많으니, (음의 기운이 드세고 양의 기운이 풀죽으므로, 줄기와 잎사귀가 마르고 축축함과 비가 아래로 돌아가서 음과 양이 서로 옮겨가니), 어떻게 보태고 어떻게 덜어냅니까? 기이한 몹쓸 기운이 경맥을 탈나게 하면 (그 증상을) 다(勝) 헤아릴 수 없는데, 경맥의 뿌리와 맺힘을 알지 못하면 5장6부의 빗장이 꺾이고 (장부 기능의) 열림(開)·닫힘(闔)·지도리(樞)가 어그러져서 (기운이) 달아나므로, 음과 양이 크게 (서로를) 잃어서 다시 모이게(取)할 수 없습니다. 9침의 오묘함은 (경맥의) 끝과 처음에 있습니다. 그러므로 끝과 처음을 알면 한 마디 말로 마칠 수 있고, 끝과 처음을 알지 못하면 침의 이치가 모두(咸) 끊어질 것입니다.

5-2

太陽根于至陰, 結于命門. 命門者, 目也[16]. 陽明根于厲兌, 結于顙大. 顙大者, 鉗耳也. 少陽根于竅陰, 結于窓籠. 窓籠者, 耳中也. 太陽爲

---

15)   괄호친 부분은 끼여든 문장이다.
16)   '命門者, 目也'는 끼어든 문장이다. 뒤의 눈과 귀도 마찬가지이다.

開, 陽明爲闔, 少陽爲樞. 故開折則肉節瀆而暴病起矣, 故暴病者, 取之太陽, 視有餘不足. 瀆者, 皮肉宛膲而弱也. 闔折則氣無所止息而痿疾起矣, 故痿疾者, 取之陽明, 視有餘不足. 無所止息者, 眞氣稽留, 邪氣居之也. 樞折卽骨繇而不安于地, 故骨繇者取之少陽, 視有餘不足. 骨繇者, 節緩而不收也, 所謂骨繇者搖故也. 當窮其本也.

태양은 지음에서 비롯하여 명문(인 정명)에서 맺습니다. 명문은 눈입니다. 양명은 여태에서 비롯하여 상대(인 두유)에서 맺습니다. 상대는 감이입니다. 소양은 규음에서 비롯하여 창롱(인 청궁)에서 맺습니다. 창롱은 귓속입니다. (문에 빗대면) 태양은 열고, 양명은 닫고, 소양은 (엶과 닫힘의 축 노릇을 하는) 지도리입니다. 그러므로 여는 (기능)이 고장 나면 살이 야위면서 갑자기 탈납니다. 그러므로 갑작스럽게 탈나는 것은 태양을 고르되 남는가 모자라는가를 보아야 합니다. 독(瀆)이란 살갗과 살이 줄고 약해진 것입니다. (양명의) 닫(闔)는 (기능이) 고장 나면 기운이 멈추어 쉴 곳이 없어서 팔다리가 힘을 못 쓰는 탈이 일어납니다. 그러므로 이 탈은 양명을 고르되 남는가 모자라는가를 보아야 합니다. 멈추어 쉴 곳이 없다는 것은 참 기운이 (흐르지 못하고) 머물러서 몹쓸 기운이 자리 잡는 것입니다. 지도리(인 소양의 기능)이 고장 나면 뼈가 흔들거려서 땅(을 딛는 짓)이 불안합니다. 그러므로 뼈가 흔들거리는 골요는 소양을 고르되 남는가 모자라는가를 보아야 합니다. 골요란 뼈마디가 늘어져서 (팔다리를) 잘 거두지 못하는 것입니다. 이른바 골요는 흔들리기 때문에 붙여진 이름입니다. 마땅히 그 뿌리까지 다해야 합니다.

5-3

太陰根于隱白, 結于太倉. 少陰根于涌泉, 結于廉泉. 厥陰根于大敦, 結于玉英, 絡于膻中. 太陰爲開, 厥陰爲闔, 少陰樞. 故開折則倉廩無

所輸膈洞, 膈洞者, 取之太陰, 視有餘不足. 故開折者, 氣不足而生病
也. 闔折卽氣弛而善悲, 善悲者取之厥陰, 視有餘不足. 樞折則脈有所
結而不通, 不通者, 取之少陰, 視有餘不足. 有結者, 皆取之.

태음은 은백에서 비롯하여 (중완인) 태창에서 맺습니다. 소음은 용천에서 비
롯하여 염천에서 맺습니다. 궐음은 대돈에서 비롯하여 (옥당인) 옥영에서 맺고,
전중으로 이어집니다. 태음은 열림이 되고, 궐음은 닫음이 되고, 소음은 지도
리가 됩니다. 그러므로 여는 (기능)이 고장 나면 곡식창고를 나르지 못하여 (위
쪽이) 막히고(膈) (아래로) 내리쏟습니다(泄). 막히고 쏟으면 (족)태음을 고르되 남
는지 모자라는지를 봅니다. 그러므로 여는 (기능)이 고장 나는 것은 기운이 모
자라서 탈난 것입니다. 닫는 기능이 고장 나면 (간의) 기운이 늘어져서 자주 슬
퍼합니다. 자주 슬퍼하는 것은 (족)궐음을 고르되 남는지 모자라는지를 봅니다.
지도리 기능이 고장 나면 (콩팥의) 맥이 맺혀서 통하지 않습니다. 통하지 않는
것은 (족)소음을 고르되 남는지 모자라는지를 봅니다. (기운이) 맺(혀 통하지 않)는
것은 모두 고릅니다.

5-4

足太陽根于至陰, 溜于京骨, 注于昆侖, 入于天柱・飛揚也. 足少陽根
于竅陰, 溜于丘墟, 注于陽輔, 入于天衝・光明也. 足陽明根于厲兌,
溜于衝陽, 注于解谿, 入于人迎・豊隆也. 手太陽根于少澤, 溜于陽
谷, 注于小海, 入于天窓・支正也. 手少陽根于關衝, 溜于陽池, 注于
支溝, 入于天牖・外關也. 手陽明根于商陽, 溜于合谷, 注于陽溪, 入
于扶突・偏歷也. 此所謂十二經者, 盛絡皆當取之.

족태양은 지음에서 비롯하여 경골로 흘러가 곤륜으로 흘러들며, (위의) 천주
와 (아래의) 비양으로 들어갑니다. 족소양은 규음에서 비롯하여 구허로 흘러가

양보로 흘러들며, (위의) 천충과 (아래의) 광명으로 들어갑니다. 족양명은 여태에
서 비롯하여 충양으로 흘러가 해계로 흘러들며, (위의) 인영과 (아래의) 풍륭으로
들어갑니다. 수태양은 소택에서 비롯하여 양곡으로 흘러가 소해로 흘러들며,
(위의) 천창과 (아래의) 지정으로 들어갑니다. 수소양은 관충에서 비롯하여 양지
로 흘러가 지구로 흘러들며, (위의) 천창과 (아래의) 외관으로 들어갑니다. 수양
명은 상양에서 비롯하여 합곡로 흘러가 양곡으로 흘러들며, (위의) 부돌과 (아래
의) 편력으로 들어갑니다. 이들 이른바 12경맥은, 드센 낙맥(이 있는 곳)을 모두
골라(서 고쳐)야 합니다.

5-5

一日一夜五十營, 以營五臟之精, 不應數者, 名曰狂生. 所謂五十營者,
五臟皆受氣, 持其脈口, 數其至也. 五十動而不一代者, 五臟皆受氣;
四十動一代者, 一臟無氣[17]; 三十動一代者, 二臟無氣; 二十動一代者,
三臟無氣; 十動一代者, 四臟無氣; 不滿十動一代者, 五臟無氣. 予之
短期, 要在終始. 所謂五十動而不一代者, 以爲常也, 以知五臟之氣[18].
予之短期者, 乍數乍疎也.

(경맥의 기운은) 하루 낮 하루 밤에 50번을 돕니다(營). 5장을 돌리는 불거름
(精)의 기운이 (50회인) 수와 맞지 않는 것을 일러 탈(狂)이 생긴다고 합니다. 이른
바 50바퀴를 돈다는 것은 5장이 모두 (불거름의) 기운을 받는다는 것이고, 촌구
맥을 짚어보면 그 기운이 이르는 것을 헤아릴(數) 수 있습니다. (촌구맥이) 50번
뛰는 동안 한 번도 쉬지(代)[19] 않는 것은, 5장이 모두 기운을 받은 것이고, 40번

---

17) '一臟'은 콩팥을 말한다. 원기가 장기로 공급되는 순서이다. 2는 간, 3은 비장, 4는 염통, 5
는 허파이다. 마지막에 숨을 헐떡이다 목숨이 끊어진다.(장개빈)
18) 원문은 '期'인데, 문맥상 '氣'가 어울린다.

뛰는 동안 한 번 쉬는 것은, 어느 1장(콩팥)에 기운이 없는 것이고, 30번 뛰는 동안 1번 쉬면 2장(콩팥·간)에 기운이 없는 것이고, 20번 뛰는 동안 1번 쉬면 3장(콩팥·간·비장)에 기운이 없는 것이고, 10번 뛰는 동안 1번 쉬면 4장(콩팥·간·비·염통)에 기운이 없는 것이고, 10번 미만에서 1번 쉬면 5장에 기운이 모두 없는 것입니다. (이상은) 죽을(期) 날이 가까워짐(短)을 말하는(予) 것인데, 그 요점은 (경맥의) 마침(終)과 처음(始)에 있습니다. 이른바 50번 뛰는 동안 한 번도 쉬지 않는 것을 기준(常)으로 삼습니다. 이로써 5장의 기운(이 충실함)을 알 수 있습니다. 죽을 날을 내다볼 수 있는 것은 (맥이) 갑자기 빨라졌다 갑자기 성글었다 합니다.

5-6

黃帝曰：逆順五體者, 言人骨節之小大, 肉之堅脆, 皮之厚薄, 血之淸濁, 氣之滑澁, 脈之長短, 血之多少, 經絡之數, 余已知之矣, 此皆布衣匹夫之士也. 夫王公大人, 血食之君者, 身體柔脆, 肌肉軟弱, 血氣慓悍滑利, 其刺之徐疾淺深多少, 可得同之乎? 岐伯答曰 ：膏粱·菽藿之味, 何可同也. 氣滑卽出疾, 氣澁則出遲, 氣滑則針小而入淺, 氣澁則針大而入深, 深則欲留, 淺則欲疾. 以此觀之, 刺布衣者, 深以留之; 刺大人者, 微以徐之. 此皆因氣慓悍滑利也.

임금이 말했다. 5체를 따르고 거스르는 것은, 사람 뼈마디의 크고 작음, 살의 탄탄하고 무름, 살갗의 두껍고 얇음, 피의 맑고 흐림, 기운의 매끄럽고 껄끄러움, 맥의 길고 짧음, 피의 많고 적음, 경락의 수에 대한 것으로 나는 벌써 압니다. 이는 모두 일반 백성들의 경우입니다. 무릇 왕공이나 대인(같이) 살코기

---

19)　《難經·十一難》과《脈經》에는 모두 '代'가 '止'로 되어 있다.

를 (많이) 먹는 무리들은 몸이 허약하고 살이 연약하고, 기운과 피가 매우 빠르고 매끄럽습니다. 이를 찌를 때 빠르기·깊이·(놓는 횟수)의 많고 적음을 보통 사람들과 같이 합니까?

스승이 답했다. (왕공이나 대인의) 기름진 음식과 (백성의) 거친 음식이 어찌 같을 수 있겠습니까? 기운의 흐름이 매끄러우면 빨리 뽑고, 껄끄러우면 천천히 뽑아야 합니다. 기운이 매우 빠르면 작은 침으로 얕게 놓고, 껄끄러우면 큰 침으로 깊이 찌릅니다. 깊이 (찌르면 한 동안) 찌른 채 두고, 얕게 (찌르면) 빨리 뽑습니다. 이로 보건대 베옷 입은 사람들(인 백성)은 깊이 찔러서 (한 동안) 두어야 하고, (왕공이나) 대인은 얕게 찔러서 천천히 뽑습니다. 이는 모두 기운이 너무 빠르고 매끄럽기 때문입니다.

5-7

黃帝曰 : 形氣之逆順奈何也? 岐伯曰 : 形氣不足, 病氣有餘, 是邪勝也, 急瀉之. 形氣有餘, 病氣不足, 急補之. 形氣不足, 病氣不足, 此陰陽氣俱不足也, 不可刺之, 刺之則重不足, 重不足則陰陽俱竭, 血氣皆盡, 五臟空虛, 筋骨髓枯, 老者絕滅, 壯者不復矣. 形氣有餘, 病氣有餘, 此謂陰陽俱有餘也, 急寫其邪, 調其虛實. 故曰有餘者瀉之, 不足者補之, 此之謂也.

임금이 말했다. 꼴의 기운이 거스르고 따름은 어떻습니까?

스승이 말했다. 꼴의 기운이 모자라고 탈의 기운이 남는 것은 몹쓸 기운이 이긴 것이므로 재빨리 이를 덜어내야 합니다. 꼴의 기운이 남고 탈의 기운이 모자라면 재빨리 이를 보태야 합니다. 꼴의 기운도 모자라고 탈의 기운도 모자라면 음과 양이 다 같이 모자라는 것이므로 찌를 수 없습니다. 이를 찌르면 더욱 (重) 모자라고, 더욱 모자라면 음과 양이 같이 바닥나고 기운과 피가 다하여, 5

장이 텅 비고 뼈와 힘줄과 골수가 시들해져서 나이든 사람은 (목숨이) 끊어지고 젊은 사람도 돌이키기 어렵습니다. 꼴의 기운이 남고 탈의 기운도 남으면 이는 음과 양이 다 같이 남는 것이니 재빨리 그 몹쓸 기운을 덜어내어 허와 실을 조절합니다. 그러므로 남는 것은 덜어내고, 모자라는 것은 보탠다는 것은 이를 말합니다.

5-8

故曰刺不知逆順, 眞邪相搏. 滿而補之, 則陰陽四溢, 腸胃充郭, 肝肺內, 陰陽相錯. 虛而瀉之, 則經脈空虛, 血氣竭枯, 腸胃㿇, 皮膚薄著, 毛腠夭膲, 予之死期. 故曰用針之要, 在于知調陰與陽, 調陰與陽, 精氣乃充, 合形與氣, 使神內藏. 故曰上工平氣, 中工亂脈, 下工絶氣危生, 不可不愼也. 必審其五臟變化之病, 五脈之應, 經絡之虛實, 皮之柔麤, 而後取之也.

그러므로 말하기를, 거스름과 따름을 알지 못하면 올바른 기운과 몹쓸 기운이 서로 다툰다고 한 것입니다. 가득차서 (실한데) 보태면 음과 양이 모두(四) 넘쳐서 창자와 밥통이 가득해지고 간과 허파가 안에서 부풀고, 음과 양이 서로 뒤섞입니다. 허한 것을 덜어내면 경맥이 텅 비고 기운과 피가 바닥나고 메말라서 창자와 밥통의 제 노릇을 못하고 살갗이 (뼈에) 달라붙을(著) 만큼 얇아지고, 털과 살결이 거뭇하고 메마르는데, 이는 죽음이 가까운 것입니다. 그러므로 말하기를, 침을 쓰는 요점은 음과 양을 조화시킬 줄 아는 데 있습니다. 음과 양이 조화를 이루면 불거름의 기운이 이에 충실해지고, 꼴과 기운이 서로 딱 맞아서, 얼이 안으로 갈무리됩니다. 그러므로 훌륭한 의원은 (음과 양의) 기운이 고르게 하고, 어설픈 의원은 경맥을 어지럽히고, 어리석은 의원은 (잘 흐르는) 기운을 끊어 (환자의) 목숨을 위태롭게 하니, 삼가지 않을 수 없다고 했습니다. 반드시 5장의 변화로 생기는 탈, 5장의 맥이 호응하는 것, 경락의 허와 실, 살갖의 부드러움과 거침을 살피고 난 뒤에 (치료 혈을) 고릅니다.

관침(官針) 제7
– 침의 규격과 탈

7-1

凡刺之要, 官針最妙. 九針之宜, 各有所爲, 長短大小, 各有所施, 不得其用, 病弗能移. 病淺針深, 內傷良肉, 皮膚爲癰; 病深針淺, 病氣不寫, 反爲大膿. 病小針大, 氣瀉太甚, 病必爲害; 病大針小, 氣不泄瀉, 亦復爲敗. 失針之宜, 大者瀉, 小者不移. 已言其過, 請言其所施.

무릇 찌르기의 요점으로는 규격(官)에 맞는 침이 가장 오묘합니다. 9침의 쓰임에는 각기 마땅한 바가 있고, 침의 길이와 크기에도 각기 쓰이는 바가 있어서, 그 쓰임을 얻지 못하면 탈이 나을(移) 수 없습니다. 탈이 얕은데 침이 깊으면 속에서 괜찮은 살을 다치고 살갖에 악창이 생깁니다. 탈이 깊은데 침이 얕으면 탈난 기운이 덜어지지 않고 도리어 큰 고름이 됩니다. 탈이 작은데 침이 크면 기운이 크게 덜어져서 탈이 반드시 해롭게 되고, 탈이 큰데 침이 작으면 몹쓸 기운이 덜어지지 않아서 또한(亦復) 어그러지게 됩니다. (이와 같이) 침의 마땅(한 쓰임)을 잃어서, 큰 침은 (원기가) 줄어들고, 작은 침은 (탈이) 낫지 않습니다. 벌써 그 허물을 말씀드렸으니, 청컨대 침이 (제대로) 쓰이는(施) 것에 대해 말씀드리겠습니다.

病在皮膚無常處者, 取以鑱針於病所, 膚白勿取; 病在分肉間, 取以員
針於病所; 病在脈, 氣少當補之者, 取以鍉針於井滎分輸; 病爲大膿
者, 取以鈹針; 病痹氣暴發者, 取以員利針; 病痹氣痛而不去者, 取以
毫針; 病在中者, 取以長針; 病水腫不能通關節者, 取以大針; 病在五
臟固居者, 取以鋒針, 瀉於井滎分輸, 取以四時.

탈이 살갗에 있는데 그 자리가 일정하지 않은 사람은, 참침으로 탈난 곳을
고르되, 살갗이 희면 건드리지 말아야 합니다. 탈이 나뉜 살 사이에 있는 (사람
은) 원침으로 탈난 곳을 고릅니다. 탈이 맥에 있고 기운이 모자라서 마땅히 보
태야 하는 사람은 시침으로 (경맥의 5)수혈을 (상황에 맞게) 나누어서 고릅니다.
탈이 큰 고름이 된 사람은 피침으로 (그 고름을) 고릅니다. 탈이 저린 기운이어
서 갑자기 발작하는 사람은 원리침으로 (이를) 고릅니다. 탈이 저린 기운이고
아픈데 물러가지 않는 사람은 호침으로 고릅니다. 탈이 속에 있는 사람은 장침
으로 고릅니다. 탈이 (붓는) 수종이어서 뼈마디가 뚫리지 않는 사람은 대침으로
고릅니다. 탈이 5장에 오래 둥지 튼(固居) 사람은 봉침으로 골라서 (경맥)의 5수
혈을 (상황에 맞게) 나누어서 덜어내는데, 네 철(에 맞게) 합니다.

凡刺有九, 以應九變. 一曰輸刺, 輸刺者, 刺諸經滎輸臟腧也; 二曰遠
道刺, 遠道者, 病在上, 取之下, 刺府腧也; 三曰經刺, 經刺者, 刺大經
之結絡經分也; 四曰絡刺, 絡刺者, 刺小絡之血脈也; 五曰分刺, 分刺
者, 刺分肉之間也. 六曰大瀉刺, 大瀉刺者, 刺大膿也; 七曰毛刺, 毛
刺者, 刺浮痹皮膚也; 八曰巨刺, 巨刺者, 左取右, 右取左; 九曰焠刺,
焠刺者, 燔針則取痹也.

무릇 찌르기에는 9가지가 있어서 9가지 (탈의) 변화에 호응합니다. 1번째는 (수혈을 찌른다는 뜻의) 수자(輸刺)라고 합니다. 수자란 각 경맥의 정·형·수·경·합과 (등에 있는 5)장(6부의) 수혈에 찌르는 것입니다. 2번째는 (먼 곳에서 찌른다는 뜻의) 원도자(遠道刺)라고 합니다. 원도자란 탈이 위에 있으면 아래를 고르는데, 6부(인 3양경)의 수혈을 찌르는 것입니다. 3번째는 (경맥을 찌른다는 뜻의) 경자(經刺)라고 합니다. 경자란 큰 경맥이 맺히고 (막혀서) 낙맥과 경맥이 나뉘는 (곳의 뭉친) 자리를 찌르는 것입니다. 4번째는 (낙맥을 찌른다는 뜻의) 낙자(絡刺)라고 합니다. 낙자란 (살갗처럼 얕은 곳에) 작은 낙맥의 혈맥을 찌르는 것입니다. 5번째는 (나뉜 곳을 찌른다는 뜻의) 분자(分刺)라고 합니다. 분자란 나뉜 살의 틈을 찌르는 것입니다. 6번째는 (크게 덜어낸다는 뜻의) 대사자(大瀉刺)라고 합니다. 대사자란 큰 고름덩어리를 찌르는 것입니다. 7번째는 (깃털처럼 가볍게 한다는 뜻의) 모자(毛刺)라고 합니다. 모자란 살갗에 뜬 저린 곳을 찌르는 것입니다. 8번째는 거자(巨刺)라고 합니다. 거자란 (탈이) 왼쪽이면 오른쪽을 고르고, 오른쪽이면 왼쪽을 찌르는 것입니다. 9번째는 (불로 달군다는 뜻의) 쉬자(焠刺)라고 합니다. 쉬자란 침(자루)을 달구어 (저린) 비증을 찌르는 것입니다.

7-4

凡刺有十二節, 以應十二經. 一曰偶刺, 偶刺者 以手直心若背, 直痛所, 一刺前, 一刺後, 以治心痹, 刺此者傍針之也. 二曰報刺, 報刺者, 刺痛無常處, 上下行者, 直內無拔針, 以左手隨病所按之, 乃出針復刺之也. 三曰恢刺, 恢刺者, 直刺傍之, 擧之前後, 恢筋急, 以治筋痹也. 四曰齊刺, 齊刺者, 直入一, 傍入二, 以治寒氣小深者. 或曰三刺, 三刺者, 治痹氣小深者也[20]. 五曰揚刺[21], 揚刺者, 正內一, 傍內四, 而浮之, 以治寒氣之博大者也. 六曰直針刺, 直針刺[22]者, 引皮乃刺之, 以治寒氣之淺者也. 七日輸刺, 輸刺者, 直入直出, 疾發針而淺之, 以治氣盛而熱者也. 八日短刺, 短刺者, 刺骨痺, 稍搖而深之, 致針骨所, 以上下摩骨也. 九日浮刺, 浮刺者, 傍入而浮之, 以治肌急而寒者也. 十日陰刺, 陰刺者, 左右卒刺之, 以治寒厥, 中寒厥, 足踝後少陰也. 十一日傍針刺, 傍針刺者, 直刺傍刺各一, 以治留痺久居者也. 十二日贊刺, 贊刺者, 直入直出, 數發針而淺之出血, 是謂治癰腫也.

무릇 찌르기에는 12가지 방법(節)이 있어 12경(맥)에 호응합니다. 1번째는 (앞뒤로 짝을 맞춰 찌른다는 뜻의) 우자(偶刺)라고 합니다. 우자란 손으로 앞가슴 및 (若) 등의 아픈 곳을 찌르되, 한 번은 앞가슴에, 한 번은 등 뒤를 찔러서 심비증을 다스립니다. 이곳을 찌르는 것은 침을 옆으로(傍) 기울여야 합니다. (세워서 찌르면 허파를 다칠 수 있기 때문입니다.) 2번째는 (되풀이하여 찌른다는 뜻의) 보자(報刺)라고 합니다. 보자란 아픈 곳이 일정하지 않은 것을 찌르는 것입니다. (아픔이) 위아래로 옮겨 다니는 것은 침을 곧게 들이되 (바로) 뽑지 않고, 왼손으로 아픈 곳을 따라가며 매만지고, 침을 뽑았다가 다시 찌르는 것입니다. 3번째는 (넓게 찌른다는 뜻의) 회자(恢刺)라고 합니다. 회자란 (아픈 곳의) 곁에 곧게 찔러서 이를 앞뒤로 거드는데(擧), 힘줄이 급한 (경련 같은) 것을 (느긋하게) 넓혀서 힘줄의 비증을 다스리는 것입니다. 4번째는 (가지런히 찌른다는 뜻의) 제자(齊刺)입니다. 제자란 하나를 곧게 찌르고(入) (그 양) 옆에 2개를 들여서 추운 기운이 조금 깊은 것을 다스리는 것입니다. 5번째는 (얕게 찌른다는 뜻의) 양자(揚刺)라고 합니다.

---

20)   '或日三刺, 三刺者, 治痺氣小深者也'는 잘못 끼어든 문장이다.

21)   '揚'은 '陽'의 오자이다. 이는 '陰刺'의 대구이다.

22)   '直'은 '亘'의 오자. '亘'은 본래 二와 月을 따른 것으로 반원형의 달을 본뜬 것이다. 그러므로 '亘刺'는 지금의 눕혀 찌르는 횡자를 말한다. 이름이 모두 2글자로 된 글의 흐름으로 보면 '直' 다음의 '針'도 잘못 들어간 것 같다. '傍針刺'도 마찬가지.

양자란 (음자의 반대말로, 아픈 곳의) 한 복판에 (침) 하나를 들이고 그 옆에 4개를 들이되 얕게 하는 것인데, 차가운 기운이 넓고 크게 퍼진 것을 다스립니다. 6번째는 (눕혀 찌른다는 뜻의) 선자(直刺)라고 합니다. 선자란 (손으로) 살갗을 집어 올리고 찌르는 것으로, 찬 기운이 얕은 것을 다스리는 것입니다. 7번째는 (곧게 찌른다는 뜻의) 수자(輸刺)라고 합니다. 수자란 곧게 찌르고 곧게 뽑는데, 빠르게 뽑고 얕게 찔러 몹쓸 기운이 드세서 열나는 것을 다스립니다. 8번째는 (천천히 찌른다는 뜻의) 단자(短刺)라고 합니다. 단자란 뼈의 비증을 찌르는데, 천천히 침을 흔들면서 깊숙이 찔러 침이 뼈에 닿게 함으로써 위아래로 뼈를 비비는 것입니다. 9번째는 (뜬 것처럼 얕게 찌른다는 뜻의) 부자(浮刺)라고 합니다. 부자란 (아픈 곳의) 옆으로 (침을) 들이되 뜬 (것처럼 얕게 해서) 살이 당기고 찬 것을 다스리는 것입니다. 10번째는 (속을 찌른다는 뜻의) 음자(陰刺)라고 합니다. 음자란 왼쪽과 오른쪽을 한꺼번에(卒) 찔러서 추운 궐증을 다스리는데, 추운 궐증은 안쪽 복사뼈의 (족)소음(인 태계)를 맞힙니다(中). 11번째는 (옆에도 찌른다는 뜻의) 방자(傍刺)라고 합니다. 방(침)자란 곧게 찌르고 (양) 옆에도 찌르는 것으로 오랫동안 낫지 않는 비증을 다스리는 것입니다. 12번째는 (흩어지는 것을 돕는다는 뜻의) 찬자(贊刺)라고 합니다. 찬자란 곧게 찌르고 곧게 뽑는 것으로, 여러 번 얕게 하여 피를 내서 종기를 다스리는 것입니다.

7-5

脈之所居深不見者, 刺之微內針而久留之, 以致其空脈氣也. 脈淺者勿刺, 按絕其脈乃刺之, 無令精出, 獨出其邪氣耳. 所謂三刺則穀氣至者, 先淺刺絕皮, 以出陽邪; 再刺則陰邪出者, 少益深, 絕皮致肌肉, 未入分肉間也; 已入分肉之間, 則穀氣出. 故《刺法》曰: 始刺淺之, 以逐邪氣, 而來血氣; 後刺深之, 以致陰氣之邪, 最後刺極深之, 以下穀氣.

此之謂也. 故用針者, 不知年之所加, 氣之盛衰, 虛實之所起, 不可以爲工也.

(경)맥이 깊은 곳에 있어서 보이지 않는 것은, 찔러서 침을 조금(微) 들이고 오래 머물게 하여, 그 빈 경맥에 기운이 이르도록 합니다. (경)맥이 얕은 것은 찌르지 말고, (먼저) 그 경맥을 어루만져서 (잠시) 끊고 이에 찌르는데, (이렇게 하는 것은) 불거름(의 기운)이 나가지 못하게 하고 오직 몹쓸 기운만 나가게 하려는 것입니다. 이른바 3번 찌르면 곡식의 기운(인 침감)에 이른다(出=至)는 것은 먼저 얕게 찔러서 살갗을 뚫음으로써 겉(陽)의 몹쓸 기운이 빠져나가도록 하는 것이고, 다시 찌르면 속(陰)의 몹쓸 기운을 몰아낸다는 것은 조금씩 더 깊게 하여 살갗을 뚫고 살에 이르게 하되 아직 나뉜 살(分肉) 사이까지 들이지는 않는다는 것이고, 벌써 (침이) 나뉜 살 사이에 들어가면 곡식의 기운(인 침감)이 나온다는 것입니다. 그러므로 『자법』에 말하기를 처음에는 얕게 찔러서 (겉의) 몹쓸 기운을 몰아냄으로써 기운과 피가 오게 하고, 다음에는 깊이 찔러서 속의 몹쓸 기운을 흩어지게(致) 하고, 마지막에는 가장(極) 깊이 찔러서 곡식의 기운(인 침감)을 내리는데, 이를 말한다고 하였습니다. 그러므로 침을 쓰는 사람이 그 해의 (운기가) 다다르는 시기, 기운의 드셈과 풀죽음, 허와 실이 일어나는 바를 알지 못하면 (훌륭한) 의원이라 할 수 없습니다.

7-6

凡刺有五, 以應五臟. 一曰半刺, 半刺者, 淺內而疾發針, 無針傷肉, 如拔毛狀, 以取皮氣, 此肺之應也. 二曰豹文刺, 豹文刺者, 左右前後針之, 中脈爲故, 以取經絡之血者, 此心之應也. 三曰關刺, 關刺者, 直刺左右盡筋上, 以取筋痺, 愼無出血, 此肝之應也, 或曰淵刺, 一曰豈刺. 四曰合谷刺, 合谷刺者, 左右鷄足, 針於分肉之間, 以取肌痺,

此脾之應也. 五曰輸刺, 輸刺者, 直入直出, 深內之至骨, 以取骨痹,
此腎之應也.

무릇 찌르기에는 5가지가 있어서 5장에 호응합니다. 1번째는 반자(半刺)라고
합니다. 반자란 얕게 찌르고 재빨리 뽑아 침이 살을 다치지 않도록 하는 것인데
털을 뽑듯이 살갗의 (몹쓸) 기운을 고릅니다. 이는 (살갗을 주관하는) 허파와 호응합
니다. 2번째는 표문자(豹文刺)라고 합니다. 표문자란 전후좌우에 침을 놓되, 경맥
맞히는 것을 기준(故) 삼아서 경락의 피(인 어혈)을 없애는 것입니다. 이는 (피를 주
관하는) 염통과 호응합니다. 3번째는 관자(關刺)라고 합니다. 관자란 팔다리(左右)
의 힘줄이 다한 곳(인 뼈마디) 위를 바로 찔러서 힘줄의 비증을 고르되 삼가서 피
가 안 나오게 하는 것입니다. 이는 (힘줄을 주관하는) 간과 호응합니다. 또는 연자
(淵刺)라고도 하고 또는 기자(豈刺)라고도 합니다. 4번째는 합곡자(合谷刺)라고 합
니다. 합곡자란 (셋으로 나뉜) 닭의 발톱 모양으로 나뉜 살 사이에 침놓는 것으로
살의 비증을 고릅니다. 이는 (살을 주관하는) 비장과 호응합니다. 5번째는 수자(輸
刺)라고 합니다. 수자란 (침을) 곧게 들여서 곧게 내되 깊숙이 넣어서 뼈에 이르
게 하여, 뼈의 비증을 고르는 것입니다. 이는 (뼈를 주관하는) 콩팥과 호응합니다.

종시(終始) 제9
- 끝과 처음

9-1

凡刺之道, 畢於終始. 明知終始, 五臟爲紀, 陰陽定矣. 陰者主臟, 陽

者主腑, 陽受氣於四末, 陰受氣於五臟. 故瀉者迎之, 補者隨之, 知迎
知隨, 氣可令和. 和氣之方, 必通陰陽, 五臟爲陰, 六腑爲陽. 傳之後
世, 以血爲盟, 敬之者昌, 慢之者亡, 無道行私, 必得夭殃.

무릇 찌르기의 이치는 끝과 처음에서 (모두) 마칩니다. 끝과 처음을 또렷이
알면 5장을 벼리로 삼아서 음과 양이 정해집니다. 음은 (5)장을 주관하고, 양은
(6)부를 주관합니다. 양은 팔다리에서 기운을 받고 음은 5장에서 기운을 받습니
다. 그러므로 덜어내는 것은 (경맥의 흐름과) 마주하고, 보태는 것은 (경맥의 흐름
을) 따릅니다. 이렇게 (침으로) 마주함을 알고 따름을 알면 기운을 고르게 할 수
있습니다. 기운을 조화롭게 하는 방법은 반드시 음과 양을 통달해야 합니다. 5
장은 음이고 6부는 양입니다. 이를 후세에 전하고자 피로써 맹세합니다. 이를
떠받드는 사람은 번창하나, 이를 게을리 하는 사람은 망할 것입니다. 이치도
없이 멋대로 하면 반드시 제 명에 못사는 재앙을 겪을 것입니다.

9-2

謹奉天道, 請言終始. 終始者, 經脈爲紀, 持其脈口人迎, 以知陰陽有
餘不足, 平與不平, 天道畢矣. 所謂平人者, 不病. 不病者, 脈口人迎
應四時也, 上下相應而俱往來也, 六經之脈不結動也, 本末之寒溫之相
守司也, 形肉血氣必相稱也, 是謂平人.

삼가 하늘의 이치를 받들어 끝과 처음에 대해 말씀드리겠습니다. 끝과 처음
이란 (12)경맥의 (가장 중요한 원칙인) 벼리인데, 그 (경)맥(의 촌)구와 인영을 짚어서
음과 양의 남음과 모자람, 고름과 고르지 않음을 알 수 있으니, 하늘의 이치가
모두 (여기서) 마치는 것입니다. 이른바 고른 사람(平人)이란 탈이 없습니다. 탈이
없는 사람은 맥구와 인영이 네 철에 호응하고, 위(인 인영)과 아래(인 맥구)가 호
응하여 (기운이) 오갑니다. 6경의 맥이 묶이지(結) 않고 뛰고, 뿌리(인 몸통)와 가지

(인 팔다리), 추위와 더위가 서로 제 노릇을 지켜서, 꼴과 살집, 기운과 피가 반드시 서로 저울 같(이 균형을 이룸)니다. 이것이 이른바 '고른 사람(平人)'입니다.

9-3

少氣者, 脈口人迎俱少而不稱尺寸也. 如是者, 則陰陽俱不足, 補陽則陰竭, 瀉陰則陽脫. 如是者, 可將以甘藥, 不愈可飮以至劑. 如此者, 弗灸, 不已者, 因而瀉之, 則五臟氣壞矣.

기운이 적은 사람은 맥구와 인영이 다 같이 (기운이) 적고 척과 촌이 저울처럼 고르지 않습니다. 이같은 것은 음과 양이 다 같이 모자라는 것이어서, 양을 보태면 음이 바닥나고, 음을 덜어내면 양마저 (기댈 곳 없어) 빼앗깁니다. 이같은 사람은 단맛이 나는 (약한) 약으로 (기운을) 길러야(將) 하는데, (만약) 낫지 않으면 약발이 센 약(至劑)을 많이 써야 합니다. 이같은 사람은 뜸뜨지 못합니다. (탈이) 그치지 않는다고 해서 이를 덜어내면 5장의 기운이 무너집니다.

9-4

人迎一盛, 病在足少陽, 一盛而躁, 病在手少陽. 人迎二盛, 病在足太陽, 二盛而躁, 病在手太陽. 人迎三盛, 病在足陽明, 三盛而躁, 病在手陽明. 人迎四盛, 且大且數者, 名曰溢陽, 溢陽爲外格.

인영이 (촌구보다) 1곱절 드세면 탈이 족소양에 있고, 1곱절 드세고 시끄러우면 탈이 수소양에 있습니다. 인영이 (촌구보다) 2곱절 드세면 탈이 족태양에 있고, 2곱절 드세고 시끄러우면 탈이 수태양에 있습니다. 인영이 (촌구보다) 3곱절 드세면 탈이 족양명에 있고, 3곱절 드세고 시끄러우면 탈이 수양명에 있습니다. 인영이 (촌구보다) 4곱절 드센데 크고 또 빠른 것은 넘치는 양(溢陽)이라고 하는데, 넘치는 양이란 바깥이 막(혀 음이 나오지 못하)는 것입니다.

脈口一盛, 病在足厥陰, 一盛而躁, 在手心主. 脈口二盛, 病在足少陰,
二盛而躁, 病在手少陰. 脈口三盛, 病在足太陰, 三盛而躁, 在手太陰,
脈口四盛, 且大且數者, 名曰溢陰, 溢陰爲內關, 內關不通死不治. 人
迎與脈口俱盛四倍以上, 命曰關格, 關格者, 與之短期.

맥구가 (인영보다) 1곱절 드세면 탈이 족궐음에 있고, 1곱절 드세고 시끄러우
면 탈이 수심주에 있습니다. 맥구가 (인영보다) 2곱절 드세면 탈이 족소음에 있
고, 2곱절 드세고 시끄러우면 탈이 수소음에 있습니다. 맥구가 (인영보다) 3곱절
드세면 탈이 족태음에 있고, 3곱절 드세고 시끄러우면 탈이 수태음에 있습니
다. 맥구가 (인영보다) 4곱절 드세고 또한 크기도 하고 빠르기도 하면 넘치는 음
(溢陰)이라고 하는데, 넘치는 음이란 안이 막(혀 양이 들어가지 못하)는 것입니다.
안이 막혀 뚫리지 않으면 죽음을 다스리지 못합니다. 인영과 맥구가 다 같이 4
곱절 이상인 것을 일러 (안팎으로 다 막혔다는 뜻의) 관격(關格)이라고 합니다. 관
격인 사람은 머지않아 죽습니다.

人迎一盛, 瀉足少陽而補足厥陰, 二瀉一補, 日一取之, 必切而驗之,
疏取之上, 氣和乃止. 人迎二盛, 瀉足太陽而補足少陰, 二瀉一補, 二
日一取之, 必切而驗之, 疏取之上, 氣和乃止. 人迎三盛, 瀉足陽明而
補足太陰, 二瀉一補, 日二取之, 必切而驗之, 疏取之上, 氣和乃止.

인영이 1곱절 드세면 족소양을 덜어내고 족궐음을 보태는데, 2번 덜어내고
1번 보태기를, 하루에 1번씩 합니다. 반드시 (맥을) 짚어서 효험을 (살펴야) 하는
데, (효험이) 생각 같지 않으면(疏) 위(인 손의 경맥)을 고르고, 기운이 조화로우면
이에 그칩니다. 인영이 2곱절 드세면 족태양을 덜어내고 족소음을 보태는데, 2

번 덜어내고 1번 보태기를, 이틀에 1번씩 합니다. 반드시 (맥을) 짚어서 효험을 (살펴야) 하는데, (효험이) 생각 같지 않으면 위(인 손의 경맥)을 고르고, 기운이 조화로우면 이에 그칩니다. 인영이 3곱절 드세면 족양명을 덜어내고 족태음을 보태는데, 2번 덜어내고 1번 보태기를, 하루에 2번씩 합니다. 반드시 (맥을) 짚어서 효험을 (살펴야) 하는데, (효험이) 생각 같지 않으면 위(인 손의 경맥)을 고르고, 기운이 조화로우면 이에 그칩니다.

9-7

脈口一盛, 瀉足厥陰而補足少陽, 二補一瀉, 日一取之, 必切而驗之, 疏取之上, 氣和乃止. 脈口二盛, 瀉足少陰而補足太陽, 二補一瀉, 二日一取之, 必切而驗之, 疏取之上, 氣和乃止. 脈口三盛, 瀉足太陰而補足陽明, 二補一瀉, 日二取之, 必切而驗之, 疏取之上, 氣和乃止. 所以日二取之者, 太陰主胃, 大富於穀氣, 故可日二取之也. 人迎與脈口俱盛三倍以上, 命曰陰陽俱溢, 如是者不開, 則血脈閉塞, 氣無所行, 流淫于中, 五臟內傷. 如此者, 因而灸之, 則變易而爲他病矣.

맥구가 1곱절 드세면 족궐음을 덜어내고 족소양을 보태는데, 2번 보태고 1번 덜어내기를, 하루에 1번씩 합니다. 반드시 (맥을) 짚어서 효험을 (살펴야) 하는데, (효험이) 생각 같지 않으면(疏) 위(인 손의 경맥)을 고르고, 기운이 조화로우면 이에 그칩니다. 맥구가 2곱절 드세면 족소음을 덜어내고 족태양을 보태는데, 2번 보태고 1번 덜어내기를, 이틀에 1번씩 합니다. 반드시 (맥을) 짚어서 효험을 (살펴야) 하는데, (효험이) 생각 같지 않으면 위(인 손의 경맥)을 고르고, 기운이 조화로우면 이에 그칩니다. 맥구가 3곱절 드세면 족태음을 덜어내고 족양명을 보태는데, 2번 보태고 1번 덜어내기를, 하루에 2번씩 합니다. 반드시 (맥을) 짚어서 효험을 (살펴야) 하는데, (효험이) 생각 같지 않으면 위(인 손의 경맥)을 고르고, 기운이 조화로우면 이에 그칩니다. 하루에 2번 고르는 까닭은 족태음이 밥통을 주관하고 곡식의 기운이 매우 넉넉한 까닭입니다. 그러므로 하루에 2번 고릅니다.

인영과 맥구가 함께 3곱절 이상 드센 것을 일러 음과 양이 함께 넘친다고 합니다. 이같은 것은 열어주지 않으면 피와 맥이 막히고 기운이 다니지 않고, 속으로 넘쳐서 5장이 안에서 다칩니다. 이같은 것은 뜸뜨면 (성질이) 바뀌기가 쉬워서 다른 탈이 됩니다.

9-8

凡刺之道, 氣調而止. 補陰瀉陽, 音氣益彰, 耳目聰明, 反此者, 血氣不行.[23] 瀉則益虛, 虛者脈大如其故而不堅也. 堅如其故者, 適雖言快, 病未去也. 補則益實, 實者, 脈大如其故而益堅也, 大如其故而不堅者, 適雖言快, 病未去也. 故補則實, 瀉則虛, 痛雖不隨針, 病必衰去. 必先通十二經脈之所生病, 而後可得傳於終始矣. 故陰陽不相移, 虛實不相傾, 取之其經.

무릇 찌르기의 이치는 기운이 조절되면 그치는 것입니다. (5장인) 음(은 모자라기 마련이어서) 보태고 (6음을 일으키는) 양(은 남기 마련이어서) 덜어내면, 목소리가 더욱 또렷하고 귀와 눈이 밝아집니다. 이와 거꾸로 하는 것은 기운과 피가 (제대로) 흐르지 못합니다. (남기 마련인 양을) 덜어내면 점차 허해지는데, 허해진다는 것은 맥의 크기가 예전(故)과 같으나 단단하지 않은 것입니다. 단단함이 예전과 같은 것은, 때마침 (환자가) 비록 쾌차하다고 말할지라도, 탈이 아직 없어지지 않은 것입니다. (모자라기 마련인 음을) 보태면 점차 실해지는데, 실해진

---

23)   이 문장 뒤에 '所謂氣至而有效者'가 있으나, 문맥상 엉뚱한 것이어서 뺐다.

다는 것은 맥의 크기가 예전과 같으나 더욱 단단해집니다. (맥의) 크기는 예전과 같으나 단단하지 않은 것은, 때마침 비록 (환자가) 쾌차하다고 말할지라도, 탈이 아직 없어지지 않은 것입니다. 그러므로 (모자라기 마련인 음을) 보태면 실해지고 (남기 마련인 양을) 덜어내면 허해져서, 아픔이 비록 침 따라서 줄어들지 않더라도 탈은 반드시 풀죽어서 물러갑니다. 반드시 먼저 12경맥의 탈나는 바에 (생각이 두루) 뚫린 뒤에야 끝과 처음(의 이치를) 얻을 수 있습니다. 그러므로 (침놓을 때) 음과 양이 서로 뒤바뀌지 않고, 허와 실이 서로 뒤집히지 않도록 그 경맥을 고릅니다.

9-9

凡刺之屬, 三刺至穀氣. 邪僻妄合, 陰陽易居, 逆順相反, 沈浮異處, 四時不得, 稽留淫泆, 須針而去. 故一刺則陽邪出, 再刺則陰邪出, 三刺則穀氣至, 穀氣至而止. 所謂穀氣至者, 已補而實, 已瀉而虛, 故以知穀氣至也. 邪氣獨去者, 陰與陽未能調, 而病知愈也. 故曰補則實, 瀉則虛, 痛雖不隨針, 病必衰去矣.

무릇 찌르기의 단계는 (깊이에 따라) 3가지인데, 곡식의 기운(인 정기)가 (침 끝에) 이르도록 하는 것입니다. 몹쓸 기운이 망령되이 (경맥의 기운과) 뒤섞이고, 음과 양이 자리를 바꾸고, (기운의 흐름을) 따름과 거스름이 서로 뒤바뀌고, (맥의) 가라앉음과 뜸이 자리를 달리하여 네 철에 (각기) 걸맞은 (맥을) 얻지 못하고, (흘러야 할 기운이 한 곳에) 머물거나 (경맥 밖으로) 멋대로 넘치는 것은, 모름지기 침을 놓아서 없애야 합니다. 그러므로 1번째로 찌르면 겉(인 양)의 몹쓸 기운이 빠져나오고, 2번째 찌르면 속(인 음)의 몹쓸 기운이 빠져나오고, 3번째 찌르면 침 끝에 곡식의 기운(인 정기)가 이르는데, 곡식의 기운이 이르면 그칩니다. 이른바 곡식의 기운이 이른다는 것은 벌써 보태서 (모자라기 마련인 음이) 충실해지고, 벌써 덜어내서 (남아돌기 마련인 양이) 허해진 것이므로, 곡식의 기운(인 정기)가 이르렀음을 압니다. (처음에는) 몹쓸 기운만 없어져서 음과 양이 아직 조화를 이루지는 못하나 탈이 나을 것임을 압니다. 그러므로 보태면 실해지고, 덜어내면 허해져서, 아픔이 비록 (당장) 침을 따르지는 않으나, 탈은 (머지않아) 반드시 풀죽어서 물러갑니다.

9-10

陰盛而陽虛, 先補其陽, 後瀉其陰而和之. 陰虛而陽盛, 先補其陰, 後瀉其陽而和之.

음이 드세고 양이 허하면, 먼저 그 양을 보태고 뒤에 그 음을 덜어내서 조화롭게 합니다. 음이 허하고 양이 드세면, 먼저 그 음을 보태고 뒤에 그 양을 덜어내서 조화롭게 합니다.

9-11

三脈動於足大指之間, 必審其實虛. 虛而瀉之, 是謂重虛, 重虛病益甚. 凡刺此者, 以指按之, 脈動而實且疾者, 則瀉之, 虛而徐者, 則補之. 反此者, 病益甚. 其動也, 陽明在上, 厥陰在中, 少陰在下.

3(경)맥은 엄지발가락 사이에서 (맥이) 뛰므로 반드시 그 허와 실을 살펴야 합니다. 허한데 이를 덜어내는 것을 거듭 허하게 한다고 하는데, 거듭 허하게 하면 탈이 더욱 심해집니다. 무릇 이것을 찌르는 것은 손가락으로 이를 짚어서, 그 맥 뛰는 것이 실하고 빠른 것은 덜어내고 허하고 느린 것은 보탭니다. 이것과 거꾸로 하는 것은 탈이 더욱 심해집니다. 그 (맥이) 뛰는 자리는, (족)양명은 (발의) 위에, (족)궐음은 가운데에, (족)소음은 아래(인 발바닥)에 있습니다.

膺腧中膺, 背腧中背. 肩髆虛者, 取之上. 重舌, 刺舌柱以鈹針也. 手
屈而不伸者, 其病在筋; 伸而不屈者, 其病在骨. 在骨守骨, 在筋守筋.

(침놓는 자리를 고르는 원칙입니다. 가슴과 등의 혈은 가지런하므로) 앞가슴의 혈(腧)
을 (놓으려면) 앞가슴을 맞히고, 등의 혈을 (놓으려면) 등을 맞히나, (경맥이 어지럽
게 오가는) 어깻죽지가 허한 것은 위(인 팔에서 혈을) 고릅니다. 혀 밑이 퉁퉁 부어
마치 혀 둘이 겹친 것 같은 증상(重舌)은 혀 밑의 굵은 힘줄(柱)을 피침으로 찔러
야 합니다. 팔을 구부리기는 해도 못 펴는 것은 탈이 힘줄에 있는 것이고, 펴기
는 해도 못 구부리는 것은 탈이 뼈에 있는 것입니다. 탈이 뼈에 있으면 뼈를 다
스리고(守), 힘줄에 있으면 힘줄을 다스립니다.

補瀉一方實, 深取之, 遲按其痏, 以極出其邪氣. 一方虛, 淺刺之, 以
養其脈, 疾按其痏, 無使邪氣得入. 邪氣來也緊而疾, 穀氣來也徐而和.
脈實者, 深刺之, 以泄其氣; 脈虛者, 淺刺之, 使精氣無得出, 以養其
脈, 獨出其邪氣. 刺諸痛者, 其脈皆實.

보태기와 덜어내기에서, 만일(一) (기운이) 실하면 깊이 찌르고 그 침 자국을
더디게 눌러서 그 몹쓸 기운이 모두 나오게 합니다. 만일 (기운이) 허하면 얕게
찔러 그 맥을 기르고 그 침 자국을 재빨리 눌러서 몹쓸 기운이 들어오지 못하도
록 합니다. 몹쓸 기운이 오는 것은 (맥이) 팽팽하면서 빠르고, 곡식의 기운(인 정
기)가 오는 것은 (맥이) 느리면서 고릅니다. 맥이 실한 사람은 깊이 찔러서 그 기
운을 새나가게 하고, 맥이 허한 사람은 얕게 찔러서 불거름의 기운이 나가지 않
게 하여 그 맥을 기르고, 오직 그 몹쓸 기운만 빠져 나오도록 합니다. 모든 아픔
을 찌르는 것은 그 맥이 모두 실하기 때문입니다.

故曰：從腰以上者，手太陰陽明皆主之；從腰以下者，足太陰陽明皆
主之. 病在上者，下取之；病在下者，高取之；病在頭者，取之足；病
在腰者，取之膕. 病生於頭者，頭重；生於手者，臂重；生於足者，足
重. 治病者，先刺其病所從生者也.

그러므로 탈이 허리 위인 것은 수태음과 양명이 모두 이를 주관하고, 탈이
허리 아래인 것은 족태음과 족양명이 모두 이를 주관합니다. 탈이 위에 있는
것은 아래에서 이를 고르고, 탈이 아래에 있는 것은 높은 곳에서 이를 고릅니
다. 탈이 머리에 있는 것은 다리에서 고르고, 탈이 허리에 있는 것은 오금에서
고릅니다. 탈이 머리에서 생기면 머리가 무겁고, 팔에서 생기면 팔이 무겁고,
다리에서 생기면 다리가 무겁습니다. (이러한) 탈을 다스리는 것은, 먼저 탈이
생긴 원인(從)을 찌르는 것입니다.

春氣在毛，夏氣在皮膚，秋氣在分肉，冬氣在筋骨. 刺此病者，各以其
時爲齊. 故刺肥人者，以秋冬之齊；刺瘦人者，以春夏之齊. 病痛者，
陰也；痛而以手按之不得者，陰也，深刺之. 痒者，陽也，淺刺之. 病在
上者，陽也；病在下者，陰也.

봄의 기운은 털에 있고, 여름의 기운은 살갗에 있고, 가을의 기운은 나뉜 살
(分肉)에 있고, 겨울의 기운은 힘줄과 뼈에 있습니다. 이러한 탈을 찌르는 것은
각기 그 철을 기준(齊)으로 삼습니다. 그러므로 뚱보를 찌르는 것은 가을과 겨
울을 기준으로 삼고, 마름보를 찌르는 것은 봄과 여름을 기준으로 삼습니다.
탈나서 아픈 것은 음입니다. 아파서 손으로 눌러봐도 (아픈 곳을) 찾지 못하는
것도 음입니다. (음의 증상은) 깊이 찌릅니다. 가려운 것은 양입니다. 얕게 찌릅

니다. 탈이 위에 있는 것은 양이고, 탈이 아래에 있는 것은 음입니다.

9-16

病先起陰者, 先治其陰而後治其陽; 病先起陽者, 先治其陽而後治其
陰. 刺熱厥者, 留針反爲寒; 刺寒厥者, 留針反爲熱. 刺熱厥者, 二陰
一陽; 刺寒厥者, 二陽一陰. 所謂二陰者, 二刺陰也; 一陽者, 一刺陽
也. 久病者, 邪氣入深. 刺此病者, 深內而久留之, 間日而復刺之, 必
先調其左右, 去其血脈, 刺道畢矣.

탈이 음에서 먼저 일어난 것은 먼저 그 음을 다스리고 뒤에 양을 다스립니
다. 탈이 양에서 먼저 일어난 것은 먼저 그 양을 다스리고 뒤에 음을 다스립니
다. (열이 갑자기 뻗치는) 열궐을 찌르는 것은 침을 (오래) 꽂아 두어 도리어 서늘하
게 하고, (갑자기 오싹오싹한) 한궐을 찌르는 것은 침을 (오래) 꽂아 두어 거꾸로 열
나게 합니다. 열궐을 찌르는 것은 음을 2번 하고 양을 1번 하며, 한궐을 찌르는
것은 양을 2번 하고 음을 1번 합니다. 이른바 2음이란 음을 2번 찌르는 것이고,
1양이란 양을 1번 찌르는 것입니다. 오래된 탈은 몹쓸 기운이 깊이 들어갑니다.
이런 탈을 찌르는 것은 (침을) 깊이 들여서(內) 오래 머무르게 하되, 날을 걸러서
되풀이 찌르는데, 반드시 먼저 왼쪽과 오른쪽(의 균형)을 조절하여 혈맥 속의 몹
쓸 기운을 없앱니다. (그러면) 찌르는 이치는 마친 것입니다.

9-17

凡刺之法, 必察其形氣. 形肉未脫, 少氣而脈又躁, 躁厥者, 必爲繆刺
之, 散氣可收, 聚氣可布. 深居靜處, 占神往來, 閉戶塞牖, 魂魄不散,
專意一神, 精氣不分. 毋聞人聲, 以收其精, 必一其神, 令志在針. 淺
而留之, 微而浮之, 以移其神, 氣至乃休. 男內女外, 堅拒勿出, 謹守

勿內, 是謂得氣.

무릇 찌르는 법은 반드시 환자의 꼴과 기운을 살펴야 합니다. 꼴과 살이 아직 빼앗기지는 않았으나, 기운이 적어 (숨이 가쁘고) 맥 또한 시끄럽고, (안절부절 못하고 기운이 울컥 쏠리는) 조궐은 반드시 (탈난 곳의 반대쪽을 찌르는) 무자를 해야만 흩어진 기운을 거두고 모인 기운을 펼 수 있습니다. (침놓을 때는) 깊은 곳에 고요히 자리 잡고 (환자의) 얼이 오가는 것을 살피는데(占), 문을 닫고 창을 막아서 넋이 흩어지지 않게 하되, 뜻을 가다듬어(專) 얼과 하나가 되어야만 불거름(精)의 기운이 나뉘지 않습니다. 다른 사람의 소리가 들리지 않게 함으로써 그 불거름(의 기운)을 거두어서 반드시 그 얼과 하나가 되게 하여 뜻이 침에만 있게 합니다. (침을) 얕게 놓아서 꽂아 두거나 (침을) 조금 뽑아서 (환자의) 얼이 (자극 준 곳으로) 옮겨가면 기운이 (따라서) 이르는데, 이에 (침놓기를) 쉽습니다. 사내는 (겉 기운을) 안으로 (들이고) 계집은 (속 기운을) 밖으로 (끌어내서), 단단하게 막아서 (기운이) 못 빠져나가게 하고 삼가 지켜서 (몹쓸 기운이) 못 들어오게 합니다. 이를 일러 득기라고 하(는데, 기운을 얻는다는 뜻)입니다.

9-18

凡刺之禁, 新內勿刺, 新刺勿內; 已醉勿刺, 已刺勿醉; 新怒勿刺, 已刺勿怒; 新勞勿刺, 已刺勿勞; 已飽勿刺, 已刺勿飽; 已飢勿刺, 已刺勿飢; 已渴勿刺, 已刺勿渴; 大驚大恐, 必定其氣, 乃刺之. 乘車來者, 臥而休之, 如食頃, 乃刺之. 步行來者, 坐而休之, 如行十里頃, 乃刺之. 凡此十二禁者, 其脈亂氣散, 逆其營衛, 經氣不足, 因而刺之, 則陽病入於陰, 陰病出爲陽, 則邪氣復生. 粗工勿察, 是謂伐身, 形體淫濼, 乃消腦髓, 津液不化, 脫其五味, 是謂失氣也.

무릇 찌르면 안 되는 경우가 있습니다. 방금 (계집의 방에) 들어갔으면 찌르지 말아야 하고, 방금 찔렀으면 (계집의 방에) 들지 말아야 합니다. 벌써 취했으면 찌르지 말아야 하고, 벌써 찔렀으면 취하지 말아야 합니다. 방금 성냈으면 찌르지 말고, 벌써 찔렀으면 성내지 말아야 합니다. 방금 힘썼으면 찌르지 말고, 벌써 찔렀으면 힘쓰지 말아야 합니다. 실컷 먹었으면 찌르지 말고, 벌써 찔렀으면 실컷 먹지 말아야 합니다. 주렸으면 찌르지 말고, 찔렀으면 주리지 말아야 합니다. 목마르면 찌르지 말고, 찔렀으면 목마르지 말아야 합니다. (환자가) 크게 놀라거나 크게 두려워하면 반드시 그 기운을 안정시키고, 이에 찌릅니다. 수레를 타고 온 사람은 누워서 쉬게 하기를 밥 한 끼니만큼 하고, 이에 찌릅니다. 걸어서 온 사람은 앉아서 쉬게 하기를 10리쯤 갈 만큼 하고, 이에 찌릅니다.

무릇 이 12가지 꺼려야 할 것은, 그 맥이 어지럽고 기운이 흩어지고, 영(혈)과 위(기)가 거슬러서 경맥의 기운이 모자란 것입니다. 이때 찌르면 양의 탈은 음으로 들어가고 음의 탈은 (밖으로) 나와서 양이 됩니다. (이렇게 되면) 몹쓸 기운이 되살아나는데, 서툰 의원은 살피지 못합니다. 이를 일러 몸을 친다(伐身)고 합니다. 온몸이 시큰거리고 힘 빠지고, 골수가 모자라고, 진액이 생겨나지 못하고, 5맛(으로 만드는 기운)을 빼앗깁니다. 이를 일러 기운을 잃는다(失氣)고 합니다.

9-19

太陽之脈, 其終也, 戴眼, 反折, 瘈瘲, 其色白, 絶皮乃絶汗, 絶汗則終矣. 少陽終者, 耳聾, 百節盡縱, 目系絶, 目系絶一日半則死矣. 其死也, 色靑白乃死. 陽明終者, 口目動作, 喜驚, 妄言, 色黃, 其上下之經盛而不行, 則終矣. 少陰終者, 面黑齒長而垢, 腹脹閉塞, 上下不通而終矣. 厥陰終者, 中熱嗌乾, 喜溺, 心煩, 甚則舌卷·卵上縮而終矣. 太陰終者, 腹脹閉, 不得息, 氣噫, 善嘔, 嘔則逆, 逆則面赤, 不逆則上下不通, 上下不通則面黑·皮毛燋而終矣.

태양의 경맥이 (끊어져 목숨을) 마침은, 눈이 뒤집히고, (몸이) 뒤집혀 꺾이고, 손발이 오그라들거나 늘어지며 떨리고, 낯빛이 새하얗고, 살갗에 (핏기가) 끊어지고, 땀이 (송글송글) 나는데, 구슬 같은 땀이 나면 죽습니다. 소양(의 경맥이 끊어져 목숨을) 마치는 사람은, 귀먹고, 온몸의 뼈마디가 다 처지고, 눈(으로 가는 경맥의) 가닥이 끊어지는데, (이것이) 끊어지기를 하루 반이 지나면 죽습니다. 그 죽는 모습은 낯빛이 푸르고 흽니다. 양명(의 경맥이 끊어져 목숨을) 마치는 사람은, 입과 눈이 움직이는 (구안와사가 오고), 잘 놀라고, 망령되이 말하고, 낯빛이 누렇습니다. 위(인 손)과 아래(인 발)의 (양명) 경맥이 드세서 (기운이) 흐르지 않으면 죽습니다. 소음(의 경맥이 끊어져 목숨을) 마치는 사람은, 낯빛이 검고, 잇몸이 길어지고 때가 낀 것 같고, 배가 불룩해지고 막히는데, 위와 아래가 서로 통하지 않아서 죽습니다. 궐음(의 경맥이 끊어져 목숨을) 마치는 사람은, 속이 열나고, 목구멍이 메마르고, 오줌이 잦고, 가슴이 번거롭고, 심하면 혀가 말리고, 불두덩이 위로 오그라들어 죽습니다. 태음(의 경맥이 끊어져 목숨을) 마치는 사람은, 배가 불룩해지고, 숨을 쉬지 못하고, 트림을 하고, 구역질하고, 구역질하면 (기운이) 거스르는데, 거스르면 얼굴이 붉어지고, 거스르지 않으면 위와 아래가 통하지 않습니다. 위와 아래가 통하지 않으면 낯빛이 검어지고, 살갗과 털이 탄 (것처럼 메말라서) 죽습니다.

경수(經水) 제12

- 경수와 경맥

12-1

黃帝問於岐伯曰 : 經脈十二者, 外合於十二經水, 而內屬於五臟六腑.

夫十二經水者, 其有大小·深淺·廣狹·遠近各不同, 五臟六腑之高
下·大小·受穀之多少亦不等, 相應奈何? 夫經水者, 受水而行之; 五
臟者, 合神氣魂魄而藏之; 六腑者, 受穀而行之, 受氣而揚之; 經脈者,
受血而營之. 合而以治奈何? 刺之深淺, 灸之壯數, 可得聞乎?

임금이 스승에게 물었다. 경맥 12은, 밖으로는 12경수와 딱 맞고, 안으로는
5장6부에 이어집니다. 무릇 12경수는 그 크고 작음, 깊고 얕음, 넓고 좁음, 멀
고 가까움이 각기 같지 않고, 5장6부의 높고 낮음, 크고 작음, 음식을 받아들이
는 양도 또한 같지 않은데, 이들은 서로 어떻게 호응합니까? 무릇 12경수는 물
을 받아서 흐르게 합니다. 5장은 얼·기운·혼·넋을 갈무리합니다. 6부는 곡
식을 받아들여 이를 (소화시켜) 기운으로 온몸에 흐르게(行) 하고 기운을 받아서
이를 (온몸으로) 퍼뜨립니다.(揚) 경맥은 피를 받아들여 이를 흐르게(營) 합니다.
이들을 짝하여 다스리는 것은 어떻게 합니까? 찌르기의 깊이, 뜸을 뜨는 장 수
는 얼마로 해야 하는지 들을 수 있겠습니까?

岐伯答曰 : 善哉問也! 天至高, 不可度; 地至廣, 不可量, 此之謂也.
且夫人生於天地之間, 六合之內, 此天之高·地之廣也, 非人力之所能
度量而至也. 若夫八尺之士, 皮肉在此, 外可度量切循而得之, 其死可
解剖而視之. 其臟之堅脆, 腑之大小, 穀之多少, 脈之長短, 血之清濁,
氣之多少, 十二經之多血少氣, 與其少血多氣, 與其皆多血氣, 與其皆
少血氣, 皆有大數. 其治以針艾, 各調其經氣, 固其常有合乎.

스승이 대답했다. 물음이 참 훌륭합니다. 하늘은 지극히 높아 헤아릴 수 없
고, 땅은 지극히 넓어 잴 수 없다 함은 이를 말하는 것입니다. 무릇(且夫) 사람은
하늘과 땅 사이, (전후좌우와 위아래인) 6합의 안에서 살고 있으나, 이들 하늘의
높이와 땅의 넓이는 사람의 힘으로는 헤아리거나 (그것을 자로) 재서 (어떻게 말

로) 이를 수 있는 바가 아닙니다. (키가) 8자인 (보통) 사람에게는 살갗과 살이 있어, 밖으로 재거나 손으로 만져서 가능할 수 있고, 그가 죽으면 해부하여 (속을) 들여다볼 수 있습니다. 5장의 단단함과 허약함, 6부의 크고 작음, 곡식(량)의 많고 적음, 맥의 길고 짧음, 피의 맑고 흐림, 기운의 많고 적음 및 12경맥 중에 (어느 경맥이) 피가 많고 기운이 적은지, (어느 경맥이) 피가 적고 기운이 많은지, 기운과 피가 모두 많은지, 아니면 기운과 피가 모두 적은지 하는 모든 것에는 커다란 잣대(數)가 있습니다. 탈을 다스리는데 침이나 뜸으로써 각기 그 경맥의 기운을 조절하는데, 본디 그 규칙(常)에 짝하는 것이 있습니다.

12-2

黃帝曰：余聞之, 快於耳, 不解於心, 願卒聞之. 岐伯答曰：此人之所以參天地而應陰陽也, 不可不察. 足太陽外合淸水, 內屬於膀胱, 而通水道焉. 足少陽外合於渭水, 內屬於膽. 足陽明外合於海水, 內屬於胃. 足太陰外合於湖水, 內屬於脾. 足少陰外合於汝水, 內屬於腎. 足厥陰外合於澠水, 內屬於肝. 手太陽外合於淮水, 內屬於小腸, 而水道出焉. 手少陽外合於漯水, 內屬於三焦. 手陽明外合於江水, 內屬於大腸. 手太陰外合於河水, 內屬於肺. 手少陰外合於濟水, 內屬於心. 手心主外合於漳水, 內屬於心包. 凡此五臟六腑十二經水者, 外有源泉而內有所稟, 此皆內外相貫, 如環無端, 人經亦然. 故天爲陽, 地爲陰, 腰以上爲天, 腰以下爲地. 故海以北者爲陰, 湖以北者爲陰中之陰, 漳以南者陽, 河以北至漳者爲陽中之陰, 漯以南至江者爲陽中之太陽. 此一隅之陰陽也, 所以人與天地相參也.

임금이 말했다. 내가 들건대, 귀(로 듣기)에는 시원하나 마음에서는 풀리지 않습니다. 바라건대 다 듣고 싶습니다.

스승이 답했다. 이것은 사람이 하늘과 땅(의 움직임)에 참여하고, 음과 양에 호응하는 까닭이므로, 살피지 않을 수 없습니다. 족태양은 밖으로는 청수와 짝하고, 안으로는 오줌보에 이어져서, 물길이 이곳에(焉) 통하게 합니다. 족소양은 밖으로는 위수와 짝하고, 안으로는 쓸개에 이어집니다. 족양명은 밖으로는 해수와 짝하고, 안으로는 밥통에 이어집니다. 족태음은 밖으로는 호수와 짝하고, 안으로는 비장에 이어집니다. 족소음은 밖으로는 여수와 짝하고, 안으로는 콩팥에 이어집니다. 족궐음은 밖으로는 민수와 짝하고, 안으로는 간에 이어집니다. 수태양은 밖으로는 회수와 짝하고 안으로는 작은창자에 이어져서 이곳에서 물길이 나옵니다. 수소양은 밖으로는 탑수와 짝하고, 안으로는 삼초에 이어집니다. 수양명은 밖으로는 강수와 짝하고, 안으로는 큰창자에 이어집니다. 수태음은 밖으로는 하수와 짝하고, 안으로는 허파에 이어집니다. 수소음은 밖으로는 제수와 짝하고, 안으로는 염통에 이어집니다. 수심주는 밖으로는 장수와 짝하고, 안으로는 심포에 이어집니다. 무릇 이 5장6부와 12경수는 밖으로는 샘솟는 곳이 있고 안으로는 타고난 바가 있습니다. 이들은 모두 안팎이 서로 꿰어 고리처럼 끝이 없는데, 사람의 경맥 또한 그렇습니다. 하늘은 양이 되고 땅은 음이 됩니다. 허리 이상은 하늘이 되고, 허리 이하는 땅이 됩니다. 그러므로 해수 이북을 음이라 하고, 호수 이북을 음 중의 음이라 하고, 장수 이남을 양이라 하고, 하수 이북에서 장수까지를 양 중의 음이라 하고, 탑수 이남에서 강수까지를 양 중의 태양이라고 합니다. 이것은 한 지역의 음과 양으로, 사람도 (이런 식으로) 하늘땅과 호응하는 까닭입니다.

12-3

黃帝曰：夫經水之應經脈也, 其遠近淺深, 水血之多少各不同, 合而以刺之奈何? 岐伯答曰：足陽明, 五臟六腑之海也, 其脈大血多, 氣盛熱壯, 刺此者, 不深弗散, 不留不瀉也. 足陽明刺深六分, 留十呼. 足太陽深五分, 留七呼. 足少陽深四分, 留五呼. 足太陰深三分, 留四呼. 足少陰深二分, 留三呼. 足厥陰深一分, 留二呼. 手之陰陽, 其受氣之道近, 其氣之來疾, 其刺深者, 皆無過二分, 其留皆無過一呼. 其少長大小肥瘦, 以心撩之, 命曰法天之常. 灸之亦然. 灸而過此者, 得惡火, 則骨枯脈澁; 刺而過此者, 則脫氣.

임금이 말했다. 경수가 경맥과 호응하는데, 그 멀고 가까움, 얕고 깊음, 물과 피의 많고 적음은 각기 같지 않으니, 짝을 맞추어 이를 찌르는 것은 어떻게 합니까?

스승이 말했다. 족양명은 5장6부의 바다입니다. 그 경맥이 크고 피도 많고 기운이 드세고, 열이 셉니다. 이것을 찌르는 것은, 깊이 찌르지 않으면 (몹쓸 기운을) 흩트리지 못하고, (침을 오래) 머물러두지 않으면 덜어낼 수 없습니다. 족양명을 찌르는 깊이는 6푼이고, 10번 숨 쉬는 동안 머물러 둡니다. 족태양의 깊이는 5푼이고, 7번 숨 쉬는 동안 머물러 둡니다. 족소양의 깊이는 4푼이고, 5번 숨 쉬는 동안 머물러 둡니다. 족태음의 깊이는 3푼이고, 4번 숨 쉬는 동안 머물러 둡니다. 족소음의 깊이는 2푼이고, 3번 숨 쉬는 동안 머물러 둡니다. 족궐음의 깊이는 1푼이고, 2번 숨 쉬는 동안 머물러 둡니다. 손의 음과 양은 그 기운을 받는 길과 가까워 그 기운이 오는 것이 빠르므로, 그 찌르기의 깊이는 모두 2푼을 지나지 않고, (침이) 머무는 것은 1번 숨 쉬는 동안을 지나지 않습니다. 그 어림과 나이 듦, (키의) 크고 작음, (몸의) 살찌고 마름을 마음으로 가늠하는데, 이를 일러 하늘의 규칙를 본받는다고 합니다. 뜸 또한 그렇습니다. 뜸을 뜨는데 이것을 지나치는 것은, 나쁜 불기운을 얻으면 뼈가 마르고 맥이 껄끄러워집니다. (침을) 찌르는데, 이를 지나친 것은, 기운을 빼앗깁니다.

黃帝曰 : 夫經脈之小大, 血之多少, 膚之厚薄, 肉之堅脆, 及 之大小,
可爲量度乎? 岐伯答曰 : 其可爲度量者, 取其中度也, 不甚脫肉而血
氣不衰也. 若夫度之人, 痟瘦而形肉脫者, 惡可以度量刺乎. 審切循捫
按, 視其寒溫盛衰而調之, 是謂因適而爲之眞也.

임금이 말했다. 무릇 경맥의 크고 작음, 피의 많고 적음, 살갗의 두껍고 얇
음, 살의 단단함과 연약함, 살덩이의 많고 적음은 어떻게 헤아릴 수 있습니까?

스승이 답했다. 그것을 헤아리는 것은, 중간 정도의 사람을 고르는데, 살 빠
진 것이 지나치지 않고 피와 기운이 풀죽지 않아야 합니다. 만약 기준으로 삼은
사람이 깡말라서 살이 야윈 사람이면 어찌(惡) 찌르기를 헤아리겠습니까? 맥을
짚어서 살피고 추위와 따스함이 드센지 풀죽었는지를 보아서 조절하는데, 이것
이 참되게 다스리는 것이라고 합니다.

병본(病本) 제25

- 탈의 뿌리

先病而後逆者, 治其本; 先逆而後病者, 治其本; 先寒而後生病者, 治
其本; 先病而後生寒者, 治其本; 先熱而後生病者, 治其本; 先病而後
生熱者, 治其本; 先病而後泄者, 治其本; 先泄而後生他病者, 治其本,
必且調之, 乃治其他病; 先病而後中滿者, 治其標; 先中滿而後煩心者,

治其本.

먼저 탈나고 나중에 (기운이) 거스른 사람은 그 뿌리를 다스리고, 먼저 (기운이) 거스르고 나중에 탈난 사람은 뿌리를 다스립니다. 먼저 춥고 나중에 탈난 사람은 그 뿌리를 다스리고, 먼저 탈나고 나중에 추운 사람은 그 뿌리를 다스립니다. 먼저 열나고 나중에 탈난 사람은 그 뿌리를 다스리고, 먼저 탈나고 나중에 열난 사람은 그 뿌리를 다스립니다. 먼저 탈나고 나중에 쏟은 사람은 그 뿌리를 다스리고, 먼저 내리쏟고 나중에 탈난 사람은 그 뿌리를 다스립니다. 먼저 내리쏟고 나중에 다른 탈이 난 사람은 반드시 그 뿌리를 다스리는데, 반드시 이를 먼저(且) 조절해야 이에 다른 탈을 다스립니다. 먼저 탈나고 나중에 속이 가득한 사람은 그 우듬지를 다스리고, 먼저 속이 가득하고 나중에 가슴이 번거로운 사람은 그 뿌리를 다스립니다.

25-2

有客氣, 有同氣. 大小便不利, 治其標; 大小便利, 治其本.

(탈의 원인은 때가 아닌데 몸속으로 찾아드는 6가지 풍한서습조화인) 객기가 있고 (제 철에 찾아드는 기운인) 동기가 있습니다. 똥오줌이 이롭지 못하면 그 우듬지(인 객기)를 다스리고, 똥오줌이 이로우면 그 뿌리(인 동기)를 다스립니다.

25-3

病發而有餘, 本而標之, 先治其本, 後治其標; 病發而不足, 標而本之, 先治其標, 後治其本. 謹察間甚, 以意調之, 間者并行, 甚者獨行. 先小大便不利而後生他病者, 治其本也.

탈났는데 (기운이) 남으면 (남은 몹쓸 기운을) 뿌리 삼고 (그 몹쓸 기운에 딸린 나머지 증상을) 우듬지 삼으니, 먼저 그 뿌리를 다스리고 나중에 우듬지를 다스립니다. 탈났는데 (기운이) 모자라면 (기운이 모자라는 증상을) 우듬지 삼고 (그 모자란 기운 때문에 생긴 나머지 증상을) 뿌리 삼으니, 먼저 그 우듬지를 다스리고 나중에 뿌리를 다스립니다. 그러므로 (탈이) 뜸(間)한가 심(甚)한가를 삼가 살펴서 소신껏(意) 이를 조절하는데, (탈이) 뜸한 것은 (뿌리와 우듬지를) 아울러 다스리고(行) (탈이) 심한 것은 (뿌리와 우듬지를) 따로따로 다스립니다. 먼저 똥오줌이 이롭지 못하고 다른 탈이 난 것은 그 뿌리(인 똥오줌 이롭지 못한 것)을 다스립니다.

오란(五亂) 제34
– 5가지 어지러움

34-1

黃帝曰 : 經脈十二者, 別爲五行, 分爲四時, 何失而亂? 何得而治? 岐伯曰 : 五行有序, 四時有分, 相順則治, 相逆則亂.

임금이 말했다. 12경맥은 갈라서 5행이 되고 나누어서 4철이 되는데, 어떻게 (제 노릇을) 잃고 어지러워집니까? 어떻게 (제 노릇을) 얻어서 다스릴 수 있습니까?

스승이 말했다. 5행에는 차례가 있고 네 철에는 나뉨이 있으니, (5행이나 네 철이) 서로 따르면 다스려지고 서로 어긋나면 어지러워집니다.

34-2

黃帝曰 : 何謂相順而治? 岐伯曰 : 經脈十二者, 以應十二月. 十二月者, 分爲四時. 四時者, 春秋冬夏, 其氣各異. 營衛相隨, 陰陽已和, 清濁不相干, 如是則順之而治.

임금이 말했다. 무엇을 일러 서로 따르고 다스린다고 합니까?

스승이 말했다. 12경맥은 12달과 호응합니다. 12달은 나뉘어 네 철이 됩니다. 네 철은 봄 · 여름 · 가을 · 겨울인데 그 기운이 각기 다릅니다. 영(기)와 위(기)가 서로 따르고 음과 양이 벌써 조화롭고, 맑음과 흐림이 서로 간섭하지 않습니다. 이와 같으면 (이치를) 따라서 다스려집니다.

34-3

黃帝曰 : 何謂相逆而亂? 岐伯曰 : 淸氣在陰, 濁氣在陽, 營氣順脈, 衛氣逆行, 淸濁相干, 亂於胸中, 是謂大悗.

임금이 말했다. 무엇을 일러 서로 거슬러서 어지러워진다고 합니까?

스승이 말했다. 맑은 기운이 음(의 자리)에 있고 흐린 기운이 양(의 자리)에 있으며, 영기는 맥을 따르는데 위기는 거스르고, 맑음과 흐림이 서로 끼어들어 (干) 가슴 속에서 어지러워지는 것, 이것이 크게 답답하다고 하는 것입니다.

34-4

故氣亂於心, 則煩心密嘿, 俯首靜伏; 亂於肺, 則俯仰喘喝, 按手以呼; 亂於腸胃, 則爲霍亂; 亂於臂脛, 則爲四厥; 亂於頭, 則爲厥逆, 頭重眩仆.

그러므로 기운이 염통(心)에서 어지러워지면 마음(心)이 번거롭고 말이 없어지고, 고개가 숙여지고 가만히 엎드려 있으려고 합니다. 기운이 허파에서 어지러우면 고개를 숙였다 들었다 하고 헐떡거리며 그렁그렁하고, 손으로 (가슴을) 누르면서 내쉽니다. 기운이 창자와 밥통에서 거스르면 (갑자기 게우는) 곽란이 납니다. 기운이 팔뚝과 정강이에서 어지러우면 팔다리가 싸늘해집니다. 기운이 머리에서 어지러우면 기운이 거슬러 올라서 머리가 무겁고 어지러워 쓰러집니다.

34-5

黃帝曰：五亂者, 刺之有道乎? 岐伯曰：有道以來, 有道以去, 審知其道, 是謂身寶. 黃帝曰：善. 願聞其道. 岐伯曰：氣在於心者, 取之手少陰‧心主之輸. 氣在於肺者, 取之手太陰榮‧足少陰輸. 氣在於腸胃者, 取之足太陰‧陽明; 不下者, 取之三里. 氣在於頭者, 取之天柱‧大杼; 不知, 取足太陽榮輸. 氣在於臂脛, 取之先去血脈, 後取其陽明‧少陽之榮輸.

임금이 말했다. 이 5가지는 (침을) 찌르는데 이치가 있습니까?

스승이 말했다. 이치가 있어서 (기운이) 오고 이치가 있어서 (탈이) 물러가니, 그 이치를 살펴서 아는 것, 이것이 몸(을 지키는) 보물이라고 합니다.

임금이 말했다. 좋습니다. 바라건대 그 이치를 듣고 싶습니다.

스승이 말했다. 기운이 염통에 있는 사람은 수소음과 심주의 수(혈인 신문이나 대릉)을 고릅니다. 기운이 허파에 있는 사람은 수태음의 형(혈인 어제)와 족소음의 수(혈인 태계)를 고릅니다. 기운이 창자와 밥통에 있는 사람은 족태음과 양명을 고릅니다. (만약 기운이) 내려가지 않으면 (족)삼리를 고릅니다. 기운이 머리에 있는 사람은 천주와 대저를 고릅니다. (만약 효과를) 알지 못하면 족태양의 형(혈)과 수(혈)을 고릅니다. 기운이 팔뚝과 정강이에 있으면 먼저 혈맥(의 어혈)을 없애고 나중에 그 양명과 소양의 형(혈인 이간 액문)과 수(혈인 삼간 중저)를 고릅니다.

34-6

黃帝曰：補瀉奈何? 岐伯曰：徐入徐出, 謂之導氣. 補瀉無形, 謂之同精. 是非有餘不足也, 亂氣之相逆也. 黃帝曰 : 允乎哉道! 明乎哉論!
請著之玉版, 命曰治亂也.

임금이 말했다. 보태는 것과 덜어내는 것은 어떻게 합니까?

스승이 말했다. 천천히 들이고 천천히 내는 것, 이를 일러 기운을 이끌어낸
다(導氣)고 합니다. 보태고 덜어내는 것에 (정해진) 꼴이 없는 것, 이를 일러 불거
름(의 기운)과 같이 한다(同精)고 합니다. 이는 남거나 모자라는 것이 아닙니다.
어지러워진 기운이 서로 거스른 것입니다. (그러므로 기운을 이끌어서 불거름과 같
게 하면 굳이 보태거나 덜어내지 않아도 됩니다.)

임금이 말했다. 그 이치가 정말로 큽니다! 그 말씀이 정말로 또렷합니다! 바
라건대 이를 옥판에 쓰고 일러, 어지러움을 다스린다(治亂)고 하겠습니다.

순역비수(順逆肥瘦) 제38
- 맥의 흐름과 살찌고 마름에 따라 침놓는 요령

38-1

黃帝問於岐伯曰 : 余聞針道於夫子, 衆多畢悉矣. 夫子之道, 應若矢,
而據未有堅然者也. 夫子之問學熟乎? 將審察於物而心生之乎? 岐伯
曰 : 聖人之爲道者, 上合於天, 下合於地, 中合於人事, 必有明法, 以
起度數, 法式檢押, 乃後可傳焉. 故匠人不能釋尺寸而意短長, 廢繩墨
以起平木也; 工人不能置規而爲圓, 去矩而爲方. 知用此者, 固自然之
物, 易用之敎, 逆順之常也.

임금이 스승에게 물었다. 나는 스승께 침의 이치(道)를 들었는데, (들은 것이) 아주 많아서 빠진 것이 없었습니다. 스승께서 (말씀하신) 이치는 그 호응이 마치 화살 같아서, 그 근거를 (그렇지 않다고 할 만큼) 단단한 것이 아직 없는 것인데, (이것은) 스승님의 학문이 무르익었기 때문입니까? 아니면(將) 사물을 (잘) 살펴서 마음이 이를 생기게 한 것입니까?

스승이 말했다. 성인이 침의 이치를 (실행)하는 것은, 위로 하늘에 걸맞고, 아래로 땅에 걸맞고, 가운데로는 사람과 딱 알맞고, 반드시 또렷한 법칙이 있어서 일정한 규칙과(度) (그것을 나타낼) 숫자(數)와 (따라 할) 표준(檢押)을 일으킨 뒤에야 전할 수 있었습니다. 그러므로 장인들은 척과 촌(이라는 잣대)를 놓아버리고서는 길고 짧음을 가늠할(意) 수 없고, 먹줄을 버리고서는 나무를 평평하게 일으킬 수 없습니다. 지우(工人)들도 굽자(規)를 놓아 버리고서는 동그라미를 그릴 수 없고, 꺾자(矩)를 내버리고서는 모(方)를 그릴 수 없습니다. 이것을 쓸 줄 아는 것이 자연의 사물을 근거로 하는 것이고, 쉽게 쓰는 가르침이고, (이치를) 거스르고 따르는 원칙(常)입니다.

38-2

黃帝曰 : 願聞自然奈何? 岐伯曰 : 臨深決水, 不用功力, 而水可竭也; 循掘決衝, 而經可通也. 此言氣之滑澁, 血之淸濁, 行之逆順也.

임금이 말했다. 바라건대 자연이란 어떠한 것인지 듣고 싶습니다.

스승이 말했다. (둑의) 깊은 곳에 다다라서 물(길)을 열면(決) 큰 힘쓰지 않고 물이 바닥나게 할 수 있습니다. 동굴(掘)을 따라서 (길이) 만나는 곳(衝)을 열면 길(經)이 뚫릴 수 있습니다. 이것은 기운의 매끄러움과 껄끄러움, 피의 맑음과 흐림, 흐름의 거스름과 따름을 말한 것입니다.

黃帝曰 : 願聞人之白黑肥瘦少長, 各有數乎? 岐伯曰 : 年質壯大, 血氣充盈, 膚革堅固, 因加以邪, 刺此者, 深而留之. 此肥人也. 廣肩腋, 項肉薄, 厚皮而黑色, 唇臨臨然; 其血黑以濁, 其氣澀以遲. 其爲人也, 貪於取與, 刺此者, 深而留之, 多益其數也. 黃帝曰 : 刺瘦人奈何? 岐伯曰 : 瘦人者, 皮薄色少, 肉廉廉然, 薄唇輕言, 其血淸氣滑, 易脫於氣, 易損於血, 刺此者, 淺而疾之.

임금이 말했다. 바라건대 사람이 (살빛이) 희거나 검은 것, 살찌거나 야윈 것, 아직 어리거나 다 큰 것에 대해 듣고 싶습니다. 각기 정해진 치수가 있습니까?

스승이 말했다. 나이가 먹을 만큼 먹고 몸집이 큰 사람은 피와 기운이 가득 차고 살갗이 단단합니다. 그러므로 몹쓸 기운이 더해지면 이러한 사람들을 찌르는 것은 (침을) 깊이 하고 오래 머물러 둡니다. 이것은 살찐 사람(의 경우)입니다. 어깨와 겨드랑이가 넓은데, 목덜미에는 살이 엷고, 살갗은 두껍고 검으며, 입술이 두텁습니다. 그들은 피가 검고 흐리며, 기운이 껄끄럽고 느립니다. 그 사람됨은 받는 것을 탐냅니다. 이런 사람을 찌르는 것은, 깊이 하고 오래 (침을) 머물러 두어야 하고, 그 수를 늘립니다.

임금이 말했다. 야윈 사람은 어떻게 합니까?

스승이 말했다. 야윈 사람은 살갗이 엷고 낯빛(의 기운)이 모자라서(少) (희고), 살이 없고 입술이 얇고 말소리도 가볍습니다. 피가 맑고 기운이 매끄러워 기운이 쉽게 빠져나가고 피가 쉽게 모자랍니다. 이런 사람을 찌르는 것은 얕고 빨리 합니다.

黃帝曰 : 刺常人奈何? 岐伯曰 : 視其白黑, 各爲調之, 其端正敦厚者,其血氣和調, 刺此者, 無失常數也.

임금이 말했다. 보통 사람을 찌르는 것은 어떻게 합니까?

스승이 말했다. (살갗의) 희고 검음을 보고서 각기 이를 조절하는데, 그 (모습이) 단정하고 무던한 사람은 그 피와 기운이 (저절로) 고르게 조절됩니다. 이(런 사람을) 찌르는 것은 (찌르는 깊이나 빠르기에서) 보통의 원칙을 잃지 말아야 합니다.

38-5

黃帝曰 : 刺壯士奈何? 岐伯曰 : 刺壯士者, 骨堅肉緩節監監然. 此人重則氣澁血濁, 刺此者, 深而留之, 多益其數; 勁則氣滑血淸, 刺此者, 淺而疾之.

임금이 말했다. 튼튼한 사람을 찌르는 것은 어떻게 합니까?

스승이 말했다. 튼튼한 사람은 뼈가 단단하고 살이 부드럽고 뼈마디가 힘이 있습니다. 이런 사람이 (몸이) 무거우면 기운이 껄끄럽고 피가 흐린 것입니다. 이런 사람을 찌르는 것은 깊이 하고 (오래) 머무르며, 그 숫자를 더 많이 합니다. (몸놀림이) 잽싼 사람은 기운이 매끄럽고 피가 맑습니다. 이런 사람을 찌르는 것은 얕고 빠르게 합니다.

38-6

黃帝曰 : 刺嬰兒奈何? 岐伯曰 : 嬰兒者, 其肉脆, 血少氣弱, 刺此者, 以毫針, 淺刺而疾拔針, 日再可也.

임금이 말했다. 갓난아기는 어떻게 합니까?

스승이 말했다. 갓난아기는 살이 부드럽고 피가 적고 기운이 약합니다. 이런 사람을 찌르는 것은 호침으로 얕게 찌르고 빨리 뽑습니다. 하루에 2번만 할 수 있습니다.

黃帝曰 : 臨深決水奈何? 岐伯曰 : 血淸氣滑, 疾瀉之, 則氣竭焉. 黃
帝曰 : 循掘決衝奈何? 岐伯曰 : 血濁氣澁, 疾瀉之, 則經可通也.

임금이 말했다. 깊은 곳을 터서 물을 뺀다는 것은 어떤 것입니까?

스승이 말했다. 피가 맑고 기운이 매끄러운데, 이를 재빨리 덜어내면 기운
이 바닥난다는 것입니다.

임금이 말했다. 동굴을 따라 길을 뚫는다는 것은 어떤 것입니까?

스승이 말했다. 피가 흐리고 기운이 껄끄러운데, 이를 재빨리 덜어내면 경
맥이 뚫린다는 것입니다.

黃帝曰 : 脈行之逆順奈何? 岐伯曰 : 手之三陰, 從臟走手; 手之三陽,
從手走頭; 足之三陽, 從頭走足; 足之三陰, 從足走腹.

임금이 말했다. 맥의 흐름이 거스르고 따른다는 것은 어떤 것입니까?

스승이 말했다. 손의 3음(경)은 가슴에서 손으로 달리고, 손의 3양(경)은 손
에서 머리로 달립니다. 발의 3양(경)은 머리에서 다리로 달리고, 다리의 3음(경)
은 다리에서 배로 달립니다.

黃帝曰 : 少陰之脈獨下行, 何也? 岐伯曰 : 不然. 夫衝脈者, 五臟六
腑之海也, 五臟六腑皆稟焉. 其上者, 出於頏顙, 滲諸陽, 灌諸精; 其
下者, 注少陰之大絡, 出於氣街, 循陰股內廉, 入膕中, 伏行骭骨內,
下至內踝之後屬而別. 其下者, 并於少陰之經, 滲三陰; 其前者, 伏行
出跗屬, 下循跗, 入大指間, 滲諸絡而溫肌肉. 故別絡結則跗上不動,

不動則厥, 厥則寒矣. 黃帝曰 : 何以明之? 岐伯曰 : 以言導之, 切而驗
之, 其非必動, 然後乃可明逆順之行也. 黃帝曰 : 窘乎哉! 聖人之爲道
也. 明於日月, 微於毫釐, 其非夫子, 孰能道之也.

임금이 말했다. (족)소음의 맥만이 아래로 흐르는 것은 어찌된 것입니까?

스승이 말했다. 그렇지 않습니다. 무릇 충맥이란, 5장6부의 바다이고, 5장6
부가 모두 (이곳에서 기운을) 받습니다. 그 올라가는 것은 (목구멍에서 코로 통하는
길목인) 항상(頏顙)으로 나와서 여러 양(경맥)으로 스미어 불거름(의 기운)에 흘러
듭니다. 그 내려가는 것은 (족)소음의 대락으로 들어가 (기충 혈인 배의) 기가(혈)
로 나와서, 넓적다리 안섶을 따라가서 오금 속으로 들어갔다가 정강이뼈 안쪽
으로 숨어들어 흐르다가, 안쪽 복사뼈의 뒤쪽 뼈들이 맞물리는 곳(屬)에서 갈
라집니다. 그 내려가는 것은 소음의 경맥과 함께 3음으로 흘러듭니다. 그 앞
쪽으로 가는 것은 숨어들어 흐르다가 발꿈치 뼈(跟)가 다른 뼈와 얽히는 곳(屬)
으로 나와서 발등을 따라 내려가 엄지 사이로 들어가서 여러 낙맥으로 스며들
고 살을 따뜻하게 합니다. 그러므로 (충맥에서) 갈라진 낙맥이 (흐르지 못하고) 맺
히면 발등(의 맥)이 뛰지 않고, 뛰지 않으면 (기운이 갑자기) 치밀고, 치밀면 싸늘
해집니다.

임금이 말했다. 어떻게 하면 이를 또렷이 할 수 있습니까?

스승이 말했다. (경전의) 말씀으로 이끌고 (손수 맥을) 짚어서 겪어야 합니다.
그 (충맥이) 아니면 (맥이) 뛰지 않습니다. (맥이 뛰는 것은 소음입니다.) 그런 뒤에 비
로소 거스름과 따름의 흐름을 또렷이 할 수 있습니다.

임금이 말했다. 어렵습니다. 성인의 이치 됨됨이는 해와 달보다 더 밝고 털
끝보다 더 작으니, 만약(其) 스승이 아니면 누가 이를 말할 수 있으리오?

혈락론(血絡論) 제39

- 혈락

39-1

黃帝曰：願聞其奇邪而不在經者. 岐伯曰：血絡是也. 黃帝曰：刺血絡而仆者, 何也? 血出而射者, 何也? 血出黑而濁者, 何也? 血出淸而半爲汁者, 何也? 發針而腫者, 何也? 血出若多若少而面色蒼蒼然者, 何也? 發針面色不變而煩悗者, 何也? 多出血而不動搖者, 何也? 願聞其故.

임금이 말했다. 바라건대 기이한 몹쓸 기운이 경맥에 머물지 않는 것에 대하여 듣고 싶습니다.

스승이 말했다. 혈락이 이것입니다.

임금이 말했다. 혈락을 찌르는데 (환자가) 엎어지는 것은 어찌 된 것입니까? 피가 나는데 활 쏘듯 한 것은 어찌 된 것입니까? 피가 나는데 검고 흐린 것은 어찌 된 것입니까? 피가 나는데 묽어서 물이 반쯤 섞인 듯한 것은 어찌 된 것입니까? 침을 뽑았는데 붓는 것은 어찌 된 것입니까? 피 나는 것이 많거나 적거나 간에 낯빛이 핼쑥한 것은 어찌 된 것입니까? 침을 뽑았는데 낯빛은 바뀌지 않으나 가슴이 답답한 것은 어찌 된 것입니까? 피 나는 것이 많으나 아무런 움직임이 없는 것은 어찌 된 것입니까? 바라건대 그 까닭을 듣고 싶습니다.

39-2

岐伯曰：脈氣盛而血虛者, 刺之則脫氣, 脫氣則仆. 血氣俱盛而陰

氣²⁴⁾多者, 其血滑, 刺之則射; 陽氣畜積, 久留而不瀉者, 其血黑以
濁, 故不能射. 新飮而液滲於絡, 而未合和於血也, 故血出而汁別焉;
其不新飮者, 身中有水, 久則爲腫. 陰氣積於陽, 其氣因於絡, 故刺
之, 血未出而氣先行, 故腫. 陰陽之氣, 其新相得而未和合, 因而瀉
之, 則陰陽俱脫, 表裏相離, 故脫色而蒼蒼然. 刺之血出多, 色不變而
煩悗者, 刺絡而虛經. 虛經之屬於陰者, 陰脫, 故煩悗. 陰陽相得而合
爲痹者, 此爲內溢於經, 外注於絡, 如是者, 陰陽俱有餘, 雖多出血而
弗能虛也.

스승이 말했다. 맥의 기운이 드세나 피가 허한 사람은 이를 찌르면 기운을
빼앗기고, 기운을 빼앗기면 엎어집니다. 기운과 피가 모두 드세나 음의 기운이
많은 사람은 그 피가 매끄러워서 이를 찌르면 활 쏘듯 합니다. 양의 기운이 쌓
여 (한 곳에) 오래 머무르는데 덜어내지 않은 사람은 그 피가 검고 흐립니다. 그
러므로 활 쏘듯 될 수 없습니다. 방금 마셔서 액이 낙맥에 스며들어도 아직 피
와 뒤섞이지 않습니다. 그러므로 피가 나오는데 즙이 갈라집니다. 만약(其) 방
금 마신 것이 아니라면 몸속에 물이 있어, (이것이) 오래되면 붓는 탈(腫)이 됩니
다. 음의 기운이 양(의 자리)에 쌓이면 그 기운이 낙맥으로부터 나오는데(因), 만
약(故) 이를 찌르면 피가 아직 나오지도 않는데 기운이 먼저 갑니다. 그러므로
부어오릅니다. 음과 양의 기운이 막(新) 서로 만나(得) 아직 어울리지 않았는데,
이를 덜어내면 음과 양이 같이 빼앗기고 겉과 속이 서로 떨어집니다. 그러므로
(낯이 제) 빛깔을 빼앗기고 핼쑥해집니다. 찌르는데 피는 많이 나고 낯빛은 바뀌
지 않으나 가슴이 답답한 사람은 낙맥을 찔러서 경맥이 허해진 것입니다. 허한
경맥이 음(경맥)에 속하는 사람은 음(의 기운)을 빼앗깁니다. 그러므로 가슴이 답

---

24)　문맥상 '陽氣'의 잘못일 듯.

답해집니다. 음과 양이 서로 만나 어울려서 비증이 된 사람이 (있습니다). 이는 안으로 경(맥)에서 넘치고 밖으로 낙맥에서 흘러든 것입니다. 이와 같은 사람은 음과 양이 모두 남으므로 비록 나오는 피가 많다 해도 허해질 수 없습니다.

39-3

黃帝曰：相之奈何? 岐伯曰：血脈盛者, 堅橫以赤, 上下無常處, 小者如針, 大者如箸, 卽而瀉之萬全也. 故無失數矣, 失數而反, 各如其度.

임금이 말했다. 이를 살피는(相) 것은 어떻게 합니까?

스승이 말했다. 혈맥(의 기운)이 드센 사람은 단단한 것이 가로지르면서 붉고 위아래에 정해진 곳이 없는데, 작은 것은 바늘과 같고 큰 것은 젓가락과 같습니다. 이러면(卽) 이를 덜어내는 것이 만 가지로 안전합니다. 그러므로 원칙(數)을 잃지 말아야 합니다. 원칙을 잃고 거꾸로 하면 제각기 (앞에서) 알아본(度) 것들과 같은 (일이 일어납니다).

39-4

黃帝曰：針入而肉著者, 何也? 岐伯曰：熱氣因於針, 則針熱, 熱則肉著於針, 故堅焉.

임금이 말했다. 침을 들였는데 살이 꽉 무는 것은 어떻게 된 것입니까?

스승이 말했다. 열의 기운이 침에 옮겨지면 침이 열나고, 침이 열나면 살이 침에 달라붙습니다. 그러므로 (무는 것이) 단단합니다.

병전(病傳) 제42

- 탈의 옮아감

42-1

黃帝曰 ： 余受九針於夫子, 而私覽於諸方, 或有導引行氣 · 喬摩 · 灸 · 熨 · 刺 · 焫 · 飮藥, 之一者, 可獨守耶? 將盡行之乎? 岐伯曰 ： 諸方者, 衆人之方也, 非一人之所盡行也.

임금이 말했다. 나는 스승에게서 9침을 받았고, 사사로이 여러 가지 처방에 대해서 살펴보았는데, 또한(或) (스트레칭인) 도인법 · 안마 · 뜸 · 약 찜질(熨) · 침 · 불침 · 약물 중에서 오직 1가지 방법만 지켜야 합니까, 아니면(將) 이를 모두 다 해야 합니까?

스승이 말했다. 여러 처방들은 뭇사람들을 위한 처방이지 한 사람에게 모두 시행할 수 있는 것이 아닙니다.

42-2

黃帝曰：此乃所謂守一勿失, 萬物畢者也. 今余已聞陰陽之要, 虛實之理, 傾移之過, 可治之屬, 願聞病之變化, 淫傳絶敗而不可治者, 可得聞乎? 岐伯曰 ： 要乎哉問! 道, 昭乎其如旦醒, 窘乎其如夜瞑, 能被而服之, 神與俱成, 畢將服之, 神自得之, 生神之理, 可著於竹帛, 不可傳於子孫.

임금이 말했다. 이것은 곧 하나를 지켜서 잃지 않으면 모든 것을 끝마친다고 한 것입니다. 이제 나는 벌써 음양의 요점, 허실의 이치, (참 기운이) 기울고

(탈이) 옮겨가는 과정, (이를) 다스릴 수 있는 범위(屬)에 대해 들었습니다. 바라건대 탈의 바뀜과, 몹쓸 기운이 옮겨가고 (참 기운이) 끊어지고 어그러져서 다스릴 수 없는 것에 대해 듣고 싶습니다. 들려주실 수 있습니까?

스승이 말했다. 정말 중요한 물음입니다. (의술의) 이치란, (그것을 알면) 밝음이 마치 아침에 잠에서 깨어 (머리가 맑은) 것과 같고, (그것을 모르면) 막힘이 어둠속에서 캄캄한 것과 같아서, 이를 받아 들여 믿고 따르면 얼이 (이치와) 더불어 (깨달아서) 성과를 얻을 것입니다. (나아가) 이를 (익히기를 모두) 마치고 또한 (將) (옷이 몸에 맞는 것처럼) 갖춘다면 신묘함이 절로 얻어집니다. 얼이 생기는 이치는 대나무와 비단에 적(어서 누구나 볼) 수 있게 해야지, 자손에게만 전할 수는 없습니다.

42-3

黃帝曰 : 何謂旦醒? 岐伯曰 : 明於陰陽, 如惑之解, 如醉之醒. 黃帝曰 : 何謂夜瞑? 岐伯曰 : 瘖乎其無聲, 漠乎其無形, 折毛發理, 正氣橫傾, 淫邪泮衍, 血脈傳溜, 大氣入臟, 腹痛下淫, 可以致死, 不可以致生.

임금이 말했다. 무엇을 아침에 (머리가) 맑은 것(旦醒)이라 합니까?

스승이 말했다. 음과 양에 밝아 의혹됨이 풀리는 것 같고, 술에서 깨어난 것과 같습니다.

임금이 말했다. 무엇을 밤에 캄캄한 것(夜瞑)이라고 합니까?

스승이 말했다. 고요하여 소리가 없고 어렴풋하여 꼴이 없는 것입니다. 머리카락이 부러지고 살결이 피고, 바로 서야 할 기운이 옆으로 기울고, 몹쓸 기운이 (온몸에) 퍼지고, 피와 맥이 (엉뚱한 곳으로) 옮겨가서 (흐르지 못하고) 머물고, 큰 기운이 (5)장으로 들어가서 배가 아프고 하초가 어지러워 (제 노릇을 못하)면 죽음에 이르지 삶에 이를 수 없습니다.

黃帝日 : 大氣入臟奈何? 岐伯日 : 病先發於心, 一日而之肺, 三日而
之肝, 五日而之脾, 三日不已, 死. 冬夜半, 夏日中.

임금이 말했다. 큰 (몹쓸) 기운이 (5)장에 들어가면 어떻습니까?

스승이 말했다. 탈이 먼저 염통에서 나면 하루만에 허파로 가고(之), 3일만
에 간으로 가고, 5일만에 비장으로 가는데, (만약) 3일이 더 지나도 (탈이) 그치지
않으면 죽습니다. 겨울에는 한밤중에 죽고, 여름에는 한낮에 죽습니다.

病先發於肺, 三日而之肝, 一日而之脾, 五日而之胃, 十日不已, 死.
冬日入, 夏日出.

탈이 먼저 허파에서 나면 3일만에 간으로 가고, 하루만에 비장으로 가고, 5
일만에 밥통으로 가는데, 열흘이 더 지나도 (탈이) 그치지 않으면 죽습니다. 겨
울에는 해질 무렵에 죽고, 여름에는 해 뜰 무렵에 죽습니다.

病先發於肝, 三日而之脾, 五日而之胃, 三日而之腎, 三日不已, 死.
冬日入, 夏早食.

탈이 먼저 간에서 나면 3일만에 비장으로 가고, 5일만에 밥통으로 옮겨가
며, 3일만에 콩팥으로 가는데, 3일이 더 지나도 (탈이) 그치지 않으면 죽습니다.
겨울에는 해질 무렵에 죽고, 여름에는 아침 끼니 무렵에 죽습니다.

病先發於脾, 一日而之胃, 二日而之腎, 三日而之臍膀胱, 十日不已,

死. 冬人定, 夏晏食.

탈이 먼저 비장에서 나면 하루만에 밥통으로 가고, 2일만에 콩팥으로 가고, 3일만에 등짝과 오줌보로 가는데, 10일이 더 지나도 (탈이) 그치지 않으면 죽습니다. 겨울에는 사람들이 잠들 무렵(인 해시)에 죽고, 여름에는 저녁 끼니 무렵에 죽습니다.

42-8

病先發於胃, 五日而之腎, 三日而之膂膀胱, 五日而上之心, 二日不已, 死. 冬夜半, 夏日昳.

탈이 먼저 밥통에서 나면 5일만에 콩팥으로 가고, 3일만에 (방광경이 있는) 등과 오줌보로 가고, 5일만에 위의 염통으로 가는데, 2일이 더 지나도 (탈이) 그치지 않으면 죽습니다. 겨울에는 한밤중에 죽고, 여름에는 오후에 죽습니다.

42-9

病先發於腎, 三日而之膂膀胱, 三日而上之心, 三日而之小腸, 三日不已, 死. 冬大晨, 夏晏晡.

탈이 먼저 콩팥에서 나면 3일만에 등과 오줌보로 가고, 3일만에 염통으로 가고, 3일만에 작은창자로 가는데, 3일이 더 지나도 (탈이) 그치지 않으면 죽습니다. 겨울에는 해뜰 무렵에 죽고, 여름에는 노을 질 무렵에 죽습니다.

42-10

病先發於膀胱, 五日而之腎, 一日而之小腸, 一日而之心, 二日不已, 死. 冬鷄鳴, 夏下晡.

탈이 먼저 오줌보에서 나면 5일만에 콩팥으로 가고, 하루만에 작은창자로 가고, 하루만에 염통으로 가는데, 2일이 더 지나도 (탈이) 그치지 않으면 죽습니다. 겨울에는 첫닭이 울 무렵에 죽고, 여름에는 노을 질 무렵인 (미시)에 죽습니다.

42-11

諸病以次相傳, 如是者, 皆有死期, 不可刺也. 間一臟, 及二·三·四臟者[25], 乃可刺也.

모든 탈은 차례에 따라 서로 옮겨갑니다. 이와 같은 것은 모두 죽는 때가 있으므로 찌를 수 없습니다. (만약 탈이 5행의 상극 관계에서) 한 번을 건너뛰어(間) 2·3·4장에 미치는 것은 (자신이 억누르는 것이 아니므로) 찌를 수 있(고, 5행 상 자신이 억누르는 장기에 탈이 미치면 찌를 수 없)습니다.

역순(逆順) 제55
- 기운의 거스름과 따름

55-1

黃帝問於伯高曰 : 余聞氣有逆順, 脈有盛衰, 刺有大約, 可得聞乎? 伯

---

25)　'間一臟'이란 5행의 상생·상극으로 영향을 끼칠 때, 한 단계를 뛰어 넘는 것을 말한다. 5행의 상극관계는 〈간→비→신→심→폐〉의 순서로 가는 것이 보통인데, '間一臟'이란 간에서 비장을 건너뛰어 신으로 곧장 가는 것을 말한다. 이와 같은 논리로, '間二臟'이란 간에서 심으로, '間三臟'이란 간에서 폐로 가는 것을 말한다. '間四臟'이란 한 바퀴 돌아서 다시 자신에게로 가는 것, 곧 간과 표리관계에 있는 담으로 가는 것을 가리킨다. 이처럼 자신이 억제하는 장기로 가지 않으면 살 수 있고, 반대로 자신이 억제하는 장기로 가면 고치기 어렵다.

高曰 : 氣之逆順者, 所以應天地 · 陰陽 · 四時 · 五行也. 脈之盛衰者,
所以候血氣之虛實有餘不足也. 刺之大約者, 必明知病之可刺, 與其未
可刺, 與其已不可刺也.

임금이 스승에게 물었다. 내가 듣기에 기운에는 거스름과 따름이 있고, 맥
에는 드셈과 풀죽음이 있고, 찌르기에는 큰 원칙이 있다고 했습니다. (이에 대
해) 들을 수 있을까요?

스승이 말했다. 기운의 거스름과 따름이란 하늘과 땅, 음과 양, 네 철, 5행
에 호응하는 것입니다. 맥의 드셈과 풀죽음이란 피와 기운의 허와 실, 남음과 모
자람을 살피는 것입니다. 찌르기의 큰 원칙이란 탈이 찌를 수 있는 것인지, 아직
찌를 수 없는 것인지, 벌써 찌를 수 없게 된 것인지를 또렷이 아는 것입니다.

55-2

黃帝曰 : 候之奈何? 伯高曰 :《兵法》曰 : 無迎逢逢之氣, 無擊堂堂之
陣.《刺法》曰 : 無刺熇熇之熱, 無刺漉漉之汗, 無刺渾渾之脈, 無刺病
與脈相逆者.

임금이 말했다. 이를 헤아리는 것은 어떻게 합니까?

스승이 말했다. 『병법』에 이르기를, "(적군이 밀려오는) 맹렬한 기세를 맞아들
이지 말고, (적군의 당당한) 진용은 치지 말아야 한다"고 했습니다. (또) 『자법』에
이르기를, "불타오르는 열은 찌르지 말고, 홍건히 흐르는 땀은 찌르지 말고, 어
지러운 맥은 찌르지 말고, 탈이 맥과 서로 거스르는 사람은 찌르지 말라"고 했
습니다.

55-3

黃帝曰 : 候其可刺奈何? 伯高曰 : 上工, 刺其未生者也. 其次, 刺其

未盛者也. 其次, 刺其已衰者也. 下工, 刺其方襲者也, 與其形之盛者也, 與其病之與脈相逆者也. 故曰 : 方其盛也, 勿敢毁傷, 刺其已衰, 事必大昌. 故曰 : 上工治未病, 不治已病. 此之謂也.

임금이 말했다. 찌를 수 있는지를 살피는 것은 어떻게 합니까?

스승이 말했다. 훌륭한 의원(上工)은 (탈이) 아직 생기지 않은 사람을 찌릅니다. 그 다음 (의원)은 (탈이) 아직 드세지 않은 사람을 찌릅니다. 그 다음 (의원)은 (탈이) 벌써 풀죽어서 (굳이 놓지 않아도 될 때) 찌릅니다. (수준이) 낮은 의원은 (탈이) 바야흐로 쳐들어오거나, (탈의) 꼴이 드세거나, 그 탈이 맥과 서로 거슬러서 (아주 위태로워진) 사람을 찌릅니다. 그러므로 (탈이) 드셀 때는 감히 다치지 않도록 하여 (때를 기다렸다가), (탈이) 벌써 풀죽은 것을 찌르면 일이 반드시 크게 펼쳐질 것이라고 했습니다. 그러므로 훌륭한 의원은 아직 탈나지 않은 것을 (미리) 다스린다고 한 것이 이를 말한 것입니다.

옥판(玉版) 제60

- 옥돌에 새길 중요한 내용

60-1

黃帝曰 : 余以小針爲細物也, 夫子乃言上合之於天, 下合之於地, 中合之於人, 余以爲過針之意矣, 願聞其故. 岐伯曰 : 何物大於天者乎? 夫大於針者, 惟五兵者焉. 五兵者, 死之備也, 非生之具. 且夫人者, 天地之鎭也, 其不可不參乎? 夫治民者, 亦唯針焉. 夫針之與五兵,其孰小乎?

임금이 말했다. 나는 작은 침을 작은 물건으로 여기는데, 스승께서는 위로는 하늘에 걸맞고 아래로는 땅에 걸맞고, 가운데로는 사람에 걸맞다고 말하였습니다. 나는 (이것이) 침의 뜻을 지나쳤다고 여깁니다. 바라건대 그 까닭을 듣고 싶습니다.

스승이 말했다. 어떤 물건이 하늘보다 크겠습니까? 무릇 침보다 큰 것은 오직 (군대에서 쓰는) 5가지 병기가 있을 뿐입니다. 5병기는 죽이는 마련(備)입니다. 살리는 도구(具)가 아닙니다. 게다가(且) 무릇 사람이란 하늘과 땅이 낸, (5병기로 난을) 진압(鎭)하는 존재입니다. 어찌(其) (하늘땅과 함께 하는 일에) 참여할 수 있겠습니까? 무릇 백성을 다스리는 것은 오로지 침뿐입니다. 무릇 침과 5병기는 그어느 것이 작겠습니까?

60-2

黃帝曰 : 病之生時, 有喜怒不測, 飮食不節, 陰氣不足, 陽氣有餘, 營氣不行, 乃發爲癰疽. 陰陽不通, 兩熱相搏, 乃化爲膿, 小針能取之乎? 岐伯曰 : 聖人不能使化者, 爲其邪留也. 故兩軍相當, 旗幟相望, 白刃陳於中野者, 此非一日之謀也. 能使其民, 令行禁止, 士卒無白刃之難者, 非一日之敎也, 須臾之得也. 夫至使身被癰疽之病, 膿血之聚者, 不亦離道遠乎. 夫癰疽之生, 膿血之成也, 不從天下, 不從地出, 積微之所生也. 故聖人自治於未有形也, 愚者遭其已成也. 黃帝曰 : 其已形, 不予遭, 膿已成, 不予見, 爲之奈何? 岐伯曰 : 膿已成, 十死一生, 故聖人弗使已成, 而明爲良方, 著之竹帛, 使能者踵而傳之後世, 無有終時者, 爲其不予遭也. 皇帝曰 : 其已有膿血而後遭乎, 不導之以小針治乎? 岐伯曰 : 以小治小者其功小, 以大治大者多害, 故其已成膿血者, 其唯砭石鈹鋒之所取也.

임금이 말했다. 탈이 생길 때, 기쁨과 노여움이 헤아리지 못할 만큼 (지나치거나), 먹고 마시는 것이 절제되지 않아서, 음의 기운이 모자라고 양의 기운이 남으면 영기가 흐르지 않아서 (악창인) 옹저가 생깁니다. 음과 양(의 기운)이 서로 뚫리지 않고, (음과 양 또는 안팎의) 두 열이 서로 치받아서 이에 고름(膿)으로 바뀝니다. 작은 침이 이를 고를 수 있습니까?

스승이 말했다. (양생의 이치를 깨달은) 성인이라도 이를 (다른 것으로) 바꾸지 못하는 것은, 그 몹쓸 기운이 (오래) 머물렀기 때문(爲)입니다. 무릇(故) 두 군대가 마주하여 기치를 서로 바라보고 칼날을 번쩍이며 들판에 진을 치는 것은 결코 하루아침에 꾀한 것이 아닙니다. 백성으로 하여금 가거나 멈추도록 명령하고, 병사들이 (적군의) 칼날을 어려워하지 않도록 하는 것은 (결코) 하루아침의 가르침이 아니고, 잠깐 만에 얻은 것이 아닙니다. (이와 마찬가지로) 무릇 몸이 악창이 생기는 탈을 앓고 피고름이 모일 지경에 이르게 한 것 또한 (침의) 이치에서 멀리 벗어난 것 아닙니까? 악창이 생긴 것과 피고름이 이루어진 것은 하늘로부터 내려 온 것도 아니고 땅으로부터 나온 것도 아닙니다. 작은 것들을 쌓여서 생긴 것입니다. 그러므로 성인은 아직 꼴이 만들어지기 전에 저절로 다스리나, 어리석은 사람은 (탈이) 벌써 이루어진 것을 마주칩니다.

임금이 말했다. 그것이 벌써 꼴을 만들었는데 나는 만나지 못하고, 고름이 벌써 이루어졌는데 나는 보지 못하면, 이를 다루는 것은 어떻게 합니까?

스승이 말했다. 고름이 벌써 이루어졌으면 10이 죽고 1이 삽니다. 그러므로 성인은 (고름이) 벌써 이루어지지 않도록 하여 좋은 처방을 밝히고, 이를 죽간이나 비단에 적어서 재능 있는 이로 하여금 이어받도록 후세에 전하여, 마칠 때가 있지 않도록 하는 것은, 그것이 만나보지 못하도록 하기 위함입니다.

임금이 말했다. 그것이 벌써 피고름이 벌써 생기고 나서 만나면, 이를 이끌어서 작은 침으로 다스리지 못합니까?

　스승이 말했다. 작은 것으로 작은 것을 다스리는 것은 그 효과가 적고, 큰 것으로 큰 것을 다스리는 것은 해로움이 많습니다. 그러므로 그것이 벌써 피고름을 이룬 사람은 오직 (살갗을 째거나 따는) 돌조각만이거나, 피침이나 봉침을 고릅니다.

60-3

　黃帝曰：多害者其不可全乎? 岐伯曰：其在逆順焉. 黃帝曰：願聞逆順. 岐伯曰：以爲傷者, 其白眼青, 黑眼小, 是一逆也; 內藥而嘔, 是二逆也; 腹痛渴甚, 是三逆也; 肩項中不便, 是四逆也; 音嘶色脫, 是五逆也. 除此五者爲順矣.

　임금이 말했다. 해를 많이 입은 사람은 온전히 나을 수 없습니까?

　스승이 말했다. 그것은 (증상의) 거스름과 따름에 (달려) 있습니다.

　임금이 말했다. 바라건대 거스름과 따름에 대해 듣고 싶습니다.

　스승이 말했다. 다친 사람이, 그 흰자위가 푸르고 검은자위가 작은 것, 이것이 1번째 거스름입니다. 먹은(內) 약을 게우는 것, 이것이 2번째 거스름입니다. 배가 아프고 목마름이 심해지는 것, 이것이 3번째 거스름입니다. 어깨와 목 속이 편하지 않은 것, 이것이 4번째 거스름입니다. 목이 쉬고 낯빛에 핏기가 없는 것, 이것이 5번째 거스름입니다. 이 5가지를 제외한 것은 따름이 됩니다.

60-4

　黃帝曰：諸病皆有逆順, 可得聞乎? 岐伯曰：腹脹, 身熱, 脈小, 是一逆也; 腹鳴而滿, 四肢清, 泄, 其脈大, 是二逆也; 衄而不止, 脈大, 是三逆也; 咳且溲血, 脫形, 其脈小勁, 是四逆也; 咳脫形身熱, 脈小以

疾, 是謂五逆也, 如是者, 不過十五日而死矣. 其腹大脹, 四末淸, 脫
形, 泄甚, 是一逆也; 腹脹便血, 其脈大, 時絕, 是二逆也; 咳, 溲血,
形肉脫, 脈搏, 是三逆也; 嘔血, 胸滿引背, 脈小而疾, 是四逆也; 咳
嘔, 腹脹且飧泄, 其脈絕, 是五逆也. 如是者, 不及一時而死矣. 工不
察此者而刺之, 是謂逆治.

임금이 말했다. 여러 가지 탈에는 모두 거스름과 따름이 있는데, (이에 대해)
들을 수 있습니까?

스승이 말했다. 배가 퉁퉁 붓고, 몸이 열나고, 맥이 작으면 이것이 1번째 거
스른 것입니다. 배가 꾸르륵거리면서 가득하고 팔다리가 서늘하고, 설사하고,
맥이 크면 이것이 2번째 거스른 것입니다. 코피가 그치지 않고 맥이 크면 이것
이 3번째 거스른 것입니다. 기침하면서 피오줌 누고, 꼴이 말이 아니게 (살 빠지
고), 맥이 작되 굳세면 이것은 4번째 거스른 것입니다. 꼴이 말이 아니게 (살이
빠지고), 몸이 열나고, 맥이 작고 빠르면 이것은 5번째 거스른 것입니다. 이것이
5가지 거스른 것입니다. 이 같은 사람은 15일이 못 지나서 죽습니다.

그 배가 크게 붓고 팔다리 끝이 싸늘하고, 꼴이 말이 아니게 (살이 빠지고),
설사가 심하면, 이것이 1번째 거스른 것입니다. 배가 붓고 피똥이 나오고, 맥
이 크고 때때로 끊어지면 이것이 2번째 거스른 것입니다. 기침하고, 피오줌이
나오고, 꼴이 말이 아니게 (살이 빠지고), 맥이 (세게) 치면 이것이 3번째 거스른
것입니다. 피를 게우고, 가슴이 가득하고 등이 당기고, 맥이 작고 빠르면, 이것
이 4번째 거스른 것입니다. 기침하고 게우고, 배가 붓고 또한 설사하고, 맥이
끊어지면, 이것이 5번째 거스른 것입니다. 이와 같은 사람은 하루 못 미쳐 죽
습니다. 의원이 이를 살피지 못하고 찌르면, 이를 일러 거꾸로 다스린다고 합
니다.

黃帝曰 : 夫子之言針甚駿, 以配天地, 上數天文, 下度地紀, 內別五臟, 外次六腑, 經脈二十八會, 盡有周紀, 能殺生人, 不能起死者, 子能反之乎? 岐伯曰 : 能殺生人, 不能起死者也. 黃帝曰 : 余聞之則爲不仁, 然願聞其道, 弗行於人. 岐伯曰 : 是明道也, 其必然也, 其如刀劍之可以殺人, 如飮酒使人醉也, 雖勿診, 猶可知矣. 黃帝曰 : 願卒聞之. 岐伯曰 : 人之所受氣者, 穀也. 穀之所注者, 胃也. 胃者, 水穀氣血之海也. 海之所行雲氣者, 天下也. 胃之所出氣血者, 經隧也. 經隧者, 五臟六腑之大絡也, 迎而奪之而已矣. 黃帝曰 : 上下有數乎? 岐伯曰 : 迎之五里, 中道而止, 五至而已, 五往而臟之氣盡矣, 故五五二十五而竭其輸矣, 此所謂奪其天氣者也, 非能絕其命而傾其壽者也. 黃帝曰 : 願卒聞之. 岐伯曰 : 闚門而刺之者, 死於家中, 入門而刺之者, 死於堂上. 黃帝曰 : 善乎方! 明哉道! 請著之玉版, 以爲重寶, 傳之後世, 以爲刺禁, 令民勿敢犯也.

임금이 말했다. 스승(子)께서 말씀하시길 침은 매우 커서(駿), 하늘땅과 짝하고, 위로는 천문을 헤아려 (쓰고), 아래로는 땅의 벼리(인 이치)를 따르고, 안으로는 5장을 가르고, 밖으로는 6부를 차례 지우고, 경맥 28가지와 만나는데, 다 돌고 돌리는(周) (규칙인) 벼리가 있다고 하였습니다. (그런데 침이) 산 사람을 죽일 수 있지만, 죽은 사람을 일으킬 수 없습니다. 스승께서는 이를 바꿀(反) 수 있습니까?

스승이 말했다. (침은) 산 사람을 죽일 수 있지만, 죽은 사람을 일으킬 수 없습니다.

임금이 말했다. 내가 이를 들어보면, 이것은 어질지 못한 것이 됩니다. 그러나 바라건대 그 이치에 대해 들어도 남에게 (침)놓지 않도록 하고 싶습니다.

스승이 말했다. 이것은 또렷한 이치입니다. 또한(其) 꼭 그래야 하는 것입니다. 그것은 칼로 남을 죽일 수 있는 것과 같고, 술 마시는 것이 사람을 취하게 하는 것과 같습니다. 비록 진단하지 않아도 또한(猶) 그 이치를 알 수 있습니다.

임금이 말했다. 바라건대 다 듣고 싶습니다.

스승이 말했다. 사람이 기운을 받는 것은 곡식입니다. 곡식이 모여드는 곳은 밥통입니다. 밥통이란 물과 곡식과 기운과 피의 바다입니다. 바다에서 생긴 구름과 기운이 떠도는 곳은 온 세상입니다. 밥통에서 생긴 기운과 피가 (흘러)나가는 것은 경수입니다. 경수란 5장6부의 큰 낙맥입니다. (낙맥으로 오는 피와 기운을) 맞받아서 빼앗으면 (기운이) 그쳐서 (사람이 죽습니다.)

임금이 말했다. 위(인 손)과 아래(인 발)에 (침놓는) 원칙(數)이 있습니까?

스승이 말했다. (위아래인 손발의) 오리(혈)에서 맞받아쳐서 (경맥의) 길(道)을 (제대로) 맞추면(中) (양명경의 흐름이) 멈춥니다. (밥통에서 몸으로 공급되는 곡식의 기운이) 5번 이르는데, (이렇게 맞받아쳐서) 5차례 흘러드는 것(注)을 그치면, 장기의 기운이 다합니다. 그러므로 5번씩 5차례 하여 (모두) 25번 (이렇게) 하면 (밥통의 기운을 5장으로) 나르는(輸) 것이 바닥납니다. 이것이 이른바 하늘의 기운을 빼앗는다는 것입니다. 그 목숨을 끊을 수 있고, (타고난) 나이를 기울여서 (짧게) 할 수 있다는 것이 아닙니다.[26]

임금이 말했다. 바라건대 다 듣고 싶습니다.

스승이 말했다. (이렇게 밥통의 기운이 몸으로 들어가는 큰 길을 맞받아치면) 문을 슬쩍 훔쳐보듯이 (얕게) 찌른 사람은 집안에서 죽고, 문으로 들어서듯이 (깊이) 찌른 사람은 의원이 보는 앞(堂上)에서 죽습니다.

임금이 말했다. 그 방법이 정말 좋습니다. 그 이치가 정말 또렷합니다! 청컨

---

26) 하늘이 준 기운을 침으로 빼앗아 목숨을 위태롭게 할 수는 있으나, 칼로 찔러 죽이듯이 일부러 죽일 수는 없다는 뜻.

대 이를 옥판에 새겨서 중요한 보배로 삼고, 후세에 전하여 찌르지 않는 (원칙
으로) 삼아서 백성들로 하여금 감히 어기지 않도록 하겠습니다.

오금(五禁) 제61
- 5가지 꺼림

61-1

黃帝問於岐伯曰 : 余聞刺有五禁, 何謂五禁. 岐伯曰 : 禁其不可刺也.
黃帝曰 : 余聞刺有五奪. 岐伯曰 : 無瀉其不可奪者也. 黃帝曰 : 余聞
刺有五過. 岐伯曰 : 補瀉無過其度. 黃帝曰 : 余聞刺有五逆. 岐伯曰
: 病與脈相逆, 命曰五逆. 黃帝曰 : 余聞刺有九宜. 岐伯曰 : 明知九
針之論, 是謂九宜.

임금이 스승에게 물었다. 내가 듣기에 찌르기에는 5가지 꺼림(禁)이 있다고
들었습니다. 어떤 것을 일러 5가지 꺼림이라고 합니까?

스승이 말했다. (5가지) 꺼림은 찌를 수 없음을 말합니다.

임금이 말했다. 내가 듣기에 찌르기에는 5가지 빼앗김(脫)이 있다고 들었습
니다.

스승이 말했다. 그 빼앗을 수 없는 것을 덜어내지 말아야 하는 것입니다.

임금이 말했다. 내가 듣기에 찌르기에는 5가지 지나침(過)이 있다고 들었습
니다.

스승이 말했다. 보태고 덜어냄에 그 정도가 지나치지 말아야 하는 것입니다.

임금이 말했다. 내가 듣기에 찌르기에는 5가지 거스름이 있다고 들었습니다.

스승이 말했다. (5장의) 탈과 맥이 서로 거스르는 것입니다.

임금이 말했다. 내가 듣기에 찌르기에 9가지 마땅함(宜)이 있다고 들었습니다.

스승이 말했다. 9침의 이론을 또렷이 아는 것, 이것을 일러 9가지 마땅함이라고 합니다.

61-2

黃帝曰；何謂五禁? 願聞其不可刺之時. 岐伯曰：甲乙日自乘, 無刺頭, 無發蒙於耳內. 丙丁日自乘, 無振埃於肩喉. 戊己日自乘, 無刺足去爪瀉水. 庚辛日自乘, 無刺關節于股膝. 壬癸日自乘, 無刺足脛. 是謂五禁. 黃帝曰：何謂五奪? 岐伯曰：形肉已脫, 是一奪也；大奪血之後, 是二奪也；大汗出之後, 是三奪也；大泄之後, 是四奪也；新産及大下血之後, 是五奪也. 此皆不可瀉.

임금이 말했다. 무엇을 일러 5가지 꺼림(禁)이라고 합니까? 바라건대 그 찌를 수 없는 때에 대해 듣고 싶습니다.

스승이 말했다. (천간으로 목인) 갑과 을인 날이 (지지의 인과 묘를 올라타서 목이) 더해지면 머리를 찌르지 말아야 합니다. 귓속에다 (어린 것 깨우치기인) 발몽법[27]을 하지 말아야 합니다. (화인) 병과 정인 날이 (지지의 사와 오를 올라타서 화가) 더해지면 어깨와 목구멍의 염천에다 (먼지 털기인) 진애법을 하지 말아야 합니다. (토인) 무와 기인 날이 (지지의 진술축미를 올라타서 토가) 더해지면 팔다리를 찔러

---

27) 發蒙法 : 눈과 귀의 탈을 다스리는 방법. 귀가 들리지 않거나 눈이 보이지 않을 때 정오 무렵에 청궁을 찔러서 고치는 것. 振埃法 : 양기가 골속에서 거슬러 오르고 기침하고 가슴이 붓는 증상이 나타날 때 천용과 염천을 찔러 고치는 것. 去爪法 : 《刺節眞邪》편에 따르면 팔다리와 허리 무릎 뼈마디가 이롭지 못하고 음낭에 수종이 생기면 뼈마디 팔다리 경락에 침을 놓아서 수기를 덜어내는 것. 이 방법에 대해서는 이 책의 제75「刺節眞邪」편에 나온다.

서 (손톱 자르기인) 거조법으로 수를 덜어내지 말아야 합니다. (금인) 경과 신인 날이 (지지의 신과 유를 올라타서 금)이 더해지면 뼈마디와(于) 고관절 무릎을 찌르지 말아야 합니다. (수인) 임과 계인 날이 (지지의 해와 자를 올라타서 수가) 더해지면 정강이를 찌르지 말아야 합니다. 이를 일러 5가지 꺼림(禁)이라고 합니다.

임금이 말했다. 무엇을 일러 5가지 빼앗김(奪)이라고 합니까?

스승이 말했다. (몸)꼴의 살이 벌써 빼앗겨 (야윈) 것, 이것이 1번째 빼앗김입니다. 피를 크게 빼앗긴 뒤, 이것이 2번째 빼앗김입니다. 땀을 크게 흘린 뒤, 이것이 3번째 빼앗김입니다. 크게 설사한 뒤, 이것이 4번째 빼앗김입니다. 처음 아이 낳고 크게 피를 쏟은 뒤, 이것이 5번째 빼앗김입니다. 이것은 모두 (몸이 크게 허해진 것이므로) 덜어낼 수 없습니다.

黃帝曰 : 何謂五逆? 岐伯曰 : 熱病脈靜, 汗已出, 脈盛躁, 是一逆也; 病泄, 脈洪大, 是二逆也; 著痹不移, 肉破, 身熱, 脈偏絕, 是三逆也; 淫而奪形, 身熱, 色夭然白, 及後下血衃, 血衃篤重, 是四逆也; 寒熱奪形, 脈堅搏, 是五逆也.

임금이 말했다. 어떤 것을 일러 5가지 거스름(逆)이라고 합니까?

스승이 말했다. 열나는 탈인데 (들끓어야 할) 맥이 조용하고, 땀이 벌써 났는데 (조용해야 할) 맥이 굵고 큽니다. 이것이 1번째 거스름입니다. 설사를 앓는데 (조용해야 할) 맥이 굵고 큽니다. 이것이 2번째 거스름입니다. 착비(는 저리거나 아픈 것이 심하지는 않은데 몸에 끈끈하게 달라붙은 듯한 느낌이 있는 탈인데 이것)이 낫지(移) 않아 덩이 살이 짓물러 주저앉고, 몸이 열나고, 맥의 한쪽이 끊어져 (잡히지 않)습니다. 이것이 3번째 거스름입니다. (음의 진액을 다치게 하는 몹쓸 기운이) 넘쳐서(淫) (땀이 줄줄 새고, 피똥 싸고, 정액을 흘리고, 임질이 걸리고 하여) 꼴이 말이 아니게 야위고, 몸이 열나고, 낯빛이 해골처럼(夭) 하얗고, 피똥을 싸는데 핏덩어리가 섞였으면 (탈이) 매우 무거운 것입니다. 이것이 4번째 거스름입니다. 추위와 열이 오락가락하여 꼴이 말이 아니게 야위었는데 맥은 단단하고 힘껏 칩니다. 이것이 5번째 거스름입니다.

행침(行針) 제67
— 침놓기

67-1

黃帝問於岐伯曰 : 余聞九針於夫子, 而行之於百姓, 百姓之血氣各不同形, 或神動而氣先行; 或氣與針相逢; 或針已出氣獨行; 或數刺乃知; 或發針而氣逆; 或數刺病益劇, 凡此六者, 各不同形, 願聞其方. 岐伯曰 : 重陽之人, 其神易動, 其氣易往也.

임금이 스승에게 물었다. 내가 스승께 9침에 대해 듣고서 백성에게 이를 하도록 하였으나 백성들의 피와 기운이 각기 꼴을 같이 하지 않아서, 어떤 사람은 얼(神)이 움직여서 기운이 먼저 오고, 어떤 사람은 기운이 침과 더불어 서로 만나고, 어떤 사람은 침이 벌써 나오고 기운이 홀로 가고, 어떤 사람은 여러 번 찔러야 (반응을) 알게 되고, 어떤 사람은 침을 놓고서 기운이 거스르고, 어떤 사람은 여러 번 찔렀는데 탈이 더욱 심해졌습니다. 이 6가지는 각기 꼴이 같지 않으니, 바라건대 그 이치를 듣고 싶습니다.

스승이 말했다. 양(의 기운이) 무거운 사람은 얼(神)이 쉽게 움직이고, 그 기운이 쉽게 갑니다.

黃帝曰 : 何謂重陽之人? 岐伯曰 : 重陽之人, 矯矯蒿蒿, 言語善疾, 舉足善高, 心肺之臟氣有餘, 陽氣滑盛而揚, 故神動而氣先行. 黃帝曰 : 重陽之人而神不先行者, 何也? 岐伯曰 : 此人頗有陰者也. 黃帝曰 : 何以知其頗有陰也? 岐伯曰 : 多陽者多喜, 多陰者多怒, 數怒者易解, 故曰頗有陰, 其陰陽之離合難, 故其神不能先行也.

임금이 말했다. 어떤 것을 일러 양이 무거운 사람이라 합니까?

스승이 말했다. 양이 무거운 사람은 힘세고 기운이 드세고, 말이 빠르고, 발을 높이 들면서 걷기를 좋아 합니다. 염통과 허파의 기운이 남고, 양의 기운이 매끄럽고 드세고 (위로) 치솟습니다. 그러므로 얼이 움직이고 기운이 먼저 옵니다.

임금이 말했다. 양이 무거운 사람인데도 얼이 먼저 가지 않는 것은 어떤 까닭입니까?

스승이 말했다. 이 사람은 자못(頗) 음(의 기운)이 있는 것입니다.

임금이 말했다. 어떻게 그것이 자못 음(의 기운)이 있음을 압니까?

스승이 말했다. 양(의 기운)이 많은 사람은 잘 기뻐하고, 음(의 기운)이 많은 사람은 많이 성냅니다. 자주 성내는 사람은 쉽게 풀어집니다. 그러므로 자못 음(의 기운)이 있다고 하는 것입니다. (이들은) 그 음과 양의 나뉨과 만남이 어렵습니다. 그러므로 그 얼이 먼저 올 수 없습니다.

黃帝曰 : 其氣與針相逢奈何? 岐伯曰 : 陰陽和調者血氣淖澤滑利, 故針入而氣出, 疾而相逢也. 黃帝曰 : 針已出而氣獨行者, 何氣使然? 岐伯曰 : 其陰氣多而陽氣少. 陰氣沈而陽氣浮, 沈者內藏, 故針已出, 氣乃隨其後, 故獨行也. 帝曰 : 數刺乃知者, 何氣使然? 岐伯日：此人多陰而少陽, 其氣沈而氣往難, 故數刺乃知也. 黃帝曰：針入而氣逆者, 其數刺病益甚者, 何氣使然? 岐伯曰：其氣逆與其數刺病益甚者, 非陰陽之氣, 浮沈之勢也, 此皆粗之所敗, 工之所失, 其形氣無過焉.

임금이 말했다. 그 기운이 침과 더불어 서로 만나는 것은 어떻게 된 것입니까?

스승이 말했다. 음과 양이 고르게 조절되는 사람은 피와 기운이 윤택하고 매끄럽습니다. 그러므로 침이 들어가자마자 기운이 나와서 빨리 서로 만납니다.

임금이 말했다. 침이 벌써 나오고서 기운이 홀로 가는 사람은 어떤 기운이 그렇게 하는 것입니까?

스승이 말했다. 그는 음의 기운이 많고 양의 기운이 적습니다. 음의 기운은 가라앉고 양의 기운이 뜹니다. 가라앉은 것은 안에 갈무리됩니다. 그러므로 침이 벌써 나오고, 기운이 이에 그 뒤를 따릅니다. 그러므로 홀로 갑니다.

임금이 말했다. 여러 번 찔러야 이에 (반응을) 아는 것은 어떤 기운이 그렇게 하는 것입니까?

스승이 말했다. 이 사람은 음(의 기운)이 많고 양(의 기운)이 적습니다. 그 기운이 가라앉아서 기운이 가기 어렵습니다. 그러므로 여러 번 찔러야 (반응)을 압니다.

임금이 말했다. 침이 들어가서 기운이 거슬러 오르거나, 여러 번 찔렀는데 탈이 더욱 심해지는 사람은 어떤 기운이 그렇게 하는 것입니까?

스승이 말했다. 기운이 거슬러 오르거나 여러 번 찔러서 탈이 더욱 심해지는 사람은 음과 양의 기운이 뜨거나 가라앉은 기세(의 문제)가 아닙니다. 이것은 모두 서툰 (의원)의 어그러뜨린 것이고, 의원의 실수이지, 그 (사람의) 꼴과 기운에는 허물이 없습니다.

관능(官能) 제73

- 제 노릇과 타고난 재능

73-1

黃帝問於岐伯曰 ： 余聞九針於夫子衆多矣, 不可勝數, 余推而論之, 以爲一紀. 余試誦之, 子聽其理, 非則語余, 請正其道, 令可久傳, 後世無患, 得其人乃傳, 非其人勿言. 岐伯稽首再拜曰：聽聞聖王之道.

임금이 스승에게 물었다. 내가 스승께 들은 9침의 이치가 너무 많아 이루 헤아릴 수가 없었으나, 나는 그것을 헤아리고 논의하여 한 벼리(인 계통)을 세웠습니다. 내가 이를 시험 삼아 외울 것이니, 스승께서는 그 이치를 듣고 틀린 곳이 있으면 저에게 말씀해 주십시오. 청컨대 그 이치를 바르게 하고 오래도록 전하여 후세에 걱정이 없도록 하고, 적당한 사람을 얻으면 이를 전수할 것이고, 적당한 사람이 아니면 이를 말하지 않겠습니다.

스승이 머리 조아리며 2번 절하고 말했다. 거룩한 임금님의 이치를 듣고자 청합니다.

73-2

黃帝曰 ： 用針之理, 必知形氣之所在, 左右上下, 陰陽表裏, 血氣多少, 行之逆順, 出入之合, 謀伐有過.

임금이 말했다. 침을 쓰는 이치는 반드시 꼴과 기운이 있는 곳인 왼쪽과 오른쪽 위와 아래, 음과 양, 겉과 속, 피와 기운의 많고 적음, 흐름의 거스름과 따름, 나고 들며 만나는 것을 알아야, 허물이 있는 것을 칠 수 있습니다.

知解結, 知補虛瀉實, 上下氣門, 明通於四海. 審其所在, 寒熱淋露,
滎輸異處, 審於調氣, 明於經隧, 左右支絡, 盡知其會.

(기운이) 맺힌 것을 풀어주는 방법을 알고, 허한 것을 보태고 실한 것을 덜어
내는 것, 위아래 기운이 (드나드는) 문을 (알고), 4바다(인 기해·혈해·수해·수곡의
해)에 (생각이) 밝게 통달합니다. 그 (기운이) 있는 곳을 살피는데, 추위와 열이 오락
가락하고 과로하면 형(혈)과 수(혈)을 다르게 처리하여 기운을 조절합니다. 경맥과
낙맥(隧), 좌우의 갈라진 가지에 밝고, (경맥이) 모이는 곳을 다 알아야 합니다.

寒與熱爭, 能合而調之; 虛與實隣, 知決而通之; 左右不調, 把而行之;
明於逆順, 乃知可治. 陰陽不奇, 故知起時, 審於本末, 察其寒熱, 得
邪所在, 萬刺不殆. 知官九針, 刺道畢矣.

추위가 열과 싸우면 이를 만나게 하여 조절할 수 있습니다. 허와 실이 비슷
하(여 헛갈리)면 이를 결정하여 (해당 경맥을) 뚫리게 함을 압니다. 왼쪽과 오른쪽
이 조절되지 않으면 (반대쪽을 찌르는 무자법으로) 이를 잡아 흐르게 합니다. (경맥
의) 거스름과 따름에 밝으면 이에 (탈을) 알아서 다스릴 수 있습니다. 음(인 5장)
이나 양(인 6부)이 (한쪽으로) 치우치지 않으면 곧(故) (탈로부터) 일어나는 때를 압
니다. 뿌리(인 가슴이나 몸통)과 끝(인 팔다리)를 살피고, 그 추위와 열을 살펴서,
몹쓸 기운이 있는 곳을 깨달으면 1만 번을 찔러도 위태롭지 않습니다. 9침을 노
릇(官)에 따라 알면 찌르기의 이치는 마친 것입니다.

明於五臟, 徐疾所在, 屈伸出入, 皆有條理. 言陰與陽, 合於五行, 五

臟六腑, 亦有所藏. 四時八風, 盡有陰陽, 各得其位, 合於明堂, 各處
色部, 五臟六腑, 察其所痛, 左右上下, 知其寒溫, 何經所在.

5수(혈)에 밝으면 (허와 실에 따라) 천천히 (할 곳)과 빨리 (할 곳)이 있어서, 굽
고 펴는 것과 나고 드는 것에 모두 가닥(係)과 결(理)이 있습니다. 음을 양과 더
불어 말하면 5행과 딱 맞아야 하는데, 5장6부 또한 갈무리하는 바가 있습니다.
네 철(에 부는) 8바람에는 다 음과 양이 있어서, 각기 그 자리를 얻음이 명당(인
코)에서 (나타나는 증상과) 딱 맞아서, (그 영향은) 빛깔이 (고유하게) 나타내는 부분
과 일치합니다(處). 5장6부는 그 아픈 곳이 왼쪽과 오른쪽 위와 아래 어디인가
를 (명당에서) 살피면, 그 추위와 열이 어느 경(맥)에 있는지 압니다.

73-6

審皮膚之寒溫滑澁, 知其所苦, 膈有上下, 知其氣所在. 先得其道, 稀
而疏之, 稍深以留, 故能徐入之. 大熱在上, 推而下之; 從下上者, 引
而去之; 視前痛者, 常先取之. 大寒在外, 留而補之; 入於中者, 從合
瀉之. 針所不爲, 灸之所宜.

(맥 짚는 곳인) 살갗의 차가움과 따스함, 매끄러움과 껄끄러움을 살펴서 그 괴
로운 곳을 알면, 격막에는 (허파와 염통이 자리한) 위와 (비장·간·콩팥이 자리한) 아래
가 있으므로, 그 (몹쓸) 기운이 있는 곳을 알 수 있습니다. 먼저 (아픈 곳으로 이어지
는 경맥)의 길을 터득하고서 이를 조금씩(稀) 트이게 하다가, 점차 깊게 하여 (침을)
머물러 둡니다. 그러므로 (기운을) 천천히 들일 수 있습니다. 큰 열이 위에 있으면
이를 옮기고 끌어내립니다. (열이) 아래로부터 위로 올라가는 사람은 이를 당겨
서 없앱니다. 앞서 아팠던 것을 보면 늘 이를 먼저 골라서 (뿌리를 다스립)니다. 큰
추위가 밖에 있으면 (침을) 머물러두어서 이를 보태고, (추위가) 속으로 들어간 사
람은 합(혈)을 따라서 이를 덜어냅니다. 침을 놓지 못하면 뜸이 마땅합니다.

上氣不足, 推而揚之, 下氣不足, 積而從之. 陰陽皆虛, 火自當之, 厥
而寒甚, 骨廉陷下, 寒過於膝, 下陵三里.

위(인 전중)에 기운이 모자라면 이를 밀어서 날아오르게 합니다. 아래에 기운
이 모자라면 (기운이) 쌓이도록 이를 (경맥의 방향으로) 따라갑니다. 음과 양이 모
두 허하면 불(인 뜸)이 이에 마땅한데, (기운이 갑자기) 쏠려서(厥) 추위가 심해지고
뼈 섶(의 살)이 움푹 꺼지거나, 무릎으로 찬 기운이 지나가면 아래 모서리(陵)인
(족)삼리(혈)에 뜸뜹니다.

陰絡所過, 得之留止, 寒入於中, 推而行之; 經陷下者, 火則當之. 結
絡堅緊, 火之所治. 不知所苦, 兩蹻之下, 男陽女陰, 良工所禁, 鍼論
畢矣.

음의 낙(맥)이 지나는 곳이 이 (몹쓸 기운)을 얻어서 머무르거나, 추위가 속(인
5장)에 들어가면 (침으로) 이를 밀어서 흐르게 합니다. 경(맥)이 움푹 꺼진 사람은
불이면 이에 마땅합니다. 낙맥이 묶여서 단단하고 긴장된 것도 불로 다스립니
다. 괴로운 곳을 알지 못하면 양쪽 교맥(인 양교맥의 신맥과 음교맥의 조해)의 아래
인데, 남자는 양(교맥)이고 여자는 음(교맥)인 것은, 훌륭한 의원이 꺼릴 바(이니,
이와 반대로 남자가 음교맥 여자가 양교맥)입니다. 침 이론을 모두 마쳤습니다.

用鍼之服, 必有法則, 上視天光, 下司八正, 以辟奇邪, 而觀百姓, 審
於虛實, 無犯其邪. 是得天之露, 遇歲之虛, 救而不勝, 反受其殃. 故
曰：必知天忌, 乃言鍼意. 法於往古, 驗於來今, 觀於窈冥, 通於無窮,

粗之所不見, 良工之所貴. 莫知其形, 若神髣髴.

　침을 쓰는 일(服)에는 반드시 법과 원칙이 있습니다. 위로는 하늘의 빛인(해, 달, 보이는 별, 안 보이는 별)을 보고, 아래로는 8절기(인 2분 2지와 4립 : 춘분 추분 하지 동지 입춘 입하 입추 입동)를 살펴서(司) 치우친 몹쓸 기운을 피하고, (이를) 백성들에게 보여서, (그들 스스로) 허와 실을 살피고, 그 몹쓸 기운에 해를 당하지 않도록 합니다. (제 때에 맞지 않는) 비바람(露)을 만나거나 그 해의 기운이 허하여 (정상에 못 미치는 날씨를 만나서 탈났는데, 의원이) 구하려 하나 (이런 정황을) 헤아리지 못하면 도리어 재앙을 받습니다. 그러므로 반드시 하늘이 꺼리는 것을 알아야 이에 침의 뜻을 다했다고 말할 수 있습니다. 지나간 옛것을 본받아(法) 오늘에 이를 겪어보고, (미묘하여 제대로) 볼 수 없는 것을 보고, (탈이) 끝없음에 통달하는 것은, 서툰 의원이 보지 못하는 바이고, 훌륭한 의원이 귀하게 여기는 바입니다. (훌륭한 의원이 탈에 대응하는 것은) 그 꼴을 알지 못하고, 마치 신과 같아서 있는 듯 없는 듯합니다.

73-10

邪氣之中人也, 灑淅動形; 正邪之中人也, 微先見於色, 不知於其身, 若有若無, 若亡若存, 有形無形, 莫知其情.

　몹쓸 기운이 사람을 맞히면 오싹하여 몸을 떱니다. (그러나 일 하고 나서 땀 흘릴 때 받은) 몹쓸 기운(正邪)은, 미미하여 먼저 낯빛에 나타나지만, 몸에서는 알지 못하여 (탈이) 있는 듯 없는 듯하고, (몹쓸 기운이) 없어진 것 같기도 하고 있는 것 같기도 하고, 증상(形)이 있는 듯 없는 듯하여 그 사정을 알지 못합니다.

73-11

是故上工之取氣, 乃救其萌芽, 下工守其已成, 因敗其形.

이러므로 뛰어난 의원은 그 기운을 골라서 이에 그 (탈이) 싹틀 무렵에 구하고, (수준) 낮은 의원은 탈이 벌써 이루어진 것에 얽매여(守) 그 꼴을 어그러뜨리는 원인이 됩니다.

73-12

是故工之用針也, 知氣之所在, 而守其門戶, 明於調氣, 補瀉所在, 徐疾之意, 所取之處.

이러므로 의원이 침을 쓰는 것은 (경맥의) 기운이 있는 곳을 알고서 그 문을 지키고, 기운을 조절하는 것, 보탬과 덜어냄이 있는 곳, 느리고 빠르게 하는 뜻, 고르는 자리에 밝은 것입니다.

73-13

瀉必用員, 切而轉之, 其氣乃行, 疾入徐出, 邪氣乃出, 伸而迎之, 遙大其穴, 氣出乃疾.

덜어냄에는 반드시 둥근 것(원만함, 무리하지 않음)을 씁니다. 이를 (아픈 곳에) 찔러서 돌리면 그 기운이 흐르는데, 빠르게 들이고 느리게 뽑으면 몹쓸 기운이 이에 빠져 나옵니다. (흘러오는 경맥을) 맞받아서 (찌르고 침을) 흔들어서 그 혈(의 구멍)을 크게 하면 기운이 빠져나오는 것이 빨라집니다.

73-14

補必用方, 外引其皮, 令當其門, 左引其樞, 右推其膚, 微旋而徐推之, 必端以正, 安以靜, 堅心無解, 欲微以留, 氣下而疾出之, 推其皮, 蓋其外門, 眞氣乃存. 用針之要, 無忘其神.

보탬은 반드시 네모반듯한 것을 씁니다. 밖으로 살갗을 당겨서 (사람에 따라 조금씩 옮겨진) 그 (혈의) 자리(門)를 마땅히 있어야 할 곳에 있게 합니다. 왼손으로 침을 잡고 오른손으로 그 살갗을 눌러서 (침을 놓는데) 조금 돌리면서 천천히이를 찌릅니다. 반드시 바르게 하고 편안하고 고요하게 하고, 마음을 군건히하여 늘어지지 않게 합니다. 조금 머물러 두었다가 침 끝(下)에 기운이 느껴지면 빠르게 이를 뽑습니다. 그리고 살갗을 눌러 그 바깥 문(인 구멍)을 막아서 참기운을 보존합니다. 침을 쓰는 요점은 얼을 잊지 않는 것입니다.

73-15

雷公問於黃帝曰：《針論》曰：得其人乃傳, 非其人勿言. 何以知其可傳? 黃帝曰：各得其人, 任之其能, 故能明其事.

뇌공이 임금에게 물었다. 『침론(針論)』에서 말하기를, 그 사람을 얻으면 전하고, 그 사람이 아니면 말을 하지 않는다고 하였습니다. 어떻게 전할 수 있음을 압니까?

임금이 말했다. 각기 적당한 사람을 얻어 그가 할 수 있는 것을 맡기면 곧(故) 그 일에 밝을 수 있습니다.

73-16

雷公曰：願聞官能奈何? 黃帝曰：明目者, 可使視色; 聰耳者, 可使聽音; 捷疾辭語者, 可使傳論; 語徐而安靜, 手巧而心審諦者, 可使行針艾, 理血氣而調諸逆順, 察陰陽而兼諸方; 緩節柔筋而心和調者, 可使導引行氣; 疾毒言語輕人者, 可使唾癰咒病; 爪苦手毒, 爲事善傷人者, 可使按積抑痺. 各得其能, 方乃可行, 其名乃彰. 不得其人, 其功不成, 其師無名. 故曰：得其人乃傳, 非其人勿言, 此之謂也. 手毒者, 可使試按龜, 置龜於器下而按其上, 五十日而死矣. 手甘者, 復生如故也.

뇌공이 말했다. 바라건대, (제) 노릇(官)과 (타고난) 재능(能)은 어떤지 듣고 싶습니다.

임금이 말했다. 눈이 밝은 사람은 5가지 낯빛을 살피고, 귀가 밝은 사람은 5가지 목소리를 듣고, 말이 빠른 사람은 말씀을 전하게 할 수 있습니다. 말이 느리고 차분하며 손재주가 있고 마음을 깊이 살피는 사람은 침과 뜸을 다루게(行) 하고, 피와 기운을 다스리고, 여러 (탈에 따라 경맥의) 거스름과 따름을 조절하고, 음과 양을 살피고, 여러 처방을 겸하게 합니다. 뼈마디가 느슨하고 힘줄이 부드럽고 마음이 온화하고 고른 사람은 도인법(인 스트레칭)으로 기운을 흐르게 합니다. 독설을 잘하고 남을 업신여기는 사람은 헐고 부은 곳에 침을 뱉거나 주문을 외도록 합니다. 손톱이 거칠고 손이 매워서 일을 하는데 남을 잘 다치게 하는 사람은 적취를 주무르고 저린 탈(痺)을 물리치도록 합니다. 각기 그 재능을 얻으면 (다스릴) 방법을 실행할 수 있어 그 이름이 밝게 드러납니다. 적절한 사람을 얻지 못하면 그 공 또한 이루어지지 않아 스승의 명성조차 없어집니다. 그러므로 적절한 사람을 얻으면 전하고, 적절한 사람이 아니면 전하지 말라고 한 것은 바로 이를 이른 것입니다. 손이 매운 사람은 거북을 만져서 시험할 수 있는데, 그릇 아래 거북을 놓고 그 위를 만지면 50일만에 죽습니다. 손이 단 사람은 전과 같습니다.

논질진척(論疾診尺) 제74
- 손목의 척을 보고 탈을 이야기함

74-1

黃帝問於岐伯曰 : 余欲無視色持脈, 獨診其尺, 以言其病, 從外知內, 爲之奈何? 岐伯曰 : 審其尺之緩急·大小·滑澁, 肉之堅脆, 而病形定矣.

임금이 스승에게 물었다. 나는 낯빛을 보거나 맥을 짚지 않고서, 오직 그 (손목의) 척만을 진단하여 그 탈을 말하고, 바깥으로부터 안을 알고 싶은데, 이를 하는 것은 어떻게 합니까?

스승이 말했다. 그 척의 느슨함과 급함, 크기와 작기, 매끄러움과 껄끄러움, 살의 단단함과 약함을 살피면 탈의 꼴이 정해집니다.

74-2

視人之目窠上微癰, 如新臥起狀, 其頸脈動, 時咳, 按其手足上, 窅而不起者, 風水膚脹也.

(아픈) 사람의 눈꺼풀 위쪽이 조금 부어서, 마치 막 잠자리에서 일어난 것 같고, 그 목의 (인영맥)이 뛰고, 때로 기침하고, 그 손발을 누르면 움푹 들어가 일어나지 않는 바람과 물로 인해 살갗이 붓는 부창(膚脹)입니다.

74-3

尺膚滑, 其淖澤者, 風也. 尺肉弱者, 解, 安臥脫肉者, 寒熱不治. 尺膚滑而澤脂者, 風也. 尺膚澁者, 風痹也. 尺膚粗如桔魚之鱗者, 水泆飮也. 尺膚熱甚, 脈盛躁者, 病溫也, 其脈盛而滑者, 病且出也. 尺膚寒, 其脈少者, 泄·少氣也. 尺膚炬然, 先熱後寒者, 寒熱也. 尺膚先寒, 久持之而熱者, 亦寒熱也.

척의 살갗이 매끄럽고 윤나는 사람은 바람(으로 인한 탈)입니다. 척의 살이 약한 사람은 (팔다리가) 풀려 (힘없습니다.) 누워야 편하고 살이 마르는 사람은 추위와 열이 오락가락하는 탈로 다스리지 못합니다. 척의 살갗이 매끄럽고 살이 기름지게 윤나는 사람은 바람(으로 인한 탈)입니다. 척의 살갗이 껄끄러운 사람은 바람으로 인해 저린 비증입니다. 살갗이 거칠기가 마치 마른 생선의 비늘과 같은 사람은 물과 축축한 기운이 팔다리와 몸통에 넘친 것입니다. 척의 살갗이 심하게 열나고 맥이 드세고 시끄러운 사람은 온병입니다. 만약(其) 그 맥이 드세나 매끄러우면 탈이 장차(且) 빠져 나오려는 것입니다. 척의 살갗이 차고 맥이 적은 사람은 설사나 기운이 적은 것입니다. 척의 살갗이 불타오르는 것 같고 먼저 열나고 나중에 차가워지는 사람은 추위와 열이 오락가락하는 탈입니다. 척의 살갗이 먼저 차갑다가 오래 지나면 점차 열나는 사람 또한 추위와 열이 오락가락하는 탈입니다.

74-4

肘所獨熱者, 腰以上熱; 手所獨熱者, 腰以下熱. 肘前獨熱者, 膺前熱; 肘後獨熱者, 肩背熱. 臂中獨熱者, 腰腹熱; 肘後廉以下三四寸熱者, 腸中有熱. 掌中熱者, 腹中熱; 掌中寒者, 腹中寒. 魚上白肉有青血脈者, 胃中有寒. 尺炬然熱, 人迎大者, 當奪血. 尺緊, 人迎脈小甚, 則少氣, 悗有加, 立死.

팔꿈치에(서 곡지 위쪽으로) 유독 열나는 사람은 허리 위쪽에 열이 있습니다. 손에(서 곡지 밑으로) 유독 열나는 사람은 허리 아래쪽에 열이 있습니다. 팔꿈치 앞쪽에 유독 열나는 사람은 가슴 앞쪽에 열이 있습니다. 팔꿈치 뒤쪽에 유독 열나는 사람은 어깨와 등에 열이 있습니다. 팔뚝 가운데에 유독 열나는 사람은 허리와 배에 열이 있습니다. 발꿈치 뒷섶 3~4촌에 열나는 사람은 창자 속에 열이 있습니다. 손바닥에 열나는 사람은 뱃속에 열이 있습니다. 손바닥에 열나는 사람은 뱃속이 찹니다. 수어(혈인 손바닥의 어제) 자리의 흰 살 부분에 푸른 혈맥이 있는 사람은 밥통 속에 찬 기운이 있습니다. (손목의) 척 자리가 타오르는 것 같고 (목의) 인영(맥)이 크게 뛰는 사람은 피를 빼앗긴 것입니다. 척 자리가 팽팽하고 인영맥이 매우 작게 뛰는 사람은 기운이 적은 사람인데 가슴이 번거로운 증상이 더해지면 곧(立) 죽습니다.

目赤色者病在心, 白在肺, 靑在肝, 黃在脾, 黑在腎. 黃色不可名者, 病在胸中. 診目痛, 赤脈從上下者, 太陽病; 從下上者, 陽明病; 從外走內者, 少陽病. 診寒熱, 赤脈上下貫瞳子, 見一脈, 一歲死; 見一脈半, 一歲半死; 見二脈, 二歲死; 見二脈半, 二歲半死; 見三脈, 三歲死.

눈이 빨간 빛깔을 띤 사람은 탈이 염통에 있고, 흰 빛은 허파에 있고, 푸른 빛은 간에 있고, 노란 빛은 비장에 있고, 검은 빛은 콩팥에 있습니다. 노란 빛에 (다른 빛깔이 섞여 어느 빛깔이라고) 이름 붙일 수 없는 사람은 (탈이) 가슴 속에 있습니다. 눈 아픈 것을 진단하는데 붉은 맥이 위로부터 아래로 내려간 사람은 족태양의 탈입니다. 빨간 맥이 아래에서 위로 내려간 사람은 족양명의 탈입니다. 빨간 맥이 눈의 바깥쪽 모서리에서 안쪽으로 달려간 사람은 족소양의 탈입니다. 추위와 열이 오락가락하는 탈을 진단하는데 빨간 맥이 위 아래로 눈동자를 꿰면, 만약 1가닥이면 1해만에 죽고, 1가닥 반이면 1해 반만에 죽고, 2가닥이면 2해만에 죽고, 2가닥 반이면 2해 반만에 죽고, 3가닥이면 3해만에 죽습니다.

診齲齒痛, 按其陽明之脈來, 有過者獨熱, 在左左熱, 在右右熱, 在上上熱, 在下下熱.

썩은 이빨이 아픈 것을 진단하는데, 그 양명의 맥이 오는 것을 짚어보아서, 지나침이 있는 사람은 열납니다. 왼쪽에 있으면 왼쪽이 열나고, 오른쪽에 있으면 오른쪽에 열나고, 위에 있으면 위가 열나고, 아래에 있으면 아래가 열납니다.

診血脈者, 多赤多熱, 多靑多痛, 多黑爲久痹, 多赤多黑多靑皆見者,
寒熱. 身痛而色微黃, 齒垢黃, 爪甲上黃, 黃疸也. 安臥, 小便黃赤, 脈
小而澁者, 不嗜食.

혈맥을 진단하는데, 빨강이 많으면 열이 많고, 파랑이 많으면 아픔이 많고,
검정이 많으면 저림이 오래된 탈이고, 빨강이 많고 검정이 많고 파랑이 많은 것
은 모두 추위와 열이 오락가락하는 탈입니다. 몸이 아프고 낯빛이 조금 노랗고
이빨에 누런 때가 끼고 손발톱이 노라면 황달입니다. 눕는 것이 편하고 오줌이
노랗고 빨갛고, 맥이 작고 껄끄러운 사람은 (비장의 탈이어서) 먹기를 즐겨하지
않습니다.

人病, 其寸口之脈, 與人迎之脈小大等, 及其浮沈等者, 病難已也. 女
子手少陰脈動甚者, 妊子. 嬰兒病, 其頭毛皆逆上者, 必死. 耳間靑脈
起者, 掣痛. 大便赤瓣飧泄, 脈小, 手足寒者, 難已; 飧泄, 脈小, 手足
溫者, 泄易已.

사람이 탈났는데, 그 촌구의 맥과 인영의 맥이 크고 작음이 같고, 그 뜸과
가라앉음이 같은 사람은 탈이 그치기 어렵습니다. 계집의 수소음 맥 뛰는 것이
심한 사람은 아이 밴 것입니다. 갓난아기가 탈났는데 그 머리털이 모두 곤두선
사람은 (피가 바닥나서 머리털을 적셔주지 못하는 것이므로) 반드시 죽습니다. (갓난아
기의) 귀 사이에 푸른 낙맥이 일어난 사람은 (힘줄과 살이) 당기고 아픕니다. 똥에
붉은 외씨 같은 것이 섞여 나오고 소화 안 된 설사를 하고 맥이 작고 손발이 찬
사람은 (탈이) 그치기 어렵습니다. 소화 안 된 설사를 하고 맥이 작고 손발이 따
뜻한 사람은 설사가 쉽게 낫습니다.

四時之變, 寒暑之勝, 重陰必陽, 重陽必陰, 故陰主寒, 陽主熱, 故寒
甚則熱, 熱甚則寒, 故曰寒生熱, 熱生寒, 此陰陽之變也. 故曰 : 冬傷
於寒, 春生癉熱; 春傷於風, 夏生後泄腸澼; 夏傷於暑, 秋生痎瘧; 秋
傷於濕, 冬生咳嗽, 是謂四時之序也.

네 철의 바뀜은 추위와 더위가 (번갈아) 이기고, (음의 철에 음의 기운을 받아) 음
이 거듭되면 반드시 양이 되고, (양의 철에 양의 기운을 받아) 양이 거듭되면 반드시
음이 됩니다. 그러므로 음은 추위를 주관하고 양은 열을 주관합니다. 그러므로
추위가 심해지면 열이 되고 열이 심해지면 추위가 됩니다. 그러므로 추위가 열을
낳고, 열이 추위를 낳는다고 합니다. 이것이 음과 양의 바뀜입니다. 그러므로 말
하기를, 겨울에 추위에 다치면 (한 철 지난) 봄에 온열병이 생깁니다. 봄에 바람에
다치면 (한 철 지난) 여름에 설사나 창자를 빨래한 듯한 탈이 생깁니다. 여름에 더
위에 다치면 (한 철 지난) 가을에 학질이 생깁니다. 가을에 축축함에 다치면 (한 철
지난) 겨울에 해수가 생깁니다. 이를 일러 네 철의 차례(에 따른 탈)이라고 합니다.

자절진사(刺節眞邪) 제75
– 찌르기의 마디와 기운의 갈래

黃帝問於岐伯曰 : 余聞刺有五節, 奈何? 岐伯曰 : 固有五節, 一曰振
埃, 二曰發蒙, 三曰去爪, 四曰徹衣, 五曰解惑. 黃帝曰 : 夫子言五節,

余未知其意. 岐伯曰 : 振埃者, 刺外經, 去陽病也. 發蒙者, 刺腑輸, 去腑病也. 去爪者, 刺關節之支絡也. 徹衣者, 盡刺諸陽之奇輸也. 解惑者, 盡知調陰陽, 補瀉有餘不足, 相傾移也.

임금이 스승에게 물었다. 내가 듣기에 찌르기에는 5가지 (기준인) 마디가 있다고 들었는데, 어떻습니까?

스승이 말했다. 정말(固) (기준이 되는) 5마디가 있습니다. 1번째는 먼지 털기(振埃)이고, 2번째는 어린 것 깨우치기(發蒙)이며, 3번째는 손톱 자르기(去爪)이고, 4번째는 옷 벗기(徹衣)이며, 5번째는 기울기 바로잡기(解惑)입니다.

임금이 말했다. 스승께서 5마디를 말씀하였는데, 나는 그 뜻을 아직 알지 못합니다.

스승이 말했다. 먼지 털기(振埃)란 바깥(인 팔다리와 살갗)의 경맥(과 혈)을 찔러서 양의 탈을 없애는 것입니다. 어린 것 깨우치기(發蒙)란 6부의 수혈을 찔러 (6)부의 탈을 없애는 것입니다. 손톱 자르기(去爪)란 뼈마디의 가지와 낙맥을 찌르는 것입니다. 옷 벗기(徹衣)란 모든 양(인 6부)의 기혈(인 별락)을 찌르는 것입니다. 기울기 바로잡기(解惑)이란 음과 양을 조절하여, 남고 모자라는 것을 보태고 덜어내어, (허와 실이 균형을 향해) 서로 기울고 옮겨가도록 할 줄 아는 것입니다.

75-2

黃帝曰 : 刺節言振埃, 夫子乃言刺外經, 去陽病, 余不知其所謂也. 願卒聞之. 岐伯曰 : 振埃者, 陽氣大逆上, 滿於胸中, 憤瞋肩息, 大氣逆上, 喘喝坐伏, 病惡埃烟, 不得息, 請言振埃, 尚疾於振埃. 黃帝曰 : 善, 取之何如? 岐伯曰 : 取之天容. 黃帝曰 : 其咳上氣, 窮詘胸痛者, 取之奈何? 岐伯曰 : 取之廉泉. 黃帝曰 : 取之有數乎? 岐伯曰 : 取天容者, 無過一里, 取廉泉者, 血變而止. 帝曰 : 善哉.

임금이 말했다. 찌르기의 마디 (중에) 먼지 털기(振埃)를 말하자면, 스승님은 이에 (대해) 바깥(인 팔다리와 살갗)의 경맥(과 혈)을 찔러 양의 탈을 없애는 것이라 하였는데, 나는 이것이 말하는 바를 알지 못합니다. 바라건대 이에 대해 다 듣고 싶습니다.

스승이 말했다. 먼지 털기(振埃)란 양의 기운이 크게 거슬러 올라서 가슴속이 가득하고 격막이 흥분하고 어깨를 들썩이며 숨을 쉬고, 큰 기운(인 가슴의 종기)가 치밀어 오르고, (목에서) 그렁그렁하는 소리가 나서 앉거나 엎드리고, 먼지나 연기를 꺼리고, 목구멍이 막힌 듯이 먹은 것이 내려가지 않고 숨을 못 쉬(는 것을 고치는 방법)입니다. 먼지 털기(振埃)라고 말한 것은 (효과가) 먼지를 털어내는 것보다 오히려 빠르기 때문입니다.

임금이 말했다. 좋습니다. 이를 고르는 것은 어떻습니까?

스승이 말했다. (수태양의) 천용(혈)을 고릅니다.

임금이 말했다. 기침이 나는데 기운이 거슬러 오르고, 말이 잘 안 나오고 가슴이 아픈 사람은 이를 (낫게 하려 혈) 고르는 것은 어떻게 합니까?

스승이 말했다. 염천(혈)을 고릅니다.

임금이 말했다. 이를 고르는 데 원칙(數)이 있습니까?

스승이 말했다. 천용(혈)을 고른 사람은 1리(쯤 걸어갈 시간)을 지나치지 말아야 합니다. 염천(혈)을 고른 사람은 (낮의) 피(빛)이 바뀌면 그칩니다.

임금이 말했다. 좋습니다.

75-3

黃帝曰 : 刺節言發蒙, 余不得其意. 夫發蒙者, 耳無所聞, 目無所見, 夫子乃言刺腑輸, 去腑病, 何輸使然, 願聞其故. 岐伯曰 : 妙乎哉問也. 此刺之大約, 針之極也, 神明之類也. 口說書卷, 猶不能及也. 請

言發蒙耳, 尚疾於發蒙也. 黃帝曰 : 善. 願卒聞之. 岐伯曰 : 刺此者,
必於日中, 刺其聽宮, 中其眸子, 聲聞於耳, 此其輸也. 黃帝曰 : 善.
何謂聲聞於耳? 岐伯曰 : 已刺以手堅按其兩鼻竅而疾偃, 其聲必應於
針也. 黃帝曰 : 善. 此所謂弗見爲之, 而無目視, 見而取之, 神明相得
者也.

임금이 말했다. 찌르기 (중에) 어린 것 깨우치기(發蒙)에 대해 말하자면, 나는
그 뜻을 얻지 못했습니다. 무릇 어리석은 것을 깨우친다는 것은 귀가 안 들리고
눈이 안 보이는 (것을 고치는) 것인데, 스승께서는 (6)부의 수혈을 찔러서 (6)부의
탈을 없앤다고 하였습니다. 어떤 수혈이 그렇게 하는지, 바라건대 그 까닭을 듣
고 싶습니다.

스승이 말했다. 물음이 참 오묘합니다. 이것은 찌르기의 큰 (요점인) 다발(約)
이자 침의 끝이고, 신명에 견줄만한 것입니다. 입으로 말해진 것이나 글로 쓰인
것도 아직 (이에) 미칠 수 없습니다. 청컨대 어린 것 깨우치기라고 말한 것은 (효
과가) 어리석은 이를 깨우치는 것보다 오히려 더 빠르기 때문입니다.

임금이 말했다. 좋습니다. 바라건대 이에 대해 다 듣고 싶습니다.

스승이 말했다. 이(런 증상)을 찌르는 사람은 반드시 한낮에 그 청궁(혈)을 찔
러 그 눈동자에 반응(中)이 나타나고, 귀속에서 소리가 들리도록 합니다. 이것
이 그 수혈(을 찔러 고치는 것)입니다.

임금이 말했다. 좋습니다. 어떤 것을 일러 소리가 귀에서 난다고 합니까?

스승이 말했다. (침을) 벌써 찔러서, 손으로 그 콧구멍을 누르고 배를 빨리
부풀리면 (기운이 올라가서) 그 소리가 반드시 침에 호응합니다.

임금이 말했다. 좋습니다. 이것은 이른바 안 보이는 것을 다스리는(爲) 것이
고, 눈에 보이지 않으나 (안 보이는 그것을) 보고서 (혈을) 고른다는 것으로, 신명
을 서로 얻었다는 것입니다.

75-4

黃帝曰：刺節言去爪, 夫子乃言刺關節支絡, 願卒聞之. 岐伯曰：腰脊者, 身之大關節也. 股胻者, 人之管以趨翔也. 莖垂者, 身中之機, 陰精之候, 津液之道也. 故飮食不節, 喜怒不時, 津液內溢, 乃下留於睾, 水道不通, 日大不休, 俯仰不便, 趨翔不能. 此病滎然有水, 不上不下, 鈹石所取, 形不可匿, 常不得蔽, 故命曰去爪. 帝曰：善.

임금이 말했다. 찌르기 (중에) 손톱 자르기(去爪)를 말하자면, 스승께서는 뼈마디의 가지와 낙맥을 찌르는 것이라고 하였습니다. 바라건대 이에 대해 다 듣고 싶습니다.

스승이 말했다. 허리와 등이란 몸의 큰 뼈마디입니다. 넓적다리와 정강이는 사람이 움직이게 하는 기둥(管)입니다. (힘줄 다발이 뭉친) 자지는 몸속의 틀로써 음인 불거름의 조짐(을 나타내는 곳)이자, 진액의 길입니다. 그러므로 먹고 마시는 것이 절제되지 않고, 기쁨과 노여움(같은 감정)이 느닷없으면, 진액이 안에서 넘치고 이에 내려와서 불알에 머물러, 물길이 뚫리지 않는 일이 나날이 커지기를 쉬지 않아서, (몸을) 굽히고 젖히기가 불편하고 제대로 걸을 수 없습니다. 이러한 탈은 모여든(滎) 물이 올라가지도 내려가지도 못하는 것입니다. 피침이나 돌조각으로 (이를 따)는데, (탈의) 꼴(形)을 숨길 수 없거나 옷(常)으로 덮을 수 없는 곳(인 뼈마디의 낙맥)을 고릅니다. 그러므로 (이를) 일러 손톱 자르기(去爪)라고 합니다.

임금이 말했다. 좋습니다.

75-5

黃帝曰：刺節言徹衣, 夫子乃言盡刺諸陽之奇輸, 未有常處也. 願卒聞之. 岐伯曰：是陽氣有餘, 而陰氣不足. 陰氣不足則內熱, 陽氣有餘則外熱, 兩熱相搏, 熱於懷炭, 外畏綿帛近, 不可近身, 又不可近席. 腠理閉塞, 則汗不出, 舌焦脣槁, 臘乾嗌燥, 飮食不讓美惡. 黃帝曰 : 善. 取之奈何? 岐伯曰 : 取之於其天府·大杼三痏, 又刺中膂, 以去其熱, 補足手太陰以出其汗, 熱去汗晞, 疾於徹衣. 黃帝曰 : 善.

임금이 말했다. 찌르기 (중에) 옷 벗기(徹衣)에 대해 말하자면, 스승께서는 모든 양(경맥)의 기혈을 다 찌르는데, 아직 일정한 곳이 있지 않다고 하였습니다. 바라건대 이에 대해 다 듣고 싶습니다.

스승이 말했다. 이는 양의 기운이 남고 음의 기운이 모자라는 것(을 말하는 것)입니다. 음의 기운이 모자라면 안이 열나고, 양의 기운이 남으면 밖이 열납니다. 두 열이 서로 치받으면 숯불을 끌어안은 것보다 더 뜨거워서, 몸에 옷이 달라붙는 것을 싫어하고, 사람이 가까이 오는 것을 싫어하고, 자리를 가까이 하려고 하지 않습니다. 살결이 막히면 땀이 나오지 않으므로 혀와 입술이 타는듯하고, 살이 마르고 목구멍이 메말라서, 마시고 먹는데 (먹을 것이) 좋고 나쁨을 가리지 않습니다.

임금이 말했다. 좋습니다. 이를 고르는 것은 어떻게 합니까?

스승이 말했다. 천부(혈)과 대저(혈)에서 이를 골라서 3차례 하고, 또 중려(유혈)을 찔러서 그 열을 없애고, 손발의 태음을 골라서 그 땀을 냅니다. 열이 없어지고 땀이 마르면 (탈이 낫는데, 그 효과가) 옷을 벗는 것(徹衣)보다 빠릅니다.

임금이 말했다. 좋습니다.

75-6

黃帝曰 : 刺節言解惑, 夫子乃言盡知調陰陽, 補瀉有餘不足, 相傾移也, 惑何以解之? 岐伯曰 : 大風在身, 血脈偏虛, 虛者不足, 實者有餘, 輕重不得, 傾側宛伏, 不知東西, 不知南北, 乍上乍下, 反復顚倒無常,甚於迷惑. 黃帝曰 : 善. 取之奈何? 岐伯曰 : 瀉其有餘, 補其不足, 陰陽平復. 用針若此, 疾於解惑. 黃帝曰 : 善. 請藏之靈蘭之室, 不敢妄出也.

임금이 말했다. 찌르기의 마디 (중에) 기울기 바로잡기(解惑)를 말하자면, 스승께서는 음과 양을 조절하고, 남고 모자라는 것을 보태고 덜어내어, (허와 실이 균형을 향해) 서로 기울고 옮겨가도록 할 줄 아는 것이라고 했습니다. 미혹됨은 어떻게 이를 풉니까?

스승이 말했다. (중풍 같은) 큰 바람(으로 인한 탈)이 몸에 있는 것은 혈맥이 치우쳐 허하기 때문인데, 허한 사람은 (기운이) 모자라고, 실한 사람은 (기운이) 남습니다. 가벼워야 할 곳과 무거워야 할 곳이 서로를 얻지 못하여, (균형을 잃고 몸을) 삐딱하게 기울이거나 엎드려야 (편합니다.) 동쪽과 서쪽을 알지 못하고 남쪽과 북쪽을 알지 못하고, 문득 올라가고 문득 내려오고, 되풀이되고 뒤집히고 하여 일정함이 없는 것이 미혹됨보다 더 심합니다.

임금이 말했다. 좋습니다. 이를 고르는 것은 어떻게 합니까?

스승이 말했다. 그 남아도는 것을 덜어내고 그 모자라는 것을 보태어, 음과 양이 저울(처럼 균형을 잡도록) 되돌립니다. 침 쓰는 것이 이와 같으면 (효과가) 미혹됨이 풀리는 것보다 더 빠릅니다.

임금이 말했다. 좋습니다. 청컨대 이를 신령한 난초의 향이 나는 방에 감추어 감히 망령되이 꺼내지 못하도록 하겠습니다.

75-7

黃帝曰 : 余聞刺有五邪, 何謂五邪? 岐伯曰 : 病有持癰者, 有容大者, 有狹小者, 有熱者, 有寒者, 是謂五邪. 黃帝曰 : 刺五邪奈何? 岐伯曰 : 凡刺五邪之方, 不過五章, 癉熱消滅, 腫聚散亡, 寒痹益溫, 小者益陽, 大者必去, 請道其方.

임금이 말했다. 내가 듣기에 찌르기엔 5가지 몹쓸 기운이 있다고 들었는데, 무엇을 일러 5가지 몹쓸(邪) 기운이라고 합니까?

스승이 말했다. 탈에는 악창이 있고, (몹쓸 기운이) 커서 (실한) 사람, (몹쓸 기운이) 좁고 작아서 (허한) 사람, 열이 있는 사람, 추위가 있는 사람이 있습니다. 이를 5가지 몹쓸 기운이라고 합니다.

임금이 말했다. 5가지 몹쓸 기운을 찌르는 것은 어떻게 합니까?

스승이 말했다. 무릇 5가지 몹쓸 기운을 찌르는 방법은 5마디 글(章)을 넘지 않습니다. 당뇨(癉)처럼 나는 열은 없애고, 붓는 것이나 (적)취는 흩뜨려서 없애고, 추위로 저린 것은 더욱 따뜻하게 하고, (기운이) 적어서 (허한) 사람은 양의 기운을 더하고, (기운이) 커서 (실한) 사람은 반드시 (몹쓸 기운을) 없앱니다. 청컨대 그 방법을 말씀드리겠습니다.

75-8

凡刺癰邪, 無迎隴, 易俗移性. 不得膿, 詭道便行, 去其鄕, 不安處所乃散亡, 諸陰陽過癰者, 取之其輸瀉之.

무릇 악창을 찌르는 것은 드센 (몹쓸 기운)과 맞서지 말고, 풍속을 바꾸고 성품을 고치듯이 (꾸준하고 천천히) 합니다. 고름이 무르익지 않았으면 흔히 쓰지 않는 다른 방법으로 하여 (고름이 뿌리내릴) 근거지(鄕)를 없앱니다. (그러면 고름이) 자리 잡지 못하고 흩어져 없어집니다. 여러 양(경맥)과 음(경맥)이 악창을 지나가는 사람은 그 수혈을 골라서 이를 덜어냅니다.

75-9

凡刺大邪, 日以小, 泄奪其有餘, 乃益虛. 剽其通, 針其邪, 肌肉親, 視之毋有反其眞, 刺諸陽分肉間.

무릇 (몹쓸 기운이) 큰 것을 찌르는 것은, 몹쓸 기운이 날로 작아지도록 하여, 그 남아도는 것을 새나가게 하여 차츰(益) 허하게 합니다. 잽싸게 (막힌 길이) 뚫리게 하고, 침으로 그 몹쓸 기운을 없애어 살이 조화롭게(親) 하는데, (몹쓸 기운이) 없는지 있는 지를 보고 그 참과 반대이면, 여러 양(경맥)의 나뉜 살(分肉) 사이를 찌릅니다.

75-10

凡刺小邪, 日以大, 補其不足, 乃無害. 視其所在, 迎之界, 遠近盡至, 其不得外侵而行之, 乃自費, 刺分肉之間.

무릇 (몹쓸 기운이) 작은 것을 찌름은, 날로 (기운이) 커갈수록 그 모자란 것을 보태어 해를 입지 않도록 합니다. 그 (몹쓸 기운이) 있는 곳을 보고 이를 가장자리(界)에서 맞받으면 (참 기운이) 멀고 가까이서 모두 이르러, 그 (몹쓸 기운)이 밖으로부터 쳐들어와서 돌아다니지 못합니다. 이에 (몹쓸 기운이) 저절로 닳아(費) 버리니, 나뉜 살의 사이를 찌릅니다.

75-11

凡刺熱邪, 越而滄, 出游不歸, 乃無病. 爲開通, 辟門戶, 使邪得出, 病乃已. 凡刺寒邪, 日以溫, 徐往疾出, 致其神. 門戶以閉, 氣不分, 虛實得調, 其氣存也. 黃帝曰 : 官針奈何? 岐伯曰 : 刺癰者用鈹針; 刺大者用鋒針; 刺小者用員利針; 刺熱者用鑱針; 刺寒者用毫針也.

무릇 열나는 탈을 찌르는 것은 갈수록(越) (열이) 차가워지게 하는데, (열이) 떠나가서 돌아오지 않으면 탈이 없는 것입니다. (경맥을) 열리게 하고, 혈을 열어 몹쓸 기운으로 하여금 나가게 하면 탈이 곧 그칩니다. 무릇 차가운 탈을 찌름은 나날이 따뜻하게 하는데, 천천히 침놓고 빨리 뽑아서 그 얼이 이르게 합니다. (뽑고서는) 혈을 막아 기운이 분산되지 않도록 하고, 허와 실을 조절하여 그 기운을 보존합니다.

임금이 말했다. 정해진(官) 침은 어떻습니까?

스승이 말했다. 악창을 찌르는 사람은 피침을 씁니다. (몹쓸 기운이) 큰 것을 찌르는 사람은 봉침을 씁니다. (기운이) 작은 것을 찌르는 사람은 원리침을 씁니다. 열나는 사람을 찌르는 사람은 참침을 씁니다. 추위 탄 사람을 찌르는 사람은 호침을 씁니다.

75-12

請言解論, 與天地相應, 與四時相副, 人參天地, 故可爲解. 下有漸洳, 上生葦蒲, 此所以知形氣之多少也. 陰陽者, 寒暑也. 熱則滋雨而在上, 根荄少汁. 人氣在外, 皮膚緩, 腠理開, 血氣減, 汗大泄, 肉淖澤. 寒則地凍水氷, 人氣在中, 皮膚致, 腠理閉, 汗不出, 血氣强, 肉堅澀. 當是之時, 善行水者, 不能往氷; 善穿之者, 不能鑿凍; 善用針者, 亦不能取四厥. 血脈凝結, 堅搏不往來者, 亦未可卽柔. 故行水者, 必待天溫氷釋; 穿地者, 必待凍解, 而後水可行, 地可穿也. 人脈猶是也, 治厥者, 必先熨調和其經, 掌與腋 肘與脚 項與脊以調之, 火氣已通, 血脈乃行, 然後視其病, 脈淖澤者, 刺而平之, 堅緊者, 破而散之, 氣下乃止, 此所謂以解結者也.

청컨대 (얽힌 것을) 푸는 것에 대해 말씀드린다면, (몸은) 하늘땅과 서로 호응하고, 네 철과 (처음 하나였던 것을) 쪼갠 듯하여, 사람은 하늘땅(의 움직임)에 참여합니다. 그러므로 (얽힌 것을) 풀 수 있습니다. 아래에 흠뻑 젖은 것이 있어야 그 위에 갈대와 부들이 생기는데, 이러한 까닭으로 꼴과 기운의 많고 적음을 압니다. 음과 양이란 추위와 더위입니다. (날씨가) 무더우면 비구름이 엉겨(滋) 위에 있으므로 풀뿌리에 물기가 줄어듭니다. 몸의 기운도 밖에 있어서 살갗이 느슨해지고 살결이 열리고 피와 기운이 줄어들고 땀이 크게 쏟아지고 살이 윤택해집니다. 추우면 땅도 얼고 물도 얼고, 사람의 기운도 속에 있어서 살갗이 촘촘해지고 살결이 닫히고 땀이 나오지 않고 피와 기운이 굳세어지고 살도 단단하고 거칠어집니다. 이러한 때에는 (배로) 물길을 잘 가는 사람도 얼음으로 갈 수 없고, 땅을 잘 뚫는 사람도 꽁꽁 언 것을 뚫을 수 없습니다. 침을 잘 쓰는 사람 또한 팔다리에 기운이 쏠리고 치미는 것을 (마음대로) 고를 수 없습니다. 피와 기운이 엉기고 맺혀서 단단하여 오도 가도 못하는 사람 또한 아직 부드럽게 할 수 없습니다. 그러므로 물길을 가는 사람은 반드시 날씨가 따뜻하져서 얼음이 풀리기를 기다려야 하고, 땅을 뚫는 사람도 반드시 언 땅이 녹기를 기다려서 나중에야 물길이 갈 수 있고 땅이 뚫릴 수 있습니다. 사람도 이와 같습니다. (기운이 갑자기 쏠리는) 궐증을 다스리는 것은 반드시 먼저 따뜻하게 하는 찜질을 하여 그 경맥을 고르게 조절하고, 손바닥과 겨드랑이, 팔꿈치와 다리, 목과 등을 조절하는데, 불의 기운이 벌써 뚫리고 혈맥이 바로 흐르게 된 뒤에 그 탈을 보아서 맥이 지나치게 매끄러운 사람은 이를 찔러서 고르게 하고, (맥이) 단단하고 팽팽한 사람은 이를 깨고 흩어서 기운이 내려가도록 하여 그칩니다. 이것이 이른바 얽힌 것을 푼다는 것입니다.

75-13

用針之類, 在於調氣, 氣積於胃, 以通營衛, 各行其道. 宗氣留於海, 其下者注於氣街, 其上者走於息道. 故厥在於足, 宗氣不下, 脈中之血, 凝而留止, 弗之火調, 弗能取之. 用針者, 必先察其經絡之實虛, 切而循之, 按而彈之, 視其應動者, 乃後取之而下之. 六經調者, 謂之

不病, 雖病, 謂之自已也. 一經上實下虛而不通者, 此必有橫絡盛加於
大經, 令之不通, 視而瀉之, 此所謂解結也.

침을 쓰는 원칙(類)은 기운을 조절하는데 있습니다. 기운은 밥통에 쌓여서
영(기)와 위(기)로 뚫려서 각기 그 길을 흐릅니다. 종기는 (기운의) 바다(인 가슴의
전중)에 머무르는데, 그 내려가는 것은 기가(혈)로 흘러들고, 그 올라가는 것은
숨길로 달려갑니다. 그러므로 다리에서 (갑자기 한 곳으로 쏠리는) 궐증은 종기가
내려가지 못하여 맥 속의 피가 엉겨 머무는 것입니다. 불을 써서(之) 조절하지
않으면 이를 고를 수 없습니다.

침을 쓰는 사람은 반드시 먼저 경락의 허와 실을 살피고, 이를 짚으며 따라
가고, 이를 누르며 퉁겨봅니다. 그 호응하여 움직이는 것을 보고서, 그런 뒤에
이(에 머문 기운)을 골라서 (끌어) 내립니다. (손발의) 6경맥이 조화로운 사람은 이를
일러 탈나지 않는다고 합니다. 비록 탈나도 이를 일러 (탈이) 저절로 그친다고 합
니다. (어느) 한 경맥에서 위가 실하고 아래가 허하여 뚫리지 않은 사람은, 이는
반드시 가로질린 낙맥이 드세져서 큰 경맥에 더해져서 이로 하여금 뚫리지 않게
한 것이니, 이를 보고 덜어냅니다. 이것이 이른바 맺힌 것을 푼다고 합니다.

75-14

上寒下熱, 先刺其項太陽, 久留之, 已刺則熨項與肩胛, 令熱下合乃止,
此所謂推而上之者也. 上熱下寒, 視其虛脈而陷下於經絡者取之, 氣下
乃止, 此所謂引而下之者也.

위는 차고 아래는 열나면 먼저 그 목의 태양(경)을 찌르고 오래 머물러 둡니
다. 찌르기를 그치면 목과 어깨를 찜질하는데 열로 하여금 아래와 똑같게 하여
(아래의 냉기가) 이에 그칩니다. 이것이 이른바 이를 밀어서 올린다고 한 것입니
다. 위는 열나고 아래는 차면 그 허한 맥을 보고서 경맥에서 꺼진 것을 고르는

데, 기운이 내려가면 그칩니다. 이것이 이른바 끌어내린다는 것입니다.

75-15

大熱遍身, 狂而妄見·妄聞·妄言, 視足陽明及大絡取之, 虛者補之, 血而實者瀉之, 因其偃臥, 居其頭前, 以兩手四指挾按頸動脈, 久持之, 卷而切推, 下至缺盆中, 而復如前, 熱去乃止, 此所謂推而散之者也.

온몸에 크게 열나고, 미쳐서 헛것이 보이고, 헛소리가 들리고, 헛소리를 하면 (기운을 주관하는) 족양명 및 큰 낙맥을 보고 이를 고르는데, 허한 사람은 이를 보태고, (맺힌) 피가 있어 실한 사람은 이를 덜어냅니다. (또 환자를) 바로 눕히고, 그 머리 앞쪽에 자리 잡고서, 양손 4손가락(인 엄지와 검지)로 목의 맥 뛰는 곳을 끼고 누르기를 오랫동안 유지합니다. (손가락을) 말아서(卷) 눌러 밀기를, 아래로 결분 복판까지 이르는데, 앞과 같이 되풀이하고, 열이 물러가면 이에 그칩니다. 이것이 이른바 밀어서 흩는다는 것입니다.

75-16

黃帝曰 : 有一脈生數十病者, 或痛 或癰 或熱 或寒 或癢 或痺 或不仁, 變化無窮, 其故何也? 岐伯曰 : 此皆邪氣之所生也. 黃帝曰 : 余聞氣者, 有眞氣, 有正氣, 有邪氣, 何謂眞氣? 岐伯曰 : 眞氣者, 所受於天, 與穀氣并而充身者也. 正氣者, 正風也, 從一方來, 非虛風也. 邪氣者, 虛風也, 虛風之賊傷人也, 其中人也深, 不能自去. 正風者, 其中人也淺, 合而自去, 其氣來柔弱, 不能勝眞氣, 故自去.

임금이 말했다. 어느 한 경맥에 몇 십 가지 탈이 난 사람이, 어떤 때는 아프고, 어떤 때는 악창이 나고, 어떤 때는 춥고, 어떤 때는 가렵고, 어떤 때는 저리고, 어떤 때는 마비되고 하여, 변화가 끝없는 것은 무슨 까닭입니까?

스승이 말했다. 이것은 모두 몹쓸 기운으로 인해 생긴 것입니다.

임금이 말했다. 내가 듣기에 기운에는 참 기운이 있고, 바른 기운이 있고 몹쓸 기운이 있다고 하는데, 어떤 것을 일러 참 기운이라고 합니까?

스승이 말했다. 참 기운이란 하늘로부터 받은 바와, 곡식의 기운이 아울러 몸을 채운 것입니다. 바른 기운은 (그 철에 제 방향에서 불어오는) 바른 바람입니다. (네 철에 따라) 한 방향으로부터 오는데, 허한 바람이 아닙니다. 몹쓸 기운이란 허한 바람입니다. 허한 바람은 도적 같아서 사람을 다치게 합니다. 그것이 사람을 맞추면 깊이 (들어가서) 저절로 물러가지 않습니다. 바른 바람이란, 그것이 사람을 맞추면 얕아서 (몸속의 기운과) 마주쳤다가 저절로 물러갑니다. 그 기운이 오는 것은 부드럽고 약하여 참 기운을 이길 수 없습니다. 그러므로 저절로 물러갑니다.

75-17

虛邪之中人也, 灑淅動形, 起毫毛而發腠理. 其入深, 內搏於骨, 則爲骨痹; 搏於筋, 則爲筋攣; 搏於脈中, 則爲血閉不通, 則爲癰; 搏於肉, 與衛氣相搏, 陽勝者則爲熱, 陰勝者則爲寒, 寒則眞氣去, 去則虛, 虛則寒; 搏於皮膚之間, 其氣外發, 腠理開, 毫毛搖, 氣往來行, 則爲癢; 留而不去, 則痹; 衛氣不行, 則爲不仁.

허한 기운이 사람을 맞히면 으슬으슬 몸이 떨리고, 털이 곤두서고, 살결이 열립니다. 그것이 깊이 들어가서 안에서 뼈에 붙으면 (뼈가 저린) 골비가 됩니다. 힘줄에 붙으면 힘줄이 경련을 일으킵니다. 맥 속에 붙으면 피가 막히는데, 뚫리지 않으면 악창(癰)이 됩니다. 살에 붙으면 (몸 바깥을 지키는) 위기와 서로 치받는데, 양(의 기운)이 이긴 사람은 열이 되고 음(의 기운)이 이긴 사람은 추위가 됩니다. 추우면 참 기운이 물러가고, 물러가면 허해지고, 허해지면 춥습니다. (몹쓸 기운이) 살갗의 사이에 붙어서 그 기운이 밖으로 피면 살결이 열리고 솜털이 빠지고, 기운이 오고 가면 가렵습니다. 머물러서 물러가지 않으면 저립니다. 위기가 흐르지 않으면 마비가 됩니다.

75-18

虛邪偏客於身半, 其入深, 內居榮衛, 榮衛稍衰, 則眞氣去, 邪氣獨留, 發爲偏枯. 其邪氣淺者, 爲偏痛.

허한 기운이 몸의 한쪽에 치우쳐서 깃들었다가, 그것이 깊이 들어가면 안으로 영위에 둥지 틉니다. 영위가 점차 풀죽으면 참 기운이 물러가고, 몹쓸 기운이 홀로 머물러서 (탈이) 발생하면 (한쪽만 마비되는) 편고가 됩니다. 그 몹쓸 기운이 얕(게 깃든) 사람은 반쪽만 아픕니다.

75-19

虛邪之人於身也深, 寒與熱相搏, 久留而內著, 寒勝其熱, 則骨疼肉枯, 熱勝其寒, 則爛肉腐肌爲膿, 內傷骨爲骨蝕. 有所結, 中於筋, 筋屈不得伸, 邪氣居其間而不反, 發爲筋瘤. 有所結, 氣歸之, 衛氣留之, 不得復反, 津液久留, 合而爲腸瘤, 久者數歲乃成, 以手按之柔. 有所結, 氣歸之, 津液留之, 邪氣中之, 凝結日以益甚, 連以聚居, 爲昔瘤, 以手按之堅. 有所結, 深中骨, 氣因於骨, 骨與氣幷, 日以益大, 則爲骨瘤. 有所結, 中於肉, 宗氣歸之, 邪留而不去, 有熱則化而爲膿, 無熱則爲肉瘤. 凡此數氣者, 其發無常處, 而有常名也.

몹쓸 기운이 몸에 들어감이 깊으면 추위와 열이 서로 치받아서 오래 머무르다가 안에 달라붙습니다. (이때) 추위가 그 열을 이기면 뼈가 아프고 살이 마릅니다. 열이 추위를 이기면 살이 썩어 고름이 됩니다. 안으로 뼈를 다치면 (뼈가 썩는) 골식(骨蝕)이 됩니다. (몹쓸 기운이) 맺힌 것이 있어 힘줄을 맞히면 힘줄을 구부릴 수는 있으나 펴지 못합니다. 몹쓸 기운이 그 사이에 둥지 틀면 돌아가지 않으면 힘줄의 혹(瘤)이 (정맥류처럼) 생깁니다. (몹쓸 기운이) 맺힌 것이 있으면, (종)기가 (제 자리로) 돌아가서 위기가 (흐르지 못하고) 머물러서, 되풀이 하여 돌리지 못하고, 진액이 (창자에서) 오래 머무르면 (몹쓸 기운과) 만나 창자의 혹이 됩니다. (탈이) 오래 된 것은 여러 해에 걸쳐 이루어지는데, 손으로 이를 만져보면 말랑말랑합니다. (몹쓸 기운이) 맺힌 것이 있으면 기운이 (제자리인 속으로) 돌아가서 진액이 (흐르지 못해) 머무르고, 몹쓸 기운이 이를 맞히면 엉기고 맺힘이 날로 더욱 심해지고, 이어서 적취가 둥지 틀어 말린 고기(昔)처럼 딱딱한 혹(瘤)이 생기는데, 손으로 이를 만지면 단단합니다. (몹쓸 기운이) 맺힌 것이 있어 깊이 뼈를 맞히면, 기운이 뼈에 탈을 일으키는데, 뼈와 기운이 아울러서 나날이 커지면 뼈에 혹이 생깁니다. (몹쓸 기운이) 맺힌 것이 있으면 기운이 살을 맞히면, 종기가 (제 자리로) 돌아가서 몹쓸 기운이 머물러 물러가지 않습니다. 열이 있으면 바뀌어 고름이 되고, 열이 없으면 살에 혹이 생깁니다. 무릇 이들 몇 가지 몹쓸 기운이란, 그 생기는 곳이 일정한 곳이 없으나, 일정한 이름은 있습니다.

제 IV 부

잡 병

제 9 장
세상의 모든 탈

제 9 장 세상의 모든 탈

사시기(四時氣) 제19

– 네 철의 기운

19-1

黃帝問於岐伯曰 : 夫四時之氣, 各不同形, 百病之起, 皆有所生, 灸刺之道, 何者爲定? 岐伯答曰 : 四時之氣, 各有所在, 灸刺之道, 得氣穴爲定. 故春取絡血脈分肉之間, 甚者深刺之, 間者淺刺之. 夏取盛經孫絡, 取分間, 絶皮膚. 秋取經腧, 邪在腑, 取之合. 冬取井榮, 必深以留之.

임금이 스승에게 물었다. 무릇 네 철의 기운은 각기 같은 꼴이 아니고, 온갖 탈이 일어나는 것은 모두 생기는 이유가 있는데, 침뜸의 이치는 어떤 것으로 정해야 합니까?

스승이 대답했다. 네 철의 기운은 각기 있는 곳이 있고, 침뜸의 이치는 (네 철의) 기운과 혈에 따라 정합니다. 그러므로 봄철에는 경맥과 혈맥과 나뉜 살(分

(肉)의 사이를 (침 자리로) 고르는데, (탈이) 심한 사람은 깊이 찌르고, 뜸(間)한 사람은 얕게 찌릅니다. 여름철에는 드센 경맥(인 양경)과 손락을 고르거나, 나뉜 살 사이(의 경맥)을 고르고, 살갗을 뚫기(絕)만 할 만큼 (얕게) 놓습니다. 가을철에는 각 경맥의 수혈을 고르는데, 몹쓸 기운이 6부에 있으면 (경맥의) 합(혈)을 고릅니다. 겨울철에는 (각 경맥의) 정(혈)과 형(혈)을 고르는데, 반드시 깊게 꽂아 둡니다.(留)

19-2

溫瘧汗不出, 爲五十九痏. 風 膚脹, 爲五十七痏[1], 取皮膚之血者, 盡取之. 飧泄, 取三陰交上, 補陰陵泉, 皆久留之, 熱行乃止. 轉筋於陽治其陽, 轉筋於陰治其陰, 皆卒刺之.

온학이 땀나지 않는 것은, (「열병편」에 나오는) 59개의 수혈을 고릅니다. 풍수로 살갗이 붓는 것은, 57개의 수혈을 고르는데, 살갗에 혈락이 있는 것은 모두 이를 고릅니다. (소화가 덜 된) 설사에는 삼음교를 고르고 음릉천을 보태는데, 모두 오래 머물게 하고 (침 끝으로) 열이 가면 이에 그칩니다. 밖(陽)에서 힘줄이 뒤틀리면 양(경맥)을 다스리고, 안(陰)에서 힘줄이 비틀리면 음(경맥)을 다스리는데, 모두 이를 모두 빨리(卒) 찌릅니다.

19-3

徒, 先取環谷下三寸, 以鈹針針之, 已刺而筩之, 而內之, 入而復之,

---

1) 　　五十七痏 : 물의 탈을 치료하는데 적용하는 57개의 혈을 가리킨다.《素問·水熱穴論》왕빙의 주에 근거하면 脊中·懸樞·命門·腰腧·長强穴에 각각 1혈씩, 大腸腧·小腸腧·膀胱腧·中膂腧·白環腧·胃倉·肓門·志室·胞肓·迭邊·中注·四滿·氣穴·大赫·橫骨·外陵·大巨·水道·歸來·氣街·太衝·復溜·陰谷·照海·交信·筑賓穴에 각각 2혈씩 모두 57혈이다.

以盡其, 必急刺之. 刺緩則煩悗, 刺急則安靜, 間日一刺之, 盡乃止.
飲閉藥, 方刺之時徒飲之, 方飲無食, 方食無飲, 無食他食, 百三十五
日. 著痺不去, 久寒不已, 卒取其三里. 腸中不便, 取三里, 盛瀉之, 虛
補之. 癘風者, 素刺其腫上, 已刺, 以銳針針其處, 按出其惡氣, 腫盡
乃止, 常食方食, 無食他食.

(풍수병 중에 바깥의 몹쓸 기운이 없이 생긴 풍수병인) 도수는 먼저 배꼽(環谷) 아래
3촌을 먼저 골라서 (고름을 없애는 데 쓰는) 피침으로 침놓습니다. (속에 깃든 몹쓸
기운이 빠져나오도록) 찔러서 구멍(내듯이 침을) 들이는데, 들이(고 뽑)기를 되풀이
하여 몹쓸 물 기운이 다하도록 하되, 반드시 급하게 찌릅니다. 느리게 찌르면
가슴이 번거롭고, 급하게 찌르면 고요해지니, 날을 걸러 한 차례씩 찔러 (물 때
문에 붓는) 수종이 다하면 그칩니다.[2] 막힌 데 쓰는 약을 마시되 바야흐로 (침을)
찌르고 나서(徒) 마시며, (약을) 마시고서는 (딴 것을) 먹지 말아야 하고, (딴 것을)
먹고서 (약을) 먹어도 안 되는데, 135일 동안 (이렇게) 합니다. (시큰거리고 아픈) 착
비는 (축축함이 바람과 추위와 뒤엉켜서 생기는데,) 없어지지 않고 오래도록 차가운
느낌이 그치지 않으면 빨리(卒) (족)삼리를 고릅니다. 창자 속이 불편하면 삼리
를 고르되, (몹쓸 기운이) 드세면 덜어내고, 허하면 보탭니다. (콧대가 주저앉고 살
갗이 썩는) 마풍은 자주(素) 그 부은 곳 위를 찌르고, 찌르기가 끝나면 날카로운
침으로 그 자리를 침놓고, (손으로) 눌러 나쁜 (피와) 기운을 짜내는데, 종기가 다
하면 이에 그칩니다. (환자는) 늘 치료에 도움이 되는 적절한(方) 먹을거리를 먹
어야 하고, (탈을 일으키는) 다른 것을 먹지 말아야 합니다.

---

2)   이곳은 원문에 대한 고증도 주석자마다 다르고, 해설도 번역자마다 달라서, 내 생각대로 풀
이했다.

腹中常鳴, 氣上衝胸, 喘不能久立, 邪在大腸, 刺肓之原·巨虛上廉·三里. 少腹控睾, 引腰脊, 上衝心, 邪在小腸也. 小腸者, 連睾系, 屬於脊, 貫肝肺, 絡心系, 氣盛則厥逆, 上衝腸胃, 熏肝, 散於肓, 結於臍. 故取之肓原以散之, 刺太陰以予之, 取厥陰以下之, 取巨虛下廉以去之, 按其所過之經以調之.

뱃속이 늘 꾸르륵거리고, 기운이 가슴을 치받고, 숨이 차서 오래 서지 못하는 것은, 몹쓸 기운이 큰창자에 있습니다. 기해(肓之原)·상거허·(족)삼리를 고릅니다. 아랫배가 불알을 당기고, 허리와 등까지 당기고, 위로 가슴까지 치미는 것은, 몹쓸 기운이 작은창자에 있습니다. 작은창자는 불두덩에 이어지고 등뼈에 이어지고, (그 경맥이) 허파와 간을 꿰고, 염통에 이어지므로, 몹쓸 기운이 드세면 (기운이) 거꾸로 치밀어, 위로 창자와 밥통을 치받고 간을 수증기(처럼 찌)고, 격막(肓)에 흩어졌다가, 배꼽(臍)에서 맺힙니다. 그러므로 황원(인 기해)를 골라서 이를 흩뜨리고, (수)태음을 찔러서 (허한) 허파를 보태고(子), (족)궐음을 골라서 이를 내리고, (소장의 하합혈인) 거허하렴을 골라서 이 (몹쓸 기운)을 없애고, 그 지나가는 바의 경맥을 매만져서 이를 조절합니다.

善嘔, 嘔有苦, 長太息, 心中憺憺, 恐人將捕之, 邪在膽, 逆在胃, 膽液泄則口苦, 胃氣逆則嘔苦, 故曰嘔膽. 取三里以下胃氣逆, 刺少陽血絡以閉膽逆, 却調其虛實, 以去其邪. 飮食不下, 膈塞不通, 邪在胃脘. 在上脘, 則抑而下之, 在下脘, 則散而去之. 少腹痛腫, 不得小便, 邪在三焦約, 取之太陽大絡, 視其絡脈與厥陰小絡結而血者, 腫上及胃脘, 取三里. 睹其色, 察其目, 知其散復者, 視其目色, 以知病之存亡

也. 一其形, 聽其動靜者, 持氣口人迎以視其脈, 堅且盛且滑者, 病日
進; 脈軟者, 病將下; 諸經實者, 病三日已. 氣口候陰, 人迎候陽也.

자주 구역질하고, 구역질에 쓴물이 있고, 한숨을 쉬고, 마음이 불안하여 누
가 잡으러 오는 듯한 것은, 몹쓸 기운이 쓸개에 있는 것인데, 거스른 (기운이) 밥
통에 있어서 쓸개즙이 새면 입이 쓰고, 밥통의 기운이 거스르면 쓴물을 게우므
로 '쓸개를 게운다'(嘔膽)고 합니다. 삼리를 골라서 밥통의 기운이 거스르는 것
을 내리고, (족)소양의 혈락을 찔러서 쓸개즙이 거슬러 오르는 것을 막고, 나아
가(却) 허와 실을 조절하여 그 몹쓸 기운을 없앱니다. 먹은 것이 내려가지 않고
격막이 막혀서 뚫리지 않는 것은, 몹쓸 기운이 위완에 있는 것입니다. 상완에
있으면 (거스른 기운을) 억눌러 내리고, 하완에 있으면 몹쓸 기운을 흩뜨려서 이
를 없앱니다. 아랫배가 아프고 붓고, 오줌이 잘 안 나오는 것은, 몹쓸 기운이 삼
초에게 묶인 (오줌보)에 있습니다. (족)태양의 대락(인 위양)을 찌르되, 그 낙맥과
(족)궐음의 작은 낙맥(孫絡)을 보아서 맺히거나 피가 있는 것이 부어서 위로 위완
에 미치면 (침놓을 자리로) 삼리를 고릅니다.

(환자의) 낯빛을 보고 그 눈을 살펴서 (얼과 기운이) 흩어짐과 돌아옴을 안다는
것은, 그 눈과 낯빛을 보고서 탈이 낫는지 안 낫는지 아는 것입니다. (얼과 기운
이) 꼴과 일치하는지 (어긋나는지 살피고 환자의 움직임으로) 낌새를 (알아)듣는다는
것은[3] 촌구·인영을 짚어서 그 맥을 살피는 것인데, (맥이) 단단하고 드세고 매
끄러운 것은 탈이 날로 깊어가는 것이고, 맥이 부드러운 것은 탈이 장차 물러가
려는 것입니다. 모든 경맥이 실한 것은 탈이 3일만에 그칩니다. 촌구는 음을 살
피는 곳이고, 인영은 양을 살피는 곳입니다.

---

3)   앞의 「소침해」에 나오는 구절이다.

오사(五邪) 제20

– 5가지 몹쓸 기운

邪在肺, 則病皮膚痛, 寒熱, 上氣喘, 汗出, 咳動肩背. 取之膺中外腧,
背三椎之傍, 以手疾按之, 快然, 乃刺之, 取之缺盆中, 以越之. 邪在
肝, 則兩脇中痛, 寒中, 惡血在內, 胻善瘈, 節時腫, 取之行間, 以引脇
下, 補三里以溫胃中, 取血脈以散惡血, 取耳間靑脈, 以去其瘈. 邪在
脾胃, 則病肌肉痛. 陽氣有餘, 陰氣不足, 則熱中善饑; 陽氣不足, 陰
氣有餘, 則寒中腸鳴・腹痛. 陰陽俱有餘, 若俱不足, 則有寒有熱, 皆
調於三里. 邪在腎, 則病骨痛, 陰痺. 陰痺者, 按之而不得, 腹脹腰痛,
大便難, 肩背頸項强痛, 時眩. 取之涌泉・昆侖, 視有血者, 盡取之.
邪在心, 則病心痛, 喜悲, 時眩仆. 視有餘不足而調之其輸也.

몹쓸 기운이 허파에 있으면 탈은 살갗이 아프고, 추위와 더위가 오락가락하
고, 기운이 위로 치밀어서 숨이 차고 땀나고, 기침하면 어깨와 등을 들썩입니
다. (이를 고치려면) 가슴 바깥쪽의 수혈(인 중부・운문)과 등의 3번째 뼈 옆(방광경1
선의 폐유)를 고르는데, 손으로 이를 재빨리 눌러서 시원해지면, 이에 이를 찌릅
니다. (또 족양명의) 결분을 골라서 (몹쓸 기운을 밖으로) 넘치게(越) 합니다.

몹쓸 기운이 간에 있으면 양 옆구리 속이 아프고, 속이 차갑고, 나쁜 피가
안에 있고, 정강이가 자주 경련이 일고, 뼈마디가 때로 붓습니다. (이를 고치려
면) 행간을 골라서 옆구리 아래(의 몹쓸 기운)을 끌어내리고, 삼리를 보태서 밥통
속을 따스하게 합니다. (또) 혈맥을 골라서 나쁜 피를 흘고, 귀 뒤(間)의 푸른 낙

맥을 골라서 그 경련 일어나는 것을 없앱니다.

몹쓸 기운이 비위에 있으면 탈은 살이 아픕니다. 양의 기운이 남고 음의 기운이 모자라면 열이 속에 있어 자주 배가 고픕니다. 양의 기운이 모자라고 음의 기운이 남으면 속이 차서 창자가 울고 뱃속이 아픕니다. 음과 양이 모두 남거나 모두 모자라면 (속이) 차갑거나 열나거나 하는데, 모두 삼리를 조절합니다.

몹쓸 기운이 콩팥에 있으면 탈은 뼈가 아프고 음비를 앓습니다. 음비란 (손으로 아픈 곳을) 눌러도 (정확한 자리를) 찾을 수 없고, 배가 부풀고 허리가 아프고, 똥 누기가 어렵고, 어깨 등 목이 뻣뻣해지고, 때때로 어지럽습니다. 용천과 곤륜을 고르는데, 피 맺힌 것(어혈)이 보이면 이를 다 고릅니다.

몹쓸 기운이 염통에 있으면 탈은 가슴이 아프고, 자주 슬퍼하고, 때로 어지럽고 엎어집니다. (기운이) 남는 것과 모자라는 것을 보고 (그 경맥의 수혈을) 조절합니다.

한열병(寒熱病) 제21
- 추위와 열이 오락가락하는 탈

21-1

皮寒熱者, 不可附席, 毛髮焦, 鼻槁臘, 不得汗. 取三陽之絡, 以補手太陰. 肌寒熱者, 肌痛, 毛髮焦而脣槁臘, 不得汗. 取三陽於下, 以去其血者, 補足太陰以出其汗. 骨寒熱者, 病無所安, 汗注不休. 齒未槁, 取其少陰於陰股之絡; 齒已槁, 死不治. 骨厥亦然. 骨痹, 舉節不用而痛, 汗注煩心. 取三陰之經, 補之. 身有所傷血出多, 及中風寒, 若有所墮墜, 四支懈 不收, 名曰體惰. 取其小腹臍下三結交. 三結交者, 陽明・太陰也, 臍下三寸關元也. 厥痺者, 厥氣上及腹. 取陰陽之絡, 視主病也, 瀉陽補陰經也.

살갗이 차거나 열나는 사람은, 자리에 가만히 앉을 수 없고, 털과 머리카락이 탄 듯이 (거칠어지고), 코가 메마르고, 땀이 나오지 않습니다. 3양(인 족태양)의 낙혈(인 비양)을 고르고, 수태음을 보탭니다.

살이 차거나 열나는 사람은, 살이 아프고, 털과 머리카락이 탄 듯이 (거칠어지고), 입술이 마르고 땀이 나지 않습니다. (몸의) 아래에서 3양(인 족태양)을 (치료 혈로) 골라서 그 (맺힌) 피를 없애고, 족태음을 보태어서 땀을 냅니다.

뼈가 차거나 열나는 사람은, 탈나서 편안한 곳이 없고 땀 솟는 것이 쉬지 않습니다. 이빨이 아직 메마르지 않았으면 허벅지 안쪽(陰)의 낙맥에서 소음을 고릅니다. 이빨이 벌써 메말랐으면 죽지, 다스릴 수 없습니다. 골궐(은 콩팥의 음이 다쳐서 생긴 것이므로,) 또한 같습니다. (뼈가 시큰거리고 무겁고 추운) 뼈의 비증은 모든(擧) 뼈마디를 못 움직이고 아프고, 땀이 흐르고 가슴이 답답합니다. 3음의 경맥을 골라서 이를 보탭니다.

몸에 상처가 나서 피를 많이 흘린 데다가 바람과 추위에 맞거나, 또는(若) 높은 곳에서 떨어져 팔다리가 늘어져 추스르지 못하는 것을 일러 몸이 늘어진다(體惰)고 합니다. 아랫배 배꼽 아래의 삼결교를 고릅니다. 삼결교란 (임맥) 양명・(족)태음인데, 배꼽 아래 3촌 관원입니다.

궐비는 기운이 (밑에서) 치밀어서 배에 미칩니다. 음과 양의 낙맥을 고르는데, 가장 중요한 탈을 보고, 양을 덜어내고 음을 보탭니다.

21-2

頸側之動脈人迎. 人迎, 足陽明也, 在嬰筋之前. 嬰筋之後, 手陽明也,名曰扶突. 次脈, 手少陽脈也, 名曰天牖. 次脈, 足太陽也, 名曰天柱. 腋下動脈, 臂太陰也, 名曰天府.

목옆의 맥 뛰는 곳은 인영입니다. 인영은 족양명입니다. 갓끈(처럼 드리운 목 양옆의) 힘줄 앞에 있습니다. 그 힘줄의 뒤쪽은 수양명입니다. 일러 부돌이라고 합니다. (그) 다음 맥은 수소양맥입니다. 일러 천유라고 합니다. 그 다음 맥은 족태양입니다. 일러 천주라고 합니다. 겨드랑이 아래 맥 뛰는 곳은 팔뚝의 태음입니다. 일러 천부라고 합니다.

21-3

陽逆頭痛, 胸滿不得息, 取人迎. 暴瘖氣革更, 取扶突與舌本出血. 暴聾氣蒙, 耳目不明, 取天牖. 暴攣癎眩, 足不任身, 取天柱. 暴癉內逆, 肝肺相搏, 血溢鼻口, 取天府. 此爲天牖五部.

양의 기운이 거슬러서 머리가 아프고 가슴이 그득하고 숨을 쉴 수 없으면 (치료혈로) 인영을 고릅니다. 갑자기 목소리가 나오지 않고 혀가 뻣뻣해지면 부돌을 고르고 혀뿌리에서 피를 냅니다. 갑자기 귀먹고 기운이 막히고(蒙), 귀와 눈이 또렷하지 않으면 천유를 고릅니다. 갑자기 경련이 일어나고 지랄하고 어지럽고, 다리가 몸을 떠받치지 못하면 천주를 고릅니다. 갑자기 소갈(인 당뇨증세)가 나고, 간과 허파가 서로 쳐서 코와 입으로 피가 넘치면 천부를 고릅니다. 이것을 천유 5부라 합니다.

21-4

臂陽明有入頄遍齒者, 名曰大迎, 下齒齲取之. 臂惡寒補之, 不惡寒瀉之. 足太陽有入頄遍齒者, 名曰角孫, 上齒齲取之, 在鼻與頄前. 方病之時其脈盛, 盛則瀉之, 虛則補之. 一曰取之出鼻外. 方病之時,盛瀉虛補.

팔의 양명(臂陽明)이 광대뼈로 들어가 이빨로 퍼지는 곳을 일러 대영이라고 하는데, 아랫니가 썩으면 이를 고릅니다. 팔에 오한이 생기면 이를 보태고, 오한이 생기지 않으면 이를 덜어냅니다. 족태양이 광대뼈로 들어가 이빨로 퍼지는 곳을 각손이라고 하는데, 윗니가 썩으면 이것과, 코와 광대뼈 앞을 고릅니다. 막(方) 탈이 날 때는 맥이 드센데, 드세면 이를 덜어내고 허하면 이를 보탭니다. 한편으로는 코 바깥(의 혈인 화료와 영향)을 고른다고 합니다. 막 탈이 났을 때는 드세면 덜어내고 허하면 보탭니다.

21-5

足陽明有挾鼻入於面者, 名曰懸顱, 屬口, 對入系目本, 視有過者取之, 損有餘, 益不足, 反者益甚. 足太陽有通項入於腦者, 正屬目本, 名曰眼系, 頭目苦痛取之, 在項中兩筋間. 入腦乃別陰蹻・陽蹻, 陰陽相交, 陽入陰出, 陰陽交於目銳眥, 陽氣盛則瞋目, 陰氣盛則瞑目.

족양명에 코를 끼고 얼굴로 들어가는 것이 있는데, 일러 현로라고 합니다. (그 경맥은) 입에 이어지고, 마주보면서 눈의 뿌리로 들어가며 이어집니다. (경맥이) 지나가는 곳을 보고서 (혈을) 고르는데, 남는 것을 덜어내고 모자라는 것을 더해줍니다. 거꾸로 하면 더욱 심해집니다. 족태양에는 목을 지나 골로 들어가는 것이 있어서, 눈의 뿌리에 바로 이어지는데, (이를) 일러 눈의 곁가지(인 천주)라고 합니다. 머리와 눈이 아프면 이를 고르는데, 목 가운데인 두 힘줄 사이에 있습니다. (또) 골로 들어가서 음교와 양교로 갈라지는데, 음과 양이 엇갈려서 양은 들어가고 음은 나옵니다. 음과 양이 눈 안쪽 모서리에서 맞물리므로, 양의 기운이 드세면 눈을 부릅뜨고, 음의 기운이 드세면 눈이 감깁니다.

熱厥取足太陰・少陽, 皆留之; 寒厥取陽明・少陰於足, 皆留之. 舌縱
涎下, 煩悗, 取足少陰. 振寒洒洒, 鼓頷, 不得汗出, 腹脹煩悗, 取手太
陰. 刺虛者, 刺其去也, 刺實者, 刺其來也. 春取絡脈, 夏取分腠, 秋取
氣口, 冬取經輸. 凡此四時, 各以時爲齊. 絡脈治皮膚, 分腠治肌肉,
氣口治筋脈, 經輸治骨髓・五臟.

(음의 기운이 모자라서 양이 날뛰는) 열궐은 족태음과 소양을 고르고 모두 (침을
오래) 머물러 둡니다. (양이 모자라서 음이 날뛰는) 한궐은 발에서 양명과 소음을 고
르고 모두 (침을 오래) 머물러 둡니다. 혀가 늘어지고 침이 흐르고 가슴이 답답한
것은 족소음을 고릅니다. 추위로 오슬오슬 떨리고 턱이 딱딱 부딪치고, 땀이 안
나고, 배가 불러오고, 가슴이 답답한 것은 수태음을 고릅니다. 허한 것을 찌르
는 것은 그 (경맥이) 가는 방향으로 찌르고, 실한 것을 찌르는 것은 그 (경맥이) 오
는 방향으로 찌릅니다.

봄에는 낙맥을 고르고, 여름에는 살의 결(腠理)을 고르고, 가을에는 촌구를
고르고, 겨울에는 경맥의 수혈을 고릅니다. 무릇 이 네 철에는 각기 때에 맞춰
(침놓는 방법을) 조절합니다. 낙맥(을 찌르는 것)은 살갗을 다스리고, 살의 결(을 찌
르는 것)은 살을 다스리고, 기구(를 찌르는 것)은 힘줄과 맥을 다스리고, 경맥의 수
혈(을 찌르는 것)은 골수와 5장(의 탈)을 다스립니다.

身有五部 : 伏兔一; 腓二; 背三; 五臟之腧四; 項五[4]. 此五部有癰疽者
死. 病始手臂者, 先取手陽明・太陰而汗出; 病始頭首者, 先取項太陽

---

4)   등이나 목은 독맥이 지나가는 자리를 말한다.

而汗出; 病始足脛者, 先取足陽明而汗出, 臂太陰可汗出, 足陽明可汗出. 取陰而汗出甚者, 止之於陽; 取陽而汗出甚者, 止之於陰. 凡刺之害, 中而不去則精泄, 不中而去則致氣; 精泄則病甚而恇, 致氣則生爲癰疽也.

몸에는 (중요한) 5군데(部)가 있습니다. 복토가 1이요, 장딴지가 2요, 등이 3이요, 5장의 수혈이 4요, 목이 5입니다. 이 5군데에 종기가 있는 사람은 죽습니다.

탈이 손에서 비롯하면 먼저 수양명과 태음을 고르고 땀을 냅니다. 탈이 머리에서 비롯하면 먼저 목의 태양을 고르고 땀을 냅니다. 탈이 정강이에서 비롯하면 먼저 족양명을 고르고 땀을 내는데, 팔의 태음도 땀낼 수 있고, 발의 양명도 땀낼 수 있습니다. 음을 (치료혈로) 골랐는데 땀나는 것이 심한 사람은 양에서 이를 그치게 합니다. 양을 골랐는데 땀나는 것이 심한 사람은 음에서 이를 그치게 할 수 있습니다.

무릇 찌르기의 해로움은, (제대로) 맞히고서도 바로 (침을) 뽑지 않아서 불거름(의 기운)이 새거나, (제대로) 맞히지 못했는데도 (바로 침을) 뽑아 몹쓸 기운이 흩어지지 않는 것입니다. 불거름(의 기운)이 새면 탈이 심해져서 (몸이) 파리해지고, (몹쓸) 기운이 이르면 악창과 종기가 생깁니다.

전광(癲狂) 제22
- 지랄과 미친 것

22-1

目眥外決於面者, 爲銳眥; 在內近鼻者爲內眥, 上爲外眥, 下爲內眥[5].

눈의 모서리가 얼굴에서 바깥쪽으로 째진(決) 것을 눈초리(銳眥)라고 하고, 안쪽으로 코에 가까운 것을 안모서리(內眥)라고 합니다. 위의 것은 바깥(인 양)모서리라고 하고, 아래의 것은 안(인 음)모서리라고 합니다.

22-2

癲疾始生, 先不樂, 頭重痛, 視擧目赤, 其作極已而煩心, 候之於顔, 取手太陽 · 陽明 · 太陰[6], 血變而止. 癲疾始作而引口啼呼喘悸者, 候之手陽明 · 太陽, 左强者攻其右, 右强者攻其左, 血變而止. 癲疾始作, 先反僵, 因而脊痛, 候之足太陽 · 陽明 · 太陰 · 手太陽, 血變而止.

지랄병이 처음 생기는데, 먼저 즐거워하지 않고, 머리가 무겁고 아프고, 두 눈을 치켜뜨고 눈알이 빨개지고, 발작이 극심해지면 곧(已而) 불안해하는데, 양미간(顔)에 그 조짐이 나타납니다. 수태양 · 양명 · 태음을 고르되, (얼굴에) 핏기가 돌면 그칩니다. 지랄병이 막 발작할 때는 입(口)가 당기고 흐느끼고, 숨이 가쁘고 (가슴이) 뜁니다. 수양명 · 태양을 살펴서 왼쪽이 당기면(强) 오른쪽을 다스리고(攻) 오른쪽이 당기면 왼쪽을 다스리되, (얼굴에) 핏기가 돌면 그칩니다. 지랄병이 막 발작할 때는 먼저 몸이 뻣뻣해져(僵) 활처럼 뒤로 휘(는 각궁반장이 되)고, 이로 인해 등이 아픕니다. 발의 태양 · 양명 · 태음과 손의 태양을 살펴서 (다스리는데), (얼굴에) 핏기가 돌면 그칩니다.

22-3

治癲疾者, 常與之居, 察其所當取之處. 病至視之, 有過者瀉之, 置其

---

5) '目眥外決於面者, ……下爲內眥' : 이 26자는 문맥상 끼어든 문장 같다.
6) 取手太陽 · 陽明 · 太陰 : 장개빈은 "수태양은 지정 · 소해이고, 수양명은 편력 · 온류이며, 수태음은 태연 · 열결이다"라고 하였다.

血於瓠壺之中, 至其發時, 血獨動矣. 不動, 灸窮骨二十壯, 窮骨者, 骶骨也.

지랄병을 다스리는 것은 늘 (환자와) 함께 살면서 그 침놓을 자리를 살핍니다. 탈이 이르면 이를 보고 허물이 있는 것은 이를 덜어내는데, (마치) 조롱박에 피가 고인 (것처럼) 뭉치는 (곳이 있습니다.) 발작할 때가 이르면 (봉긋한 속의) 피가 혼자 움직입니다. (피가) 움직이지 않으면 궁골에 뜸을 20장 뜹니다. 궁골이란 꼬리뼈(밑의 장강)입니다.

骨癲疾者, 顑齒諸腧分肉皆滿, 而骨居, 汗出煩悗. 嘔多涎沫, 氣下泄, 不治. 筋癲疾者, 身倦攣急脈大, 刺項大經之大杼. 嘔多涎沫, 氣下泄, 不治. 脈癲疾者, 暴仆, 四肢之脈皆脹而縱. 脈滿, 盡刺之出血; 不滿, 灸之挾項太陽, 灸帶脈於腰相去三寸, 諸分肉本輸. 嘔多涎沫, 氣下泄, 不治. 癲疾者, 疾發如狂者, 死不治.

뼈 지랄은 뺨이나 이빨의 여러 수(혈)과 나뉜 살(分肉)이 모두 (몹쓸 기운으로) 가득하고, 뼈만 앙상하고, 땀나고 가슴이 답답합니다. 구역질하고 침을 (많이) 내뱉(는 것은 비장이 망가진 것이)고 기운이 밑으로 새나가(는 것은 콩팥이 망가진 것이어서) 고치지 못합니다.

힘줄 지랄은 몸이 나른하고, 경련이 일어나고, 급한 맥이 큰데, 목뒤의 큰 경맥(인 방광경)의 대저를 찌릅니다. 구역질하고 침을 (많이) 내뱉(는 것은 비장이 망가진 것이)고 기운이 밑으로 새나가(는 것은 콩팥이 망가진 것이어서) 고치지 못합니다.

맥 지랄은 갑자기 쓰러지고, 팔다리의 맥이 모두 부풀거나 늘어집니다. 맥이 가득하면 다 찔러서 피를 내고, 가득하지 않으면 뒷목을 낀 태양에 뜸뜨고, 허리에서 3촌 떨어진 곳에 있는 대맥에 뜸뜨고, 나뉜 살과 (팔다리의) 수혈도 뜸

뜹니다. 구역질하고 침을 (많이) 내뱉(는 것은 비장이 망가진 것이)고 기운이 밑으로 새나가(는 것은 콩팥이 망가진 것이어서) 고치지 못합니다. 지랄병이 갑자기 발작한 것이 미친 것 같으면 죽지 다스리지 못합니다.

22-5

狂始生, 先自悲也, 喜忘, 苦怒, 善恐者, 得之憂饑, 治之取手太陰·
陽明, 血變而止, 及取足太陰·陽明. 狂始發, 少臥不饑, 自高賢也,
自辯智也, 自尊貴也, 善罵詈, 日夜不休, 治之取手陽明·太陽·太
陰·舌下·少陰[7], 視脈之盛者, 皆取之, 不盛, 釋之也.

미치는 것이 처음 생기는데, 먼저 스스로 슬퍼하고, 잘 잊어버리고, 자주 성내고, 자주 두려워하는 것은, 걱정 근심과 굶주림으로 얻어진 것입니다. 이를 다스리는 데는 손의 태음과 양명을 고르는데 (얼굴에) 핏기가 돌면 그치고, 뒤미쳐 다리의 태음과 양명을 고릅니다. 미친 것이 발작하면 잠을 잘 안자고, 배가 고픈 줄을 모르고, 스스로 똑똑하고 어질다고 하고, 스스로 말 잘하고 슬기롭다고 하고, 스스로 존귀하다고 하고, 욕을 잘하는데 밤낮으로 쉬지 않습니다. 이를 다스리는 것은 손의 양명·태양·태음·혀 밑(의 염천)·소음을 고릅니다. 경맥을 보고 드센 것은 모두 고르고, 드세지 않은 것은 그냥 놓아둡니다.

22-6

狂, 善驚·善笑·好歌樂·妄行不休者, 得之大恐, 治之取手陽明·太
陽·太陰. 狂, 目妄見·耳妄聞·善呼者, 少氣之所生也, 治之取手太

---

7)   手陽明·太陽·太陰·舌下·少陰 : 手陽明大腸經의 偏歷·溫溜穴, 手太陽小腸經의 支
     正·小海穴, 手太陰肺經의 列缺·太淵穴, 舌下에 있는 任脈의 廉泉穴, 手少陰心經의 神
     門·小衝穴을 가리킨다.

陽·太陰·陽明·足太陰·頭·兩顑. 狂者多食, 善見鬼神, 善笑而不發於外者, 得之有所大喜, 治之取足太陰·太陽·陽明, 後取手太陰·太陽·陽明. 狂而新發, 未應如此者, 先取曲泉左右動脈, 及盛者見血, 有頃已, 不已, 以法取之, 灸骶骨二十壯.

미친 것이 잘 놀라고, 잘 웃고, 노래 부르기 좋아하고, 망령된 행동을 쉬지 않는 것은, 이는 큰 두려움으로 얻어진 것입니다. 이를 다스리는 것은 손의 양명·태양·태음을 고릅니다. 미친 것이 눈에 헛것이 보이고, 귀에서 헛소리가 들리고, 고함을 잘 지르는 것은, 기운이 모자라서 생긴 것입니다. 이를 다스리는 것은 손의 태양·태음·양명과 발의 태음과 머리와 양쪽 뺨을 고릅니다.

미친 사람은 많이 먹고, 귀신을 자주 보고, 자주 웃으나 소리 내지 않는 것은, 너무 기뻐서 얻은 것입니다. 이를 다스리는 것은 발의 태음(의 은백·공손), 태양(의 위양·비양·복삼·금문), 양명(의 삼리·해계)을 고르고, 뒤에 손의 태음(의 태연·열결), 태양(의 지정·소해), 양명(의 편력·온류)을 고릅니다.

미친 것이 새로 발작할 때 아직 이와 같이 호응하지 않는 사람은, 먼저 좌우 곡천의 뛰는 맥과 드센 것을 골라서 피를 내면 머지않아(有頃) (탈이) 그칩니다. (만약 탈이) 그치지 않으면 (위에서 말한) 법대로 이를 고르고, 꼬리뼈에 뜸을 20장 뜹니다.

22-7

風逆暴四肢腫, 身漯漯, 唏然時寒, 飢則煩, 飽則善變, 取手太陰表裏, 足少陰·陽明之經, 肉淸取滎, 骨淸取井也.

(바람으로 인해 기운이 갑자기 거스르는) 풍역은 갑자기 팔다리가 붓고, (찬물을 끼얹듯) 몸이 떨리고, 오싹한 추위로 신음소리가 나고, 배가 고프면 (가슴이) 번거롭고, 배가 부르면 자주 (언행이) 바뀝니다. 손의 태음과 그 표리(관계인 양명),

발의 소음과 양명의 경맥을 고릅니다. 살이 시리면 (앞의 경맥에서) 형(혈)을 고르고, 뼈가 시리면 정(혈)을 고릅니다.

22-8

厥逆爲病也, 足暴淸, 胸若將裂, 腸若將以刀切之, 而不能食, 脈大小皆澀, 暖取足少陰, 淸取足陽明, 淸則補之, 溫則瀉之.

(기운이 갑자기 거스르는) 궐역이 탈됨은, 다리가 갑자기 차가워지고, 가슴이 마치 찢어지는 듯하고, 창자가 마치 칼로 자르는 듯하고, 더부룩하여 먹을 수 없고, 맥이 크든 작든 모두 껄끄럽습니다. (만약 환자의 몸이) 따뜻하면 족소음을 고르고, 몸이 차가우면 족양명을 고르는데, (몸이) 차면 보태고 따뜻하면 덜어냅니다.

22-9

厥逆腹脹滿, 腸鳴, 胸滿不得息, 取之下胸二脇咳而動手者, 與背腧以手按之立快者是也. 內閉不得溲, 刺足少陰·太陽與骶上以長針, 氣逆則取其太陰·陽明·厥陰, 甚取少陰·陽明動者之經也. 少氣, 身漯漯也, 言吸吸也, 骨痠體重, 懈不能動, 補足少陰. 短氣, 息短不屬, 動作氣索, 補足少陰, 去血絡也.

(기운이) 갑자기(厥) 거슬러서(逆), 창자가 꾸르륵거리고, 가슴이 가득하여 숨을 제대로 못 쉬는 것은, 가슴 아래 두 옆구리(인 장문과 기문)을 고르는데, 기침을 하면 손에 움직임이 느껴지는 곳(이 혈)이고, 더불어 등의 수혈은 손으로 눌러 시원한 곳이 이것입니다.

안이 막히고 오줌을 누지 못하면 족소음·족태양을 찌르는데, 더불어 꼬리뼈 위(의 장강)을 장침으로 놓습니다. 기운이 거스르면 그 족태음·양명·궐음을 고르고, 심하면 소음과 양명이 (맥)뛰는 곳의 경맥을 고릅니다.

기운이 모자라면 찬물을 끼얹듯이 몸이 떨리고, 말이 자꾸 끊어지고, 뼈마디가 시큰거리고 몸이 무겁고, 늘어져서 움직일 수 없는데, 족소음을 보탭니다. 기운이 짧으면 숨도 짧아서 이어지지 않고, 움직이면 숨(氣)이 흩어지는데(索), 족소음을 보태고 낙맥의 피를 없앱니다.

열병(熱病) 제23
- 열나는 탈

23-1

偏枯, 身偏不用而痛, 言不變, 志不亂, 病在分腠之間, 宜溫臥取汗, 巨針取之, 益其不足, 損其有餘, 乃可復也. 痱之爲病也, 身無痛者, 四肢不收, 智亂不甚, 其言微知, 可治, 甚則不能言, 不可治也. 病先起於陽, 後入於陰者, 先取其陽, 後取其陰, 浮而取之.

(반신불수인) 편고가 몸 한 쪽(偏)을 못 쓰고 아프지만, 말하는 것이 달라지지 않고 생각(志)도 어지럽지 않은 것은 탈이 나뉜 살과 살결의 사이에 있는 것입니다. 마땅히 따뜻한 곳에 눕혀 땀내고 큰 침으로 이를 고르는데, (기운이) 모자라는 것은 더하게 하고 남는 것은 덜어냅니다. (그러면) 돌이킬 수 있습니다.

풍비의 탈됨은, 몸이 아프지 않고, 팔다리가 (늘어져) 추스르지 못합니다. 만약 의식(智)이 그다지 어지럽지 않고, 그 말소리가 작으나 알아들을 수 있으면 다스릴 수 있습니다. 심하면 말을 할 수 없고, 다스릴 수도 없습니다. 탈이 먼저 양에서 일어나고 나중에 음으로 들어간 것은 먼저 양을 고르고 나중에 음을 고르되, 얕게 침을 놓습니다.

23-2

熱病三日, 而氣口靜 · 人迎躁者, 取之諸陽, 五十九刺, 以瀉其熱而出
其汗, 實其陰以補其不足者. 身熱甚, 陰陽皆靜者, 勿刺也; 其可刺者,
急取之, 不汗出則泄. 所謂勿刺者, 有死徵也.

열나는 탈이 3일인데, 기구(인 촌구맥)은 고요하나(靜) 인영이 시끄러우면(躁)
(몹쓸 기운이 아직 양에 있는 것이므로) 모든 양을 골라서 59찌르기를 하여, 그 열을
덜어내고 땀을 내고, 그 음을 충실하게 함으로써 모자라는 것을 보탭니다. 몸은
열이 심하나, 음과 양이 모두 고요하면 (위험하므로) 찌르지 말아야 합니다. 찌를
수 있는 사람은 이를 급히 고르되, 땀이 나지 않으면 새나가게 합니다. 이른바
찌르지 말라는 것은, 죽을 징조가 있기 때문입니다.

23-3

熱病七日八日, 脈口動喘而眩者, 急刺之, 汗且自出, 淺刺手大指間.

열나는 탈이 7~8일인데, 맥구(인 촌구)가 뛰고 헐떡이고 어지러운 것은 급히
찔러서 땀이 저절로 나오도록 해야 하는데, 손의 엄지 사이(인 소상)을 얕게 찌
릅니다.

23-4

熱病七日八日, 脈微小, 病者溲血, 口中乾, 一日半而死, 脈代者, 一
日死. 熱病已得汗出, 而脈尚躁, 喘, 且復熱, 勿庸刺, 喘甚者死.

열나는 탈이 7~8일인데, 맥이 미미하고 작고, 환자가 피오줌을 누고, 입안
이 메마르면 (음이 바닥나서) 하루 반 만에 죽습니다. 맥이 (중간에) 끊어지면 하루

만에 죽습니다. 열나는 탈이 벌써 땀을 내고서도 맥이 오히려 시끄럽고 숨차고, 또 다시 열나면 찌르지 말아야 합니다. 헐떡거림이 심한 사람은 죽습니다.

23-5

熱病七日八日, 脈不躁, 躁不散數, 後三日中有汗; 三日不汗, 四日死. 未曾汗者, 勿腠刺之.

열나는 탈이 7~8일인데, 맥이 시끄럽지 않고, (설령) 시끄러워도 흩어지거나 빠르지 않으면 그 뒤 3일 가운데 땀이 납니다. 3일 동안 땀이 나지 않으면 4일째 죽습니다. 아직 땀이 나지 않은 사람은 살결을 찌르지 말아야 합니다.

23-6

熱病先膚痛, 窒鼻充面, 取之皮, 以第一針, 五十九, 苛軫鼻, 索皮於肺, 不得索之火, 火者心也.

열나는 탈이, 먼저 살갗이 아프고, 코가 막히고, 낯이 부으면(充), 살갗을 골라서 (9침 중의) 제1침(인 참침)으로 59찌르기를 합니다. 만약 코에 작은 부스럼이 나면 (살갗이 탈난 것이므로) 살갗이 (짝하는) 허파에서 (혈을) 찾되, (5행 상) 화를 찾아서는 안 됩니다. 화는 염통(이어서 금인 허파를 억누르기 때문)입니다.

23-7

熱病先身澁, 倚而熱, 煩悗, 脣嗌乾, 取之脈, 以第一針, 五十九, 腹脹口乾, 寒汗出, 索脈於心, 不得索之水, 水者腎也.

열나는 탈이, 먼저 몸이 거칠어지고, (팔다리에 힘이 없어 자꾸 무언가에) 기대려고(倚) 하며 열나고, 가슴이 번거롭고, 입술과 목구멍이 메마르면 그 혈맥을 골라서 제1침(인 참침으로) 59찌르기를 합니다. (만약) 배가 부풀고 입이 메마르고 식은땀이 나면 (몹쓸 기운이 혈맥에 있는 것이므로) 맥이 (짝하는) 염통에서 (혈을) 찾되, 수를 찾아서 안 됩니다. 수는 콩팥(이어서 화인 염통을 억누르기 때문)입니다.

23-8

熱病嗌乾多飮, 善驚, 臥不能起, 取之膚肉, 以第六針, 五十九, 目眥靑, 索肉於脾, 不得索之木, 木者肝也.

열나는 탈이, 입이 메마르고 많이 마시고, 자주 놀라고, 누워서 일어날 수 없으면 살갗과 살을 골라서 제6침(인 원리침으로) 59찌르기를 합니다. (만약) 눈모서리가 푸르딩딩하면 (몹쓸 기운이 살에 있는 것이므로) 살이 짝하는 비장에서 (혈을) 찾되, 목에서 찾으면 안 됩니다. 목은 간(이어서 토인 비장을 억누르기 때문)입니다.

23-9

熱病面靑腦痛, 手足躁, 取之筋間, 以第四針, 於四逆, 筋辟目浸, 索筋於肝, 不得索之金, 金者肺也.

열나는 탈이, 낯이 푸르고, 머리가 아프고, 손발이 떨리면(躁) 힘줄 사이를 고르는데, 제4침(인 봉침)으로 하되, 팔다리가 (기운이) 거슬러서 (싸늘해지거나) 힘줄이 떨리고 눈곱이 끼면, (몹쓸 기운이 힘줄에 있는 것이므로) 힘줄이 짝하는 간에서 (혈을) 찾되, 금에서 찾으면 안 됩니다. 금은 허파(이어서 목인 간을 억누르기 때문)입니다.

23-10

熱病數驚, 瘈瘲而狂, 取之脈, 以第四針, 急瀉有餘者, 癲疾毛髮去, 索血於心, 不得索之水, 水者腎也.

열나는 탈이, 자주 놀라고 경풍을 일으키고 미치면 그 혈락을 고르는데, 제4침(인 봉침)으로 남은 것을 급히 덜어냅니다. (만약) 지랄하고, 털이 빠지면 (몹쓸 기운이 혈맥에 있는 것이므로) 혈맥이 짝하는 염통에서 (혈을) 찾되, 수에서 찾으면 안 됩니다. 수는 콩팥(이어서 화인 염통을 억누르기 때문)입니다.

23-11

熱病身重骨痛, 耳聾而好瞑, 取之骨, 以第四針, 五十九刺, 骨病不食, 齧齒耳靑, 索骨於腎, 不得索之土, 土者脾也.

열나는 탈이, 몸이 무겁고, 뼈가 아프고, 귀먹고, 잠자기 좋아하면 뼈를 고르는데, 제4침(인 봉침)으로 59찌르기를 합니다. (만약) 뼈의 탈로 먹지 않고, 이를 갈고, 귀가 파래지면 (몹쓸 기운이 콩팥에 있는 것이므로) 뼈가 짝하는 콩팥에서 (혈을) 찾되, 토에서 찾으면 안 됩니다. 토는 비장(이어서 수인 콩팥을 억누르기 때문)입니다.

23-12

熱病不知所痛, 耳聾不能自收, 口乾, 陽熱甚, 陰頗有寒者, 熱在髓, 死不可治.

열나는 탈이, 아픔도 느끼지는 못하는데, 귀먹고, 팔다리를 거둘 수 없고, 입이 메마르고, 양의 열이 심하고 음이 자못 추위가 있는 것은 열이 골수에 있는 것으로 죽지 다스릴 수 없습니다.

23-13

熱病頭痛, 顳顬, 目瘈脈痛, 善衄, 厥熱病也, 取之以第三針, 視有餘不足.

열나는 탈이, 머리가 아프고, 관자놀이(顳顬)와 눈가의 경맥이 떨리며 아프고, 자주 코피 흘리는 것은 열이 갑자기 치민 탈(厥熱)입니다. 제3침(인 시침)을 고르는데, (기운이) 남는지 모자라는지 살펴보고 (다스립니다).

熱病體重, 腸中熱, 取之以第四針, 於其腧及下諸指間, 索氣於胃絡,
得氣也.

열나는 탈이, 몸이 무겁고, 창자 속이 열나면 제4침(인 봉침)을 고르는데, (비
위의) 수혈(인 태백·함곡) 및 아래의 여러 발가락 사이(인 여태·내정)에서 (혈을 잡
고), 위(경의) 낙(혈인 풍륭)에서 기운을 찾아서 득기시켜야 합니다.

熱病挾臍急痛, 胸脇滿, 取之涌泉與陰陵泉, 以第四針, 針嗌裏.

열나는 탈이, 배꼽을 끼고 갑자기 아프고, 가슴과 옆구리가 가득하면 용천과
음릉천을 고르는데, 제4침(인 봉침)을 고르고, 목구멍 속(인 염천)에 침놓습니다.

熱病而汗且出, 及脈順可汗者, 取之魚際·太淵·大都·太白, 瀉之則
熱去, 補之則汗出, 汗出太甚, 取內踝上橫脈以止之.

열나는 탈이, 땀이 저절로(且) 나고, 맥이 (증세를) 따라서(順) 땀을 낼 수 있는
사람은 어제·태연과 대도·태백을 고릅니다. 이를 덜어내면 열이 물러가고,
이를 보태면 땀이 납니다. 땀나는 것이 너무 심하면 안쪽복사뼈 위쪽의 가로무
늬 맥(에 있는 삼음교)로써 이를 그치게 합니다.

熱病已得汗而脈尙躁盛, 此陰脈之極也, 死; 其得汗而脈靜者, 生. 熱
病脈尙盛躁而不得汗者, 此陽脈之極也, 死; 脈盛躁得汗靜者, 生.

열나는 탈이, 땀나고 나서 맥이 시끄럽고 드세면 이는 음의 맥이 끝에 이른

것으로, 죽습니다. 땀나고 나서 맥이 고요하면 삽니다. 열나는 탈이, 맥은 여전히 시끄러운데 땀나지 않으면 이는 양의 열이 끝에 이른 것으로, 죽습니다. 맥이 드세고 시끄러우나 땀나고 고요하면 삽니다.

23-18

熱病不可刺者有九 : 一曰, 汗不出, 大顴發赤噦者死; 二曰, 泄而腹滿甚者死; 三曰, 目不明, 熱不已者死; 四曰, 老人嬰兒, 熱而腹滿者死; 五曰, 汗不出, 嘔下血者死; 六曰, 舌本爛, 熱不已者死; 七曰, 咳而衄, 汗不出, 出不至足者死; 八曰, 髓熱者死; 九曰, 熱而痙者死, 熱而痙者, 腰折, 瘛瘲, 齒噤齘也. 凡此九者, 不可刺也.

열나는 탈이, 찌를 수 없는 것은 9가지가 있습니다. 1번째, 땀이 나지 않고 광대뼈가 빨갛고, 딸꾹질하는 사람은 죽습니다. 2번째, 설사하고 배가 가득한 것이 심한 사람은 죽습니다. 3번째, 눈이 밝지 않고 열이 그치지 않는 사람은 죽습니다. 4번째, 늙은이나 갓난아기에게 열나고 배가 가득한 사람은 죽습니다. 5번째, 땀이 나지 않고 피를 게우거나 내리쏟는 사람은 죽습니다. 6번째, 혀뿌리가 짓무르고 열이 그치지 않는 사람은 죽습니다. 7번째, 기침하고 코피가 나는데 땀이 나지 않고, (땀이) 나더라도 발까지 미치지 못하는 사람은 죽습니다. 8번째, 골수까지 열나는 사람은 죽습니다. 9번째, 열나고 경련이 나는 사람은 죽습니다. 이른바 열나고 경련이 나타난다는 것은 허리가 꺾이고, 손발에 경련이 일고, 이빨을 빠득빠득 가는 것입니다. 무릇 이 9가지는 찌를 수 없습니다.

23-19

所謂五十九刺者, 兩手外內側各三, 凡十二痏; 五指間各一, 凡八痏,

足亦如是; 頭入髮一寸傍三, 各三, 凡六痏; 更入髮三寸邊五, 凡十痏;
耳前後口下者各一, 項中一, 凡六痏; 巔上一, 囟會一, 髮際一, 廉泉
一, 風池二, 天柱二.

이른바 59찌르기란 양손 안팎의 옆에 각기 3(소택 · 관충 · 상양, 소상 · 중충 · 소충)이 있어서 무릇 12혈(痏)입니다. 다섯 손가락 사이에 각기 1(후계 · 중저 · 삼간 · 소부)이 있어서 무릇 8혈인데, 발가락도 이와 같습니다. 머리칼 금 1촌 옆에 3(오처 · 승광 · 통천)이 있어서 6혈입니다. 다시 머리칼 금 3촌 가장자리에 5이 있어서 모두 10혈입니다. 귀 앞뒤와 입 아래에 있는 것이 각기 1이고, 목 가운데에 1이 있어서 무릇 6혈입니다. 정수리에 1, 신회에 1, (앞뒤) 머리칼 금에 각 1, 염천이 1, (양쪽) 풍지가 2, (양쪽) 천주가 2입니다.[8]

23-20

氣滿胸中喘息, 取足太陰大指之端, 去爪甲如韭葉, 寒則留之, 熱則疾
之, 氣下乃止.

기운이 가슴속에 가득하여 숨차면, 족태음을 고르는데, 엄지발가락 끝에서
발톱 귀로부터 떨어진 거리가 부추 잎과 같습니다. 추우면 (침을) 오래 머물러두
고, 열나면 빠르게 뽑습니다. 기운이 내려오면 (침을) 그칩니다.

23-21

心疝暴痛, 取足太陰 · 厥陰, 盡刺去其血絡.

염통(의 탈로 불알이 당기는) 산증이 갑자기 아프면 족태음과 궐음을 고르는데,
그 피가 비치는 낙맥을 다 찔러서 피를 없앱니다.

---

8)　　이곳의 59찌르기는 『소문』의 「수열수론」에 나오는 혈과 조금 다르다.

喉痺舌卷, 口中乾, 煩心心痛, 臂內廉痛, 不可及頭, 取手小指次指爪
甲下, 去端如韭葉.

목구멍이 저리고, 혀가 말리고, 입안이 메마르고, 가슴이 답답하고 아프고,
팔 안섶이 아프고, 머리를 쳐들 수 없으면, 약지의 손톱 아래쪽(인 관충)을 고르
데, 끝에서 떨어진 거리가 부추 잎 같습니다.

23-23

目中赤痛, 從內眥始, 取之陰蹻.

눈알이 붉고 아픈 것이 안쪽 모서리에서부터 비롯되면 음교(맥의 주혈인 조
해)를 고릅니다.

23-24

風痙身反折, 先取足太陽之膕中及血絡出血; 中有寒, 取三里.

바람 맞아 뻣뻣해지며 몸이 (활처럼) 뒤집히는 (각궁반장은), 먼저 족태양의 오
금(인 위중)을 고르고, 아울러 피가 비치는 낙맥에서 피를 냅니다. (만약) 속에 추
위가 있으면 삼리를 고릅니다.

23-25

癃, 取之陰蹻及三毛上及血絡出血.

오줌이 막히는 것은, 음교(맥의 조해) 및 (엄지발가락 등에) 털 세 가닥이 난 곳
위의 대돈과 아울러 피가 비치는 낙맥에서 피를 냅니다.

男子如蠱, 女子如阻, 身體腰脊如解, 不欲飲食, 先取涌泉見血, 視跗
上盛者, 盡見血也.

사내는 고(콩팥의 탈로 아랫배에 열이 뭉쳐 아프고 오줌이 뿌연 것)와 같고, 계집은 (달
거리가) 막히는 것 같고, 몸과 허리 등이 풀린 것 같고, 먹거나 마시려 들지 않으면,
먼저 용천을 골라서 피를 보고, 발등을 보고 드센 것은 피를 다 보아야 합니다.

궐병(厥病) 제24
- 기운이 갑자기 쏠리는 탈

24-1

厥頭痛, 面若腫起而煩心, 取之足陽明 · 太陰.

기운이 갑자기 치밀어서 머리가 아프고, 낯이 부은 것 같고, 가슴이 번거로
우면 발의 양명과 태음을 고릅니다.

24-2

厥頭痛, 頭脈痛, 心悲, 善泣, 視頭動脈反盛者, 刺盡去血, 後調足厥陰.

갑자기 머리가 아픈데 머리의 경맥이 아프고, 마음이 슬프고, 자주 울면, 머
리의 맥 뛰는 곳을 보고서 도리어 드센 것은 모두 찔러서 피를 없애고, 나중에
족궐음을 고르게 합니다.

厥頭痛, 貞貞頭重而痛, 瀉頭上五行, 行五[9], 先取手少陰, 後取足少陰.

기운이 갑자기 치밀어서 머리가 아픈데, 어지럽고(貞貞), 머리가 무겁고 아프면, 머리 꼭대기의 5경맥(行)과 (그 행마다 있는) 5(가지 혈)을 덜어내는데, 먼저 수소음을 고르고 나중에 족소음을 고릅니다.

厥頭痛, 意善忘, 按之不得, 取頭面左右動脈, 後取足太陰.

기운이 갑자기 치밀어서 머리가 아픈데, 탄식하고 자주 잊어버리고, (손으로) 더듬어도 (아픈 곳을) 찾지 못하면, 머리와 얼굴 좌우의 맥 뛰는 곳(인 양명경)을 고르고, 나중에 족태음을 고릅니다.

厥頭痛, 項先痛, 腰脊爲應, 先取天柱, 後取足太陽.

기운이 갑자기 치밀어서 머리가 아픈데, 목이 먼저 아프고, (나중에) 허리와 등이 호응하면, 먼저 천주를 고르고 나중에 족태양을 고릅니다.

厥頭痛, 頭痛甚, 耳前後脈涌有熱, 瀉出其血, 後取足少陽.

기운이 갑자기 치밀어서 머리가 아픈데, 머리 아픈 것이 심하고, 귀 앞뒤의 맥이 드세게 솟구치고, 열이 있으면, (먼저) 그 피를 뽑아내고 나중에 족소양을 고릅니다.

---

9) 行五 : 독맥의 上星·囟會·前頂·百會·後頂, 족태양방광경의 五處·承光·絡却·玉枕, 足少陽膽經의 臨泣·目窗·正營·承靈·腦空.

24-7

眞頭痛, 頭痛甚, 腦盡痛, 手足寒至節, 死不治.

(치민 기운이 골까지 들어가서) 머리가 아픈데, 머리 아픈 것이 심하고, 골까지 다 아프고, 팔다리가 싸늘한 것이 뼈마디(인 무릎 팔꿈치)까지 이르면 죽지 다스릴 수 없습니다.

24-8

頭痛不可取於腧者, 有所擊墮, 惡血在於內; 若肉傷, 痛未已, 可則刺, 不可遠取也.

머리 아픈 것이 수(혈)에서 고를 수 없는 사람은, 얻어맞거나 (높은 곳에서) 떨어져서, 나쁜 피가 속에 있(기 때문)입니다. 만약 살이 다쳐서 아픔이 아직 그치지 않았으면 (상처) 가까이(則) 찔러야지, 멀리서 고르면 안 됩니다.

24-9

頭痛不可刺者, 大痺爲惡, 日作者, 可令少愈, 不可已.

머리 아픈데 찌를 수 없는 것은, (바람 추위 축축함이 뒤섞여서 생긴) 심한 비증이 나쁘게 된 것입니다. 날마다 발작하는 것은, 가령 잠시 낫는 듯할 뿐이지, 그치게 할 수 없습니다.

24-10

頭半寒痛, 先取手少陽·陽明, 後取足少陽·陽明.

머리 절반이 시리고 아프면, 먼저 손의 소양과 양명을 고르고, 나중에 발의 소양과 양명을 고릅니다.

厥心痛, 與背相控, 善瘈, 如從後觸其心, 傴僂者, 腎心痛也, 先取京骨·昆侖, 發針不已, 取然谷.

갑자기 가슴이 아픈데, 등과 더불어 서로 당기고, 자주 경련이 일어나고, 마치 (등)뒤로부터 염통을 건드리는 것 같고, 등이 구부러지는 것은 콩팥으로 인해 염통이 아픈 것이라 합니다. 먼저 경골과 곤륜을 고릅니다. 침을 뽑고서도 (탈이) 그치지 않으면 연곡을 고릅니다.

厥心痛, 腹脹胸滿, 心尤痛甚, 胃心痛也, 取之大都·太白.

갑자기 가슴이 아픈데, 배가 불러오고 가슴이 가득하고, 가슴이 더욱 아픔이 심한 것은 밥통으로 인해 염통이 아픈 것입니다. 대도와 태백을 고릅니다.

厥心痛, 痛如以錐針刺其心, 心痛甚者, 脾心痛也, 取之然谷·太溪.

갑자기 가슴이 아픈데, (그) 아픔이 마치 송곳으로 가슴을 찌르는 것 같고, 가슴의 아픔이 심한 것은, 비장으로 인해 염통이 아픈 것입니다. 연곡과 태계를 고릅니다.

厥心痛, 色蒼蒼如死狀, 終日不得太息, 肝心痛也, 取之行間·太衝.

갑자기 가슴이 아픈데, 낯빛이 푸르기가 마치 죽은 모양과 같고, 종일토록 숨을 크게 쉬지 못하는 것은, 간으로 인해 염통이 아픈 것입니다. 행간과 태충을 고릅니다.

厥心痛, 臥若徒居心痛間; 動作痛益甚, 色不變, 肺心痛也, 取之魚
際·太淵.

갑자기 가슴이 아픈데, 누워(서 쉬거)나 혹은(若) 한가히(徒) 지내면 가슴 아픈
것이 뜸하고(間), 움직이면 아픔이 더욱 심해지되 낯빛은 바뀌지 않는 것은, 허
파로 인해 염통이 아픈 것입니다. 어제와 태연을 고릅니다.

眞心痛, 手足清至節, 心痛甚, 旦發夕死, 夕發旦死.

정말 염통이 (다른 장기로 인한 것이 아니고 스스로 탈나서) 아프면, 손발의 서늘
한 것이 뼈마디까지 이르고, 염통의 아픔이 심하면, 아침에 발작하면 저녁에 죽
고, 저녁에 발작하면 (다음날) 아침에 죽습니다.

心痛不可刺者, 中有盛聚, 不可取於腧.

염통이 아픈데 찌를 수 없는 것은, (몸) 속에 드센 적취가 있는 것이어서, 수
(혈)에서 고를 수 없습니다.

腸中有虫瘕及蛟蛕, 皆不可取以小針; 心腹痛, 憹憹發作, 腫聚, 往來
上下行, 痛有休作, 腹熱, 喜渴涎出者, 是蛟蛕也. 以手聚而堅持之,
無令得移, 以大針刺之, 久持之, 蟲不動, 乃出針也.

창자 속에 벌레 덩어리(虫瘕)가 있거나 갖가지 벌레(인 기생충)이 있으면 모두
작은 침으로 고를 수 없습니다. 가슴과 배가 아프고, 괴로움이(憹憹) 갑자기 생

기고, 종기 덩어리(聚)가 위아래로 왔다 갔다 하고, 아픔이 멎었다 발작했다 하고, 배가 열나고, 목마르고 침을 흘리는 것은, 갖가지 벌레로 인한 것입니다. 손으로 덩어리를 단단히 잡아 (그것이) 못 움직이게 하고, 대침으로 찔러 오래 버티다가 벌레가 움직이지 않으면 침을 뽑습니다.

24-19

耳聾無聞, 取耳中; 耳鳴, 取耳前動脈; 耳痛不可刺者, 耳中有膿, 若有乾耵聹, 耳無聞也. 耳聾取手足小指次指爪甲上與肉交者, 先取手, 後取足; 耳鳴取手足中指爪甲上, 左取右, 右取左, 先取手, 後取足.

귀먹어서 듣지 못하면 귓속을 (치료 혈로) 고르고, 귀가 울면 귀 앞의 뛰는 맥을 고릅니다. 귀가 아픈데 찌를 수 없는 것은 귓속에 고름이 있는 경우입니다. 만약 귓속에 마른 귀지가 있으면 듣지 못합니다. 귀먹은 것은 새끼손발가락의 다음 손발가락 위 발톱과 살이 맞물리는 곳을 고르는데, 먼저 손(의 관충)을 고르고 나중에 발(의 규음)을 고릅니다. 귀울이는 가운데손발가락의 손발톱 위를 고르는데, 왼(귀)는 오른쪽을 고르고, 오른(귀)는 왼쪽을 고르되, 먼저 손을 고르고 나중에 발을 고릅니다.[10]

24-20

足髀不可擧, 側而取之, 在樞合中, 以員利針, 大針不可刺.

넓적다리를 들 수 없으면 모로 눕혀서 (혈을) 고르는데, (골반과 넓적다리뼈가 만나는 곳) 속에 (환도 혈이) 있어서, 원리침으로 해야지 큰 침은 찌를 수 없습니다.

---

[10]   여기에 대해서는 해석이 어지럽다. 가운데손가락은 수궐음이므로, 족궐음과 짝을 지으려면 엄지발가락의 대돈이어야 하는데, 여기서는 가운뎃발가락이라고 하고 있어서 혼란스럽다. 임상으로 확인해야 할 부분이다.

24-21

病注下血, 取曲泉.

탈이 피를 아래로 쏟으면 곡천을 고릅니다.

24-22

風痹淫濼, 病不可已者, 足如履氷, 時如入湯中, 股脛淫濼, 煩心頭痛, 時嘔時悗, 眩已汗出, 久則目眩, 悲以喜恐, 短氣不樂, 不出三年, 死也.

바람으로 인한 비증이 심해져서 탈이 그치지 않는 것은, 발이 얼음을 밟는 것 같고, 때로는 열탕 속에 들어간 것 같고, 넓적다리와 정강이가 시리고 힘없고, 가슴이 번거롭고 머리가 아프고, 때로 구역질이 나고 답답하고, 어지러움이 그치면 땀이 나고, 오래되면 어지럼증이 생기고, 슬퍼했다 기뻐했다 두려워했다 하고, 숨이 가쁘고 즐거워하는 기색이 없는데, (이런 사람은) 3년을 나지 못하고 죽습니다.

잡병(雜病) 제26

- 세상의 모든 탈

26-1

厥, 挾脊而痛至頂, 頭沈沈然, 目𥆧然, 腰脊强, 取足太陽膕中血絡.

(기운이 갑자기 치미는) 궐증으로, 등뼈를 끼고 아픈 것이 정수리에 이르고, 머리가 무겁고 눈이 어두워지고, 허리와 등이 뻣뻣해지면, 족태양의 오금 가운데

피맺힌 낙맥을 고릅니다.

26-2

厥, 胸滿面腫, 脣漯漯然, 暴言難, 甚則不能言, 取足陽明.

(기운이 갑자기 치미는) 궐증으로, 가슴이 가득하고 낯이 붓고, 입술이 붓고, 갑자기(暴) 말하기 어렵고, 심하면 말을 못 할 수 있는데, 족양명을 고릅니다.

26-3

厥氣走喉而不能言, 手足清, 大便不利, 取足少陰.

갑자기 치민 기운이 목구멍으로 뻗어 말을 할 수 없고 손발이 싸늘하고, 똥오줌이 이롭지 않으면 족소음을 고릅니다.

26-4

厥而腹響響然, 多寒氣, 腹中, 便溲難, 取足太陰.

(갑자기 기운이 치미는) 궐증으로, 배가 불러오고, 찬 기운이 많아서 뱃속이 꾸르륵거리고, 오줌 누기 어려우면 족태음을 고릅니다.

26-5

嗌乾, 口中熱如膠, 取足少陰.

목구멍이 메마르고, 입안의 열이 부레풀 같으면 족소음을 고릅니다.

26-6

膝中痛, 取犢鼻, 以員利針, 發而間之. 針大如氂, 刺膝無疑.

무릎 속이 아프면 독비를 고르는데, 원리침으로 하고 (침을) 뽑되 사이 두(고 다시 해야) 합니다. (원리)침은 굵기가 가는 털과 같아서 무릎을 찔러도 의심할 바 없습니다.

26-7

喉痹, 不能言, 取足陽明; 能言, 取手陽明.

목구멍이 저려서 말할 수 없으면 족양명을 고르고, 말할 수 있으면 수양명을 고릅니다.

26-8

瘧, 不渴, 間日而作, 取足陽明; 渴而間日作, 取手陽明.

학질이 목마르지 않고 날을 사이 두고(間) 발작하면 족양명을 고르고, 목마르고 날을 사이 두고 발작하면 수양명을 고릅니다.

26-9

齒痛, 不惡淸飮, 取足陽明; 惡淸飮, 取手陽明.

이빨이 아픈데 차게 마시기를 꺼리지 않으면 족양명을 고르고, 차게 마시기를 꺼리면 수양명을 고릅니다.

26-10

聾而不痛者, 取足少陽; 聾而痛者, 取手陽明.

귀먹었으나 아프지 않은 것은 족소양을 고르고, 귀먹고 아픈 것은 수양명을 고릅니다.

衄而不止, 衃血流, 取足太陽; 衃血, 取手太陽. 不已, 刺宛骨下; 不已, 刺膕中出血.

코피가 그치지 않고 엉긴 피가 흐르면 족태양을 고르고, 피만 엉겨 (흐르지 않으면) 수태양을 고릅니다. (탈이) 그치지 않으면 (수태양의) 완골을 찌르고, (그래도) 그치지 않으면 오금 가운데를 찔러 피를 냅니다.

腰痛, 痛上寒, 取足太陽·陽明; 上熱, 取足厥陰; 不可以俯仰, 取足少陽. 中熱而喘, 取足少陰·膕中血絡.

허리가 아프고, 아픈 곳의 위가 서늘하면 족태양과 양명을 고르고, 열이 나면 족궐음을 고르고, 몸을 굽히거나 젖힐 수 없으면 족소양을 고릅니다. (허리가 아픈데) 속이 열나고 헐떡거리면 족소음과 오금 복판(인 위중)을 고릅니다.

喜怒而不欲食, 言益少刺足太陰; 怒而多言, 刺足少陽.

자주 성내고, 안 먹으려 하고, 말수가 점차 적어지면 (간목이 비토를 극한 것이므로) 족태음을 고르고, 성내고 말이 많으면 족소양을 고릅니다.

顑痛, 刺手陽明與顑之盛脈出血.

턱이 아프면 수양명과 더불어 턱 (근처)의 드센 경맥을 찔러 피를 냅니다.

項痛不可俯仰, 刺足太陽; 不可以顧, 刺手太陽也.

목이 아파서 숙이거나 젖힐 수 없으면 족태양(의 속골)을 고르고, (좌우로) 돌릴 수 없으면 수태양(의 후계)를 고릅니다.

26-16

小腹滿大, 上走胃, 至心, 淅淅身時寒熱, 小便不利, 取足厥陰.

아랫배가 불룩해지고 커져서 밥통으로 달려가고 가슴에 이르고, 벌벌 떨며 온몸에 열과 추위가 오락가락하고, 오줌이 이롭지 못하면 족궐음을 고릅니다.

26-17

腹滿, 大便不利, 腹大, 亦上走胸嗌, 喘息喝喝然, 取足少陰.

배가 가득하고, 똥이 잘 안 나오고, 배가 불러오고, (이런 증상이) 위로 가슴과 목구멍까지 달려가고, 숨이 가쁘고 그렁그렁하면, 족소음을 고릅니다.

26-18

腹滿, 食不化, 腹嚮嚮然, 不能大便, 取足太陰.

배가 가득하고, 먹은 것이 소화되지 않고, 배에서 소리가 나고, 똥이 잘 안 나오면, 족태음을 고릅니다.

26-19

心痛引腰脊, 欲嘔, 取足少陰.

가슴이 아프고, 등허리가 땅기고, 구역질하려고 하면, 족소음을 고릅니다.

26-20

　心痛, 腹脹, 嗇嗇然大便不利, 取足太陰.

　가슴이 아프고, 배가 부풀고, 꽉 막혀서 똥이 잘 안 나오면, 족태음을 고릅니다.

26-21

　心痛引背, 不得息, 刺足少陰; 不已, 取手少陽.

　가슴이 아프고 등이 땅겨서 숨쉬기가 어려우면, 족소음을 고르는데, 만약 그치지 않으면 수소양을 고릅니다.

26-22

　心痛引小腹, 上下無常處, 便溲難, 刺足厥陰.

　가슴이 아프고 아랫배가 땅기고, (아픔이) 위와 아래로 정해진 곳이 없고, 똥오줌 누기가 어려우면, 족궐음을 고릅니다.

26-23

　心痛, 短氣不足以息, 刺手太陰.

　가슴이 아프고, 기운이 없어 숨쉬기 어려우면, 수태음을 고릅니다.

26-24

　心痛, 當九節刺之, 不已, 刺按之, 立已. 不已, 上下求之, 得之立已.

　가슴이 아프면 마땅히 (등뼈) 9번째 마디를 찌릅니다. (그런데도 아픔이) 그치지 않으면 침놓은 자리를 눌러주면 바로(立) 그칩니다. 그래도 그치지 않으면 위아래(의 배유혈 중에서) 찾아서 침놓으면 바로 멎습니다.

顑痛, 刺足陽明曲周動脈見血, 立已; 不已, 按人迎於經, 立已.

뺨이 아프면, 족양명의 (턱뼈가) 구부러진 곳(의 협거) 둘레 맥 뛰는 곳을 찔러 피를 보면 곧 그칩니다. 그치지 않으면 족양명의 인영을 눌러주면 곧 그칩니다.

氣逆上, 刺膺中陷者與下胸動脈.

기운이 거슬러 오르면 가슴의 오목한 곳(인 옥예)와 가슴 아래 맥 뛰는 곳(인 전중)을 찌릅니다.[11]

腹痛, 刺臍左右動脈, 按之, 立已; 不已, 刺氣街, 按之, 立已.

배가 아프면 배꼽 왼쪽과 오른쪽의 맥 뛰는 곳(인 천추)을 찌르고 눌러 주면 곧 그칩니다. 그치지 않으면 족양명의 기충을 찌르고 눌러 주면 곧 그칩니다.

痿厥, 爲四末束悗, 乃疾解之, 日二, 不仁者, 十日而知, 無休, 病已止.

(팔다리에 힘없고 싸늘한) 위궐은 (마치) 팔다리를 묶어놓은 것 같이 괴로워합니다. 이를 빨리 풀어주어야 하는데, 하루에 두 번씩 하되, (만약 환자가) 감각이 없으면 열흘쯤 지나야 (효과 여부를) 알 수 있으므로 쉼 없이 해야 탈이 그칩니다.

---

11) 이곳의 정확한 혈 자리에 대해서는 역대 주석가들의 의견이 일치하지 않는다.

噦, 以草刺鼻, 嚔, 嚔而已; 無息而疾迎引之, 立已; 大驚之, 亦可已.

딸꾹질은 풀로 코를 찔러서 재채기가 나도록 하는데, 재채기가 나면 (딸꾹질이) 그칩니다. (또) 숨을 멈추었다가 재빨리 (숨을) 들이마셔 (거슬러 오른 기운을) 끌어내리면 바로 그칩니다. 깜짝 놀라게 하여도 또한 그칠 수 있습니다.

주비(周痺) 제27
– 저리고 아픈 것이 마구 돌아다는 탈

黃帝問於岐伯曰 : 周痺之在身也, 上下移徙隨脈, 其上下左右相應, 間不容空, 願聞此痛, 在血脈之中邪? 將在分肉之間乎? 何以致是? 其痛之移也, 間不及下針, 其慉痛之時, 不及定治, 而痛已止矣. 何道使然? 願聞其故. 岐伯答曰 : 此衆痺也, 非周痺也. 黃帝曰 : 願聞衆痺. 岐伯對曰 : 此各在其處, 更發更止, 更居更起, 以右應左, 以左應右, 非能周也, 更發更休也. 黃帝曰 : 善. 刺之奈何? 岐伯對曰 : 刺此者, 痛雖已止, 必刺其處, 勿令復起.

임금이 스승에게 물었다. (저리고 아픈 것이 마구 돌아다니는) 주비가 몸에 있으면 경맥을 따라 위아래로 옮겨 다니고, 그것이 상하좌우로 호응하여 조그만 틈도 주지 않는다고 하는데, 이러한 아픔은 혈맥의 속에 몹쓸 기운이 있는 것입니까? 아니면(將) 나뉜 살(分肉) 사이에 있는 것입니까? 어떻게 해서 이러한 증상에 이릅니까? 그 아픔이 옮겨가면 침놓을 틈이 없고, 아픔이 (한 곳으로) 몰리면 어떻게 다스려야 할지 결정하기도 전에 아픔이 벌써 멈춥니다. 어떤 이치로 그렇게 되는지 그 까닭을 듣고 싶습니다.

스승이 대답했다. 이것은 중비이지 주비가 아닙니다.

임금이 말했다. 중비에 대해 듣고 싶습니다.

스승이 대답했다. 이것은 각기 아무 자리에서나 생기는 것입니다. 쉽게(更) 발작했다 쉽게 그치고, 쉽게 가라앉았다가 쉽게 일어납니다. 오른쪽으로 왼쪽에 호응하고 왼쪽으로 오른쪽에 호응하는데, 온몸을 다 돌 수는 없습니다. (아픔이) 쉽게 발작하고 쉽게 멎습니다.

임금이 말했다. 좋습니다. 이를 찌르는 것은 어떻게 합니까?

스승이 대답했다. 이를 찌르는 것은, 아픔이 비록 멎었다 하더라도 반드시 그 (아팠던) 곳을 찔러서 (아픔이) 다시 일어나지 못하게 해야 합니다.

27-2

帝曰：善. 願聞周痺如何？岐伯對曰：周痺者, 在於血脈之中, 隨脈以上, 隨脈以下, 不能左右, 各當其所. 黃帝曰：刺之奈何？岐伯對曰：痛從上下者, 先刺其下以遏之, 後刺其上以脫之, 痛從下上者, 先刺其上以遏之, 後刺其下以脫之. 黃帝曰：善. 此痛安生？何因而有名？岐伯對曰：風寒濕氣, 客於分肉之間, 迫切而爲沫, 沫得寒則聚, 聚則排分肉而分裂也, 分裂則痛, 痛則神歸之. 神歸之則熱, 熱則痛解, 痛解則厥, 厥則他痺發, 發則如是.

임금이 말했다. 좋습니다. 바라건대 주비가 어떤 것인지 듣고 싶습니다.

스승이 대답했다. 주비란 (몹쓸 기운이) 혈맥 속에 있어서 혈맥을 따라 위로 (가고) 혈맥을 따라 아래로 돌아다니지만, 좌우로 가지는 않아서, 각기 (나타나는)

자리가 있습니다.

임금이 말했다. 이를 찌르는 것은 어떻게 합니까?

스승이 대답했다. 아픔이 위로부터 내려온 것은 그 아래를 먼저 찔러서 이를 막고 그 위를 나중에 찔러서 이 (몹쓸 기운을)을 없앱니다(脫). 아픔이 아래로부터 올라온 것은 그 위를 먼저 찔러서 이를 막고 그 아래를 나중에 찔러서 이 (몹쓸 기운을)을 없앱니다.

임금이 말했다. 좋습니다. 이러한 아픔은 어떻게 생기며, 무슨 까닭에 (주비라는) 이름을 얻었습니까?

스승이 대답했다. 바람·추위·축축함이 나뉜 살 사이에 깃들어서 (진액을) 다그쳐서 담음(沫)이 생깁니다. 담음이 추위를 만나면 뭉치고, 뭉치면 나뉜 살을 밀쳐서 나뉜 살이 갈라집니다. (나뉜 살이) 갈라지면 아프고, 아프면 그곳으로 얼(인 위기)가 쏠립니다(歸). 얼이 쏠리면 열나고, 열나면 아픔이 풀리고, 아픔이 풀리면 (기운이 갑자기 치미는) 궐증이 생기고, 갑자기 치밀면 다른 곳에서 비증이 발생합니다. (비증의) 발작은 이와 같습니다.

27-3

此內不在臟, 而外未發於皮, 獨居分肉之間, 眞氣不能周, 故命曰周痺. 故刺痺者, 必先切循其下之六經, 視其虛實, 及大絡之血結而不通, 及虛而脈陷空者而調之, 熨而通之, 其瘈堅, 轉引而行之. 黃帝曰：善. 余已得其意矣, 亦得其事也.

이는 (몹쓸 기운이) 안으로 (5)장에 있지도 않고, 밖으로 아직 살갗에 드러나지도 않은 채, 홀로 나뉜 살 사이에 둥지 틀어서, 참 기운이 돌지 못합니다. 그러므로 (이를) 일러 주비라고 한 것입니다. 그러므로 비증을 찌르는 것은 반드시 아래(인 다리)의 6경을 먼저 눌러서 따라가며 그 허와 실(은 물론이고), (15)대락의 피가 맺혔거나 통하지 않는지, (기운이) 허하여 경맥이 내려앉았는지를 (살펴)보고, (고)약을 붙여서 덥혀 (막힌 경맥을) 뚫어주어야 합니다. 당기고 뻣뻣해지는 것은 (안마나 도인법처럼) 돌리고 당겨서 (막힌 곳이) 뚫리도록 합니다.

임금이 말했다. 좋습니다. 나는 그 뜻을 알아들었습니다. 또한 (다스리는) 방법(事)도 얻었습니다.

구문(口問) 제28
– 글로는 전할 수 없는 비결

28-1

黃帝閑居, 辟左右而問於岐伯曰 : 余已聞九鍼之經論, 陰陽逆順六經已畢, 願得口問. 岐伯避席再拜曰 : 善乎哉問也, 此先師之所口傳也. 黃帝曰 : 願聞口傳. 岐伯答曰 : 夫百病之始生也, 皆生於風雨寒暑, 陰陽喜怒, 飮食居處, 大驚卒恐. 血氣分離, 陰陽破敗, 經絡決絕, 脈道不通, 陰陽相逆, 衛氣稽留, 經脈虛空, 血氣不次, 乃失其常. 論不在經者, 請道其方.

임금이 한가로이 지내다가 좌우를 물리고 스승에게 물었다. 나는 벌써 9침의 경전과 이론에 대해 들었고, 음과 양, 거스름과 따름 (그리고) 6경맥도 벌써 마쳤습니다. 바라건대 (스승께서 그 위의 스승들에게) 입으로 물었던 것을 얻고 싶습니다.

스승이 자리를 피하여 두 번 절하고 말했다. 물음이 정말 좋습니다. 이것은 저의 스승이 입으로 전해주신 것입니다.

임금이 말했다. 바라건대 입으로 전해온 것에 대해 듣고 싶습니다.

스승이 대답했다. 무릇 온갖 탈이 처음 생기는 것은 모두 비바람, 추위와 더위, 음과 양, 기쁨과 노여움, 먹고 마시는 것과 깃들어 사는 곳, 큰 놀라움이나 갑작스런 두려움에서 생깁니다. 그러면 피와 기운이 나뉘고, (계집질로) 음과 양이 깨지거나 어그러지고, 경락이 잘리거나 끊기고, 경맥의 길이 통하지 않고, 음과 양이 서로 거스르고, (몸을 지키는) 위기가 (흐르지 못하여 한 곳에) 머무르고, 경맥이 허해지고 텅 비고, 피와 기운이 차례를 지키지 못하고, 이에 (제대로 된) 규칙(常)을 잃습니다. 이런 이야기는 경전에 없는 것입니다. 청컨대 그 이치를 말씀(道)드리겠습니다.

黃帝曰 : 人之欠者, 何氣使然? 岐伯答曰 : 衛氣晝日行於陽, 夜半則行於陰. 陰者主夜, 夜者主臥; 陽者主上, 陰者主下. 故陰氣積於下, 陽氣未盡, 陽引而上, 陰引而下, 陰陽相引, 故數欠. 陽氣盡, 陰氣盛, 則目瞑; 陰氣盡而陽氣盛, 則寤矣. 瀉足少陰, 補足太陽.

임금이 말했다. 사람이 하품하는 것은 어떤 기운이 그렇게 하는 것입니까?

스승이 대답했다. (몸을 지키는) 위기는 낮에는 양(의 자리)에서 다니고 밤에는 음(의 자리)에서 다닙니다. 음은 밤을 주관하고, 밤은 누워 (자는) 것을 주관합니다. 양은 오르는 것을 주관하고 음은 내리는 것을 주관합니다. 그러므로 음의 기운이 아래에 모이고 (잘 시간이 안 되어) 양의 기운이 아직 다하지 못하여, 양은 끌어 올리고 음은 끌어내려서, 음과 양이 서로 끌어당기므로 자주 하품합니다. (날이 저물어) 양의 기운이 다하고 음의 기운이 드세면 눈이 감기고, (아침에) 음의 기운이 다하고 양의 기운이 드세면 잠깹니다. 족소음(의 조해)를 덜어내고, 족태양(의 신맥)을 보탭니다.

黃帝曰：人之噦者, 何氣使然? 岐伯曰：穀入於胃, 胃氣上注於肺. 今有故寒氣與新穀氣, 俱還入於胃, 新故相亂, 眞邪相攻, 氣幷相逆, 復出於胃, 故爲噦. 補手太陰, 瀉足少陰.

임금이 말했다. 사람이 딸꾹질을 하는 것은 어떤 기운이 그렇게 하는 것입니까?

스승이 말했다. 곡식이 밥통에 들어가면 밥통의 기운이 올라가서 허파로 흘러듭니다. 만약(今) 그 전(故)에 있던 찬 기운이 새로운 곡식의 기운과 함께 밥통으로 들어가면 새로운 (곡식의 기운과) 그 전의 찬 기운이 서로 뒤얽혀 참(기운인 밥통의 기운)과 몹쓸 기운(인 찬 기운)이 서로 치고, (두) 기운이 아울러 서로 거슬러서 다시 밥통에서 나오므로, 딸꾹질을 합니다. 수태음(의 태연)을 보태고 족소음(의 용천)을 덜어냅니다.

黃帝曰：人之唏者, 何氣使然? 岐伯曰：此陰氣盛而陽氣虛, 陰氣疾而陽氣徐, 陰氣盛而陽氣絕, 故爲唏. 補足太陽, 瀉足少陰.

임금이 말했다. 사람이 흐느끼는 것은 어떤 기운이 그렇게 하는 것입니까?

스승이 말했다. 이것은 음의 기운이 드세고 양의 기운이 허하며, 음의 기운이 빠르고 양의 기운이 느리며, 음의 기운이 드세고 양의 기운이 끊어진 것입니다. 그러므로 흐느낍니다. 족태양(의 신맥)을 보태고, 족소음(의 조해)를 덜어냅니다.

黃帝曰：人之振寒者, 何氣使然? 岐伯曰：寒氣客於皮膚, 陰氣盛, 陽氣虛, 故爲振寒寒慄. 補諸陽.

임금이 말했다. 사람이 춥고 떨리는 것(振寒)은 어떤 기운이 그렇게 하는 것입니까?

스승이 말했다. 추운 기운이 살갗에 깃들면 음의 기운이 드세고 양의 기운이 허해지므로 춥고 떨립니다. 모든 양경맥을 보탭니다.

28-6

黃帝曰 : 人之噫者, 何氣使然? 岐伯曰 : 寒氣客於胃, 厥逆從下上散, 復出於胃, 故爲噫. 補足太陰‧陽明.

임금이 말했다. 사람이 트림을 하는 것은 어떤 기운이 그렇게 하는 것입니까?

스승이 대답했다. 추운 기운이 밥통에 깃들어서, (기운이) 갑작스레 아래로부터 위로 치밀어 흩어졌다가, 밥통으로 다시 나오므로 트림이 납니다. 족태음과 양명을 보탭니다.

28-7

黃帝曰 : 人之嚔者, 何氣使然? 岐伯曰 : 陽氣和利, 滿於胸, 出於鼻, 故爲嚔. 補足太陽滎眉本.

임금이 말했다. 사람이 재채기하는 것은 어떤 기운이 그렇게 하는 것입니까?

스승이 말했다. 양의 기운이 조화로워 가슴에 가득하면 코로 빠져 나오므로, 재채기가 납니다. 족태양의 형혈(인 통곡)과 눈썹 뿌리(의 찬죽)을 보탭니다.

28-8

黃帝曰 : 人之嚲者, 何氣使然? 岐伯曰 : 胃不實則諸脈虛, 諸脈虛則筋脈懈惰, 筋脈懈惰行陰用力, 氣不能復, 故爲嚲. 因其所在, 補分肉間.

임금이 말했다. 사람이 (힘없이) 축 늘어지는 것은 어떤 기운이 그렇게 하는 것입니까?

스승이 말했다. 밥통이 충실하지 못하면 (영양 공급이 안 되므로) 모든 경맥이 허해지고, 경맥이 허해지면 힘줄과 맥이 늘어지고, 힘줄과 맥이 늘어졌는데 계집질에 힘을 쏟으면 기운이 돌아오지 않으므로 늘어집니다. (탈이) 있는 곳에 따라 나뉜 살 사이를 보탭니다.

28-9

黃帝曰 : 人之哀而泣涕出者, 何氣使然? 岐伯曰 : 心者, 五臟六腑之主也; 目者, 宗脈之所聚也, 上液[12]之道也; 口鼻者, 氣之門戶也. 故悲哀愁憂則心動, 心動則五臟六腑皆搖, 搖則宗脈感, 宗脈感則液道開, 液道開, 故泣涕出焉. 液者, 所以灌精濡空竅者也, 故上液之道開則泣, 泣不止則液竭, 液竭則精不灌, 精不灌則目無所見矣, 故命曰奪精. 補天柱經俠項.

임금이 말했다. 사람이 슬퍼하면 눈물이 나오는 것은 어떤 기운이 그렇게 하는 것입니까?

스승이 말했다. 염통은 5장6부의 주인입니다. 눈은 수많은 경맥이 모이는 곳이고, 눈물 콧물의 길입니다. 입과 코는 기운의 문입니다. 무릇(故) 슬프고 애달파하거나 걱정근심하면 마음이 흔들리고, 마음이 흔들리면 5장6부가 모두 흔들리고, (5장6부가) 흔들리면 모든(宗) 경맥이 (흔들림을) 느끼고, 모든 경맥이 그 (흔들림을) 느끼면 (진)액의 길이 열립니다. 그러므로 눈물이 나옵니다. (진)액은 불거름으로 흘러들어 채움으로써 (머리의) 구멍을 적셔서 기르는 것입니다. 그

---

12)   上液 : 대소변을 下液라 하고, 눈물·콧물을 上液라 한다.

러므로 눈물이나 콧물의 길 열리면 눈물이 나고, 눈물이 그치지 않으면 (진)액이 바닥나고, (진)액이 바닥나면 불거름(의 기운)이 (머리의) 구멍으로 흘러 들어가지 못하고, 불거름(의 기운)이 (머리의) 구멍으로 흘러 들어가지 못하면 눈이 보이지 않습니다. 그러므로 이를 '불거름(의 기운)을 빼앗겼다'(奪精)고 합니다. 천주를 보태는데, (그) 경맥은 목을 끼고 (양 옆으로 흐르는 족태양경)입니다.

28-10

黃帝曰 : 人之太息者, 何氣使然? 岐伯曰 : 憂思則心系急, 心系急則氣道約, 約則不利, 故太息以伸出之. 補手少陰 · 心主 · 足少陽留之也.

임금이 말했다. 사람이 한숨을 쉬는 것은 어떤 기운이 그렇게 하는 것입니까?

스승이 말했다. 걱정하거나 골똘하면 염통과 거기 딸린 곁가지(系)가 다급해지고, 염통과 거기 딸린 기능이 다급해지면 기운의 길이 (펴져야 하는데) 묶이고, 기운의 길이 묶이면 (숨이) 이롭지 못합니다. 그러므로 숨을 크게 해서 이를 내뱉습니다. 수소음 · 수심주 · 족소양을 보태는데, (침을 오래) 머물러 둡니다.

28-11

黃帝曰 : 人之涎下者, 何氣使然? 岐伯曰 : 飮食者, 皆入於胃, 胃中有熱則蟲動, 蟲動則胃緩, 胃緩則廉泉開, 故涎下. 補足少陰.

임금이 말했다. 사람이 침을 흘러내리는 것은 어떤 기운이 그렇게 하는 것입니까?

스승이 말했다. 마시고 먹는 것은 모두 밥통으로 들어가는데, 밥통 속에 열이 있으면 벌레가 움직이고 벌레가 움직이면 밥통이 느려지고, 밥통이 느려지면 (혀 아래의) 염천이 열립니다. 그러므로 침이 흘러내립니다. 족소음을 보탭니다.

黃帝曰：人之耳中鳴者, 何氣使然? 岐伯曰：耳者, 宗脈之所聚也, 故胃中空則宗脈虛, 虛則下, 溜脈有所竭, 故耳鳴. 補客主人·手大指爪甲上與肉交者也.

임금이 말했다. 사람이 귓속이 우는 것은 어떤 기운이 그렇게 하는 것입니까?

스승이 말했다. 귀는 모든(宗) 경맥이 모이는 곳입니다. 그러므로 밥통 속이 비면 모든 경맥이 허해지고, (모든 경맥이) 허해지면 (기운이) 내려가서 (귀로) 지나는 경맥에 (기운이) 바닥나는 바가 있습니다. 그러므로 귀에서 소리가 납니다. 객주인과, 엄지손톱 모서리의 위쪽 살이 만나는 곳인 (소상)을 보탭니다.

黃帝曰：人之自齧舌者, 何氣使然? 岐伯曰：此厥逆走上, 脈氣輩至也. 少陰氣至則齧舌, 少陽氣至則齧頰, 陽明氣至則齧脣矣. 視主病者, 則補之.

임금이 말했다. 사람이 자신도 모르게(自) 혀를 무는 것은 어떤 기운이 그렇게 하는 것입니까?

스승이 말했다. 이것은 기운이 갑자기 치밀어 오른 것으로 경맥의 기운이 (경맥을 따라) 이른 것입니다. 소음의 기운이 이르면 혀를 깨물고, 소양의 기운이 이르면 뺨을 깨물고, 양명의 기운이 이르면 입술을 깨뭅니다. (어떤 경맥이 증상에) 주된 (것인가) 살펴보고 탈난 것이면 이를 보탭니다.

凡此十二邪者, 皆奇邪之走空竅者也. 故邪之所在, 皆爲不足. 故上氣不足, 腦爲之不滿, 耳爲之善鳴, 頭爲之, 目爲之眩; 中氣不足, 溲便爲之變, 腸爲之苦鳴; 下氣不足, 則乃爲痿厥心悗. 補足外踝下留之.

무릇 이 12가지 몹쓸 기운은 모두 (정상에서 벗어난) 몹쓸 기운이 (몸의) 빈 구멍으로 (제멋대로) 내달린 것입니다. 그러므로 몹쓸 기운이 머무는 곳은 모두 (기운이) 모자랍니다. 그러므로 (몸) 위의 기운이 모자라면 골이 차지 않아서 귀가 자주 울고, 머리가 (뻐딱하게) 기울고, 눈이 아찔합니다. (몸) 복판의 기운이 모자라면 똥오줌의 됨됨이가 바뀌고, 창자가 꼬르륵거립니다. (몸) 아래의 기운이 모자라면 (팔다리가) 힘없고 차갑고, 가슴이 답답합니다. 바깥 복사뼈 아래를 보태고 (침을 오래) 머물러 둡니다.[13]

28-15

黃帝曰 : 治之奈何? 岐伯曰 : 腎主爲欠, 取足少陰; 肺主爲噦, 取手太陰・足少陰; 唏者, 陰盛陽絕, 故補足太陽・瀉足少陰; 振寒者, 補諸陽; 噫者, 補足太陰・陽明; 嚏者, 補足太陽眉本; 軃, 因其所在, 補分肉間; 泣出, 補天柱經俠項, 俠項者, 頭中分也; 太息, 補手少陰・心主, 足少陽留之; 涎下, 補足少陰; 耳鳴, 補客主人・手大指爪甲上與肉交者; 自囓舌, 視主病者, 則補之; 目眩頭傾, 補足外踝下留之; 痿厥心悗, 刺足大指間上二寸留之, 一曰足外踝下留之.

임금이 말했다. 이를 다스리는 것은 어떻게 합니까?

스승이 말했다. 콩팥은 하품을 주관하므로 (하품할 때는) 족소음을 고릅니다. 허파는 딸꾹질을 주관하므로 수태음・족소음을 고릅니다. 흐느낌은 음이 드세고 양이 끊어진 것이므로 족태양을 보태고, 족소음을 덜어냅니다. 추워서 떠는 것은 모든 양(경맥)을 보탭니다. 트림은 족태음과 족양명을 보탭니다. 재채기는

---

13)   이것은 원문에 딸린 문장으로 보인다.

족태양의 눈썹 뿌리(인 찬죽)을 보탭니다. 힘없어 온몸이 늘어진 것(癉)은 (탈이) 있는 곳을 잘 살펴서 나뉜 살(分肉) 사이를 보탭니다. 눈물 나는 것은 천주를 보태는데, (그) 경(맥)은 목덜미를 끼고 있습니다. 목덜미를 낀다는 것은 머리의 가운데에서 나누었다는 말입니다. 한숨은 수소음·심주, 족소양을 보태는데, (침을 오래) 머물러 둡니다. 침 흘리는 것은 족소음을 보탭니다. 귀울이는 (족소양)의 객주인과 엄지손톱의 모서리와 살이 만나는 곳(인 소상)을 보탭니다. 저절로 혀를 물고 자면 (어떤 경맥이 증상에) 주된 (것인가) 살펴보고 탈난 것이면 이를 보탭니다. 눈앞이 아찔하고 머리가 기울어지는 것은 바깥복사뼈 뒤의 곤륜을 보태는데 (침을 오래) 머물러 둡니다. 다리가 힘없고 차고 가슴이 답답한 것은 엄지발가락(과 둘째 발가락) 사이에서 위쪽으로 2촌인 (족궐음의 태충이나 족태음의 태백)을 찌르는데, (침을 오래) 머물러 둡니다. 어떤 이는 바깥 복사뼈 아래에 놓고 오래 머물러 둔다고 합니다.

창론(脹論) 제35
- 몸이 붓는 탈

35-1

黃帝 : 脈之應於寸口, 如何而脹? 岐伯曰 : 其脈大堅以澁者, 脹也. 黃帝曰 : 何以知臟腑之脹也? 岐伯曰 : 陰爲臟, 陽爲腑. 黃帝曰 : 夫氣之令人脹也, 在於血脈之中耶? 臟腑之內乎? 岐伯曰 : 二者皆存焉, 然非脹之舍也. 黃帝曰 : 願聞脹之舍. 岐伯曰 : 夫脹者, 皆在於臟腑之外, 排臟腑而郭胸脇, 脹皮膚, 故命日脹.

임금이 말했다. 맥이 촌구에 호응하는 것이 어떤 것과 같아야 (붓는 탈인) 창
(脹)입니까?

스승이 말했다. 그 맥이 크고 단단하고 또한(以) 껄끄러운 것이 창입니다.

임금이 말했다. 어떻게 5장6부의 창임을 알 수 있습니까?

스승이 말했다. (맥에서) 음은 (5)장의 창이고, 양은 (6)부의 창입니다.

임금이 말했다. 무릇 기운이 사람으로 하여금 붓게 하는 것은, (원인이) 혈맥
속에 있습니까? 장부의 안에 있습니까?

스승이 말했다. 두 곳이 모두 있습니다. 그러나 (2군데 모두) 결코 창이 머무
는 곳은 아닙니다.

임금이 말했다. 바라건대 창이 깃드는 곳에 대해 듣고 싶습니다.

스승이 말했다. 무릇 창이란 모두 장부의 바깥에 있는데, 장부를 밀치고 가
슴과 옆구리를 부풀려서(郭) 살갗을 붓게 합니다. 그러므로 일러 창이라 합니다.

35-2

黃帝曰 : 臟腑之在胸脇腹裏之內也, 若匣匱之藏禁器也, 各有次舍,
異名而同處, 一域之中, 其氣各異, 願聞其故. 岐伯曰 : 夫胸腹者, 臟
腑之郭也. 膻中者, 心主之宮城也. 胃者, 太倉也. 咽喉小腸者, 傳送
也. 胃之五竅者, 閭里門戶也. 廉泉玉英者, 津液之道也. 故五臟六腑
者, 各有畔界, 其病各有形狀. 營氣循脈, 衛氣逆爲脈脹; 衛氣并脈,
循分肉爲膚脹. 三里而瀉, 近者一下, 遠者三下, 無問虛實, 工在疾瀉.

임금이 말했다. 장부는 가슴과 옆구리의 뱃속에 있습니다. 마치 단단한 상
자가 함부로 만져서는 안 될 귀중한 물건을 감추어둔 것 같습니다. (그 속에) 각
기 차례대로 깃들었는데, 이름은 다르나 같은 곳에 있고, 한 구역의 속이나 그

기운이 각기 다르니, 바라건대 그 까닭을 듣고 싶습니다.

　스승이 말했다. 무릇 가슴과 배는 장부의 테두리입니다. 전중은 심주의 궁궐과 성입니다. 밥통은 커다란 창고입니다. 목구멍과 작은창자는 (입으로 들어온 것을) 옮겨 보내는 곳입니다. (입에서 똥구멍까지) 5구멍[14]은 마을의 문호와 같습니다. 염천과 옥영은 진액의 길입니다. 그러므로 5장6부는 각기 경계가 있고, 그 탈도 각기 모습이 있습니다. 영기가 맥을 따라 도는데 위기가 거스르면 맥의 창이 되고, 위기가 맥과 함께 나뉜 살(分)을 돌면 살갗의 창(膚脹)이 됩니다. (고치려면) (족)삼리를 덜어내는데, 가까운 것은 1번 (기운을) 내리고 오래 된 것이면 3번 내려야 합니다. (창이) 허한지 실한지 물을 것 없이 (그것을 고치는) 재주(工)는 재빨리 덜어내는 것에 있습니다.

35-3

黃帝曰：願聞脹形. 岐伯曰：夫心脹者, 煩心短氣, 臥不安. 肺脹者, 虛滿而喘咳. 肝脹者, 脇下滿而痛引小腹, 脾脹者, 善噦, 四肢煩悗, 體重不能勝衣, 臥不安. 腎脹者, 腹滿引背央央然, 腰髀痛. 六腑脹：胃脹者, 腹滿, 胃脘痛, 鼻聞焦臭, 妨於食, 大便難. 大腸脹者, 腸鳴而痛濯濯, 冬日重感於寒則飱泄不化. 小腸脹者, 少腹 脹, 引腰而痛. 膀胱脹者, 少腹滿而氣癃. 三焦脹者, 氣滿於皮膚中, 殼殼然而不堅. 膽脹者, 脇下痛脹, 口中苦, 善太息. 凡此諸脹者, 其道在一, 明知逆順, 針數不失. 瀉虛補實, 神去其室, 致邪失正, 眞不可定, 粗之所敗, 謂之夭命. 補虛瀉實, 神歸其室, 久塞其空, 謂之良工.

　임금이 말했다. 바라건대 (붓는 탈인) 창의 꼴에 대하여 듣고 싶습니다.

---

14)　咽門·賁門·幽門·闌門·魄門을 말한다. 입에서 똥구멍까지 이어지는 구멍 속에 있는, 각 장기들의 입구에 붙은 이름이다.

스승이 말했다. 무릇 염통으로 인한 창은 마음이 번거롭고 숨이 짧고, 누워도 편안하지 못합니다. 허파의 창은 빈 듯이 그득하고 헐떡헐떡 기침합니다. 간의 창은 옆구리 아래가 가득하고 아랫배가 아프고 당깁니다. 비장의 창은 딸꾹질이 잦고 팔다리가 편안하지 않고 몸이 무거워 입은 옷을 이길 수 없습니다. 콩팥의 창은 배가 가득하고 등을 당겨서 편안하지 않고, 허리와 넓적다리가 아픕니다. 6부의 창입니다. 밥통의 창은 배가 가득하고 위완이 아프고, 코에서 탄내가 나서 먹는데 방해가 되고, 똥 누기 어렵습니다. 큰창자의 창은 창자가 꾸륵꾸륵 울리며 아프고, 겨울에 추위에 거듭 닿으면 소화 안 된 채로 쏟습니다. 작은창자의 창은 아랫배가 가득하고 허리가 당기고 아픕니다. 오줌보의 창은 아랫배가 가득하고 오줌이 이롭지 않습니다. 삼초의 창은 (몹쓸) 기운이 살갗 속에 가득하여 속이 빈 껍질처럼 단단하지 않습니다. 쓸개의 창은 옆구리가 붓고 아프며 입 안이 쓰고 자주 한숨을 쉽니다. 무릇 이 모든 창은 그 이치가 하나에 있습니다. (앞서 말한) 따름과 거스름을 또렷이 알고 침놓으면 실수가 없습니다. 만약 허한 것을 덜어내고 실한 것을 보태면, 얼(神)이 그 집을 떠나가 몹쓸 기운이 이르고, 바른 기운이 (자리를) 잃어 참된 기운이 자리 잡지 못합니다. 서툰 의원이 (목숨을) 어그러뜨리는 바는, 일러 일찍 죽었다고 하는 것입니다. 허한 것을 보태고 실한 것을 덜어내면 얼이 그 집으로 돌아가 점차 그 빈 것을 막습니다. 이를 일러 훌륭한 의원이라고 합니다.

35-4

黃帝曰: 脹者焉生? 何因而有? 岐伯曰: 衛氣之在身也, 常然并脈循分肉, 行有順逆, 陰陽相隨, 乃得天和, 五臟皆治, 四時循序, 五穀乃化. 然而厥氣在下, 營衛留止, 寒氣逆上, 眞邪相攻, 兩氣相搏, 乃合爲脹也. 黃帝曰: 善. 何以解惑? 岐伯曰: 合之於眞, 三合而得. 帝

曰 : 善.

임금이 말했다. (몸이 붓는 탈인) 창은 어떻게 생깁니까? 어떤 까닭으로 (창이) 있습니까?

스승이 말했다. (지킴이 기운인) 위기가 몸에 있음은, 늘 경맥과 함께 하고 나 뉜 살을 (따라) 도는데, (그) 흐름에는 따름과 거스름이 있는 것입니다. 음과 양이 서로를 따라서, 이에 하늘이 내려준 조화를 얻으면, 5장이 모두 다스려지고, 네 철이 차례를 따라서 5곡식이 이에 (절로) 익어갑니다. 그러나 (갑자기) 치미는(厥) 기운이 아래에 있고, 영(기)와 위(기)가 머물러 (흐르기를) 멈추고, 찬 기운이 거슬 러 오르면 참 기운과 몹쓸 기운이 서로 치고 두 기운이 부딪히다가, 이에 맞물 려서 (몸이 붓는) 창이 됩니다.

임금이 말했다. 좋습니다. 어떻게 하면 의혹을 풀까요?

스승이 말했다. 창이 생긴 곳에 (침뜸을 하거나 해서) 참 기운을 불어넣고(合), (앞서 말한 음과 양과 혈맥, 또는 영기와 위기와 원기) 셋을 맞춰보면 (의혹을 풀 실마리 를) 얻을 수 있습니다.

임금이 말했다. 좋습니다.

35-5

黃帝問於岐伯曰 : 脹論言無問虛實, 工在疾瀉, 近者一下, 遠者三下. 今有其三而不下者, 其過焉在? 岐伯對曰 : 此言陷於肉肓而中氣穴者 也. 不中氣穴, 則氣內閉; 針不陷肓, 則氣不行; 上越中肉, 則衛氣相 亂, 陰陽相逐. 其於脹也, 當瀉不瀉, 氣故不下. 三而不下, 必更其道, 氣下乃止, 不下復始, 可以萬全, 烏有殆者乎? 其於脹也, 必審其㑹, 當瀉則瀉, 當補則補, 如鼓應桴, 惡有不下者乎?

임금이 스승에게 물었다. 「창론」에 말하기를, (창이) 허한지 실한지 물을 것없이 (그것을 고치는) 재주(工)는 재빨리 덜어내는 것에 있다. 가까운 것은 (기운을) 1번 내리고 오래 된 것이면 3번 내려야 한다고 하셨는데, 지금 3번이나 (침을) 놓았는데도 내려가지 않는 것은 어떤 허물이 있는 것입니까?

스승이 대답하였다. 이것은 살 틈(肯)에 (침을) 끼우되(陷) 기운이 서린 혈을 (정확히) 맞추는 것을 말합니다. 기운이 서린 혈을 맞추지 못하면 기운이 안에서 닫(혀 밖으로 나오지 못)합니다. 침이 (살) 틈을 (정확히) 꿰지 못하면 기운이 흐르지 못합니다. (살 틈[肯]까지 들어가지 못하고) 얕게 찔러 살을 맞추면 위기가 서로 어지러워지고 음과 양이 서로 내쫓습니다. (몸이 붓는) 창에서는, 마땅히 덜어내야 하는데 덜어내지 않으면, 기운이 곧(故) 내려가지 않습니다. 3번 했는데도 내려가지 않으면 반드시 방법(道)을 바꾸고, 기운이 내려가면 이에 그칩니다. 내려가지 않으면 다시 (처음부터) 시작하여 만 가지로 온전할 수 있다면 어찌(烏) 위태로운 사람이 있겠습니까? 창에서는, 반드시 그 증상을 살피고, 마땅히 덜어야 하면 덜어내고, 마땅히 보태야 하면 보탭니다. 그러면 마치 북이 북채에 호응하는 것과 같으니, 어찌 내려가지 않겠습니까?

오변(五變) 제46
- 5가지 탈

46-1

黃帝問於少俞曰 : 余聞百疾之始期也, 必生於風雨寒暑, 循毫毛而入腠理, 或復還, 或留止, 或爲風腫汗出, 或爲消癉, 或爲寒熱, 或爲留痹, 或爲積聚. 奇邪淫溢, 不可勝數, 願聞其故. 夫同時得病, 或病此, 或病彼, 意者天之爲人生風乎, 何其異也? 少兪曰 : 夫天之生風者, 非以私百姓也. 其行公平正直, 犯者得之, 避者得無殆, 非求人而人自犯之.

임금이 스승에게 물었다. 내가 듣기에 온갖 탈이 비롯할 때는 반드시 바람·비·추위·더위에서 생겨서 솜털을 따라서 살결로 들어간다고 들었습니다. 어떤 것은 되돌아 나가고, 어떤 것은 (들어온 그곳에) 머물고, 어떤 것은 바람(으로 인해 몸이 붓는) 부종(腫)이 되어 땀나고, 어떤 것은 (당뇨인) 소단이 되고, 어떤 것은 추위와 열이 오락가락하고, 어떤 것은 기혈이 막혀 저리고, 어떤 것은 (눌렀을 때 단단한) 적이나 취가 됩니다. 기이한 몹쓸 기운이 엉망으로 넘치는 것은 이루 다(勝) 헤아릴 수가 없습니다. 바라건대 그 까닭을 듣고 싶습니다. 무릇 똑같이 탈났는데도 어떤 탈은 이렇고 어떤 탈은 저런데, 아마도(意者) 하늘이 사람을 가려서(爲) 바람(의 탈)을 일으켰습니까? 어떻게 그렇게 다릅니까?

스승이 말했다. 무릇 하늘이 바람을 일으키는 것은 온 백성들을 사사로움으로 하는 것이 아닙니다. 그 흐름은 (모두에게) 공평하고 올바르므로, 범하는 사람은 이를 얻고, 피하는 사람은 위태로움이 없으니, (바람이) 사람을 찾아가는 것이 아니라, 사람 스스로 이를 범하는 것입니다.

46-2

黃帝曰 : 一時遇風, 同時得病, 其病各異, 願聞其故. 少兪曰 : 善乎哉問! 請論以比匠人. 匠人磨斧斤, 礪刀削, 斲材木, 木之陰陽, 尚有堅脆, 堅者不入, 脆者皮弛, 至其交節, 而缺斤斧焉. 夫一木之中, 堅脆不同, 堅者則剛, 脆者易傷, 況其材木之不同, 皮之厚薄, 汁之多少,

而各異耶. 夫木之蚤花先生葉者, 遇春霜烈風, 則花落而葉萎; 久曝大
旱, 則脆木薄皮者, 枝條汁少而葉萎; 久陰淫雨, 則薄皮多汁者, 皮潰
而漉; 卒風暴起, 則剛脆之木, 枝折杌傷; 秋霜疾風, 則剛脆之木, 根
搖而葉落. 凡此五者, 各有所傷, 況於人乎!

임금이 말했다. 한 때에 바람을 만나 같은 때에 탈을 얻어도 그 탈이 각기
다릅니다. 바라건대 그 까닭을 듣고 싶습니다.

스승이 말했다. 참 좋은 물음입니다. 청하건대 장이에 빗대어 말씀드리겠습
니다. 장이가 도끼를 (숫돌에) 문지르거나 칼을 갈아서 나무를 베려는데, 나무가
볕 쪽(陽)과 그늘 쪽(陰)에 따라 오히려 단단한 곳과 무른 곳이 있습니다. 단단한
곳은 (도끼나 칼이) 잘 안 들어가고, 무른 곳은 잘 쪼개지고, 그 옹이에 이르러서
는 도끼도 이빨이 나갑니다. 무릇 한 나무 중에서도 단단함과 무름이 똑같지
않아서 단단한 곳이면 굳세고 무른 곳이면 쉽게 다칩니다. 하물며 그 나무가
같지 않고 껍질의 두꺼움과 얇음, 물기의 많음과 적음이 각기 다름에야! 무릇
나무 중에서 꽃 피는 것이 잎 나는 것보다 먼저인 것은 봄에 서리와 사나운 바
람을 만나면 꽃이 떨어지고 잎이 시듭니다. 오랜 더위와 큰 가뭄이 오면 나무
가 무르고 껍질이 얇은 것은 가지와 줄기에 물기가 적어서 잎이 시듭니다. 오
래 흐리고 비가 많이 오면 껍질이 얇고 물기가 많은 나무는 껍질이 썩고 물기
가 샙니다. 갑작스런 바람이 휘몰아치면 단단하거나 무른 나무 모두 가지가 부
러지고 줄기가 다칩니다. 가을철에 서리와 빠른 바람을 만나면 단단하거나 무
른 나무 모두 뿌리째 흔들리고 잎이 떨어집니다. 무릇 이 5가지가 각기 다치는
바가 있습니다. 하물며 사람에게서야!

46-3

黃帝曰 : 以人應木, 奈何? 少俞答曰 : 木之所傷也, 皆傷其枝, 枝之

剛而堅, 未成傷也. 人之有常病也, 亦因其骨節·皮膚·腠理之不堅固者, 邪之所舍也, 故常爲病也.

임금이 말했다. 사람을 나무에 빗대는 것은 어떻습니까?

스승이 말했다. 나무가 다치는 것은 모두 그 가지를 다치는데, 가지가 굳세고 단단하면 반드시 다치지만은 않습니다. 사람에게 늘 탈이 있는 것 또한 그 뼈마디·살갗·살결이 단단하고 굳지 못한 사람은 몹쓸 기운이 둥지 틉니다. 그러므로 늘 탈이 납니다.

46-4

黃帝曰 : 人之善病風厥漉汗者, 何以候之? 少兪答曰 : 肉不堅, 腠理疏, 則善病風. 黃帝曰 : 何以候肉之不堅也? 少兪答曰 : 肉不堅, 而無分理者, 肉不堅; 膚粗而皮不致者, 腠理疏. 此言其渾然者.

임금이 말했다. 사람이 자주 바람(맞이 기운이 쏠리는) 궐증(風厥)을 앓아서 땀을 흥건히 흘리는 것은 어떻게 살펴야 합니까?

스승이 말했다. 살이 단단하지 않고 살결이 성글면 자주 바람을 앓습니다.

임금이 말했다. : 어떻게 살이 단단하지 않음을 살핍니까?

스승이 대답했다. 살 많은 곳이 단단하지 않고 결 따라 나뉜 것이 없으면 살이 단단하지 않습니다. 살갗이 거칠고 치밀하지 않은 것은 살결이 (촘촘하지 않고) 성급니다. 이것은 (살에 대해) 뭉뚱그려서 말한 것입니다.

46-5

黃帝曰 : 人之善病消癉者, 何以候之? 少兪答曰 : 五臟皆柔弱者, 善病消癉. 黃帝曰 : 何以知五臟之柔弱也? 少兪答曰 : 夫柔弱者, 必有剛强, 剛强多怒, 柔者易傷也. 黃帝曰 : 何以候柔弱之與剛强? 少兪答

曰 : 此人薄皮膚而目堅固以深者, 長衝直揚, 其心剛, 剛則多怒, 怒則氣上逆, 胸中蓄積, 血氣逆留, 臏皮充肌, 血脈不行, 轉而爲熱, 熱則消肌膚, 故爲消癉. 此言其人暴剛而肌肉弱者也.

임금이 말했다. 사람이 (당뇨인) 소단을 자주 앓는 것은 어떻게 살핍니까?

스승이 답했다. 5장이 모두 부드럽고 약한 사람은 소단을 자주 앓습니다.

임금이 말했다. 어떻게 5장이 부드럽고 약한가를 압니까?

스승이 답했다. 무릇 (5장이) 부드럽고 약한 사람은 반드시 (성품이) 억셉니다. 억세면 노여움이 많으므로 (5장이) 부드러운 사람은 쉽게 다칩니다.

임금이 말했다. 어떻게 (5장이) 부드럽고 약함이 (성품의) 억셈과 관련 있음(與)을 헤아립니까?

스승이 답했다. 이런 사람은 살갗이 얇고, 눈이 한 곳에 붙박인 듯 (잘 움직이지 않고) 움푹 들어가고, 양 눈썹이 곤두섭니다. 그 마음은 억센데, 억세면 노여움이 많고, 노여워하면 기운이 거슬러 올라서 가슴 속에 쌓이고 피와 기운이 거슬러서 머물고, 살갗이 부풀고 살이 채워져서 피와 맥이 (잘) 흐르지 못하다가, 열로 바뀝니다. 열나면 (열이 몸의 진액을 졸여) 살과 살갗이 야윕니다. 그러므로 소단이 됩니다. 이것은 그 사람됨이 사납고 억세며 살이 약한 사람을 말한 것입니다.

46-6

黃帝曰 : 人之善病寒熱者, 何以候之? 少兪答曰 : 小骨弱肉者, 善病寒熱. 黃帝曰 : 何以候骨之小大, 肉之堅脆, 色之不一也? 少兪答曰 : 顴骨者, 骨之本也. 顴大則骨大, 顴小則骨小. 皮膚薄而其肉無, 其臂懦懦然, 其地色殆然, 不與其天同色, 汚然獨異, 此其候也. 然臂薄者, 其髓不滿, 故善病寒熱也.

임금이 말했다. 사람이 자주 추위와 더위가 오락가락하는 것을 앓는 것은 어떻게 살핍니까?

스승이 답했다. 뼈가 작고 살이 약한 사람은 추위와 더위가 오락가락하는 탈을 자주 앓습니다.

임금이 말했다. 어떻게 뼈의 크고 작음과 살의 굳세고 약함과 낯빛이 일치하지 않는 것을 헤아립니까?

스승이 답했다. 광대뼈는 골격의 바탕입니다. 광대뼈가 크면 뼈가 크고, 광대뼈가 작으면 뼈가 작습니다. 살갗이 얇고 그 살들이 많지 않고, 그 팔이 힘없고 그 아래턱(地閣)의 빛깔이 꺼뭇해서(殆) 이마(天)의 빛깔과 같지 않고, 더러워서 유독 다릅니다. 이것이 그 조짐입니다. 만약(然) 팔뚝 얇은 사람은 그 골수가 차지 못한 것입니다. 그러므로 추위와 더위가 오락가락하는 탈을 자주 앓습니다.

46-7

黃帝曰 : 何以候人之善病痺者? 岐伯曰 : 粗理而肉不堅者, 善病痺.
黃帝曰 : 痺之高下有處乎? 少俞答曰 : 欲知其高下者, 各視其部.

임금이 말했다. 사람이 자주 (기운이 모자라서 저린 증상인) 비증을 자주 앓는 사람을 살피는 것은 어떻게 합니까?

스승이 답했다. 살결이 거칠고 살이 단단하지 않은 사람은 자주 비증을 앓습니다.

임금이 말했다. 비증은 높고 낮은 곳에 따라 (탈나는) 곳이 있습니까?

스승이 답했다. 그 높고 낮은 곳을 알려는 사람은 각기 그 (높고 낮은) 자리를 봅니다.

黃帝曰 : 人之善病腸中積聚者, 何以候之? 少俞答曰 : 皮膚薄而不澤, 肉不堅而淖澤. 如此則腸胃惡, 惡則邪氣留止, 積聚乃作. 脾胃之間, 寒溫不次, 邪氣稍至; 稽積留止, 大聚乃起.

임금이 말했다. 사람이 창자 속에 적과 취를 자주 앓는 것은 어떻게 살핍니까?

스승이 답했다. 살갗이 얇고 윤택하지 않고, 살이 단단하지도 않고 촉촉하지도 않습니다. 이와 같으면 창자와 밥통이 나쁜데, 나쁘면 몹쓸 기운이 머물러 적취가 이에 만들어집니다. 비장과 밥통의 사이에서 (먹은 것이) 따뜻함과 차가움이 적절하지 않아 몹쓸 기운이 조금씩 이릅니다. 쌓이고 쌓여서 머물다가 큰 취가 이에 일어납니다.

黃帝曰 : 余聞病形, 已知之矣! 願聞其時. 少俞答曰 : 先立其年, 以知其時. 時高則起, 時下則殆, 雖不陷下, 當年有衝通, 其病必起, 是謂因形而生病, 五變之紀也.

임금이 말했다. 나는 탈의 꼴에 대해서는 들어서 벌써 압니다. 바라건대 (앞서 살펴본 탈이 작용하는) 그 철에 대해 듣고 싶습니다.

스승이 답했다. 먼저 그 해를 세워서 (그 해의 특징을 미루어보면) 그 철을 압니다. 철이 올라가면 (원기도) 일어나고, 철이 내려가면 위태롭습니다. 비록 꺼지거나 내려가지 않아도 비록 그 해에 (앞서 살펴본 여러 증상과) 맞부딪히거나 (그리로) 뚫리는 것이 있으면 그 탈은 반드시 일어납니다. 이를 일러 (몸)꼴로 인해서 탈이 생긴다고 합니다. (앞서 살펴본 풍, 비, 소단, 한열, 적취라는) 5변화의 (규칙인) 벼리입니다.

수창(水脹) 제57

– 물이 안 빠져서 붓는 탈인 수창

57-1

黃帝問於岐伯曰 : 水與膚脹·鼓脹·腸覃·石瘕·石水, 何以別之.
岐伯答曰 : 水始起也, 目窠上微腫, 如新臥起之狀, 其頸脈動, 時咳,
陰股間寒, 足脛瘇, 腹乃大, 其水已成矣. 以手按其腹, 隨手而起, 如
裹水之狀, 此其候也.

임금이 스승에게 물었다. 수창·부창·고창·장담·석하는 어떻게 가릅니까?

스승이 말했다. (물이 안 빠져 몸이 붓는 탈인) 수창이 처음 일어남은, 아래 눈꺼
풀(窠) 위가 조금 부은 것이 마치 막 잠자리에서 일어난 모양과 같고, 목의 맥(인
인영)이 뛰고, 때로 기침하고, 넓적다리 안쪽(陰)에 간간이 차고, 정강이가 붓고,
배가 커지는데, 그것은 수창이 벌써 이루어진 것입니다. 손으로 그 배를 누르면
손을 따라서 일어나는 것이, 마치 물 담긴 자루의 모양과 같은데, 이것이 그 조
짐입니다.

57-2

黃帝曰 : 膚脹何以候之? 岐伯曰 : 膚脹者, 寒氣客於皮膚之間, 鼙鼙
然不堅, 腹大, 身盡腫, 皮厚, 按其腹, 窅而不起, 腹色不變, 此其候
也. 黃帝曰 : 鼓脹何如? 岐伯曰 : 腹脹身皆大, 大與膚脹等也, 色蒼
黃, 腹筋起, 此其候也.

임금이 말했다. (살갗이 붓는 탈인) 부창은 어떻게 살핍니까?

스승이 말했다. 부창이란 찬 기운이 살갗의 틈에 깃든 것으로, (두드리면) 북소리가 나고 단단하지 않고, 배가 커지고, 몸이 다 붓고, 살갗이 두껍고, 손으로 배를 누르면 꺼져서 일어나지 않고, 배의 빛깔은 바뀌지 않습니다. 이것이 그 조짐입니다.

임금이 말했다. (배가 북처럼 커지는 탈인) 고창은 어떻습니까?

스승이 말했다. (고창은) 배가 붓고, 몸이 모두 붓고 커지고, 대략 부창과 같습니다(等). 그 살빛이 푸르고 노랗고, 배의 힘줄이 일어납니다. 이것이 그 조짐입니다.

<h2>57-3</h2>

黃帝曰：腸覃何如？岐伯曰：寒氣客於腸外, 與衛氣相搏, 氣不得榮, 因有所繫, 瘕而內著, 惡氣乃起, 瘜肉乃生. 其始生也, 大如鷄卵, 稍以益大, 至其成也, 如懷子之狀, 久者離歲, 按之則堅, 推之則移, 月事以時下, 此其候也.

임금이 말했다. 장담은 어떻습니까?

스승이 말했다. 찬 기운이 창자의 바깥에 깃들어 위기와 더불어 치받으면, 기운이 잘 흐르지(榮) 못하고, (찬 기운과 위가가) 엉기는 바가 있음으로 인하여 응어리가 (생겨서) 안에서 (점차 밖으로) 드러나고, 더러운 기운이 이에 일어나고 굳은살(瘜肉)이 이에 생깁니다. 그것이 처음 생겨날 때는 크기가 마치 달걀과 같으나, 점차 커져서 그것이 이루어지기에 이르러서는, 마치 아이를 밴 모양과 같고, 오래 (생기는) 것은 해를 넘깁니다(離). 이를 손으로 누르면 단단하고, 이를 밀면 움직이는데, 달거리는 때 맞춰 옵니다. 이것이 그 조짐입니다.

黃帝日 : 石瘕如何? 岐伯日 : 石瘕, 生於胞中, 寒氣客於子門, 子門閉
塞, 氣不得通, 惡血當瀉不瀉, 衃以留止, 日以益大, 狀如懷子, 月事
不以時下. 皆生於女子, 可導而下. 黃帝日 : 膚脹‧鼓脹可刺邪? 岐伯
日 : 先瀉其脹之血絡, 後調其經, 刺去其血絡也.

임금이 말했다. 석하는 어떻습니까?

스승이 말했다. 석하는 아기집에서 생깁니다. 찬 기운이 아기집 입구에 깃
들어서 아가집의 입구가 막히면 기운이 통하지 않고, 나쁜 피가 빠져나가야 마
땅한데 빠져나가지 못하고, 뭉친 피(衃)가 되어 (아기집에) 머무르다가, 날로 커져
서 모양이 마치 아이를 밴 것 같습니다. 달거리도 때 맞춰 오지 않습니다. (이는)
모두 계집한테서 생기는 것으로, (약이나 침으로) 이끌어서 쏟게 할 수 있습니다.

임금이 말했다. 부창과 고창은 찌를 수 있습니까?

스승이 말했다. 먼저 그 부은 곳의 피가 비친 낙맥을 덜어내고 나중에 그 경
맥(의 허와 실)을 조절하는데, 그 혈락을 찔러서 없앱니다.

상격(上膈) 제68
- 몸의 위쪽이 막힘

黃帝日 : 氣爲上膈者, 食飮入而還出, 余已知之矣. 蟲爲下膈者, 食晬
時乃出, 余未得其意, 願卒聞之. 岐伯日 : 喜怒不適, 飮食不節, 寒溫

不時, 則寒汁流於腸中, 流於腸中則蟲寒, 蟲寒則積聚守於下管, 則腸
胃充郭, 衛氣不營, 邪氣居之. 人食則蟲上食, 蟲上食則下管虛, 下管
虛則邪氣勝之, 積聚以留, 留則癰成, 癰成則下管約. 其癰在管內者,
卽而痛深; 其癰在外者, 則癰外而痛浮, 癰上皮熱.

임금이 말했다. 기운이 위에서 막힌 사람은 먹고 마신 것이 들어갔다가 도
로 나옵니다. 나는 벌써 이를 압니다. 벌레에게 아래가 막히게 된 사람은 먹은
지 하루만에(晬) 나옵니다. 나는 그 뜻을 아직 얻지 못했습니다. 바라건대 이에
대해 다 듣고 싶습니다.

스승이 말했다. 기쁨이나 노여움이 적절하지 않거나, 먹고 마신 것이 절제
되지 않거나, 추위와 따스함이 철에 맞지 않으면, 찬 물기(汁)가 창자 속에서 흐
릅니다. 창자 속에서 흐르면 벌레가 춥고, 벌레가 추우면 (움직이지 않아서) 적과
취가 아래쪽 길목(管)에서 (자리를) 지킵니다. (아래 길목에서 자리를 지키면) 창자와
밥통이 차서 커지고(郭), 영기가 흐르지 않아서 몹쓸 기운이 이에 둥지 틉니다.
사람이 (밥을) 먹으면 벌레가 올라와서 (그것을) 먹는데, 벌레가 올라와서 먹으면
아래 길목이 허해지고, 아래 길목이 허해지면 몹쓸 기운이 이를 이겨서 적취가
머물고, 머물면 막힘(癰)이 이루어지고, 막힘이 이루어지면 아래 길목을 꽁꽁
묶습니다. 막힘이 길목 안에 있는 사람은 곧 아픔이 깊고, 막힘이 길목 밖에 있
는 사람은 아픔이 얕고, 막힌 곳 위의 살갗이 열납니다.

68-2

黃帝曰 : 刺之奈何? 岐伯曰 : 微按其癰, 視氣所行, 先淺刺其傍, 稍
內益深, 還而刺之, 毋過三行, 察其沈浮, 以爲深淺. 已刺必熨, 令熱
入中, 日使熱內, 邪氣益衰, 大癰乃潰. 伍以參禁, 以除其內, 恬憺無
爲, 乃能行氣, 後以鹹苦, 化穀乃下矣.

임금이 말했다. 이를 찌르는 것은 어떻게 합니까?

스승이 말했다. 그 막힌 곳을 살짝 눌러서 기운이 가는 곳을 보고, 먼저 그 옆을 얕게 찌르고, 조금씩 안으로 깊이 (찌릅니다.) 되풀이하여(還) 찌르되, 3차례를 넘지 말아야 합니다. 막힌 곳의 뜸과 가라앉음을 살펴서 얕고 깊음을 정합니다. 찌르기를 그치면 반드시 찜질을 하여 열로 하여금 속으로 들어가도록 합니다. 날마다 열이 들어가게 하면 몹쓸 기운이 더욱 풀죽어서 큰 막힘도 뚫어집니다. 아울러(伍) (환자가) 꺼려야 할 것을 참고하고, 그 안(의 탈)을 없애고, 마음을 깨끗이 하여 하지 않아도 될 짓들(爲)을 없애면 이에 기운이 흐르게 할 수 있습니다. 그런 뒤에 (단단한 것을 부드럽게 해주는) 짠맛과 (따뜻하게 해주는) 쓴맛으로 곡식을 받아들이면(化) 이에 내려갑니다.

우에무언(憂恚無言) 제69
- 걱정 근심으로 말소리가 안 나는 탈

69-1

黃帝問於少師曰 : 人之卒然憂恚而言無音者, 何道之塞? 何氣不行, 使音不彰? 願聞其方. 少師答曰 : 咽者, 水穀之道也. 喉嚨者, 氣之所以上下者也. 會厭者, 音聲之戶也. 口脣者, 音聲之扇也. 舌者, 音聲之機也. 懸雍垂者, 音聲之關也. 頏顙者, 分氣之所泄也. 橫骨者, 神氣之所使, 主發舌者也. 故人之鼻洞涕出不收者, 頏顙不開, 分氣失也. 是故厭小而薄, 則發氣疾, 其開闔利, 其出氣易, 故利言也. 其厭大而

厚, 則開闔難, 其氣出遲, 故重言也. 人卒然無音者, 寒氣客於厭, 則
厭不能發, 發不能下, 至其開闔不致, 故無音.

임금이 스승에게 물었다. 사람이 갑자기 걱정하고 성내서 말을 해도 소리가
나지 않는 것은 어느 길이 막힌 것입니까? 어떤 기운이 흐르지 못하면 소리로
하여금 또렷하지 않게 합니까? 바라건대 그 이치(方)를 듣고 싶습니다.

스승이 말했다. (목구멍은 하나지만 기능이 둘입니다.) 목구멍(喉)은 물과 곡식의
길입니다. 숨구멍(嚨)은 숨기운(氣)이 오르내리는 곳입니다. 숨구멍덮개(會厭)는
소리의 문짝입니다. 입술은 목소리가 나오는 부채(처럼 닫히는 문짝)입니다. 혀
는 목소리가 나오는 놀이쇠입니다. 목젖은 목소리가 나오는 빗장입니다. (입속
에서 콧구멍으로 이어지는 곳인) 항상은 (들숨과 날숨으로) 나뉜 숨이 새는 곳입니다.
혀뿌리 속의 뼈는 얼의 기운이 시켜서 혀를 움직이는 곳입니다. 그러므로 사람
의 코가 뻥 뚫려서 콧물이 흐르는 것이 그치지 않는 사람은 항상이 열리지 않
아 숨 나뉘는 것을 잃었기 때문입니다. 이런 까닭에 여린입천장이 작고 얇으면
숨 내는 것이 빠르고, 그 열림과 닫힘이 이로워서 내쉬기가 쉽습니다. 그래서
말하기가 이롭습니다. 여린입천장이 크고 두꺼우면 열고 닫는 것이 이롭지 못
하여 내쉬기 늦어집니다. 그러므로 말을 더듬습니다. 사람이 갑자기 목소리가
나오지 않는 것은 찬 기운이 여린입천장에 깃든 것인데, 여린입천장이 열리지
않고, 열린다 하더라도 내려 닫히지(下) 않아 그 열림과 닫힘이 제대로 이르지
못합니다. 그러므로 목소리가 나지 않습니다.

69-2

黃帝曰 : 刺之奈何? 岐伯曰 : 足之少陰, 上系於舌, 絡於橫骨, 終於會
厭. 兩瀉其血脈, 濁氣乃辟. 會厭之脈, 上絡任脈, 取之天突, 其厭乃
發也.

임금이 말했다. 이를 찌르는 것은 어떻게 합니까?

스승이 말했다. 발의 소음은 위로 혀에 이어져 혀뿌리의 뼈에 이어지고, 회염에서 끝납니다. 그 혈맥을 두 차례 (침으로) 덜어내면 흐린 기운이 이에 없어집니다. 회염의 맥(락)은 위로 임맥에 이어집니다. (임맥의) 천돌을 고르면 그 (회)염이 이에 피어납니다.

한열(寒熱) 제70
- 추위와 열이 오락가락하는 탈

70-1

黃帝問於岐伯曰 : 寒熱瘰癧[15]在於頸腋者, 何氣使生? 岐伯曰 : 此皆鼠瘻寒熱之毒氣也, 留於脈而不去者也.

임금이 스승에게 물었다. 추위와 열이 오락가락하는 나력은 목과 겨드랑이에 있는데, 어떤 기운이 (이를) 생기게 합니까?

스승이 말했다. 이것은 모두 서루인데, 추위와 열의 독한 기운입니다. 경맥에 머물러서 물러가지 않는 것입니다.

---

15) 瘰癧 : 주로 목부위 혹은 겨드랑이 아래에 발생하는 결핵성 임파선염을 가리킨다. 모양이 단단한 알맹이 같고 밀어도 움직이지 않는데, 작은 것을 '瘰'라 하고 큰 것을 '癧'이라 한다. 점차 커지고 결핵의 수가 점차 많아지는데, 초기에는 '瘰癧'이라 하고, 진무른 것을 '鼠瘻'라 한다.

黃帝曰：去之奈何? 岐伯曰：鼠瘻之本, 皆在於臟, 其末上出於頸腋之間, 其浮於脈中, 而未內著於肌肉, 而外爲膿血者, 易去也.

임금이 말했다. 이를 없애는 것은 어떻게 합니까?

스승이 말했다. 서루의 뿌리는 모두 (5)장에 있고, 그 끝가지는 목과 겨드랑이 사이에서 나옵니다. 만약(其) 맥 속에 떠서 아직 안에서 살에 달라붙지 않고, 밖에 피고름만 생긴 사람은 쉽게 없앱니다.

黃帝曰 ： 去之奈何? 岐伯曰 ： 請從其本引其末, 可使衰去而絕其寒熱. 審按其道以予之, 徐往徐來以去之, 其小如麥者, 一刺知, 三刺而已.

임금이 말했다. 이를 다스리는 것은 어떻게 합니까?

스승이 말했다. 청컨대 그 뿌리로부터 끝가지를 당겨서 시들게 하여 없애고 (오락가락하는) 추위와 열을 그칠 수 있습니다. 그 (경맥의) 길을 살피고 더듬어서 이를 찌르는데, 천천히 놓고 천천히 뽑아 이를 없앱니다. 그것의 작기가 마치 보리알 같은 사람은 1번 찔러서 (효과)를 알아보고, 3번 찔러서 (탈이) 그칩니다.

黃帝曰：決其生死奈何? 岐伯曰：反其目視之, 其中有赤脈, 從上下貫瞳子, 見一脈, 一歲死; 見一脈半, 一歲半死; 見二脈, 二歲死; 見二脈半, 二歲半死; 見三脈, 三歲死. 見赤脈不下貫瞳子, 可治也.

임금이 말했다. 죽살이를 결정하는 것은 어떻게 합니까?

스승이 말했다. 눈꺼풀을 뒤집어 이를 봅니다. 그 속에 붉은 맥이 위와 아래로부터 눈동자를 꿴니다. 한 가닥이 나타나면 1년만에 죽습니다. 한 가닥 반이 나타나면 1년 반이 지나 죽고, 2가닥이 나타나면 2년이 지나 죽고, 2가닥 반이 나타나면 2년 반이 지나 죽고, 3가닥이 나타나면 3년이 지나 죽습니다. 붉은 맥이 눈동자를 아래로 꿰지 않으면 다스릴 수 있습니다.[16]

대혹론(大惑論) 제80

- 큰 의심 이야기

80-1

黃帝問於岐伯曰 : 余嘗上於淸冷之臺, 中階而顧, 匍匐而前, 則惑. 余私異之, 竊內怪之, 獨瞑獨視, 安心定氣, 久而不解, 獨轉獨眩, 披髮長跪, 俛而視之, 後久之不已也. 卒然自止, 何氣使然?

임금이 스승에게 물었다. 내가 일찍이 서늘함이 (느껴질 만큼 높은) 누대에 올라가다 중간 계단에서 (사방을) 둘러본 적이 있는데, (몸을) 앞으로 구부렸더니 (눈앞이) 아찔하였습니다. 나는 마음속으로 이를 이상하게 여기고, 남몰래 이를 괴이하게 여겨, 눈을 감았다 떴다 하여 마음과 기운을 안정시켰으나, 오랫동안 풀리지 않고 (머리가) 어지럽거나 (눈앞이) 아찔하였습니다. 머리를 풀어헤치고 맨발로 걸었으나 내려다보면 오랫동안 그치지 않았습니다. (그런데) 저절로 (이것이) 갑자기 멎었으니, 어떤 기운이 그렇게 한 것입니까?

---

16) 임상에서 이런 경우를 보기는 힘들다.

岐伯對曰 : 五臟六腑之精氣, 皆上注於目而爲之睛. 精之窠爲眼, 骨之精爲瞳子, 筋之精爲黑眼, 血之精爲絡, 氣之精爲白眼, 肌肉之精爲約束, 裹擷筋骨血氣之精而與脈并爲系, 上屬於腦, 後出於項中. 故邪中於項, 因逢其身之虛, 其入深, 則隨眼系以入於腦, 入於腦則腦轉, 腦轉則引目系急, 目系急則目眩以轉矣. 邪其精, 其精所中不相比也, 不相比則精散, 精散則視歧, 視歧見兩物. 目者, 五臟六腑之精也, 營衛魂魄之所營也, 神氣之所生也. 故神勞則魂魄散, 志意亂. 是故瞳子黑眼法於陰, 白眼赤脈法於陽也, 故陰陽合搏而精明也. 目者, 心之使也, 心者, 神之舍也. 故神分精亂而不搏, 卒然見非常之處, 精神魂魄, 散不相得, 故曰惑也.

스승이 대답했다. 5장6부의 찰진(精) 기운은 모두 눈으로 올라가서 (눈으로) 보게(睛) 됩니다. (이) 찰진 (기운)이 오목한 곳(에 모여) 눈이 되고, 뼈(의 바탕인 콩팥)의 찰진 (기운)은 눈동자가 되고, 힘줄(의 바탕인 간)의 찰진 (기운)은 검은자위가 되고, 피(의 바탕인 염통)의 찰진 (기운은 눈 안 모서리의) 혈락이 되고, 기운(의 바탕인 허파)의 찰진 (기운)은 흰자위가 되고, 살(의 바탕인 비장)의 찰진 (기운)은 눈꺼풀이 되고, 힘줄 뼈 피 기운의 찰진 (기운)을 모두 모아서 낙맥과 더불어 (눈의 한) 덩어리(系)가 됩니다. (이것은) 위로 골(腦)에 이어지고 뒤로는 목 속으로 나옵니다. 그러므로 몹쓸 기운이 목을 맞히는데, 그 몸이 허한 곳을 만나서 깊이 들어가면 눈의 가닥(目系)을 따라 골로 들어가고, 골에 들어가면 골이 빙빙 돌고, 빙빙 돌면 눈이 당겨져 팽팽해지고, 눈이 팽팽해지면 눈앞이 아찔하면서 핑핑 돕니다. 그 눈(精)이 기울면(邪) 그 눈이 맞는 바가 서로 비슷해지지 못합니다. (눈 맞는 것이) 서로 맞지 않으면 (눈의) 찰진 기운이 흩어지고, 찰진 기운이 흩어지면 눈이 갈라집니다. 눈이 갈라진다는 것은 사물이 둘로 보이는 것입니다.

눈이란 5장6부의 찰진(기운으로 이루어진 것)이고, 영기와 위기, 혼과 백이 깃드는 곳이고, 얼의 기운이 생기는 곳입니다. 그러므로 얼이 피로하면 혼백이 흩어지고 의지가 어지러워집니다. (콩팥인) 동자와 (간인) 검은자위는 음을 본뜨고, (허파인) 흰자위와 (염통인) 붉은 혈락은 양을 본뜹니다. 그러므로 음과 양(의 기운)이 모여야 눈이 밝아서 볼 수 있습니다. 눈이란 염통이 부립니다. 염통은 얼이 깃드는 집입니다. 그러므로 얼이 흩어지고 불거름이 어지러워져서 (기운이) 모이지 못하는데, 갑자기 낯선 것을 보면 불거름과 얼과 혼과 넋이 흩어져 서로 (제 노릇을) 얻지 못하므로 어지러움이 생깁니다.

80-3

黃帝曰 : 余疑其然. 余每之東苑, 未曾不惑, 去之則復, 余唯獨爲東苑 勞神乎? 何其異也? 岐伯曰 : 不然也. 心有所喜, 神有所惡, 卒然相 感, 則精氣亂, 視誤故惑, 神移乃復, 是故間者爲迷, 甚者爲惑.

임금이 말했다. 나는 그 까닭을 의심합니다. 내가 매번 동쪽의 뜰(苑)에 갈 때마다 어지럼증이 없던 적이 없고, 그곳을 벗어나면 회복되었습니다. 내가 유독 동쪽의 뜰에서만 얼을 피곤하게 하는 것입니까? 그 이상한 것은 어떻습니까?

스승이 말했다. 그렇지 않습니다. 마음에 좋아하는 바가 있고 얼에 꺼리는 바가 있는데, 갑자기 서로 닿으면 불거름의 기운이 어지러워져서 그릇 보이는 까닭에 어지러움이 일고, 얼이 (원래대로) 돌아오면 곧 회복됩니다. 이런 까닭에 (증상이) 뜸(間)한 것을 어지럽다(迷)고 하고, 심한 것을 아찔하다(惑)고 합니다.

80-4

黃帝曰 : 人之善忘者, 何氣使然? 岐伯曰 : 上氣不足, 下氣有餘, 腸胃實而心肺虛. 虛則營衛留於下, 久之不以時上, 故善忘也.

임금이 말했다. 사람이 자주 잊는 것은 어떤 기운이 그렇게 하는 것입니까?

스승이 말했다. 상초의 기운이 모자라고 하초의 기운이 남으면 창자와 밥통이 실하고 염통과 허파가 허해집니다. 허하면 영기와 위기가 아래에 머물고, 오래 가도 때로 올라가지 못합니다. 그러므로 자주 잊습니다.

80-5

黃帝曰 : 人之善饑而不嗜食者, 何氣使然? 岐伯曰 : 精氣并於脾, 熱氣留於胃, 胃熱則消穀, 穀消則善饑. 胃氣逆上, 則胃脘塞, 故不嗜食也.

임금이 말했다. 사람이 자주 주리나 먹고 싶지 않은 것은 어떤 기운이 그렇게 하는 것입니까?

스승이 말했다. 불거름의 기운이 비장에 모이면 열나는 기운이 밥통에 머뭅니다. 밥통이 열나면 곡식을 잘 소화시키고, 곡식이 잘 소화되면 자주 주립니다. 밥통의 기운이 거슬러 오르면 위완이 막힙니다. 그러므로 먹고 싶지 않습니다.

80-6

黃帝曰 : 病而不得臥者, 何氣使然? 岐伯曰 : 衛氣不得入於陰, 常留於陽, 留於陽則陽氣滿, 陽氣滿則陽蹻盛, 不得入於陰則陰氣虛, 故目不得瞑矣.

임금이 말했다. 탈나서 잠들지 못하는 것은 어떤 기운이 그렇게 하는 것입니까?

스승이 말했다. 위기가 음(의 자리)로 못 들어가면 늘 양(의 자리)에 머뭅니다. 양의 자리에 머물면 양의 기운이 가득차고, 양의 기운이 가득차면 양교(맥)이 드세집니다. 그러므로 눈이 감기지 않습니다.

80-7

黃帝曰 : 目閉而不得視者, 何氣使然? 岐伯曰 : 衛氣留於陰, 不得行
於陽, 留於陰則陰氣盛, 陰氣盛則陰蹻滿, 不得入於陽則陽氣虛, 故目
閉也.

임금이 말했다. 눈이 감겨 볼 수 없는 것은 어떤 기운이 그렇게 하는 것입니까?

스승이 말했다. 위기가 음(의 자리)에 머물면 양(의 자리)로 가지 못합니다. 음
(의 자리)에 머물면 음의 기운이 드세고, 음의 기운이 드세면 음교(맥)이 가득 찹
니다. (위기가) 양의 자리에 못 들어가면 양의 기운이 허해집니다. 그러므로 눈
이 감깁니다.

80-8

黃帝曰 : 人之多臥者, 何氣使然? 岐伯曰 : 此人腸胃大而皮膚澁, 而
分肉不解焉. 腸胃大則衛氣留久, 皮膚澁則分肉不解, 其行遲. 夫衛氣
者, 晝日常行於陽, 夜行於陰, 故陽氣盡則臥, 陰氣盡則寤. 留於陰也
久, 其氣不精, 則欲瞑, 故多臥矣. 其腸胃小, 皮膚滑以緩, 分肉解利,
衛氣之留於陽也久, 故少臥焉.

임금이 말했다. 사람이 자꾸 자려는 것은 어떤 기운이 그렇게 하는 것입니까?

스승이 말했다. 이러한 사람은 창자와 밥통이 크고 살갗이 거칠고, 나뉜 살
(分肉)이 (서로 붙어서) 나뉘지 않습니다. 창자와 밥통이 크면 위기가 오랫동안 머
물고, 살갗이 거칠면 나뉜 살이 (서로 붙어) 나뉘지 않고, 위기의 흐름이 더딥니
다. 무릇 위기는 낮에는 늘 양(의 자리)에서 흐르고, 밤에는 음(의 자리)에서 흐릅
니다. 그러므로 양의 기운이 다하면 잠자리에 눕고, 음의 기운이 다하면 깨어납

니다. (위기가) 음의 자리에서 머무는 것이 오래 되면 그 기운이 이바지(精)하지 못하면 (눈이) 감기려고 합니다. 그러므로 자꾸 잠자려 합니다. 창자와 밥통이 작고 살갗이 매끄러우면서 느슨하고, 나뉜 살이 잘 풀리면 위기가 양(의 자리)에 머무는 시간이 오래 됩니다. 그러므로 잠을 조금밖에 자지 않습니다.

80-9

黃帝曰 : 其非常經也, 卒然多臥者, 何氣使然? 岐伯曰 : 邪氣留於上膲, 上膲閉而不通, 已食若飮湯, 衛氣久留於陰而不行, 故卒然多臥焉.

임금이 말했다. 늘 그런 것이 아닌데 갑자기 많이 자는 것은 어떤 기운이 그렇게 하는 것입니까?

스승이 말했다. 몹쓸 기운이 상초에 머물러서, 상초가 닫히고 뚫리지 않는 데다가, 너무(已) 먹거나 또는(若) 너무 많이 마시면, 위기가 음(의 자리)에 오래 머물러 흐르지 않습니다. 그러므로 갑자기 잠이 쏟아지는 것입니다.

80-10

黃帝曰 : 善. 治此諸邪, 奈何? 岐伯曰 : 先其臟腑, 誅其小過, 後調其氣, 盛者瀉之, 虛者補之, 必先明知其形志之苦樂, 定乃取之.

임금이 말했다. 좋습니다. 이들 모든 몹쓸 기운을 다스리는 것은 어떻습니까?

스승이 말했다. 그 장부를 먼저 (살펴서) 작은 허물도 없애고, 나중에 그 기운을 조절합니다. 드센 것은 이를 덜어내고 허한 것은 이를 보태는데, 반드시 먼저 그 꼴과 마음의 괴로움과 즐거움을 또렷이 알고, (처방이) 정해지면 이를 고릅니다.

옹저(癰疽) 제81

– 악창과 종기

黃帝曰 : 余聞腸胃受穀, 上焦出氣, 以溫分肉, 而養骨節, 通腠理. 中
焦出氣如露, 上注溪谷, 而滲孫脈, 津液和調, 變化而赤爲血, 血和則
孫脈先滿溢, 乃注於絡脈, 絡脈皆盈, 乃注於經脈. 陰陽已張, 因息乃
行, 行有經紀, 周有道理, 與天合同, 不得休止. 切而調之, 從虛去實,
瀉則不足, 疾則氣減, 留則先後. 從實去虛, 補則有餘, 血氣已調, 形
神乃持. 余已知血氣之平與不平, 未知癰疽之所從生, 成敗之時, 死生
之期, 有遠近, 何以度之, 可得聞乎?

임금이 말했다. 내가 듣기에 창자와 밥통이 곡식을 받아들이면 상초는 기운
을 내어 나뉜 살(分肉)을 따뜻하게 하고, 뼈마디를 기르고, 살결을 뚫습니다. 중
초는 기운을 내는 것이 이슬과 같아서, 위로는 골짜기로 흘러들고, 손맥을 적시
고, 진과 액을 고르게 조절하고, (그 꼴과 노릇을) 바꾸어 붉어져서 피가 되는데,
피가 고르면 손맥이 먼저 차고 넘쳐서, 이에 낙맥으로 흘러들고, 낙맥이 모두
차면 이에 경맥으로 흘러듭니다. 음(인 영기)와 양(인 위기)가 벌써 (자리를) 벌여서
숨을 따라서 이에 흐르는데, 그 흐름에는 씨줄(經)과 벼리(紀)가 있고, 돎에는 이
치(道)와 결(理)이 있음은, 하늘과 딱 맞게 똑같아서 쉼이 없습니다. (탈나면) 이를
짚어서 조절하는데, 허를 따르고 실을 물리침은, 덜어내면 모자라고, 빠르면 기
운이 줄어드니, (침을 오래) 머물러두면 앞과 뒤(의 허와 실)이 (같아집니다.) 실을
따르고 허를 물리침은, 보태면 남아서 피와 기운이 이미 조절되고 꼴과 얼이 이

에 유지됩니다. 나는 피와 기운의 고름과 안 고름을 벌써 압니다. (그러나 악창인) 옹저가 생기는 바와 이루어지고 꺼지는 때와 죽살이의 시기가 멀고 가까움은 아직 알지 못합니다. 이를 어떻게 헤아릴 수 있는지 들을 수 있겠습니까?

81-2

岐伯曰 : 經脈流行不止, 與天同度, 與地合紀. 故天宿失度, 日月薄蝕; 地經失紀, 水道流溢, 草蘆不成, 五穀不殖; 徑路不通, 民不往來, 巷聚邑居, 別離異處. 血氣猶然, 請言其故. 夫血脈營衛, 周流不休, 上應星宿, 下應經數. 寒邪客於經絡之中, 則血泣, 血泣則不通, 不通則衛氣歸之, 不得復反, 故癰腫. 寒氣化爲熱, 熱勝則腐肉, 肉腐則爲膿, 膿不瀉則爛筋, 筋爛則傷骨, 骨傷則髓消, 不當骨空, 不得泄瀉, 血枯空虛, 枯空則筋骨肌肉不相榮, 經脈敗漏, 薰於五臟, 臟傷故死矣.

스승이 말했다. 경맥이 흘러감에 멈춤이 없음은, 하늘과 더불어 법도가 같고 땅과 더불어 벼리를 맞춥니다. 그러므로 하늘의 별이 규칙을 잃으면 해와 달이 흐릿하게 먹은 (일식과 월식)이 나타납니다. 땅의 지름길이 제 자리(紀)을 잃어서 물길이 흘러넘치고, 푸나무가 시들어 자라지 않고 5곡이 열매 맺지 않습니다. 길이 막혀 백성들이 오가지 못하고, (사람들이 많은) 길거리나 (작은) 마을도 뿔뿔이 흩어지고 떠납니다. 피와 기운도 이와 같습니다. 청컨대 그 까닭을 말씀드리겠습니다.

무릇 혈맥과 영위가 두루 돌아 흘러서 쉬지 않음은, 위로는 별과 호응하고 아래로는 경수의 숫자와 호응합니다. 찬 기운이 경락 속에 깃들면 피가 엉기는데, 피가 엉기면 뚫리지 않고, 뚫리지 않으면 (흘러야 할) 위기가 돌아와서 되풀이하여 흐르지 못합니다. 그러므로 악창이 생기고 붓습니다. 찬 기운이 바뀌어 열이 되는데, 열이 이기면 살을 썩히고, 살을 썩히면 고름이 됩니다. 고름은 덜어내지 않으면 힘줄을 문드러지게 하고, 힘줄이 문드러지면 뼈를 다치고, 뼈가 다치면 골수가 줄어듭니다. (옹저가) 뼈와 뼈 사이의 빈틈에 있지 않고 (이상의 다른 곳에) 있어서 쏟아낼 수 없으면 피가 마르고 텅 빕니다. 마르고 텅 비면 힘줄 뼈 살이 서로 이바지해주지 못하여 경맥이 어그러지고 새고, 5장을 졸여서 (마침내 5)장이 다칩니다. 그러므로 죽습니다.

81-3

黃帝曰 : 願盡聞癰疽之形, 與忌 · 日 · 名. 岐伯曰 : 癰發於嗌中, 名曰猛疽, 不急治, 化爲膿, 膿不瀉, 塞咽, 半日死; 其化爲膿者, 瀉已則含豕膏, 無冷食, 三日而已.

임금이 말했다. 바라건대 악창의 꼴과, 꺼릴 것, (낫거나 죽는) 날짜, 이름에 대해 다 듣고 싶습니다.

스승이 말했다. 악창이 목구멍에 나는 것은 일러 맹렬한 종기라고 하는데, 서둘러 다스리지 않으면 고름이 되고, 고름이 뽑히지 않으면 목구멍을 막아서 한 나절 만에 죽습니다. 만약(其) 고름이 된 사람은 고름을 없애면 바로 돼지기름을 머금고, 차게 먹지 말아야 하는데, 3일만에 (탈이) 그칩니다.

81-4

發於頸, 名曰夭疽. 其狀大以赤黑, 不急治, 則熱氣下入淵腋, 前傷任脈, 內薰肝肺. 薰肝肺, 十餘日而死矣.

목에서 생기는 것을 일러 요절할 종기라고 합니다. 그 모습은 크고 검붉은데, 서둘러 다스리지 않으면 열의 기운이 아래로 연액(혈)에 들어가서, 앞으로는 임맥을 다치고, 안으로는 간과 허파를 졸입니다. 간과 허파를 졸이면 10여일 만에 죽습니다.

陽氣大發, 消腦留項, 名曰腦爍, 其色不樂, 項痛而如刺以針. 煩心者, 死不可治.

양의 기운이 크게 피어 골(腦)을 줄어들게 하고 목에 머물면, (이를) 일러 골이 녹는다고 합니다. 그 낯빛이 좋지 않고 목 아픈 것이 마치 (침으로) 찌르는 것 같습니다. (더 심해져서) 마음이 번거로운 사람은 죽지 다스릴 수 없습니다.

發於肩及臑, 名曰疵癰. 其狀赤黑, 急治之, 此令人汗出至足, 不害五臟. 癰發四五日, 逞焫之.

어깨와 팔꿈치에 생기면 이를 일러 사마귀 같은 악창이라고 합니다. 그 모습은 검붉은데, 서둘러 다스립니다. 이것은 사람으로 하여금 땀이 발에 이르기까지 흐르게 하는데, 5장을 해치지는 못합니다. 악창이 생긴지 4~5일이면 재빨리 뜸을 뜹니다.

發於腋下赤堅者, 名曰米疽. 治之以砭石, 欲細而長, 踈砭之, 塗以豕膏, 六日已, 勿裹之. 其癰堅而不潰者, 爲馬刀挾癭, 急治之.

옆구리 아래에서 생기는 붉고 단단한 것은 일러 쌀알 같은 종기라고 합니다. 이를 다스리는 것은 돌조각으로 합니다. 가늘고 긴 (침으로) 하고자 하면 이를 성글게 찌르고, 돼지기름을 바릅니다. 6일이면 (탈이) 그치는데, 이를 싸매지 말아야 합니다. 만약(其) 악창이 단단하여 짓무르지 않은 것은 (마도)협영[17]입니

---

17)   馬刀挾癭(마도협영) : 일명 '瘰癧'이라고도 한다. 옆구리 아래에 발생하는 것이 馬刀(말씹조

다. 서둘러 다스립니다.

81-8

發於胸, 名曰井疽. 其狀如大豆, 三四日起, 不早治, 不入腹, 不治, 七
日死矣.

가슴(의 패인 곳)에 생기면 (이를) 일러 움 종기라고 하는데, 그 모습이 큰 콩
같습니다. 3~4일에 일어나는데, 서둘러 다스리지 않으면 배로 들어가서 다스
리지 못합니다. 7일 만에 죽습니다.

81-9

發於膺, 名曰甘疽, 色靑, 其狀如穀實瓜蔞, 常苦寒熱, 急治之, 去其
寒熱, 不治, 十日死, 死後出膿.

(젖꼭지 부근의) 가슴에 생기면 (위경에 있으므로 이를) 일러 단 종기라고 하는
데, 빛깔이 푸릅니다. 그 모습이 닥나무 열매나 하눌타리와 같습니다. 늘 추위
와 열에 시달리므로 서둘러 다스려서 그 추위와 열을 물리쳐야 합니다. 다스리
지 않으면 10일 만에 죽습니다. 죽은 뒤 고름이 흘러나옵니다.

81-10

發於脇, 名曰敗疵. 敗疵者, 女子之病也. 久之, 其病大癰膿, 其中乃
有生肉, 大如赤小豆. 治之, 剉䔖翹草根各一升, 以水一斗六升煮之,
竭爲取三升, 則强飮厚衣, 坐於釜上, 令汗出至足已.

개과에 속한 민물조개)와 같으므로 '馬刀' 혹은 '馬刀瘡'이라 하고, 목옆에 생겨 염주와 같
은 모양을 이룬 것을 '挾癭'이라 한다. 두 부위의 병변은 서로 연관되며, 목 부위와 겨드랑
이 부위의 결핵성 임파선염이다.

옆구리에 생기면 일러 패자라고 합니다. 패자란 계집의 탈입니다. 이를 묵히면 그 탈이 큰 악창과 고름이 되고, 그 속에서 살이 돋는데 크기가 붉고 작은 콩만 합니다. 이를 다스리는 것은, 썰어 놓은 세뿔마름과 연교 뿌리 각기 1되에 물 1말 6되를 붓고 달여서 졸이기를 3되가 되면 식기 전에(強) 마시고 옷을 두껍게 입은 다음, 뜨거운 솥 위에 앉아 땀이 발까지 흘러내리도록 하면 (탈이) 낫습니다.

81-11

發於股脛, 名曰股脛疽. 其狀不甚變, 而廱膿搏骨, 不急治, 三十日死矣.

허벅지와 정강이에 생기면 일러 허벅지와 정강이 종기라고 합니다. 그 모습은 심하게 바뀌지는 않으나, 악창과 고름이 뼈에 달라붙습니다. 서둘러 다스리지 않으면 30일 만에 죽습니다.

81-12

發於尻, 名曰銳疽. 其狀赤堅大, 急治之. 不治, 三十日死矣.

꽁무니에 생기면 일러 뾰족한 종기라고 합니다. 그 모습이 붉고 단단하고 커서, 서둘러 다스려야 합니다. (서둘러) 다스리지 않으면 30일 만에 죽습니다.

81-13

發於股陰, 名曰赤施. 不急治, 六十日死. 在兩股之內, 不治, 十日而當死.

넓적다리 안쪽(陰)에 생기면 (이를) 일러 (화독이) 붉게 퍼진 (종기)라고 하는데, 서둘러 다스리지 않으면 60일 만에 죽습니다. 양쪽 넓적다리 안에 있는데,

다스리지 않으면 10일 만에 죽음을 맞습니다.

81-14

發於膝, 名曰疵疽. 其狀大癰, 色不變, 寒熱, 如堅石, 勿石, 石之者
死, 須其柔, 乃石之者, 生.

무릎에 생기면 일러 자저라 합니다. 그 모습은 큰 악창이나 빛깔은 바뀌지
않고 추위와 열이 나고 마치 단단한 돌 같은데, 돌조각을 쓰지 말아야 하고, 돌
조각으로 쓴 사람은 죽습니다. 모름지기 그것이 부드러워지게 하여 (비로소) 돌
로 (고름을) 째면 삽니다.

81-15

諸癰疽之發於節而相應者, 不可治也. 發於陽者, 百日死; 發於陰者,
三十日死.

모든 악창과 종기가 뼈마디에서 생기는데, (한 군데서만 나는 게 아니라 여기저
기서) 서로 호응하는 사람은 다스릴 수 없습니다. 만약 양(의 자리에서) 나는 사람
은 100일 만에 죽고, 음(의 자리)에서 나는 사람은 30일 만에 죽습니다.

81-16

發於脛, 名曰兎嚙. 其狀赤至骨, 急治之. 不急治害人也.

정강이에서 생기면 일러 토끼가 깨문 것이라고 합니다. 그 모습이 붉고 뼈까
지 이르므로 서둘러 다스려야 합니다. 서둘러 다스리지 않으면 사람을 해칩니다.

81-17

發於內踝, 名曰走緩. 其狀癰也, 色不變, 數石其輸, 而止其寒熱,

不死.

안 복사뼈에서 생기면 (이를) 일러 주완이라 하는데, 그 모습은 악창과 같으나 빛깔은 바뀌지 않습니다. 돌조각으로 여러 차례 그 자리(輸)를 다스립니다. 추위와 열이 멈추면 죽지 않습니다.

81-18

發於足上下, 名曰四淫. 其狀大癰, 不急治之, 百日死.

발등과 발바닥에서 생기면 (이를) 일러 4음이라고 합니다. 그 모습이 마치 큰 악창과 같습니다. 서둘러 다스리지 않으면 100일 만에 죽습니다.

81-19

發於足傍, 名曰厲癰. 其狀不大, 初如小指發, 急治之, 去其黑者, 不消輒益, 不治, 百日死.

발의 옆에서 생기면 일러 여옹이라고 합니다. 그 모습이 크지 않고, 처음에는 새끼손가락만 합니다. 서둘러 다스려서 그 검정빛을 없애야 하는 것입니다. (만약) 줄어들지 않고 문득 더해지면 다스리지 못하고, 100일 만에 죽습니다.

81-20

發於足指, 名脫癰. 其狀赤黑, 死不治; 不赤黑, 不死. 治之不衰, 急斬之, 不則死矣.

발가락에서 생기면 일러 탈옹이라 합니다. 그 모습이 (만약) 검붉지 않으면 죽지 않습니다. 다스리는 데도 풀죽지 않으면 서둘러 발가락을 자릅니다. 그렇지 않으면 죽습니다.

黃帝曰 : 夫子言癰疽, 何以別之? 岐伯曰 : 營氣稽留於經脈之中, 則血泣而不行, 不行則衛氣從之而不通, 壅遏而不得行, 故生大熱. 大熱不止, 熱勝則肉腐, 肉腐則爲膿, 然不能陷於骨髓, 骨髓不爲燋枯, 五臟不爲傷, 故名曰癰.

임금이 말했다. 스승이 말한 악창과 종기는 어떻게 가릅니까?

스승이 말했다. 영기가 경맥에서 머물면 피가 엉기어 흐르지 않고, 피가 흐르지 않으면 위기가 이를 따라 뚫리지 않고, 꼭 막혀서 흐르지 못합니다. 그러므로 큰 열이 생깁니다. 큰 열이 그치지 않아 열이 이기면 살이 썩고, 살이 썩으면 고름이 됩니다. 그러나 뼈와 골수로 꺼지지 않아, 뼈와 골수가 타서 메마르지 않고, 5장이 다치지 않습니다. 그러므로 일러 악창이라고 합니다.

黃帝曰 : 何謂疽? 岐伯曰 : 熱氣淳盛, 下陷肌膚, 筋髓枯, 內連五臟, 血氣竭, 當其癰下, 筋骨良肉皆無餘, 故命曰疽. 疽者, 上之皮夭以堅, 狀如牛領之皮. 癰者, 其上皮薄以澤. 此其候也.

임금이 말했다. 무엇을 일러 종기라고 합니까?

스승이 말했다. 열의 기운이 매우 드세면 살과 살갗으로 꺼져 내려가고, 힘줄과 골수가 마르고, 안으로 5장에 이어져 피와 기운이 바닥나고, 그 악창 아래에 힘줄과 뼈와 살이 모두 남지 않습니다. 그러므로 일러 종기라고 합니다. 종기는 살갗의 위가 어둡고 단단하여 모양이 마치 소 목덜미의 살갗과 같습니다. 악창은 그 살갗의 겉이 얇고 윤기가 납니다. 이것이 살피는 방법입니다.

중국 당나라 시인들의 삶과 詩

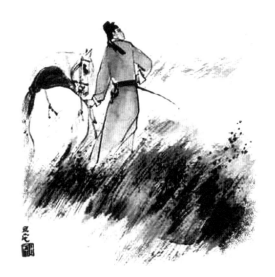

100개의 키워드로 읽는
당시 唐詩

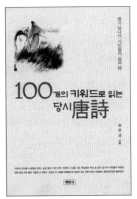

김준연 지음 | 값 13,500원

자연과 산수를 노래했던 왕유, 술과 달의 시인 이백, 민중의
고난을 시로 폭로했던 두보 등 중국 당나라 시인들의 파란만장한
삶과 가려 뽑은 그들의 시 100수, 그리고 이 시들을 이해하는데
열쇠가 되는 관련 이야기 100편이 흥미진진하게 펼쳐진다.

당시(唐詩)가 중국문화의 정수라 해도 그 많은 작품들을 모두 읽어볼 수는 없는
노릇이다. 그래서 당대 이후로 많은 사람들이 우수한 시편만을 모은 선집을
엮어냈으며, 우리나라에서 나온 선집만도 수십 종을 헤아린다.
이 책도 당시(唐詩)에서 명편으로 꼽히는 100수를 선정했다는 점에서 선집의 하나로
볼 수 있다. 그러나 다른 선집과 구별되는 특징이 있다. 즉, '부즉불리(不卽不離)'이다.
작품 한 수마다 키워드를 뽑아 해설로 곁들여진 내용이 시의 내용과 달라붙지도
떨어지지도 않는 관계를 유지하기 때문이다. 작품의 내용을 꼭 집어 분석하지 않고
변죽만 울리는 듯 하면서도 은근히 감상의 포인트를 제시해주는 에두름의 멋이랄까.

학민사
Hakmin Publishers　www.hakminsa.co.kr

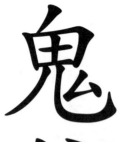

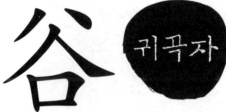

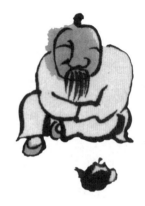

귀곡자(鬼谷子)는 왕후(王詡) 혹은 왕선(王禪)이라
불리는 전국시대의 사상가이다.
그는 당시 초나라 땅인 청계(淸溪)에 위치한 귀곡지방에 은거하여
스스로를 귀곡선생이라 하며 『귀곡자』란 저서를 썼다고 한다.
출생연도 등을 알 수는 없으나, 대략 B.C 3세기 경의 인물이라고
추측된다.

그는 종횡가(縱橫家)의 비조로 알려져 있으며, 그의 제자 중에 가장
걸출한 인물로는 전국시대에 진(秦)나라와 대항하는 6국의
합종책(合從策)을 이루어 냈던 소진(蘇秦)과, 이와 반대로 6국을
진나라와 결합시키는 연횡책(聯橫策)을 주도한 장의(張儀)를 들 수가
있다(『戰國策』 참조). 또한 『손자병법』을 쓴 군사전략가 손빈(孫臏)과
방연(龐涓)도 그의 제자였다는 설(『孫龐演義』 참조) 이 있다.

이들은 모두 무형의 모략을 감추고 조용히(無爲) 있는 것 같으나,
항상 싸우지 않고 비용도 들지 않는 싸움(戰於不爭不費)을 강조한
사람들이며, 결과적으로 남들이 모르는 지혜를 가지고 남들이 할 수
없는 일을 하였던 사람들인데, 『귀곡자』 속에 이미 이런 생각이
중요하게 다루어지고 있다.

이 책은 난세의 오늘을 힘들게 해쳐 가는 현대인들에게 무한경쟁에서
살아남는 처세의 지혜를 제공할 것이다.

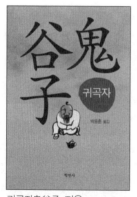

귀곡자鬼谷子 지음
박용훈 옮김 | 값 20,000원

학민사
Hakmin Publishers   www.hakminsa.co.kr